Fieber unbekannter Ursache

Fieber unbekannter Ursache

Differentialdiagnostik mit Fallbeispielen

Günther Winckelmann
Hanne Hawle

Mit einem Beitrag von Jörg Niebel
und Thomas Löscher

115 Tabellen

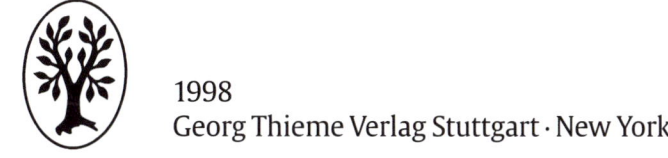

1998
Georg Thieme Verlag Stuttgart · New York

Prof. Dr. Günther Winckelmann, Deutsche Klinik für Diagnostik, Wiesbaden

Dr. Hanne Hawle, Allensbach (ehemals Deutsche Klinik für Diagnostik, Wiesbaden

Priv.-Doz. Dr. Jörg Niebel, Deutsche Klinik für Diagnostik, Wiesbaden

Prof. Dr. Thomas Löscher, Tropenmedizinisches Institut der Ludwig Maximilians Universität, München

Die Deutsche Bibliothek – CIP-Einheitsaufnahme

Winckelmann, Günther:
Fieber unbekannter Ursache : Differentialdiagnostik mit Fallbeispielen ; 115 Tabellen / Günther Winckelmann ; Hanne Hawle. Mit einem Beitr. von Jörg Niebel und Thomas Löscher. – Stuttgart ; New York : Thieme, 1998

© 1998 Georg Thieme Verlag, Rüdigerstraße 14, D-70469 Stuttgart
Printed in Germany

Satz: Mitterweger Werksatz GmbH, D-68723 Plankstadt

Druck: Druckhaus Thomas Müntzer, D-99947 Bad Langensalza

Wichtiger Hinweis:
Wie jede Wissenschaft ist die Medizin ständigen Entwicklungen unterworfen. Forschung und klinische Erfahrung erweitern unsere Kenntnisse, insbesondere was Behandlung und medikamentöse Therapie anbelangt. Soweit in diesem Werk eine Dosierung oder eine Applikation erwähnt wird, darf der Leser zwar darauf vertrauen, daß Autoren, Herausgeber und Verlag große Sorgfalt darauf verwandt haben, daß diese Angabe **dem Wissensstand bei Fertigstellung des Werkes** entspricht.

Für die Angaben über Dosierungsanweisungen und Applikationsformen kann vom Verlag jedoch keine Gewähr übernommen werden. **Jeder Benutzer ist angehalten,** durch sorgfältige Prüfung der Beipackzettel der verwendeten Präparate und gegebenenfalls nach Konsultation eines Spezialisten festzustellen, ob die dort gegebene Empfehlung für Dosierungen oder die Beachtung von Kontraindikationen gegenüber der Angabe in diesem Buch abweicht. Eine solche Prüfung ist besonders wichtig bei selten verwendeten Präparaten oder solchen, die neu auf den Markt gebracht worden sind. **Jede Dosierung oder Applikation erfolgt auf eigene Gefahr des Benutzers.** Autoren und Verlag appellieren an jeden Benutzer, ihm etwa auffallende Ungenauigkeiten dem Verlag mitzuteilen.

ISBN 3-13-112331-1   1 2 3 4 5 6

*Dem Kollegium der Deutschen Klinik für
Diagnostik in Wiesbaden gewidmet.*

Vorwort

Die Idee zu diesem Buch entstand aufgrund der in vielen Jahren gesammelten Erfahrungen bei der diagnostischen Abklärung anhaltender Fieberzustände primär unbekannter Ursache bei Patienten der Deutschen Klinik für Diagnostik in Wiesbaden. Zwar gibt es bekanntlich einige gute und in der klinischen Praxis bewährte Bücher zur Differentialdiagnose internistischer Erkrankungen, jedoch kein deutschsprachiges Werk, das speziell an den Symptomen eines ungeklärten Fiebers ausgerichtet ist. Bei der Bedeutung dieses Krankheitssymptoms in Klinik und Praxis erschien es daher wünschenswert, die bestehende Lücke zu schließen und eine Differentialdiagnostik zu diesem Thema zusammenzustellen. Ziel des Buches soll es sein, als diagnostischer Wegweiser zu dienen und die Diagnosefindung von häufig erst spät erkannten oder fehlbeurteilten Krankheiten mit einem anhaltenden Fieber primär unbekannter Ursache zu erleichtern und zu beschleunigen.

Entsprechend der geplanten Grundkonzeption des Buches sind die als Ursache eines ungeklärten Fiebers in Betracht zu ziehenden Erkrankungen und krankhaften Störungen nach ihren organbezogenen Leitsymptomen und Fieberverlaufsformen geordnet. Hierdurch soll dem mit diesem Problem befaßten Leser der Zugang zu den differentialdiagnostischen Überlegungen und die sich daraus ergebenden diagnostischen Entscheidungsprozesse erleichtert werden. Dieser Gesichtspunkt wurde auch bei der Aufstellung des Stichwortverzeichnisses mitberücksichtigt. Die bei einem anhaltenden Fieber unbekannter Ursache zu beachtenden Krankheiten sind mit ihren differentialdiagnostisch relevanten Merkmalen dargestellt. Es war nicht unsere Absicht, die fieberhaften internistischen Erkrankungen im Detail abzuhandeln. Die besonderen diagnostischen Aspekte bei spezifischen Patientengruppen, wie immunsupprimierten, bereits hospitalisierten, operierten und älteren Patienten, sind in gesonderten Kapiteln des Buches berücksichtigt.

Ein umfassendes Kapitel mit einer Bewertung der zur Verfügung stehenden technischen Verfahren ist dem diagnostischen Vorgehen bei einem Fieber unbekannter Ursache gewidmet. Unser besonderes Anliegen war es, den diagnostischen Wegweiser durch zahlreiche kritisch kommentierte Fallberichte zu beleben.

Anhaltende oder rezidivierende Fieberzustände, die trotz einer grundlegenden Untersuchung zunächst nicht geklärt werden und damit einem Fieber unbekannter Ursache entsprechen, stellen sehr hohe Anforderungen an die untersuchenden Ärzte und bedeuten vor allem aber eine meist erhebliche Belastung für den betroffenen Patienten. Wir hoffen, daß das vorliegende Buch zu einer raschen Erkennung zuerst verborgen gebliebener Fieberursachen beitragen kann und den Patienten damit insbesondere unnötige und belastende Untersuchungen erspart bleiben.

Ich danke an dieser Stelle meiner Frau für ihre wertvolle Hilfe bei der Durchsicht und Korrektur der Manuskripte. Unser Dank gilt allen Kolleginnen und Kollegen, unter ihnen besonders Frau Dr. K. Schäfer-Eckart, die uns durch ihre Anregungen und konstruktive Kritik geholfen haben. Ebenfalls möchte ich Herrn Prof. Dr. B. Isaac aus Jerusalem für einen wertvollen Erfahrungsaustausch danken. Dank und Anerkennung verdient Frau C. Nied für die sorgfältige Texterfassung.

Besonders gedankt sei Herrn Dr. A. Bob und allen Mitarbeitern des Georg Thieme Verlages, die an der Gestaltung dieses Buches mitgewirkt haben, für die verständnisvolle und anregende Zusammenarbeit. Der Gesellschaft zur Förderung der Forschung an der Deutschen Klinik für Diagnostik sind wir für die Unterstützung unseres Projektes zu Dank verpflichtet.

Wiesbaden, im Januar 1998   G. Winckelmann

Inhaltsverzeichnis

4 Differentialdiagnostische Leitsymptome
von Günther Winckelmann und Hanne Hawle

5 Fieber unbekannter Ursache bei hospitalisierten Patienten 164
von Hanne Hawle

6 Fieber unbekannter Ursache bei immunsupprimierten Patienten . 181
von Hanne Hawle

Sachverzeichnis

1 Übersicht

von Günther Winckelmann

Die „klassische" Definition und ihre Modifikationen

Für ein **„Fieber unbekannter Ursache" (FUU)** legten Petersdorf u. Beeson in ihrer klassisch gewordenen Publikation aus dem Jahre 1961 folgende Kriterien fest: eine länger als 3 Wochen verlaufende Krankheit mit wiederholt dokumentiertem Fieber über 101°F (38,3°C), dessen Ursache in einer 1wöchigen stationären Untersuchung noch nicht geklärt ist (32).

Der Begriff *„Fever of unknown (undetermined, unexplained) origin" (FUO)* wurde im angloamerikanischen Schrifttum schon seit den 30er Jahren verwendet, wobei unter dieser Bezeichnung von den einzelnen Autoren allerdings sehr unterschiedliche Patientengruppen subsummiert wurden. Die in ihrer prospektiven Studie über 100 Patienten aus dem Jahre 1961 erstmals von Petersdorf u. Beeson angegebene Definition hat sich in den folgenden Jahren allgemein durchgesetzt. Sie ermöglichte erstmals einen Vergleich verschiedener klinischer Studien über Patienten mit einem ungeklärten Fieber. Erst in den letzten 10–15 Jahren wurden aufgrund der verbesserten medizinischen Diagnostik die von Petersdorf u. Beeson aufgestellten Kriterien von mehreren Autoren modifiziert und ergänzt.

Allgemein akzeptiert wird nach wie vor die Forderung, daß ein Fieber mindestens 3 Wochen bestehen sollte, um damit sowohl alle kurzdauernden und oft selbstlimitierenden Erkrankungen als auch einfach zu erkennende fieberhafte Krankheiten auszuschließen. Mit einzubeziehen sind hierbei jedoch rezidivierende Fieberschübe mit jeweils oft nur flüchtigen Fieberepisoden, aber monate- oder sogar jahrelangen Krankheitsverläufen.

Besonders die Entwicklung neuer bildgebender Verfahren und eine verbesserte Labordiagnostik haben dazu geführt, daß Patienten mit subakuten und chronischen Erkrankungen und damit auch die Mehrzahl von Patienten mit einem FUU heute weitgehend ambulant untersucht werden können und nur zur Durchführung invasiver Eingriffe eines stationären Aufenthaltes bedürfen. Diese Erfahrung veranlaßte Petersdorf selbst, seine Forderung einer 1wöchigen stationären Untersuchung zunächst durch die Formulierung „one week of intelligent investigation usually in the hospital" (30) und später durch die Bedingung „one week of intelligent and intensive investigation" (31) zu ersetzen. Da Qualität und Umfang einer solchen Untersuchung nicht nur von der Erfahrung und Gewissenhaftigkeit des Untersuchers, sondern auch von den eingesetzten technischen Untersuchungsmethoden abhängen, ist diese so formulierte Bedingung wenig präzise und daher auch sehr unterschiedlich zu interpretieren. Einzelne Autoren haben Art und Umfang der Untersuchungen, die vor Zuordnung zu einem FUU durchgeführt sein sollten, näher bezeichnet. Gefordert wurden hierbei neben einer eingehenden körperlichen Untersuchung eine Röntgenuntersuchung des Thorax und ein Basislaborprogramm mit Kulturuntersuchungen (7, 18). Eine solche Grunduntersuchung sollte nach unseren Erfahrungen durch eine Sonographie des Abdomens und durch ein Echokardiogramm ergänzt werden (→ Kap. 3).

Problematisch ist das von Petersdorf u. Beeson aufgestellte FUU-Kriterium einer Temperaturerhöhung über 38,3°C. Es war die erklärte Absicht der Autoren, damit eine sog. habituelle Hyperthermie, die diese Temperatur selten überschreitet, von der Patientengruppe mit einem Fieber unbekannter Ursache auszuschließen. Zwar kann man davon ausgehen, daß eine Sollwertverstellung der Körpertemperatur auf über 38,3 °C – sei sie rektal oder oral gemessen – in jedem Fall als Fieber anzusehen ist, doch gibt es andererseits zweifellos viele Menschen, für die auch Körpertemperaturen unter 38,3 °C ein fieberhafter Zustand sind. Das gilt u. a. auch für ältere Menschen bei oraler oder axillarer Temperaturmessung. Die so betroffenen Patienten würden nach der klassischen Definition von Petersdorf u. Beeson als FUU nicht erfaßt.

Ein für alle Individuen gültiger Temperaturgrenzwert, dessen Überschreitung einem Status febrilis entspricht, läßt sich ebensowenig festlegen wie allgemein gültige fixe Eckwerte für den Normalbereich der Körpertemperatur. Bei Durchsicht der Literatur findet man außerordentlich divergierende Angaben über „Fieber-Grenzwerte", die sich zwischen 37,2 °C und 38,0 °C bei oraler Messung und zwischen 37,4 °C und 38,3 °C bei rektaler Messung bewegen. Hierbei fehlen meist Hinweise, ob es sich bei den angegebenen Grenzwerten um Morgenoder Abendtemperaturen handelt. Im Hinblick auf den zirkadianen Temperaturrhythmus ist aber beispielsweise eine noch subfebrile Körpertemperatur am Abend anders zu bewerten als die gleiche Temperatur am Morgen.

Bei der Beurteilung eines Status febrilis muß man davon ausgehen, daß die Normaltemperatur und ihre zirkadianen Abweichungen von Mensch zu Mensch erheblich variieren. Bei der Definition eines FUU wäre es meines Erachtens daher am zutreffendsten, Fieber als pathologischen Anstieg der Kerntemperatur über den individuellen Normalbereich des betroffenen Patienten anzugeben. Im gleichen Sinne empfahl Musher (28) die Formulierung „temperature higher than normal for the patient" anstelle des von Petersdorf u. Beeson aufgestellten Grenzwertes von 38,3 °C. Leider dürfte allerdings der Mehrzahl der zur Untersuchung kommenden Fieberkranken kaum ihr individueller Temperaturnormalbereich bekannt sein. Man

wird sich daher bei der Beurteilung eines Fiebers nolens volens auf allgemeine Richtwerte stützen müssen. Nach neueren Untersuchungen mit elektronischen Thermometern (25) kann man davon ausgehen, daß in aller Regel oral gemessene Ruhetemperaturen über 37,2 °C am Morgen und über 37,7 °C am Nachmittag als fieberhaft zu beurteilen sind. Die rektalen Temperaturen liegen bekanntlich um etwa 0,4°–0,5° höher.

Durch die Verbreitung von AIDS und seinen Folge- bzw. Begleitkrankheiten sowie durch die Zunahme therapiebedingter immunsupprimierter Patienten hat sich das Spektrum der einem FUU zugrundeliegenden Krankheiten in den letzten Jahren verschoben. Dies veranlaßte Durack u. Street (10) eine neue Klassifikation für das Fieber unbekannter Ursache vorzuschlagen. Neben dem „**klassischen FUU**" nach der Definition von Petersdorf u. Beeson unterscheiden diese Autoren zwischen einem nosokomialen, einem neutropenischen und einem AIDS-assoziierten Fieber unbekannter Ursache.

• Der Begriff „**nosokomiales FUU**" kennzeichnet ein Fieber von 38,3 °C oder höher bei bereits hospitalisierten und überwachten Patienten, die bei der Einweisung noch keine Infektion hatten oder entwickelten und bei denen die Ursache des Fiebers trotz einer angemessenen 3tägigen Untersuchung nicht geklärt werden konnte. Hierbei schließt die Untersuchung ebenso wie bei den beiden folgenden Kategorien mikrobiologische Kulturen ein, die schon über mindestens 2 Tage inkubiert waren.
• Ungeklärte Fieberzustände von 38,3 °C oder darüber bei Patienten mit einer bereits bestehenden oder innerhalb der nächsten 1 – 2 Tage zu erwartenden Neutropenie mit weniger als 500 Zellen/mm^3 im peripheren Blut, werden als „**neutropenisches FUU**" definiert. Auch für diese Patientengruppe wird ebenso wie für die folgende eine vorausgegangene angemessene Untersuchung über 3 Tage mit mikrobiologischen Kulturen gefordert.
• Ein „**HIV-assoziiertes FUU**" ist nach der Definition von Durack u. Street ein Fieber von

38,3 °C oder darüber, das seit 4 Wochen bei ambulanten oder seit mehr als 3 Tagen bei stationären Patienten mit einem HIV-positivem serologischen Befund besteht und trotz der vorgenannten Voruntersuchungen noch ungeklärt ist.

Die klassischen FUU-Kriterien sind für die letztgenannten Patientengruppen nicht anwendbar. Auch unterscheiden sich die Fieberursachen dieser Risikogruppen wesentlich von den zugrundeliegenden Krankheiten bei einem „klassischen" FUU. Ganz überwiegend sind es Infektionen, die für das Fieber verantwortlich sind und die bei akuter Bedrohung der betroffenen Patienten oft eine rasche und zunächst empirische Therapie erfordern. Auch das diagnostische Konzept muß den besonderen Umständen bei diesen Risikopatienten angepaßt werden. Es weicht daher von der diagnostischen Strategie bei anderen Patienten mit einem FUU ab (35). Aus diesen Gründen werden die ungeklärten Fieberzustände bei hospitalisierten und immunsupprimierten Kranken in 2 gesonderten Kapiteln dieses Buches abgehandelt.

▬ Ursachen eines ungeklärten Fiebers

Grundsätzlich können alle länger verlaufenden febrilen Erkrankungen primär als Fieber unbekannter Ursache in Erscheinung treten. Die Zahl der theoretisch in Betracht kommenden Grundleiden ist daher nahezu unübersehbar. Die allgemeine Erfahrung hat jedoch gezeigt, daß es eine begrenzte Zahl bestimmter Krankheiten gibt, die sich mehr oder weniger häufig hinter einem zunächst ungeklärten Fieber verbergen können. Diese sind in Tab. 1.**3**–1.**6** aufgelistet. Weitgehend unberücksichtigt blieben in diesen im wesentlichen für Erwachsene geltenden Zusammenstellungen „Exoten", die in Einzelpublikationen als ungewöhnliche Ursache eines FUU beschrieben wurden.

Das Spektrum der einem FUU zugrundeliegenden Krankheiten und ihre relative Häufigkeit wird von zahlreichen Faktoren beeinflußt. Zu ihnen zählen besonders das Alter der Patienten,

Tabelle 1.**1** Ursachen eines über 6 Monate persistierenden oder rezidivierenden Fiebers unbekannter Ursache

- subakute infektiöse Endokarditis
- Abszesse
- Tuberkulose (besonders extrapulmonale Formen)
- Implantatinfektionen
- Osteomyelitis
- Morbus Whipple

- maligne Lymphome
- solide maligne Tumoren

- systemisches Still-Syndrom des Erwachsenen
- Riesenzellarteriitis / Polymyalgia rheumatica
- Polyarteriitis nodosa
- Wegener-Granulomatose

- extrathorakale Sarkoidose
- idiopathische Granulomatosen
- Morbus Crohn
- familiäres Mittelmeerfieber
- rezidivierende Lungenembolien
- vorgetäuschtes und selbstinduziertes Fieber
- Hyper-IgD-Syndrom
- idiopathisches episodisches Fieber
- vegetative (habituelle) Hyperthermie

Umwelteinflüsse sowie ethnische und geographische Faktoren. Bei Kindern und Jugendlichen überwiegen andere Erkrankungen als bei Erwachsenen. Andererseits treten bestimmte febrile Krankheiten als FUU bevorzugt im Senium auf. Das differentialdiagnostische Spektrum wird auch von der Dauer eines Fiebers bestimmt. So ist beispielsweise bei einem schon über viele Monate anhaltenden oder rezidivierenden Fieber die Zahl der als Ursache in Betracht kommenden Erkrankungen erheblich eingeschränkt (→ Tab. 1.**1**).

Verändertes Spektrum der Fieberursachen

Seit der ersten großen prospektiven Studie von Petersdorf u. Beeson hat sich das Spektrum der Krankheiten bei Patienten mit einem FUU deutlich geändert. Das hat mehrere Gründe: So hat die verbesserte Diagnostik besonders auf dem Gebiet der bildgebenden Verfahren dazu geführt, daß Tumoren und Abszesse früher erkannt werden und damit seltener als FUU in Erscheinung treten. Durch die breite Anwendung spezifischer serologischer Tests werden manche der früher länger unerkannt gebliebenen Kollagen- und entzündlichen Gefäßkrankheiten heute rascher aufgedeckt. Das gilt besonders für den systemischen Lupus erythematodes, aber auch für andere Erkrankungen dieser Gruppe (z. B. Wegener-Granulomatose). Weiterhin hat sich die Prävalenz einzelner fieberhafter Krankheiten gegenüber früher geändert. Beispielsweise tritt das rheumatische Fieber heute sehr viel seltener auf. Auch die Häufigkeit der Tuberkulose hat in den meisten westlichen Ländern abgenommen. Wie die Erkrankungsziffern in den USA zeigen, steigt sie jedoch seit einigen Jahren dort wieder an. Bedingt durch den Zuzug vieler Menschen aus außereuropäischen Ländern und zunehmende Reisen in tropische Gebiete, treten in Mitteleuropa heute häufiger fieberhafte Erkrankungen auf, die früher nur sehr selten beobachtet wurden und daher dem untersuchenden Arzt wenig vertraut sind.

Einige der häufig als FUU in Erscheinung tretenden Krankheiten sind in den vergangenen Jahren besser bekannt geworden und werden daher früher diagnostiziert (z. B. die Riesenzellarteriitis/Polymyalgia rheumatica). Andere fieberhafte Erkrankungen sind inzwischen neu aufgetreten (z. B. AIDS) oder wurden erst in letzter Zeit erkannt (z. B. nekrotisierende Lymphadenitis Kikuchi, entzündlicher Pseudotumor der Lymphknoten). Mit der Verbreitung von AIDS und seinen Begleit- und Folgekrankheiten, einer steigenden Zahl von Drogenabhängigen und mit der Zunahme immunsupprimierter Patienten durch therapeutische Maßnahmen hat sich zugleich auch das Spektrum der Fieberursachen innerhalb der Infektionskrankheiten verschoben.

Diagnostische Kategorien

Die Fieberursachen lassen sich 4 diagnostischen Kategorien zuordnen: *Infektionen, maligne Erkrankungen, Kollagen- und entzündliche Gefäßkrankheiten* und *andere Erkrankungen.* Diese Einteilung hat sich allgemein durchgesetzt und beim Vergleich publizierter Studien bewährt.

In Tab. 1.**2** sind vergleichbare Studien aus der neueren Literatur (seit 1982) über erwachsene Patienten mit einem FUU aus verschiedenen Ländern synoptisch zusammengestellt. Es zeigt sich, daß trotz teilweise starker prozentualer Abweichungen innerhalb der einzelnen diagnostischen Kategorien die Gruppe der Infektionen in den meisten Studien überwiegt. Sie umfaßt im Durchschnitt etwa 30–40 % des Patientenkollektivs mit einem FUU. Die anderen 3 diagnostischen Kategorien sind mit durchschnittlich etwa 15–20 % annähernd gleich groß. Erfahrungsgemäß bleiben etwa bis zu 20 % der fieberhaften Zustände beim Erwachsenen ungeklärt.

Der hohe prozentuale Anteil von ungeklärten Fällen in der neueren Studie von Knockaert u. Mitarb. (22) ist vor allem auf die sehr kritische Beurteilung der Fälle durch die Autoren zurückzuführen, die beispielsweise histologisch gesicherte Granulomatosen ohne nachweisbares Grundleiden im Gegensatz zu den meisten anderen Untersuchern als Enddiagnose nicht anerkennen und diese Fälle als unaufgeklärt klassifizieren.

Wie aus der Zusammenstellung in Tab. 1.**2** hervorgeht, gelten die angegebenen Prozentzahlen im wesentlichen für hochentwickelte Länder Europas und Nordamerikas. Für die Länder der Dritten Welt ergibt sich eine prozentuale Verschiebung der diagnostischen Kategorien zu Lasten der Infektionskrankheiten. So betrug beispielsweise der Anteil der Infektionen in einer neueren Studie mit 212 FUU-Patienten aus Bangladesch 63 % mit überwiegender Tuberkulose (24,5 % aller Fälle) gegenüber 13 % Neoplasien und 11 % Kollagen- und entzündlichen Gefäßkrankheiten (14). Auch in einer Untersuchung an 121 Patienten mit einem FUU aus Nordindien war der Anteil der Infektionskrankheiten mit 44 % gegenüber 16 % Kollagen- und entzündlichen Gefäßkrankheiten sowie 8 % malignen Erkrankungen vergleichsweise hoch (13).

Im Vergleich zu früheren Jahren hat der prozentuale Anteil der ungeklärt gebliebenen Fieberzustände trotz der Fortschritte in der diagnostischen Technik nicht abgenommen, sondern eher noch zugenommen. Diese Entwicklung läßt sich vor allem dadurch erklären, daß viele der früher primär als FUU klassifizierten Erkrankungen heute mit Hilfe der verbesserten Diagnostik rascher erkannt werden und damit gar nicht mehr als FUU in Erscheinung treten. Hieraus resultiert eine relative Zunahme der Problemfälle und damit auch der ungeklärt bleibenden Fälle. Ein weiterer Grund dürfte die Verbreitung bisher seltener und damit weniger bekannter fieberhafter Erkrankungen sein. Je länger ein FUU besteht, um so geringer sind die Aussichten, die Fieberursache aufzuklären. Der Anteil der unaufgeklärten fieberhaften Erkrankungen ist in der Gruppe der älteren Menschen erfahrungsgemäß geringer als bei Patienten im mittleren Lebensalter. Bei Kindern mit einem FUU bleibt die Fieberursache nach den wenigen publizierten Studien aus neuerer Zeit offenbar häufiger unaufgeklärt als bei Erwachsenen (6, 37).

Infektionen

Durch Erreger hervorgerufene fieberhafte Erkrankungen können sich in sehr unterschiedlicher Weise manifestieren. Sie können akut mit dramatischer klinischer Symptomatik oder auch über viele Monate und länger schleichend verlaufen. Einzelne Erreger bleiben über sehr lange Zeit unerkannt und führen, wie besonders das Beispiel der HIV – Infektion zeigt, erst spät zum Ausbruch der Krankheit. Infektionskrankheiten sind meist mit Organsymptomen assoziiert und werden daher in der Regel auch früh erkannt. Als FUU treten erregerbedingte Entzündungen meist nur dann in Erscheinung, wenn sie selten oder wenig bekannt sind, einen ungewöhnlichen und protrahierten Verlauf haben, organbezogene Leitsymptome fehlen oder diese überdeckt sind.

Eine infektiöse Ursache eines anhaltenden Fiebers wird man vor allem bei Kindern und alten Menschen, bei einer Abwehrschwäche durch bestehende Grundleiden (z. B. Diabetes mellitus, Karzinome, HIV – Infektionen) oder infolge von angeborenen oder erworbenen Immundefekten sowie bei anderen infektdisponierenden Risikofaktoren (z. B. vorausgegangener Tropenaufenthalt, Operationen) in Betracht ziehen.

Tabelle 1.**2** Literaturübersicht über die diagnostischen Kategorien bei erwachsenen Patienten mit einem Fieber unbekannter Ursache (Angaben in %)

Autoren	Untersuchungszeitraum	Land	Zahl der Patienten	Infektionen	maligne Krankheiten	Kollagen- u. entzündliche Gefäßkrankheiten	andere Krankheiten	ungeklärt
Larson u. Mitarb. 1982	1970 – 1980	USA	105	30,5	31,4	8,6	17,1	12,4
Ogea-Garcia u. Mitarb. 1984	?	Spanien	53	47,2	20,7	13,2	11,3	7,5
Diz Dioz u. Mitarb. 1987	1975 – 1985	Spanien	45	33,3	17,8	20,0	15,5	13,3
Burke 1991	1982 – 1984	Frankreich	100	41	10	7	24	20
Barbado u. Mitarb. 1992	1982 – 1989	Spanien	85	10,6	28,2	29,4	16,5	15,3
Kazanjian 1992	1984 – 1990	USA	86	32,5	24,4	16,3	17,4	9,3
Knockaert u. Mitarb. 1992	1980 – 1989	Belgien	199	22,6	7,0	19,1	25,6	25,6
Molina-Gamboa u. Mitarb. 1994	1988 – 1992	Mexiko	77	40,2	23,4	13,0	7,8	15,6
Ikuni u. Mitarb. 1994	1982 – 1992	Japan	153	28,8	14,4	29,4	15,7	11,8
Shoji u. Mitarb. 1994	1986 – 1992	Japan	80	53,7	8,8	13,8	6,2	17,5

Auch bei implantiertem Fremdkörpermaterial (z. B. Herzklappen, Gefäßprothesen, Gelenkersatz) oder Kathetern wird man bei einem FUU immer eine lokale Infektion als Fieberursache erwägen und ausschließen müssen. Ähnliches gilt für lokale anatomische Obstruktionen (besonders im Urogenitalbereich). Die Höhe des Fiebers und der Fieberablauf erlauben in aller Regel keine diagnostischen Rückschlüsse. Differentialdiagnostisch verwertbar ist jedoch die Beobachtung, daß der zirkadiane Temperaturverlauf bei Infektionskrankheiten meist erhalten bleibt. Die Wahrscheinlichkeit, daß dem FUU eine erregerbedingte Erkrankung zugrunde liegt, nimmt mit zunehmender Zeitdauer eines persistierenden Fiebers ab. Die diagnostischen Möglichkeiten bei Infektionskrankheiten wurden in letzter Zeit durch die Einführung neuer molekularbiologischer Verfahren wie die Polymerasekettenreaktion wesentlich erweitert.

Läßt man die Gruppen der immunsupprimierten und wegen anderer Grundleiden bereits hospitalisierten Patienten unberücksichtigt, so zählen die infektiöse Endokarditis, die Tuberkulose und auch Abszesse nach wie vor zu den klinisch bedeutsamsten infektbedingten Ursachen eines zunächst ungeklärten Fiebers.

Die **infektiöse Endokarditis** ist auch heute noch eine oft übersehene Fieberursache, obwohl die Häufigkeit der Spätdiagnosen im Vergleich zu früheren Jahren vor allem durch die Verbreitung der Echokardiographie und die Anwendung neuer mikrobiologischer Techniken abgenommen hat. Noch in einer 1990 veröffentlichten retrospektiven Autopsiestudie über die Häufigkeit von Endokarditiden in einem Sektionsgut von 1981–1987 wurden 75 % (!) der autoptisch nachgewiesenen Endokarditiden klinisch nicht erkannt (4). Häufige Gründe für die verzögerte Diagnosestellung sind eine atypische klinische Befundkonstellation mit fehlenden klassischen Kardinalsymptomen, weitere Grund- oder Begleitkrankheiten, ein unauffälliger echokardiographischer Befund, eine antibiotische Vorbehandlung der Patienten und ungewöhnliche Keime, die zu ihrer Identifizierung ein längeres Kulturwachstum benötigen.

Tabelle 1.**3** Infektionen als Ursachen eines ungeklärten Fiebers (alphabetische Reihenfolge)

bakteriell bedingte (lokale) Entzündungen
- Abszesse
- Divertikulitis
- Endokarditis
- Gallenwegsinfektionen
- Implantatinfektionen
- infiziertes Aortenaneurysma
- Katheterinfektionen
- Osteomyelitis
- Urogenitalinfektionen
- Zahn- und NNH-Infektionen

weitere (systemische) bakterielle Infektionen
- Borreliose
- Brucellose
- Katzenkratzkrankheit
- Melioidose
- Morbus Whipple
- Mykobakteriosen
  - Tuberkulose
  - atypische Mykobakteriosen
- Psittakose (Ornithose)
- Q-Fieber
- Salmonellosen
- Yersiniosen

virale Infektionen
- Epstein-Barr-Virusinfektion
- HIV – Infektion
- Zytomegalievirusinfektion

Pilzinfektionen
- Aspergillose
- Candidiasis
- Histoplasmose
- Kryptokokkose
- Pneumocystis-carinii-Infektion

parasitäre Infektionen
- Amöbiasis
- Malaria
- Toxoplasmose
- viszerale Leishmaniose (Kala-Azar)

Seit Mitte der 80er Jahre wird aus den USA und verschiedenen Ländern Europas eine auffällige Zunahme der Neuerkrankungen an **Tuberkulose** gemeldet. Als wichtigste soziologisch-epidemiologische Gründe für diese Entwicklung lassen sich u. a. eine zunehmende Immigration aus Ländern mit einer hohen Tuberkuloseprävalenz, eine steigende Drogen- und Alkoholabhängigkeit, die Verbreitung der HIV – Infektion und auch eine zunehmende Lebenserwartung der Bevölkerung anführen. In Deutschland ist nach den vorliegenden epidemiologischen Daten eine Zunahme der Tuberkulose bisher nicht zu erkennen. Dennoch bleibt diese Erkrankung eine wichtige und stets zu berücksichtigende Ursache eines zunächst ungeklärten Fiebers. Besonders eine schleichend verlaufende Miliartuberkulose wird wegen ihrer uncharakteristischen, vielgestaltigen klinischen Symptomatik oft erst spät erkannt. Die früher durch mehrwöchige Kulturuntersuchungen stark verzögerte Diagnostik läßt sich durch die Verwendung der neuen Amplifikationsverfahren entscheidend verkürzen.

Eine Infektion mit atypischen Mykobakterien ist in erster Linie bei einem HIV-assoziierten Fieber oder einer Immunsuppression aus anderen Gründen zu erwarten. Die Diagnose ist bei diesen Patientengruppen oft dadurch erschwert, daß noch andere konkurrierende opportunistische Infektionen bestehen.

Abszesse können ohne Lokalsymptome verlaufen und nur durch ein oft rezidivierend auftretendes Fieber in Verbindung mit uncharakteristischen Krankheitssymptomen in Erscheinung treten. Sie werden heute aufgrund der verbesserten und neuen bildgebenden Verfahren sehr viel rascher diagnostiziert als früher. Dennoch können sich Abszesse zunächst dem Nachweis entziehen, so daß sie auch nach den Mitteilungen in der neueren Literatur immer noch relativ häufig Ursache eines ungeklärten Fiebers sind. In erster Linie handelt es sich hierbei um Abszesse, die im Bereich der Leber und der Gallenwege sowie des Urogenitaltraktes, subphrenisch (als Operationsfolge) und perikolisch (z. B. bei einer Divertikulitis) lokalisiert sind oder beispielsweise von der Wirbelsäule oder einem infizierten Aortenaneurysma ausgehen, wobei die verschiedensten Erreger in Betracht kommen. Hirnabszesse und Infektionen mit Abszeßbildung im Nasennebenhöhlen- und Kieferbereich sind seltener Ursache eines ungeklärten Fiebers, da sie meist früh Lokalsymptome verursachen.

Relativ häufige Ursache eines ungeklärten Fiebers ist die **Osteomyelitis**. Sie wird nicht selten erst spät erkannt, da Lokalsymptome fehlen können oder falsch interpretiert werden. **Bakte-**

rielle Infektionen der Gallenwege werden in der Regel früh diagnostiziert und sind heute nur noch selten Ursache eines ungeklärten Fiebers. **Entzündungen der Nieren** und **ableitenden Harnwege** treten bei Kindern relativ häufig als FUU in Erscheinung. Der durch den erst kürzlich entdeckten Erreger Tropheryma whippelii hervorgerufene **Morbus Whipple** ist zwar eine relativ seltene Erkrankung, wird jedoch als Ursache eines persistierenden Fiebers besonders häufig verkannt.

Als weitere bakterielle Infektionen, die mono- oder oligosymptomatisch mit persistierendem oder rezidivierendem Fieber verlaufen können, sollten bei einem FUU eine **Brucellose**, eine **Salmonellose**, eine **Yersiniose**, eine **Psittakose** sowie auch ein **Q-Fieber** und eine **Borreliose** differentialdiagnostisch in Betracht gezogen werden.

Selten verbergen sich hinter einem FUU eine *Listeriose* (häufiger bei immunsupprimierten Patienten), eine *Aktinomykose*, eine *Legionärskrankheit*, eine *Leptospirose*, *Mykoplasmeninfektionen*, eine *Katzenkratzkrankheit*, eine *Melioidose* oder auch eine *Lues*.

Innerhalb der Gruppe der viralen Infektionen hat die **Zytomegalie** (**CMV**) als opportunistische Infektion bei AIDS-Kranken sowie bei Patienten unter einer immunsuppressiven Therapie die größte klinische Bedeutung. Neben der Verbreitung der HIV – Infektion dürften auch die vermehrten Organ- und Knochenmarktransplantationen sowie Multitransfusionen nach großen operativen Eingriffen an der allgemein zu beobachtenden Zunahme der Zytomegalievirusinfektion beteiligt sein. Als FUU präsentiert sich die Zytomegalie bei atypischen prolongierten Verläufen. Ähnlich kann auch eine **Epstein-Barr-Virus (EBV)-Infektion** Ursache eines ungeklärten Fiebers sein, wenn anhaltendes Fieber führendes Leitsymptom ist und andere charakteristische klinische Symptome maskiert sind oder fehlen. Protrahierte und ungewöhnliche Verläufe werden besonders bei Kindern beobachtet. Gelegentlich besteht eine gleichzeitige Infektion mit EBV- und CMV-Viren oder Viren der Herpes-Gruppe.

Eine nicht erkannte **HIV – Infektion** kann auch selbst Ursache eines zunächst ungeklärten Fiebers sein. Sehr viel häufiger sind jedoch eine Sekundärinfektion mit Mykobakterien oder Pneumocystis carinii, eine Zytomegalie, Toxoplasmose, systemische Mykosen (Kandidamykose, Kryptokokkose) oder auch ein malignes Lymphom für das Fieber bei AIDS-Kranken verantwortlich.

Auch fieberhafte Pilzerkrankungen haben durch die breite Anwendung immunsuppressiver und antibiotischer Behandlungen an Häufigkeit zugenommen und können bei einem systemischen Organbefall als FUU in Erscheinung treten. In Betracht kommen besonders eine **Kandidamykose**, eine **Aspergillose** oder eine **Kryptokokkose**. Selten ist dagegen in Mitteleuropa die in den USA verbreitete **Histoplasmose**.

Von den parasitären Erkrankungen haben die **Toxoplasmose** (besonders bei einer Immunsuppression) und die **Malaria** als Ursachen eines zunächst ungeklärt gebliebenen Fiebers die größte praktische Bedeutung. Eine Infektion mit Plasmodium falciforme (*Malaria tropica*) kann sehr unterschiedlich und uncharakteristisch mit unregelmäßigem, auch kontinuierlichem Fieber verlaufen und sich einer frühen Diagnose entziehen. Das gilt besonders für jene Tropenheimkehrer, bei denen durch eine insuffiziente Prophylaxe eine falsche Sicherheit erzeugt und eine Malaria nicht erwogen wird.

Maligne Krankheiten

Bei malignen Erkrankungen wird Fieber am häufigsten durch Sekundärinfektionen hervorgerufen. Das gilt besonders für maligne Lymphome und Leukämien, aber auch für obstruierende solide Tumoren (z. B. im Bereich der Gallenwege oder bei einem Bronchialkarzinom mit Bronchialobstruktion). Begünstigt werden die erregerbedingten Entzündungen hierbei oft durch eine zytostatische Therapie mit konsekutiver Neutropenie. Aber auch ein Tumor selbst kann durch eine Produktion von endogenen pyrogenen Zytokinen oder indirekt durch Induktion einer Bildung von endogenen Pyrogenen durch Leukozyten Fieber hervorrufen.

Tabelle 1.**4** Maligne Krankheiten als Ursachen eines ungeklärten Fiebers (alphabetische Reihenfolge)

hämatologische Neoplasien
- Hodgkin-Lymphom
- Leukämien
- myelodysplastische Syndrome
- Non-Hodgkin-Lymphome

solide Tumoren
- Bronchialkarzinom
- Hepatom
- Kolonkarzinom
- Nierenzellkarzinom (Hypernephrom)
- Pleuramesotheliom

Von den hämatologischen Neoplasien sind vor allem **maligne Lymphome** und **Leukämien** mit Fieber assoziiert und können primär als FUU in Erscheinung treten. Das ist besonders bei Präleukämien und aleukämischen Leukämien mit noch unauffälligem peripheren Blutbild der Fall. Maligne Lymphome können sich bei solitärem Lymphknotenbefall schwer erfaßbarer Lymphknotenregionen oder beispielsweise bei einem isolierten Befall der Milz einer frühen Diagnose entziehen.

Von den malignen soliden Tumoren waren wegen ihrer oft uncharakteristischen Symptome in der Vergangenheit besonders das **Nierenzellkarzinom** und das **Hepatom** Ursachen eines ungeklärten Fiebers. Durch den frühen Einsatz von Sonographie und Computertomographie bei Fieberpatienten werden raumfordernde Prozesse im Bauchraum heute in der Regel jedoch sehr bald erkannt. Nicht sehr selten präsentiert sich ein **Kolonkarzinom** als Fieber unbekannter Ursache. Selten ist ein **Pleuramesotheliom** Ursache eines anhaltenden ungeklärten Fiebers.

Kollagen- und entzündliche Gefäßkrankheiten

Diese Gruppe umfaßt im wesentlichen Autoimmunkrankheiten. Hier ist das Fieber oft mit Gelenk-, Muskel- und Nierensymptomen sowie Hautveränderungen assoziiert. Der Erkrankungsbeginn kann sehr schleichend und uncharakteristisch sein, und ein ungeklärtes Fieber ist nicht selten über längere Zeit alleiniges oder

Tabelle 1.**5** Kollagen- und entzündliche Gefäßkrankheiten als Ursachen eines ungeklärten Fiebers (alphabetische Reihenfolge)

- Felty-Syndrom
- Hypersensitivitätsvaskulitis
- Morbus Bechterew
- Morbus Behçet
- Polyarteriitis nodosa
- rezidivierende Polychondritis
- Riesenzellarteriitis / Polymyalgia rheumatica
- Schnitzler-Syndrom (Urtikaria-Vaskulitis)
- systemischer Lupus erythematodes
- systemisches Still-Syndrom des Erwachsenen
- Takayasu-Arteriitis
- Wegener-Granulomatose

führendes Symptom. Als sehr häufige Fieberursachen müssen in dieser Gruppe differentialdiagnostisch bei jüngeren Patienten das systemische Still-Syndrom und im Alter eine Riesenzellarteriitis / Polymyalgia rheumatica in Betracht gezogen werden.

Das rezidivierend, mit wochen- bis monatelangen Fieberschüben verlaufende **Still-Syndrom des Erwachsenen** befällt vorwiegend Patienten im Alter unter 40 Jahren. Gelegentlich tritt die erste Krankheitsepisode jedoch schon im Kindesalter auf, und erst nach vielen Jahren folgt ein nächster Schub. Die Diagnose eines systemischen Still-Syndroms läßt sich nur per exclusionem stellen. Wegen ihrer akut einsetzenden septischen Fieberschübe wird die Krankheit sehr häufig zunächst als Infektion fehlgedeutet und der betroffene Patient mit verschiedenen Antibiotika behandelt. Das systemische Still-Syndrom des Erwachsenen kann in seiner klinischen Symptomatik etwas von der kindlichen Form abweichen. Vor allem scheint das flüchtige Exanthem bei Erwachsenen nicht ganz so regelmäßig aufzutreten wie bei Kindern.

Durch die sehr verbreitete Anwendung immunologischer Verfahren zum Nachweis von Autoantikörpern bei Fieberpatienten wird ein **systemischer Lupus erythematodes** heute in der Regel frühzeitig erkannt. Er ist daher nur noch selten Ursache eines ungeklärten Fiebers. Das gilt auch für das **Felty-Syndrom** und andere fieberhaft verlaufende Kollagenkrankheiten. Vereinzelt wurde bei Patienten eine **ankylosie-**

rende Spondylitis als Ursache eines zunächst ungeklärten Fiebers beschrieben (2, 40). Eine **rezidivierende Polychondritis** kann gelegentlich als FUU in Erscheinung treten, wenn die charakteristischen chondritischen Symptome an Ohren und Nase im Hintergrund stehen und von einem hohen Fieber mit arthritischen Beschwerden überdeckt werden.

Von den Vaskulitiden wird die **Riesenzellarteriitis/Polymyalgia rheumatica** der älteren Patienten in letzter Zeit allgemein früher diagnostiziert als in den vergangenen Jahren, da die Krankheit besser bekannt wurde. Diagnostische Probleme ergeben sich besonders dann, wenn die charakteristischen Myalgien im Bereich des Schulter- oder Beckengürtels fehlen, und das Ergebnis einer Temporalisbiopsie negativ ist.

Nach wie vor ist die frühe Erkennung einer klassischen **Polyarteriitis nodosa** schwierig. Diese Multisystemerkrankung wird man daher besonders bei älteren Patienten immer als mögliche Ursache eines anhaltenden uncharakteristischen Fiebers berücksichtigen müssen. Dagegen läßt sich die Diagnose einer **Wegener-Granulomatose** durch den Nachweis spezifischer neutrophiler zytoplasmatischer Antikörper (c-ANCA) sehr viel rascher stellen. Gelegentlich kann eine beispielsweise durch Medikamente induzierte *Hypersensitivitätsvaskulitis* durch ein vorherrschendes anhaltendes Fieber in Erscheinung treten. In der Regel sind die Hypersensitivitätsvaskulitiden allerdings durch ihre Hautbeteiligung frühzeitig zu erkennen.

Seltene Vaskulitis-Syndrome, die als FUU auftreten können, sind der **Morbus Behçet**, die **Takayasu-Arteriitis** und das **Schnitzler-Syndrom** als Sonderform einer Urtikaria-Vaskulitis.

Andere Krankheiten

In dieser Gruppe sind sehr heterogene und unterschiedlich häufig auftretende krankhafte Zustände zusammengefaßt. Von ihnen haben die **granulomatösen Erkrankungen** als FUU die größte klinische Bedeutung. Sie verlaufen oft monosymptomatisch mit rezidivierendem

Tabelle 1.**6** Andere Krankheiten als Ursachen eines ungeklärten Fiebers (alphabetische Reihenfolge)

- angioimmunoblastische Lymphadenopathie
- Arzneimittelfieber
- Castleman-Syndrom
- entzündlicher Pseudotumor der Lymphknoten
- exogen-allergische Alveolitis (Hypersensitivitäts-Pneumonitis)
- Fabry-Krankheit
- familiäres Mittelmeerfieber
- Hyper-IgD-Syndrom
- idiopathisches episodisches Fieber
- idiopathische Granulomatose (einschl. granulomatöser Hepatitis)
- Morbus Crohn
- nekrotisierende Lymphadenitis (Kikuchi)
- okkulte Hämatome
- Panniculitis mesenterialis (Weber-Christian)
- Retroperitonealfibrose
- rezidivierende Lungenembolien
- Sarkoidose
- subakute Thyreoiditis de Quervain
- vegetative (habituelle) Hyperthermie
- vorgetäuschtes und selbstinduziertes Fieber
- Vorhofmyxom
- zyklische Neutrozytopenie

oder persistierendem Fieber und bleiben u. U. viele Monate oder sogar Jahre unerkannt. Das gilt besonders für die extrathorakale Form der **Sarkoidose** und die granulomatösen Erkrankungen ohne nachweisbares Grundleiden, die als *„granulomatöse Hepatitis"* oder bei Befall weiterer Organe (bevorzugt Milz, Lymphknoten, Knochenmark) als *„idiopathische Granulomatose"* (38) oder *„chronisches Granulomatose-Syndrom unbekannter Ursache"* (11) klassifiziert wurden. Gemeinsam ist diesen der Sarkoidose nahestehenden Granulomatosen, daß sie therapeutisch auf Kortikosteroide gut ansprechen.

Granulomatöse Veränderungen können durch zahlreiche Infektionen (besonders Tuberkulose, Brucellose, Lues, parasitäre Infektionen, Histoplasmose und andere Mykosen) hervorgerufen werden. Sie treten ebenso im Zusammenhang mit Neoplasien, Vaskulitiden, allergischen und chemischen Reaktionen und anderen krankhaften Zuständen auf.

Als weitere granulomatöse Erkrankung kann ein **Morbus Crohn** mit anhaltendem Fieber als Leitsymptom und ohne erkennbare Abdominalsymptome verlaufen. Vor allem bei jungen Patienten mit einem FUU wird man daher diese entzündliche Darmerkrankung berücksichtigen müssen. Selten Ursache eines ungeklärten Fiebers ist dagegen eine Colitis ulcerosa, da bei ihr Durchfälle fast nie fehlen.

Durch die Immigration vieler Menschen aus dem östlichen Mittelmeerraum hat auch in Deutschland und anderen westlichen Ländern das **familiäre Mittelmeerfieber (FMF)** als eine mögliche Fieberursache eine Bedeutung erlangt. Aufgrund seiner charakteristischen Kardinalsymptome ist die Diagnose dieses *vererblichen* Leidens meist rasch zu stellen, sofern der untersuchende Arzt an sie denkt: im Wechsel mit unterschiedlich langen (Wochen, Monate) symptomfreien Intervallen treten hier immer nur auf wenige Tage beschränkte selbstlimitierende Krankheitsepisoden mit hohem Fieber, heftigen Abdominal- oder seltener pleuritischen Schmerzen sowie gelegentlich mit arthritischen Symptomen und erysipelartigen Hautveränderungen auf. Große diagnostische Schwierigkeiten können sich bei oligosymptomatischen Verlaufsformen ohne serositische Symptome oder nicht sehr hohem Fieber ergeben. Vom familiären Mittelmeerfieber werden vornehmlich Türken, Armenier, sephardische Juden und Araber betroffen. Nur sehr vereinzelt wurden Fälle aus Mitteleuropa und anderen überseeischen Ländern beschrieben, die nicht den prädisponierten ethnischen Gruppen angehörten (15).

Gelegentlich beobachtet man Patienten mit einer über viele Jahre oder auch Jahrzehnte rezidivierend verlaufenden fieberhaften Erkrankung, die dem familiären Mittelmeerfieber ähnelt, aber mit diesem nicht identisch ist. Auch lassen sich andere episodenhaft verlaufende, definierte fieberhafte Erkrankungen bei diesen Patienten ausschließen. Wie beim FMF treten hier flüchtige Fieberepisoden über wenige Tage oder seltener auch für mehrere Stunden im Wechsel mit wochen- oder monatelangen symptomfreien Intervallen auf. Die im Einzelfall immer konstant langen und gleichförmig ablaufenden Fieberschübe sind meistens mit flüchtigen humoralen Entzündungszeichen assoziiert, die im fieberfreien Intervall wieder verschwinden. Die charakteristischen serositischen Symptome des familiären Mittelmeerfiebers fehlen. Auch ist keine bestimmte ethnische Gruppe bevorzugt betroffen. Abgesehen von einer gelegentlich nachweisbaren Splenomegalie mit uncharakteristischem histologischen Befund fehlen erkennbare organpathologische Veränderungen.

In Anlehnung an ein von Reimann (33) beschriebenes Krankheitsbild mit periodisch auftretendem Fieber wurde für diese Patienten die nicht sehr zutreffende Bezeichnung „periodisches Fieber" verwandt. Da im Gegensatz zu den von Reimann beschriebenen Fällen die Fieberschübe nicht in regelmäßigen strengen Perioden auftreten, sollte man diese offenbar eigenständige Erkrankung vorläufig besser deskriptiv als **„idiopathisches episodisches Fieber"** bezeichnen.

Als **Hyper-IgD-Syndrom** wurde kürzlich ein Krankheitsbild mit rezidivierenden Fieberschüben über 3–7 Tage, Lymphknotenschwellungen, flüchtigen arthritischen Symptomen, abdominellen Beschwerden und Hautveränderungen in Verbindung mit einer Vermehrung der Immunglobuline D beschrieben (9, 39).

Als strikt periodisch ablaufende, definierte fieberhafte Erkrankung kann unter Umständen die **zyklische Neutrozytopenie** als FUU in Erscheinung treten.

Bei einem bereits behandelten Patienten wird man ein **Arzneimittelfieber** erwägen, obwohl die Dauer des Fiebers hier oft nur kurz ist und damit die Kriterien eines FUU gar nicht erfüllt werden. Verantwortlich sind häufig Penicillin und seine Derivate, Sulfonamide, Tuberkulostatika, Thyreostatika, Chinidin und andere Antiarrhythmika sowie α-Methyldopa. Grundsätzlich kann jedoch jedes Medikament ein Arzneimittelfieber auslösen. Seine Erkennung kann durch ein begleitendes Exanthem erleichtert werden. Hauterscheinungen ebenso wie eine Eosinophilie können jedoch fehlen (→ Kap. 9).

Oft nicht bedacht werden als Ursache eines rezidivierenden Fiebers wiederholte kleine **Lungenembolien**. Von den Schilddrüsenerkrankungen kann die **subakute Thyreoiditis de Quervain** zunächst als FUU in Erscheinung treten, wenn allgemeine Krankheitssymptome neben den meist niedrigfebrilen Temperaturen dominieren und die charakteristischen Schmerzen im Schilddrüsenbereich überdecken. Nicht selten werden die Halsschmerzen und Dysphagien auch fehlgedeutet und zum Anlaß wiederholter Konsultationen von HNO-Fachärzten. Eine thyreotoxische Krise, die mit hohem Fieber einhergeht, wird in aller Regel aufgrund der anderen dramatischen klinischen Symptome rasch diagnostiziert.

Für die Erkennung einer **exogen-allergischen Alveolitis**, die beispielsweise als Farmerlunge, Pilzzüchterlunge oder auch als Metalldampffieber auftreten kann, ist die Erhebung der Berufsanamnese diagnostisch von größter Bedeutung.

Ein **Vorhofmyxom**, das ohne Geräuschbefund verlaufen kann, wird bei routinemäßiger Anwendung eines möglichst transösophagealen Echokardiogramms heute kaum noch übersehen.

Bei einem mit Lymphknotenschwellungen verlaufenden rezidivierenden Fieber sollten nach Ausschluß eines malignen Lymphoms als relativ seltene benigne Ursachen ein **Castleman-Syndrom** (12), eine **nekrotisierende Lymphadenitis Kikuchi** (34) und der erst kürzlich beschriebene **entzündliche Pseudotumor der Lymphknoten** (20) differentialdiagnostisch erwogen werden.

Ebenfalls relativ seltene Ursachen eines ungeklärten Fiebers sind die **Retroperitonealfibrose**, eine **Aortendissektion, okkulte Hämatome** und die angeborene **Fabry-Krankheit** mit fieberhaften Schmerzkrisen.

Ein **vorgetäuschtes Fieber** durch Manipulation der Temperaturmessung ist in aller Regel durch das Mißverhältnis zwischen Höhe der Temperatur und der Pulsfrequenz und durch den atypischen Verlauf mit fehlendem zirkadianen Temperaturrhythmus bald zu erkennen. Dagegen kann der Nachweis eines **selbstinduzierten Fiebers** (z.B. durch Injektion pyrogener Substanzen) erhebliche Schwierigkeiten bereiten.

Als **vegetative** oder **habituelle Hyperthermie** werden persistierende Zustände mit subfebrilen oder niedrigfebrilen Körpertemperaturen in Verbindung mit allgemeinen Befindlichkeitsstörungen (vor allem Müdigkeit und rasche Erschöpfbarkeit) bei fehlenden organpathologischen Befunden und normalen Laborbefunden bezeichnet. Die anhaltenden und meist deutlich bewegungsabhängigen Temperaturerhöhungen treten oft im Anschluß an einen fieberhaften Infekt auf. Sie lassen sich charakteristischerweise durch Antipyretika nicht beeinflussen. Auch besteht meist eine ungewöhnliche Diskrepanz zwischen den rektalen und axillären Bewegungstemperaturen (41). Betroffen sind überwiegend Frauen im Menstruationsalter. Die Temperaturerhöhungen und ihre Begleitsymptome ähneln weitgehend der Symptomatik des „**Chronic Fatigue Syndrome**".

Als Ursachen eines anhaltenden Fiebers wurden in der älteren Literatur einzelne Krankheiten beschrieben, die aufgrund ihrer klinischen Symptome oder Laborbefunde in der Regel rasch zu erkennen sein sollten. Hierzu zählen die (vor allem alkoholische) Leberzirrhose, die Hypertriglyzeridämie, hämolytische Anämien und andere als unerkannte Fieberursachen teilweise ungewöhnliche Krankheitsbilder (21).

Fieber unbekannter Ursache bei Kindern

Die Krankheiten, die einem anhaltenden ungeklärten Fieber bei Kindern zugrundeliegen, unterscheiden sich sowohl hinsichtlich ihrer Ätiologie als auch ihrer Prognose von denen der Erwachsenen. Das gilt besonders für *Säuglinge und Kleinkinder*. Bei dieser Altersgruppe ist auch die diagnostische Strategie naturgemäß eine andere als bei Jugendlichen und Erwachsenen (1). In den beiden ersten Lebensmonaten verlaufen auch schwere Infekte oft afebril oder nur mit leichten Temperaturerhöhungen. Nicht selten wird ein Temperaturanstieg in der Neugeborenenperiode und im Säuglingsalter durch eine Dehydration oder hohe Umgebungstemperaturen hervorgerufen.

Besonders in den *ersten Lebensjahren* überwiegen als Ursachen eines ungeklärten Fiebers in hohem Maße **virale** und **bakterielle Infektionen.** Dagegen ist der Anteil an malignen Erkrankungen (z.B. Leukämien, Neuroblastom) sowie Kollagen- und entzündlichen Gefäßkrankheiten (z.B. **Kawasaki-Syndrom** mit einem Inzidenzgipfel um den 18. Lebensmonat) relativ gering. Die Häufigkeit dieser beiden Krankheitsgruppen nimmt erst mit ansteigendem Lebensalter zu. So finden sich mit dem *Schulalter* häufiger eine **systemische juvenile rheumatoide Arthritis** (Still-Syndrom) oder eine andere Kollagenose (z.B. **systemischer Lupus erythematodes**) als Fieberursachen. Innerhalb der malignen Erkrankungen treten mehr maligne Lymphome (überwiegend **Non-Hodgkin-Lymphome**) auf. Auch verschiedene Infektionskrankheiten, wie die **Tuberkulose**, **okkulte Abszesse** oder eine **Osteomyelitis**, werden häufiger als Ursache eines anhaltenden ungeklärten Fiebers beobachtet.

Weitere Krankheiten, die sich bei Kindern nicht selten primär als FUU manifestieren, sind u.a. chronische Verlaufsformen einer *Epstein-Barr-* oder *Zytomegalievirusinfektion*, eine *infektiöse Endokarditis*, oligosymptomatisch oder kompliziert verlaufende *Harnwegsinfektionen, Infektionen im HNO-Bereich*, die *Katzenkratzkrankheit*, *entzündliche Darmkrankheiten* (besonders der Morbus Crohn), ein *familiäres Mittelmeerfieber* oder ein *Arzneimittelfieber* (6, 16, 24, 37). Nicht sehr selten beobachtet man bei Kindern sub- oder niedrigfebrile Temperaturen ohne organpathologische Befunde, ähnlich der habituellen Hyperthermie der Erwachsenen, die zu wiederholten unnötigen Untersuchungen führen können.

Ebenso wie bei Erwachsenen ist auch bei Kindern die Prognose der nicht aufgeklärten fieberhaften Erkrankungen bei der überwiegenden Mehrzahl der Patienten gut. Meist tritt in diesen Fällen auch nach längerer Fieberdauer eine Spontanremission ein (26).

Literatur

1 Baraff, L.J., J.W. Bass, G.R. Fleisher, J.O. Klein, G.H. McCracken, Jr., K.R. Powell, D.L. Schriger: Practice guideline for the management of infants and children 0 to 36 months of age with fever without source. Ann.Emerg.Med. 22 (1993) 1198–1210

2 Barbado, F.J., J.J. Vazquez, J.M. Peña, J.G. Seoane, F. Arnalich, A. Gil, J.G. Puig, J. Ortiz Vazquez: Fever of unknown origin: a survey on 133 patients. J.Med. 15 (1984) 185–192

3 Barbado, F.J., J.J. Vazquez, J.M. Peña, F. Arnalich, J. Ortiz-Vazquez: Pyrexia of unknown origin: changing spectrum of diseases in two consecutive series. Postgrad.Med.J. 68 (1992) 884–887

4 Bosse, A., M. Stratmann, P. Thielking, E. Grundmann: Die Endokarditis – eine übersehene Erkrankung? Münch.Med.Wschr. 132 (1990) 137–140

5 Burke, M.: Personal communication. In Isaac, B., S. Kernbaum, M. Burke: Unexplained Fever, CRC Press Inc., Boca Raton 1991 (p.6)

6 Chantada, G., S. Casak, J.D. Plata, J. Pociecha, R. Bologna: Children with fever of unknown origin in Argentina: an analysis of 113 cases. Pediatr.Infect.Dis.J. 13 (1994) 260–263

7 Dinarello, C.A., S.M. Wolff: Approach to the patient with fever of unknown origin. In Mandell, G.L., R.G. Douglas, Jr., J.E. Bennett: Principles and Practice of Infectious Diseases, 2nd ed., J. Wiley & Sons, New York 1985 (pp.347–351)

8 Diz Dios, P., C. Martínez Vázquez, P. Mardomingo, J.R. Fernández Larrañaga, A. Pena, A. Moreno, A. Ocampo: Fiebre de origen desconocido. Estudio retrospectivo de 45 casos. Rev.Clín.Esp. 181 (1987) 7–14

9 Drenth, J.P.H., C.J. Haagsma, J.W.M. van der Meer, and the International Hyper-IgD Study Group: Hyperimmunoglobulinemia D and periodic fever syndrome. The clinical spectrum in a series of 50 patients. Medicine 73 (1994) 133–144

10 Durack, D.T., A.C. Street: Fever of unknown origin – reexamined and redefined. In Remington, J.S., M. Swartz: Current Clinical Topics of Infectious Diseases, Blackwell Scientific Publications, Cambridge 1991 (pp.35–51)

11 Friedland, J.S., D.J. Weatherall, J.G.G. Ledingham: A chronic granulomatous syndrome of unknown origin. Medicine 69 (1990) 325–331

12 Frizzera, G., B.A. Peterson, E.D. Bayrd, A. Goldman: A systemic lymphoproliferative disorder with morphologic features of Castleman's disease: clinical findings and clinicopathologic correlations in 15 patients. J.Clin.Oncol. 3 (1985) 1202–1216

13 Handa, R., S. Singh, N. Singh, J.P.Wali: Fever of unknown origin: a prospective study. Tropical Doctor 26 (1996) 169–170

14 Haq, S.A., M.N. Alam, S.M. Hossain, U.K. Dhar, S.Rahim, M. Rahman, T. Ahmed, M. Tahir: A study of prolonged pyrexia in Dhaka. Bangladesh Med.Res. Counc.Bull. 22 (1996) 33–42

15 Hawle, H., G. Winckelmann, C.S.F. Kortsik: Familiäres Mittelmeerfieber in einer deutschen Familie. Dtsch.Med.Wschr. 114 (1989) 665–668

16 Iancu, T.C.: Unexplained fever in the pediatric age group. In Isaac, B., S. Kernbaum, M. Burke: Unexplained Fever, CRC Press Inc., Boca Raton 1991 (pp.457–471)

17 Ikuni, Y., J. Okada, H. Kondo, S. Kashiwazaki: Current fever of unknown origin 1982–1992. Internal Medicine 33 (1994) 67–73

18 Isaac, B., S. Kernbaum, M. Burke: Introduction – definition of unexplained fever, history of fever, statistical data, classification. In Isaac, B., S. Kernbaum, M. Burke: Unexplained Fever, CRC Press, Inc., Boca Raton 1991 (pp.1–13)

19 Kazanjian, P.H.: Fever of unknown origin: review of 86 patients treated in community hospitals. Clin.Infect.Dis. 15 (1992) 968–973

20 Kemper, C.A., R.E. Davis, S.C. Deresinski, R.F. Dorfmann: Inflammatory pseudotumor of intra-abdominal lymph nodes manifesting as recurrent fever of unknown origin: a case report. Am.J.Med. 90 (1991) 519–523

21 Knockaert, D.C.: Fever of unknown origin, a literature survey. Acta Clin.Belg. 47 (1992) 42–57

22 Knockaert, D.C., L.J. Vanneste, S.B. Vanneste, H.J. Bobbaers: Fever of unknown origin in the 1980s. An update of the diagnostic spectrum. Arch.Intern.Med. 152 (1992) 51–55

23 Larson, E.B., H.J. Featherstone, R.G. Petersdorf: Fever of undetermined origin: diagnosis and follow-up of 105 cases, 1970–1980. Medicine 61 (1982) 269–292

24 Lorin, M.I., R.D. Feigin: Fever of undetermined origin. In Oski, F.A.: Principles and Practice of Pediatrics, 2nd ed., J.B. Lippincott Company, Philadelphia 1994 (pp.1116–1119)

25 Mackowiak, P.A., S.S. Wasserman, M.M. Levine: A critical appraisal of 98,6°F, the upper limit of the normal body temperature, and other legacies of Carl Reinhold August Wunderlich. J.Am.Med.Ass. 268 (1992) 1578–1580

26 Miller, L.C., B.A. Sisson, L.B. Tucker, J.G. Schaller: Prolonged fevers of unknown origin in children: patterns of presentation and outcome. J.Pediatr. 12 (1996) 419–423

27 Molina-Gamboa, J., I. Rivera-Molares, E. Camacho-Mezquita, S. Pence-de-León: El espectro cambiante de la fiebre de origen oculto: tendencias y comparación con series previas del Instituto Nacional de la Nutrición Salvador Zubirán. Rev.Invest.Clin. 46 (1994) 177–185

28 Musher, D.M.: Fever of unknown origin: diagnostic principles. Hospital Practice 17 (1982) 89–95

29 Ogea-Garcia, J.L., F. Perez-Jimenez, J. Jimenez-Alonso, A. Garcia, A. Barbudo, J.A. Jimenez-Pereperez: Fiebre de origen desconocido de etiologia neoplastica. Rev.Esp.Oncol. 31 (1984) 75–77

30 Petersdorf, R.G.: FUO: how it has changed in 20 years. Hospital Practice 20 (1985) 84I–84GG

31 Petersdorf, R.G.: Fever of unknown origin: an old friend revisited. Arch.Intern.Med. 152 (1992) 21–22

32 Petersdorf, R.G., P.B. Beeson: Fever of unexplained origin: report on 100 cases. Medicine 40 (1961) 1–30

33 Reimann, H.A.: Periodic fever, an entity. A collection of 52 cases. Am.J.Med.Sci. 243 (1962) 162–174

34 Rudniki, C., E. Kessler, M. Zarfati, H. Turani, Y. Bar-Ziv, I. Zahavi: Kikuchi's necrotizing lymphadenitis: a cause of fever of unknown origin and splenomegaly. Acta Haematol. 79 (1988) 99–102

35 Schrappe, M., B. Salzberger: Fieber bei immunsupprimierten Patienten. Internist 36 (1995) 162–169

36 Shoji, S., A. Imamura, Y. Imai, A. Igarashi, M. Yazawa, K. Hirahara, M. Kagoshima, M. Ono, K. Nakajima, K. Iguchi: Fever of unknown origin: a review of 80 patients from the Shin'etsu area of Japan from 1986–1992. Internal Medicine 33 (1994) 74–76

37 Steele, R.W., S.M. Jones, B.A. Lowe, C.M. Glasier: Usefulness of scanning procedures for diagnosis of fever of unknown origin in children. J.Pediatr. 119 (1991) 526–530

38 Telenti, A., P.E. Hermans: Idiopathic granulomatosis manifesting as fever of unknown origin. Mayo Clin. Proc. 64 (1989) 44–50

39 Van der Meer, J.W.M., J.M. Vossen, J. Radl, J.A. van Nieuwkoop, C.J.L.M. Meyer, S. Lobatto, R. van Furth: Hyperimmunoglobulinaemia D and periodic fever: a new syndrome. Lancet 1984/I, 1087–1090

40 Winckelmann, G., A. Lütke, J. Löhner: Über 6 Monate bestehendes rezidivierendes Fieber ungeklärter Ursache. Dtsch.Med.Wschr. 107 (1982) 1003–1007

41 Winckelmann, G., G. Maass, H. Schmidt, J. Löhner: Vegetative Hyperthermie: Thermoregulationsstörung oder Variante der Norm? Dtsch.Med.Wschr. 111 (1986) 1590–1594

Übersichtsarbeiten

Cunha, B.A.: Fever of unknown origin. Infect.Dis.Clin. North Am. 10 (1996) 111–127

Gelfand, J.A., S.M. Wolff: Fever of unknown origin. In Mandell, G.L., J.E. Bennett, R. Dolin: Principles and Practice of Infectious Diseases, 4th ed., Churchill Livingstone, New York 1995 (pp.536–549)

Knockaert, D.C.: Fever of unknown origin, a literature survey. Acta Clin.Belg. 47 (1992) 42–57

Larson, E.B., H.J. Featherstone, R.G. Petersdorf: Fever of undetermined origin: diagnosis and follow-up of 105 cases, 1970–1980. Medicine 61 (1982) 269–292

2 Temperaturregulation, Fieber und Hyperthermie

von Günther Winckelmann

Hypothalamische Temperaturregulation

Die Aufrechterhaltung einer normalen Körpertemperatur wird durch das hypothalamische Temperaturregulationszentrum gewährleistet. Hier steuert eine Population verschiedener temperatursensibler Neurone ein angepaßtes Gleichgewicht zwischen Wärmeproduktion und Wärmekonservierung einerseits und Wärmeabgabe andererseits. Unter normalen Bedingungen schwankt der zentrale „Sollwert" der Körpertemperatur entsprechend einem zirkadianen Rhythmus selten um mehr als 1 °C.

Die wichtigsten thermoregulatorischen Strukturen sind in der präoptischen Region des Hypothalamus lokalisiert. Weitere temperatursensible neurale Strukturen dehnen sich von hier bis zum unteren Hirnstamm und zum Rückenmark aus. Die Neuronenpopulationen setzen sich aus wärme- und kälteempfindlichen sowie aus temperaturunempfindlichen Neuronen zusammen. Erstere sind nicht nur gegenüber lokalen Temperaturänderungen hochempfindlich, sondern registrieren zusätzlich periphere Temperaturreize, die über afferente Bahnen von Thermorezeptoren in der Haut und Muskulatur, im Rückenmark und anderen Regionen weitergeleitet werden. Nach Integration der zentralen und peripheren thermischen Informationen durch die temperatursensiblen Neurone gelangen efferente Nervenimpulse in die Peripherie und regulieren Wärmeproduktion und -konservierung sowie die Wärmeabgabe. Durch diesen vereinfacht dargestellten Regelmechanismus wird eine bestimmte Kerntemperatur als Sollwert aufrechterhalten. Das Thermoregulationszentrum ist damit vergleichbar mit einem Thermostaten.

Aber auch nichtthermische Faktoren können die temperaturempfindlichen Neurone im vorderen Hypothalamus beeinflussen. Zu ihnen zählen u. a. die Osmolalität, die Glukosekonzentration sowie der Blutspiegel von Hormonen, wie der von Östrogenen, Testosteron und Progesteron.

Die **Wärmeproduktion** erfolgt unter normalen Bedingungen in erster Linie durch zelluläre biochemische Reaktionen. Diese gleichen den physiologischen Wärmeverlust über Haut und Atemwege aus. Im Bedarfsfall können weitere erhebliche Steigerungen des Energieumsatzes zur Wärmebildung durch Muskelkontraktionen mit Kältezittern bis hin zum Schüttelfrost im Fieberanstieg erzielt werden. Weiterhin kann die Wärmebildung besonders bei krankhaften Zuständen über eine Stoffwechselsteigerung durch hormonale Einflüsse (z. B. Schilddrüsenhormone) oder durch Katecholamine verstärkt werden.

Wichtigster Mechanismus zur **Wärmekonservierung** ist die periphere Vasokonstriktion mit Umleitung des Blutflusses von den kutanen zu den tiefergelegenen Strombahnen. Weitere thermoregulatorische Vorgänge zur Wärmeretention sind u. a. ein Anstieg von Pulsfrequenz und Blutdruck und eine verminderte Sekretion von Vasopressin.

Steigt die Körpertemperatur über den Sollwert hinaus an, so führt dies zu einer kutanen Vasodilatation mit Steigerung der **Wärmeabgabe** über die Haut. Hierbei erfolgt der Wärmeabstrom durch die Wärmeleitung (Konduktion), die Konvektion, die Wärmestrahlung sowie im Bedarfsfall durch eine Schweißsekretion mit Verdunstung. Die Wärmeabgabe an der Haut ist von einem Temperaturgradienten zwischen Körperoberfläche und der umgebenden Luft, der Grad der Verdunstung von dem Feuchtigkeitsgehalt der Umgebung abhängig. Weiterhin kann auch eine Tachypnoe zu einer vermehrten Wärmeabgabe beitragen.

Normale Körpertemperaturen

Die normalen Körpertemperaturen und ihre zirkadianen Abweichungen sind individuell sehr verschieden. Diese Tatsache muß bei allen Angaben über mittlere Normaltemperaturen und festgelegte obere Grenzwerte der normalen Körpertemperatur im Auge behalten werden. Die ersten umfangreichen Temperaturmessungen stammen von C.R.A. Wunderlich. In seinem Werk „Das Verhalten der Eigenwärme in Krankheiten" stellte er die Ergebnisse seiner Temperaturmessungen an etwa 25 000 Patienten und Gesunden zusammen. Danach bewegten sich die axillar gemessenen Körpertemperaturen von gesunden Erwachsenen zwischen 36,2° und 37,5 °C. Die mittlere Normaltemperatur wurde hier mit 37 °C angegeben (19).

Aus neuerer Zeit gibt es überraschenderweise sehr wenig Daten über normale Körpertemperaturen, die mit modernen elektronischen Thermometern bei einer größeren Anzahl gesunder Probanden gewonnen wurden. Überwiegend handelt es sich um Studien mit kleiner Fallzahl, wobei oft die zirkadianen Abweichungen unberücksichtigt blieben, und sogar gelegentlich Angaben über die Art der Messung (axillar, oral oder rektal) fehlen. Diese Unzulänglichkeiten haben dazu geführt, daß sich in der Literatur sehr divergierende Angaben über die obere Normgrenze der Körpertemperatur finden.

In einer neueren größeren Studie von Mackowiak u. Mitarb. (8) wurden 700 kontrollierte orale Messungen mit elektronischen Thermometern bei 148 gesunden Probanden (122 Män-

ner, 26 Frauen) im Alter zwischen 18 und 40 Jahren durchgeführt. Hier schwankten die Ruhetemperaturen zwischen 35,6 °C und 38,2 °C. Die mittlere Normaltemperatur betrug 36,8 ± 0,4 °C. Als obere Normgrenze (99. Perzentile) wurden aufgrund dieser Studie 37,2 °C am Morgen (6.⁰⁰) und 37,7 °C am Nachmittag (16.⁰⁰) angegeben. Frauen hatten im Mittel etwas höhere Normaltemperaturen als Männer (36,9° gegenüber 36,7°). Auch die zirkadianen Temperaturschwankungen waren in dieser Studie individuell sehr verschieden. Sie betrugen maximal 1,3 °C und minimal 0,05 °C bei einer mittleren Amplitude von 0,5 °C.

Wegen der großen interindividuellen Schwankungsbreite läßt sich eine allgemeingültige obere Normgrenze der Körpertemperatur nicht angeben. Als Richtwerte kann man jedoch davon ausgehen, daß für die meisten Erwachsenen Ruhetemperaturen von mehr als 37,2 °C (oral) bzw. 37,6 °C (rektal) am Morgen und über 37,7 °C (oral) bzw. 38,1 °C (rektal) am Spätnachmittag als febril anzusehen sind. Hierbei wird man aber berücksichtigen müssen, daß es Individuen gibt, bei denen die oberen Normaltemperaturen und damit die febrilen Grenzwerte auch deutlich darunter liegen.

Physiologische Einflüsse auf die normale Körpertemperatur

Die normalen Körpertemperaturen können unter physiologischen Bedingungen von verschiedenen Faktoren beeinflußt werden. Allgemein bekannt ist die Änderung der Kerntemperatur mit dem **Menstruationszyklus.** Hier kommt es in der 2. Zyklushälfte nach der Ovulation unter dem vorherrschenden Einfluß der Gestagene zu einem mittleren Temperaturanstieg um etwa 0,5 °C.

Vereinzelt finden sich Angaben in der Literatur, wonach **ältere Menschen** niedrigere Normaltemperaturen haben als jüngere („the older, the colder"). Diese Beobachtungen wurden nicht allgemein bestätigt. Offenbar besteht aber innerhalb der Gruppe der älteren Menschen eine größere Schwankungsbreite der Normaltemperaturen als bei jüngeren. Außerdem haben vergleichende Untersuchungen ergeben, daß niedrigere Normaltemperaturen vor allem bei oraler, nicht aber bei rektaler Messung registriert werden. Hierdurch wird unter Umständen ein bestehendes Fieber durch noch normale orale Temperaturen maskiert (3). Aus diesem Grunde sind bei älteren Menschen rektale Temperaturmessungen zu bevorzugen.

Auch eine **Tachypnoe** kann bei geöffnetem Mund durch eine respiratorische Abkühlung der Mundhöhle zu einer Diskrepanz zwischen oral und rektal gemessenen Körpertemperaturen führen (11).

Jede anhaltende **körperliche Bewegung** ist mit einer Erhöhung der Körpertemperatur verbunden. Bei starken körperlichen Anstrengungen (z. B. Langstreckenlauf, Squash) können die Kerntemperaturen hierbei um 2–3 °C ansteigen. Auch akute **psychische Belastungen** im weitesten Sinne können eine vorübergehende Erhöhung der Körpertemperatur verursachen. Auslöser sind beispielsweise eine heftige Auseinandersetzung oder bei sehr empfindsamen Menschen auch schon ein Filmerlebnis. Bekannt sind auch psychisch bedingte Temperaturerhöhungen unmittelbar nach der Klinikaufnahme eines Patienten.

Üppige Mahlzeiten sind oft innerhalb der ersten Stunde von einem Temperaturanstieg gefolgt. **Rauchen** (besonders Pfeife und Zigarre) sowie intensives **Kaugummikauen** können zu einer Erhöhung der oralen Körpertemperaturen führen (14). Ursachen sind beim Rauchen wahrscheinlich nicht nur eine lokale Erwärmung der Mundhöhle durch den Rauch, sondern auch eine Dilatation der Gefäße in der Mundschleimhaut.

Messungen der Körpertemperatur

Als Meßinstrumente haben die elektronischen Thermometer die früher verbreiteten Quecksilberthermometer weitgehend verdrängt. Erstere sind zuverlässiger, leichter ablesbar und benö-

tigen sehr viel kürzere Meßzeiten. Sie zeigen meist gering höhere Werte an als die Quecksilberthermometer.

Am genauesten wird die Kerntemperatur durch eine **Messung im Ösophagus** erfaßt. Die so gemessene Temperatur liegt etwa 0,2 °C niedriger als die rektale. Diese Methode kommt wegen ihres technischen Aufwandes und der Belästigung des Patienten für die klinische Praxis nicht in Betracht.

Allgemein bevorzugt sind **Messungen in der Mundhöhle** unter der Zunge. Die oralen Temperaturen liegen bei starken Schwankungen im Durchschnitt um etwa 0,4 °C niedriger als die rektalen. Abgesehen von den oben geschilderten Einflüssen (vor allem Tachypnoe) können die oralen Temperaturen durch eine vorangegangene Aufnahme von gekühlten oder heißen Getränken oder auch durch ungenügenden Mundschluß (z. B. infolge einer nasalen Obstruktion) verfälscht werden. Meist ungeeignet sind orale Temperaturmessungen bei Patienten auf der Intensivstation, zumal bei intubierten oder mit Maske beatmeten Kranken, und bei Kleinkindern.

Die **rektale Temperaturmessung** registriert die Kerntemperatur von den gebräuchlichen Meßmethoden am zuverlässigsten. Dieses Verfahren sollte wegen seiner Genauigkeit und geringsten Fehlerquellen zumindest bei allen akuten fieberhaften Zuständen bevorzugt werden. Die rektale Messung ist vor allem für ältere Patienten wegen der oft falschniedrigen oralen und axillaren Temperaturen zu fordern. Kontraindikationen sind krankhafte Prozesse im Anorektalbereich (z. B. ausgedehnte Hämorrhoiden) oder kürzlich vorausgegangene proktologische Operationen. Eine sehr seltene Komplikation ist die Rektumperforation. Unter besonderen Bedingungen kann die rektal gemessene Temperatur durch den Blutfluß in den unteren Extremitäten beeinflußt werden und beispielsweise bei einer peripheren arteriellen Verschlußkrankheit fälschlich erniedrigt sein.

Die **axillare Messung** ist eine wenig verläßliche Methode. Sie kann durch verschiedene Faktoren beeinflußt werden: z. B. vorausgegangene lokale Kühlungen, starke Schweißsekretion, kutane Vasokonstriktion, ausgeprägte Hypotonie. Die Abweichungen von der rektalen Temperatur können daher sehr unterschiedlich sein. Um Abkühlungen durch die umgebende Luft zu vermeiden, muß das Thermometer tief in die Achselhöhle eingeführt und diese durch festes Anliegen des Arms geschlossen werden. Dennoch bleibt zu berücksichtigen, daß bei diesem Verfahren die Hauttemperatur gemessen wird, die von der Kerntemperatur deutlich abweichen kann.

Bisher weniger gebräuchlich sind **Temperaturmessungen im Ohr** mit Infrarot-Trommelfellthermometern. Sie eignen sich vor allem für Patienten auf Intensivstationen.

Messungen der **Urintemperatur**, die zum Nachweis eines vorgetäuschten Fiebers verwendet werden kann, müssen unmittelbar nach der Harnentleerung vorgenommen werden. Unter dieser Bedingung liegen die Urintemperaturen je nach Höhe der Körpertemperatur um etwa 0,5 – 1,0 °C unter der oral gemessenen Temperatur (9).

Als neuere Methode kann bei ausgewählten Patienten die **Infrarot-Temperaturmessung** herangezogen werden. Sie wird gelegentlich als Oberflächenmessung zur Aufdeckung von Krankheitsherden benutzt (z. B. als vergleichende Infrarotthermographie der Mammae zur Erkennung eines Mammakarzinoms).

▬ Pathophysiologie des Fiebers

Fieber ist ein kontrollierter krankhafter Anstieg der Kerntemperatur über den individuellen Normbereich, der aus einer Sollwertverstellung in den thermoregulatorischen Zentren des Hypothalamus resultiert und durch pyrogene Substanzen ausgelöst wird. Im Fieber bleibt die Temperaturregulation auf dem höheren Temperaturniveau voll erhalten.

Die Vorstellung einer Sollwertverstellung der Temperatur auf einen höheren Wert bei unveränderter Fähigkeit zur Regelung der Körpertemperatur wurde bereits 1875 von C. von Liebermeister (7) entwickelt. Dieses Konzept beinhaltet, daß der Körper durch regulatorische Maßnahmen den höheren Sollwert gegenüber Abweichungen genauso stabilisiert wie unter normalen Umständen auf dem niedrigeren Temperaturniveau. Eine zusätzliche Wärmebelastung führt damit auch im Fieber zu einer vermehrten Wärmeabgabe, und eine Kälteexposition löst eine Wärmekonservierung und Wärmeproduktion durch Vasokonstriktion und Steigerung des Stoffwechsels aus. Die Höherverstellung des Sollwertes im vorderen Hypothalamus ist das Ergebnis einer in ihrem Ablauf nur unvollständig bekannten Reaktionskette mit Beteiligung von pyrogen wirkenden Substanzen und verschiedenen Mediatoren. Hierbei induzieren exogene Pyrogene die Bildung und Freisetzung von endogenen Pyrogenen aus Monozyten und anderen Zellen. Die inzwischen bekannt gewordenen endogenen Pyrogene gehören der Gruppe der bioaktiven Zytokine, d. h. Substanzen an, die in verschiedenen Körperzellen als Reaktion auf exogene oder endogene Reize gebildet werden und der interzellulären Signalvermittlung dienen.

Endogene Pyrogene (pyrogene Zytokine)

Als „endogenes" oder „leukozytäres Pyrogen" wurde ursprünglich eine Substanz benannt, die aus aktivierten Leukozyten stammt und im Tierexperiment innerhalb von wenigen Minuten Fieber erzeugen konnte. In neueren Untersuchungen wurde aus menschlichem endogenen Pyrogen ein Protein mit fiebererzeugenden, lymphozytenaktivierenden und anderen biologischen Eigenschaften isoliert und als **Interleukin-1 (IL-1)** bezeichnet. Hierbei konnten in den 80er Jahren 2 strukturell verwandte Moleküle, das IL-1β und das IL-1α, mit übereinstimmenden biologischen Wirkungen identifiziert werden. Interleukin-1 wird vorwiegend in mononukleären Phagozyten, also Monozyten und Makrophagen, gebildet. Aber auch neutrophile Granulozyten, Zellen der Mikroglia und Astrozyten im ZNS, Endothelzellen und andere Zellen können IL-1 produzieren.

Tabelle 2.**1** Endogene Pyrogene (pyrogene Zytokine)

- Interleukin 1 (IL-1α, IL-1β)
- Tumor-Nekrose-Faktor (TNF-α, TNF-β)
- Interferone (Interferon α)
- Glykoprotein(gp)130-Rezeptor-Aktivatoren
  - Interleukin 6
  - Interleukin 11
  - ziliarer neurotroper Faktor (CNTF)
  - Onkostatin M (OSM)
  - Leukämie-inhibierender Faktor (LIF)
  - Kardiotropin 1

Inzwischen sind weitere Zytokine bekannt geworden, die neben anderen Eigenschaften auch eine pyrogene Wirkung besitzen. Zu ihnen gehören der **Tumor-Nekrose-Faktor** (**TNF-**α) und die Interferone, besonders das **Interferon-**α (**IFN-**α). Der Tumor-Nekrose-Faktor ähnelt in seinen biologischen Eigenschaften dem IL-1, obwohl ihre Aminosäurensequenzen kaum Übereinstimmungen aufweisen. Er hat wie das IL-1 eine direkte Wirkung auf den Hypothalamus und induziert dort über die Bildung von Prostaglandin E_2 Fieber. Zugleich verstärkt TNF die Bildung und Freisetzung von IL-1 durch Makrophagen.

In jüngster Zeit wurden durch molekulare Klonierung noch andere Zytokine mit pyrogenen Eigenschaften erkannt. Sie gehören einer Gruppe an, für die das sog. gp(Glykoprotein)130-Protein eine gemeinsame signalauslösende Rezeptorkomponente bildet. Zu ihnen zählen das *Interleukin-6* (*IL-6*), das *Interleukin-11* (*IL-11*), der *ziliare neurotrope Faktor* (*CNTF*), *Onkostatin M* (*OSM*), der *Leukämie-inhibierende Faktor* (*LIF*) und das *Kardiotropin 1*. Alle pyrogenen Zytokine besitzen neben ihrer fieberinduzierenden Wirkung eine Vielzahl anderer biologischer Eigenschaften (Übers. 5, 15). Eine Bestimmung von pyrogenen Zytokinen im Plasma scheint für die Differentialdiagnostik bei Patienten mit einem FUU nicht hilfreich zu sein (2). Eine Übersicht über die wichtigsten bisher bekannten pyrogenen Zytokine gibt Tab. 2.**1**.

Exogene Pyrogene

Viren, Bakterien und ihre Toxine sowie andere Mikroorganismen oder auch Medikamente können als exogene Pyrogene die Synthese und Freisetzung von pyrogenen Zytokinen induzieren. Aber auch körpereigene Substanzen wie Immunkomplexe, Tumorzellen, Komplementfaktoren (C5a, C3a), Gallensäuren, bestimmte Lymphozytenprodukte (z. B. IL-2) oder auch pyrogene Zytokine selbst (IL-1, TNF-α) können die Produktion von endogenen Pyrogenen auslösen und wie exogene Pyrogene wirken ($\rightarrow$ Tab. 2.**2**).

Der Androgenmetabolit **Ätiocholanolon** induziert die Freisetzung von Interleukin-1 aus Leukozyten. Beim Menschen führt das Ätiocholanolon nach intramuskulärer Injektion zu einer Fieberreaktion, die mit einer Latenzzeit von etwa 6 – 8 Stunden auftritt. Der Begriff eines „Ätiocholanolon-Fiebers" geht auf verschiedene Beobachtungen aus den 50er Jahren zurück. In der Folgezeit entstanden jedoch zunehmende Zweifel an einem kausalen Zusammenhang zwischen dem Nachweis von unkonjugiertem Ätiocholanolon im Plasma und dem Auftreten von rezidivierenden Fieberschüben.

In einer größeren Vergleichsstudie bestimmten George u. Mitarb. (4) die Plasmaspiegel von unkonjugiertem Ätiocholanolon bei 20 Patienten mit familiärem Mittelmeerfieber und 20 weiteren Patienten mit rezidivierendem Fieber bei verschiedenen bekannten Grundleiden. Sie fanden bei beiden Patientengruppen keinen signifikanten Unterschied der Ätiocholanolonspiegel im Plasma während der Fieberphasen und der

Tabelle 2.**2** Exogene Pyrogene und Substanzen mit gleichartiger fieberinduzierender Wirkung

- Viren
- Bakterien und ihre Toxine
- Antigen-Antikörper-Komplexe
- Komplementfaktoren (C5a, C3a)
- Tumorzellen
- androgene Steroidmetaboliten (Ätiocholanolon)
- Medikamente
- pyrogene Zytokine (IL-1, TNF-α)

fieberfreien Intervalle. Die Untersucher schlossen aus ihren Befunden, daß kein Zusammenhang zwischen der Plasmakonzentration des unkonjugierten Ätiocholanolons und dem Fieber der von ihnen untersuchten Patienten bestehe.

Bei kritischer Wertung auch der neueren Literatur ergeben sich keine ausreichend gesicherten Hinweise auf die Existenz eines „Ätiocholanolon-Fiebers" als eigenständige Krankheit. Fast ausnahmslos sprechen die publizierten Befunde dafür, daß es sich bei einem erhöhten Ätiocholanolonspiegel im Plasma um einen unspezifischen Begleitbefund handelt, der bei den verschiedensten fieberhaften Erkrankungen während eines Fieberschubs, aber auch im fieberfreien Intervall nachweisbar sein kann (13, 18).

Prostaglandine

Eine entscheidende Rolle bei der Fieberentstehung spielt der Prostaglandinstoffwechsel. Die zentrale Bedeutung der Prostaglandine wird nicht zuletzt in der fiebersenkenden Wirkung von Azetylsalizylsäure und anderen Antipyretika deutlich, die auf der Hemmung der Zyklooxygenase und nicht auf einer Einschränkung der Synthese von pyrogenen Zytokinen beruht. In zahlreichen Untersuchungen konnte gezeigt werden, daß das **Prostaglandin E$_2$ (PGE$_2$)** eine potente fieberauslösende Substanz ist. So führt die Injektion von PGE$_2$ oder auch Arachidonsäure in den Hypothalamus zu einem Temperaturanstieg. Nach intravenöser Injektion von IL-1 kommt es zu einem Anstieg von PGE$_2$ im Hypothalamus und im 3. Ventrikel in Verbindung mit dem Auftreten von Fieber. Hierbei besteht eine gute Korrelation zwischen den lokalen PGE$_2$-Spiegeln und der Höhe des Fiebers. Neben Leukozyten und Endothelzellen können auch Astrozyten und Gliazellen des ZNS von Zytokinen zur Bildung von Prostaglandinen stimuliert werden. Bei hohen Plasmakonzentrationen pyrogener Zytokine wird wahrscheinlich auch außerhalb der Blut-Hirn-Schranke PGE$_2$ gebildet, das Fieber auslösen kann.

Pathogenese des Fiebers

Die heutige Vorstellung vom Reaktionsablauf der Fieberentstehung ist in Abb. 2.1 vereinfacht dargestellt. Exogene Pyrogene, die bei infektiösen, entzündlichen oder immunologischen Erkrankungen oder bei Verletzungen entstehen, induzieren die Bildung und Freisetzung von Interleukin-1 und weiteren pyrogenen Zytokinen aus Monozyten/Makrophagen und anderen Zellpopulationen. Die freigesetzten pyrogenen Zytokine erreichen den Hypothalamus über die Blutzirkulation. Da sie die Blut-Hirn-Schranke offensichtlich nicht passieren können, ist ihr Wirkungsort wahrscheinlich das Organum vasculosum laminae terminalis in unmittelbarer Nachbarschaft zum vorderen Hypothalamus. Dieses vaskuläre Netzwerk besitzt kaum eine Schrankenfunktion vom Blut zum Hirnkompartiment. Hier stimulieren die pyrogenen Zytokine lokale Zellen (z. B. Endothelzellen) zur Bildung und Freisetzung von Prostaglandin E$_2$ und anderen Arachidonsäuremetaboliten. Sie bewirken die Sollwertverstellung. Als weitere Mediatoren sind möglicherweise der plättchenaktivierende Faktor (PAF) und biogene Amine als Neurotransmitter an der Fieberentstehung beteiligt.

Bisher ungeklärt ist der Mechanismus, wie die Information zur Verstellung des Temperatursollwertes zum Thermoregulationszentrum im vorderen Hypothalamus gelangt. Denkbar ist eine Diffusion des PGE$_2$ vom Organum vasculosum zum hypothalamischen Wärmeregulationszentrum. Wegen des raschen Reaktionsablaufes ist nach den derzeitigen Vorstellungen jedoch eher anzunehmen, daß Neuronen im Organum vasculosum (oder in den umgebenden Arealen der präoptischen Region des Hypothalamus) durch lokal in Endothelzellen gebildetes PGE$_2$ aktiviert werden und ihre Information durch Neurotransmitter zum Wärmeregulationszentrum weiterleiten. Möglicherweise sind auch beide Mechanismen an der Fieberentstehung beteiligt (16).

Die Höherstellung des Temperatursollwertes führt über eine neuronale Transmission der Information in die Peripherie zu den Mechanis-

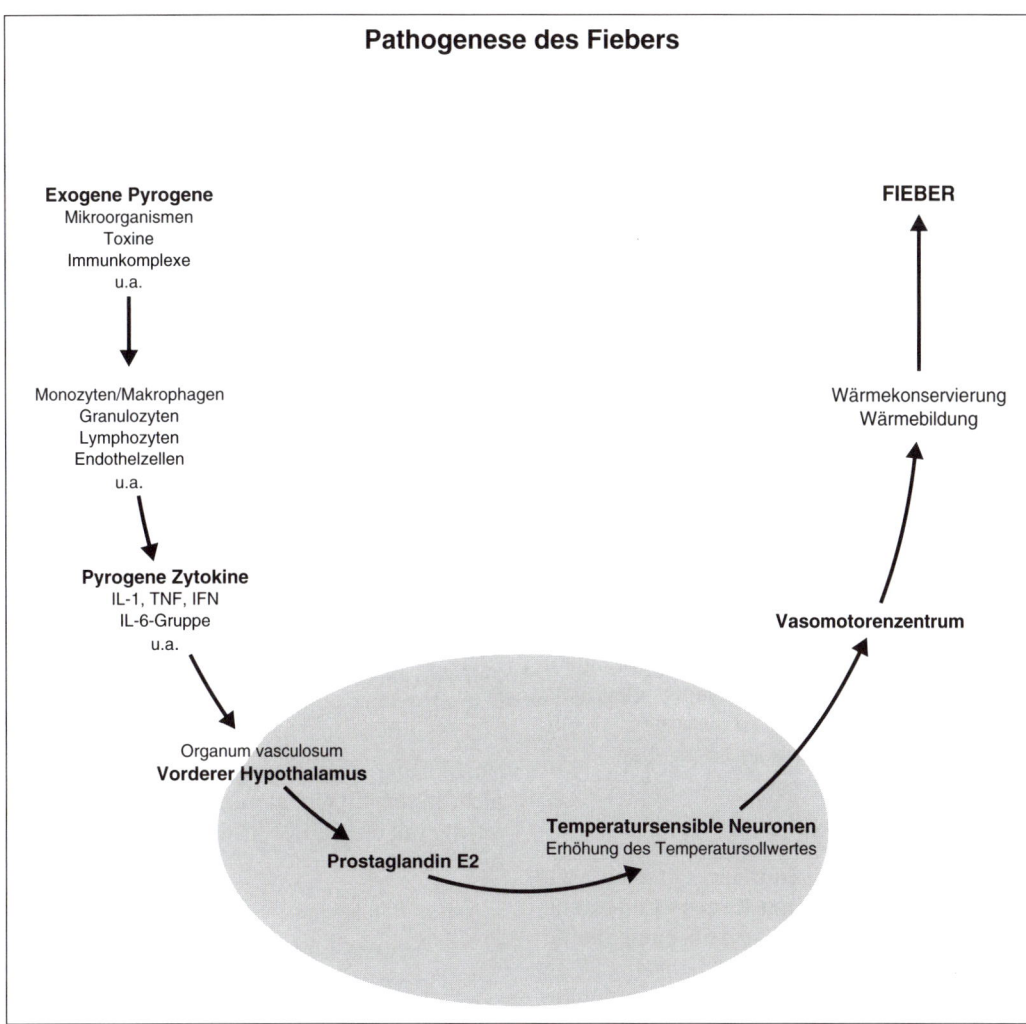

Abb. 2.**1** Pathogenese des Fiebers.

men der Wärmekonservierung durch Vasokonstriktion und Wärmebildung durch Stoffwechselsteigerung und Erhöhung des Muskeltonus. Durch diese Vorgänge kommt es zum Anstieg der Kerntemperatur. Sobald die Konzentration der pyrogenen Zytokine abfällt oder die Prostaglandinsynthese medikamentös geblockt wird, erfolgt eine Neueinstellung des Temperatursollwertes, und die Kerntemperatur sinkt.

Fieber ist durch einen Intrinsic-Mechanismus zum Schutz nach oben begrenzt. Als **natürliche** endogene **Antipyrogene** wirken verschiedene Neuropeptide (z. B. Somatostatin, Argenin-Vasopressin, α-Melanozyten-stimulierender Faktor sowie das adrenokortikotrope Hormon und der Kortikotropin-Releasing-Faktor).

Klinische Begleitsymptome des Fiebers

Die **Toleranz** von Fieber ist individuell sehr verschieden. Sie hängt vom Alter und körperlichen Zustand des Patienten und auch von der zugrundeliegenden Krankheit ab. So werden beispielsweise hohe Temperaturen vom „septischen" Typ beim systemischen Still-Syndrom erfahrungsgemäß ungleich besser toleriert als ein Fieber gleicher Höhe bei einer Septikämie. Hohes Fieber steigert den Sauerstoffbedarf und erhöht das Herzminutenvolumen. Es verschlechtert damit eine vorbestehende kardiale oder pulmonale Insuffizienz. Die Toleranzgrenze für Fieber wird im Einzelfall am besten an der Tachypnoe erkannt. Aus Erfahrung mit der therapeutischen Hyperthermie ist bekannt, daß beim Menschen Temperaturen bis etwa 42 °C über 4 Stunden ohne irreversible Organschäden vertragen werden.

Extreme Temperaturerhöhungen über 41 °C werden selten durch Infektionen hervorgerufen. Ungleich häufiger ist die Ursache einer Hyperthermie eine gestörte Thermoregulation: z. B. Hitzschlag, maligne Hyperthermie, malignes neuroleptisches Syndrom, hypothalamische Erkrankungen. Meist wenig glaubhafte hohe Körpertemperaturen werden häufig beim vorgetäuschten Fieber angegeben.

Schüttelfrost

„Echte" Schüttelfröste (und nicht Frösteln) sind durch Zittern des ganzen Körpers und Zähneklappern, meist in Verbindung mit einer pilomotorischen Reaktion der Haut („Gänsehaut") gekennzeichnet. Sie gehen einem raschen und hohen Temperaturanstieg als extreme Form der Wärmebildung durch Muskelkontraktionen voraus. Schüttelfröste können grundsätzlich bei jeder fieberhaften Erkrankung mit sehr raschem Anstieg der Körpertemperatur auftreten und sind nicht pathognomonisch für Infektionen mit einer Bakteriämie. Man beobachtet sie jedoch besonders häufig bei Septikämien verschiedener Ursachen, subakuter bakterieller Endokarditis, Meningokokkenmeningitis, Erysipel, bakterieller Pneumonie, Rickettsiosen, Protozoenerkrankungen und akuter Pyelonephritis.

Krämpfe

Sie entwickeln sich überwiegend bei Kindern im Alter unter 5 Jahren bei hohen Temperaturen. Zugrunde liegen oft eine Meningitis, Meningoenzephalitis oder Otitis. Die krampfauslösenden Ursachen sind nicht bekannt. Das Auftreten von Krämpfen korreliert offensichtlich nicht mit der Höhe der Temperaturen. Durch die Anwendung von Antipyretika wird das Auftreten der Fieberkrämpfe nicht verhindert. Bei Erwachsenen treten Krämpfe im Fieber sehr selten auf.

Verwirrtheitszustand

Dieser wird im Fieber besonders bei älteren Menschen beobachtet. Das Auftreten von Verwirrtheitszuständen hängt hier weniger von der Höhe der Körpertemperatur als vielmehr vom Alter des Patienten und seinem zerebralen Gefäßzustand ab. Gehäuft kommt es zu derartigen Zuständen bei Patienten mit Demenz, Leber- und chronischer Niereninsuffizienz.

Unabhängig von seiner Ursache ist hohes Fieber nicht selten mit einem *trockenen Husten* begleitet, der mit der Entfieberung wieder verschwindet.

Andere biologische Wirkungen der pyrogenen Zytokine

Neben dem Fieber können die beteiligten pyrogenen Zytokine zahlreiche weitere biologische Reaktionen auslösen (→ Tab. 2.**3**). Hierbei entfalten die einzelnen Zytokine teilweise synergistische Wirkungen. Im Vordergrund steht die hepatische Synthesesteigerung der sog. Akute-Phase-Proteine wie Fibrinogen, Serum-Amyloid A, Komplementfaktoren C3 und C4, Haptoglobin, Ferritin, Coeruloplasmin und vor allem C-reaktives Protein. Letzteres kann um ein Vielfaches ansteigen und ist ein besonders empfindlicher Indikator für eine *„Akute-Phase-Reaktion"*. Diese tritt verstärkt bei bakteriellen Infektionen sowie ausgedehnten Verletzungen und Verbrennungen, aber auch bei nichtinfektiösen Entzündungen und malignen Prozessen auf. Die Synthese von Albumin, Transferrin und Zyto-

Tabelle 2.**3** Wichtige biologische Wirkungen von pyrogenen Zytokinen

2

- Fieberinduktion
- Synthese von Akute-Phase-Proteinen in der Leber
- Suppression der Synthese von Albumin, Transferrin, Zytochromen
- Aktivierung von T- und B-Lymphozyten
- vermehrte Bildung von Immunglobulinen durch B-Zellen
- Stimulation der Hämatopoese (IL-1, IL-6)
- Aktivierung von Endothelzellen (IL-1, TNF)
- Steigerung der Knochenresorption durch Stimulation von Osteoklasten
- Induktion der Bildung von IL-1, TNF und IL-6

chromen wird supprimiert. Weiterhin bewirken die meisten pyrogenen Zytokine (außer Interferon-α) eine Aktivierung von T- und B-Lymphozyten sowie eine vermehrte Bildung von Immunglobulinen durch B-Zellen. Interleukin-1 und Interleukin-6 stimulieren Stammzellen des Knochenmarks und steigern damit ihre Ansprechbarkeit auf „koloniestimulierende Faktoren". Tumor-Nekrose-Faktor-α und Interferone hemmen dagegen die Hämatopoese.

Die Aktivierung von Endothelzellen durch IL-1 und TNF-α führt zu einer Suppression des Membranglykoproteins Thrombomodulin und damit zu einer Einschränkung der antithrombotischen Funktionen. Außerdem wird die fibrinolytische Kapazität durch Hemmung des endothelständigen Plasminogenaktivators (t-PA) bei gleichzeitig vermehrter Bildung des entsprechenden Plasminogenaktivator-Inhibitors (PAI-1) herabgesetzt. Verstärkt werden die thrombosefördernden Veränderungen zudem durch die Freisetzung von plättchenaktivierendem Faktor und anderen prokoagulatorischen Substanzen.

Weiterhin wird durch pyrogene Zytokine die Knochenresorption durch Stimulation von Osteoklasten gesteigert. Schließlich können IL-1 und TNF-α selbst die Bildung von pyrogenen Zytokinen induzieren. Die Wirkung der Zytokine hängt stark von ihrer Konzentration im Blut ab. Bei sehr hohen Plasmaspiegeln bewirken IL-1 und TNF-α eine Schocksymptomatik.

Fiebertypen und ihre diagnostische Bedeutung

Aus den bekannten „klassischen" Fiebertypen lassen sich im allgemeinen keine verläßlichen Rückschlüsse auf die zugrundeliegende Erkrankung ziehen (10). Ausnahmen bilden beispielsweise die regelmäßigen Fieberperioden bei der Malaria tertiana und quartana oder die streng periodisch verlaufende, hereditäre zyklische Neutrozytopenie mit dem in 3wöchigen Abständen auftretenden Fieber. Charakteristisch ist auch der periodische Fieberverlauf beim seltenen wolhynischen Fieber mit den in meist 5tägigen Abständen auftretenden Fieberschüben. Dagegen beobachtet man den bekannten Pel-Ebstein-Fiebertypus beim Hodgkin-Lymphom eher selten (bei etwa 5–10 % der Patienten). Sehr viel häufiger ist bei dieser Erkrankung ein kontinuierliches unregelmäßiges Fieber. Ähnliches gilt für das „undulierende" Fieber beim Morbus Bang. Häufiger zeigt sich (je nach Krankheitsstadium) ein kontinuierliches Fieber beim Typhus abdominalis und bei Pneumonien mit grampositiven Erregern. Ein doppelgipfliges Fieber mit 2 Spitzen innerhalb von 24 Stunden beobachtet man nicht selten beim systemischen Still-Syndrom, der Leishmaniose und bei der Miliartuberkulose.

Allgemein werden folgende Fiebertypen unterschieden:
- **Kontinua** mit kleinen Schwankungen zwischen Morgen- und Abendtemperaturen (weniger als 0,5–1,0 °C),
- **remittierendes Fieber** mit Unterschieden bis zu 2,0 °C zwischen Morgen- und Abendtemperaturen,
- **intermittierendes („septisches") Fieber** mit noch größeren Tagesschwankungen der Temperatur bis in den Normbereich,
- **regelmäßiges periodisches Fieber** mit regelmäßigen Intervallen,
- **unregelmäßiges wellenförmiges (undulierendes) Fieber**.

Für die Diagnostik eines Fiebers unbekannter Ursache sehr viel aufschlußreicher als die klassischen Fiebertypen sind Art des Fieberbeginns,

Dauer und Langzeitverlauf eines Fiebers (Einzelheiten → Kap. 4).

Antipyretische Behandlung

Wirksame Antipyretika sind alle starken **Prostaglandinsynthesehemmer**. Das gilt für die *Azetylsalizylsäure* ebenso wie für andere nichtsteroidale Antiphlogistika wie beispielsweise *Indometacin, Ibuprofen* oder *Naproxen*.

Bei Kleinkindern wird man wegen der Gefahr, ein Reye-Syndrom zu induzieren, *Paracetamol* der Azetylsalizylsäure zur antipyretischen Behandlung vorziehen. Paracetamol ist in peripheren Geweben ein schwacher Zyklooxygenase-Inhibitor. Es wird jedoch im ZNS oxydiert und erlangt damit eine starke antipyretische Wirkung. Die nichtsteroidalen Antipyretika verhindern zwar das Fieber, nicht aber die Bildung und Freisetzung von pyrogenen Zytokinen. Auch haben diese Substanzen keinen Einfluß auf die normale Körpertemperatur, so daß das PGE_2 bei der normalen Thermoregulation offensichtlich keine oder nur eine untergeordnete Rolle spielt.

Glukokortikoide wirken auf zweierlei Weise ebenfalls als Antipyretika: Ähnlich wie die Zyklooxygenase-Inhibitoren blockieren sie die Synthese von PGE_2 durch Hemmung der Phospholipase A_2. Außerdem hemmen Glukokortikoide die Transkription von messenger-RNA für pyrogene Zytokine (IL-1 und TNF).

Wann soll man Fieber senken?

Unabhängig von der Höhe eines Fiebers ist eine antipyretische Behandlung immer dann indiziert, wenn die durch die erhöhte Körpertemperatur bedingten sekundären Belastungen des Stoffwechsels, des Wasserhaushalts und des Kreislaufs einen vorgeschädigten Organismus treffen.

In der medizinischen Praxis wird bei Auftreten von Fieber oft schon sehr bald routinemäßig eine antipyretische Behandlung eingeleitet, nicht zuletzt, weil die betroffenen Kranken durch die Temperaturerhöhung beunruhigt sind und eine Temperatursenkung wünschen. Dieses Vorgehen hat aber Nachteile: So werden der für die Diagnostik oft hinweisende Temperaturverlauf und andere klinische Zeichen verfälscht und die zugrundeliegende Krankheit maskiert. Auch sind „harmlose" nichtsteroidale Antipyretika potentiell mit Nebenwirkungen belastet.

In aller Regel besteht bei Temperaturen unter 39 °C kein Grund für eine fiebersenkende Behandlung. Ausnahmen bilden Kinder mit Neigung zu Fieberkrämpfen sowie Patienten mit kardialer, pulmonaler oder zerebraler Insuffizienz. Bei extremen Hyperpyrexien mit Temperaturen über 40 °C sind Antipyretika in jedem Fall indiziert. Es sollte jedoch zunächst geklärt werden, ob es sich hier tatsächlich um Fieber oder um eine Hyperthermie handelt. Im letzteren Fall sind Antipyretika wirkungslos, da die Temperaturerhöhung nicht durch pyrogene Zytokine vermittelt wird und keine Sollwertverstellung der Temperatur besteht. Hier müßte eine Temperatursenkung durch physikalische Maßnahmen erfolgen. Eine nachteilige Wirkung einer medikamentösen Temperatursenkung auf die Abwehrfunktionen des Organismus, insbesondere auf die Infektabwehr, wurde beim Menschen bisher nicht nachgewiesen.

Hyperthermie

Im Gegensatz zum Fieber besteht bei der Hyperthermie eine Erhöhung der Kerntemperatur infolge einer *gestörten Wärmeregulation mit einem Mißverhältnis zwischen Wärmebildung und Wärmeabgabe ohne Beteiligung von pyrogenen Zytokinen*. Der hypothalamisch gesteuerte Temperatursollwert bleibt hierbei unverändert, und es kommt zu einem Verlust der hypothalamischen Kontrolle über die Wärmeregulation. Im Gegensatz zu dem aktiven Regulationsvorgang bei der Fieberentstehung besteht somit bei der Hyperthermie eine „passive" Überwärmung des Körpers. Da an diesem Vorgang keine pyrogenen Zytokine und damit auch keine

Tabelle 2.**4** Unterscheidungsmerkmale von Fieber und Hyperthermie

Parameter	Fieber	Hyperthermie
pyrogene Zytokine	beteiligt	nicht beteiligt
Temperatursollwert	erhöht	unverändert
Temperaturregulation	erhalten	gestört
zirkadianer Temperaturrhythmus	meist erhalten	fehlt
Prostaglandinsynthesehemmer	Temperatursenkung	keine Temperatursenkung
kutane Vasodilatation und Schweißsekretion	intakt	oft gestört

2

Arachnoidonsäuremetaboliten beteiligt sind, haben Prostaglandinsynthesehemmer als Antipyretika bei der Hyperthermie keine temperatursenkende Wirkung. Ein weiteres Unterscheidungsmerkmal gegenüber dem Fieber ist der fehlende zirkadiane Temperaturrhythmus ($\rightarrow$ Tab. 2.**4**).

Einer Hyperthermie können verschiedene Krankheiten und Störungen zugrunde liegen. Sie sind in Tab. 2.**5** zusammengestellt. Extreme Beispiele sind hier die lebensbedrohliche maligne Hyperthermie mit ihren besonders hohen Temperaturen einerseits und die harmlose, sub- oder niedrigfebrile vegetative bzw. habituelle Hyperthermie andererseits.

Eine Hyperthermie wird man differentialdiagnostisch vor allem dann in Betracht ziehen, wenn die Körpertemperatur außergewöhnlich hoch (über 40,5 °C) ist, und/oder wenn sie im Zusammenhang mit körperlichen Anstrengungen oder anderen außergewöhnlichen Belastungen (z. B. Traumen, Operationen, Verbren-

nungen) auftritt. Diagnostisch verwertbar ist die mangelnde Ansprechbarkeit der erhöhten Körpertemperatur auf Azetylsalizylsäure oder andere Prostaglandinsynthesehemmer. Auf eine Hyperthermie weisen auch krankhafte Prozesse im Bereich des ZNS mit Beteiligung des Hypothalamus, bestimmte endokrine Erkrankungen sowie dermatologische oder neurologische Krankheiten mit eingeschränkter Schweißsekretion hin. Schwere Formen einer Hyperthermie sind nicht selten mit psychischen Auffälligkeiten und Bewußtseinsstörungen bis hin zum Koma verbunden.

Hitzschlag

Bei dieser Störung kommt es zu einem generalisierten Wärmestau im Organismus infolge einer insuffizienten Wärmeabgabe. Hierbei steigt die Kerntemperatur häufig bis auf 41 – 42 °C an. Betroffen sind bei der sog. *klassischen Form* vorgeschädigte Patienten. Es sind oft alte oder sehr junge Menschen, die beispielsweise an einer kardiovaskulären Erkrankung leiden und/oder durch die Einnahme von Medikamenten (z. B. Diuretika, Schweißsekretionshemmer, Psychopharmaka) für einen Hitzschlag prädisponiert sind. In diesen Fällen tritt der Hitzschlag bei starker Wärmeexposition auch ohne körperliche Anstrengung auf.

Tabelle 2.**5** Ursachen einer Hyperthermie

- Hitzschlag
- maligne Hyperthermie
- malignes neuroleptisches Syndrom
- Erkrankungen des ZNS mit Läsionen des Hypothalamus
- endokrine Erkrankungen
- Schweißsekretionsstörungen
  - bei Hautkrankheiten
  - bei Erkrankungen des ZNS
  - bei Erkrankungen des peripheren Nervensystems
- vegetative oder habituelle Hyperthermie

Bei der *durch Überanstrengung bedingten Form* entwickelt sich der Hitzschlag bei gesunden Menschen. Oft sind es Sportler oder Arbeiter (besonders Grubenarbeiter), die sich in heißer Umgebung bei hoher Luftfeuchtigkeit körperlich stark belasten, hierdurch vermehrte Wärme bilden und diese unter den gegebenen Umständen nicht ableiten können.

Maligne Hyperthermie

Die seltene maligne Hyperthermie entsteht als Narkosekomplikation bei einer hereditären Überempfindlichkeit gegenüber Inhalationsnarkotika (besonders Halothan) und depolarisierenden Muskelrelaxantien (besonders Succinylcholin). Bei Exposition mit diesen Substanzen werden bei den betroffenen Patienten große Mengen von Kalzium aus dem sarkoplasmatischen Retikulum der Skelettmuskulatur freigesetzt. Die myoplasmatische Erhöhung der Kalziumkonzentration löst eine Reihe verschiedener chemischer Prozesse aus, die mit einer stark vermehrten Wärmebildung verbunden sind. Es kommt zu einer Muskelaktivierung mit Dauerkontraktionen, die klinisch als Muskelrigidität imponieren, in Verbindung mit einer ausgeprägten Azidose.

Malignes neuroleptisches Syndrom

Diese ebenfalls medikamentös ausgelöste lebensbedrohliche Störung ähnelt in ihrer Symptomatik der malignen Hyperthermie, ist mit ihr aber nicht identisch. Auch hier kommt es bei entsprechend disponierten Patienten infolge einer Behandlung mit Neuroleptika (vor allem Haloperidol) wahrscheinlich durch Blockade von Dopaminrezeptoren zu einer erhöhten Muskelaktivität mit ausgeprägter Hyperthermie. Ebenso können Phenothiazine dieses Krankheitsbild auslösen.

Erkrankungen des zentralen Nervensystems

Zahlreiche krankhafte Veränderungen im ZNS mit Beteiligung des Hypothalamus können zu einer Störung der Wärmeregulation und damit zu einer Hyperthermie führen. In Betracht kommen infiltrative Prozesse (z. B. Tumoren, Granulomatosen verschiedener Ursachen) und vaskuläre Erkrankungen, Traumen, auch im Zusammenhang mit neurochirurgischen Eingriffen, lokale Blutungen oder Entzündungen (Enzephalitis, Meningitis). Eine Wärmeregulationsstörung kann ebenso durch eine intrakranielle Drucksteigerung hervorgerufen werden. Bei einem derartigen „zentralen Fieber" ist die Kerntemperatur oft sehr stark erhöht.

Endokrine Erkrankungen

Eine endokrin bedingte Hyperthermie ist eher selten und meist kein führendes klinisches Symptom. Eine Ausnahme bildet die **thyreotoxische Krise**. Sie kann sich bei unbehandelten oder nicht ausreichend behandelten Hyperthyreosen entwickeln, wobei Jodgaben oder auch Infektionen, Operationen und andere außergewöhnliche Belastungen die Auslöser sind. Ursache der Hyperthermie ist eine extreme Stoffwechselsteigerung, nicht aber eine Wärmeregulationsstörung. So sind die kutane Vasodilatation und die Schweißsekretion in diesem Fall nicht beeinträchtigt. Die Temperaturen steigen selten über 41 °C. Im Gegensatz zur thyreotoxischen Krise bestehen bei der unkomplizierten stabilen Hyperthyreose in aller Regel normale oder allenfalls sub- bis niedrigfebrile Temperaturen.

Als seltene Komplikation kann bei einer chronischen Nebennierenrindeninsuffizienz eine **akute Addison-Krise** zu einer Hyperthermie führen. Auslösende Ursache kann z. B. ein plötzlicher Entzug von Glukokortikoiden bei einer Substitutionsbehandlung sein (12, 17). Die Temperaturerhöhungen sind hier weniger stark ausgeprägt. Eine Addison-Krise kann bei einer Nebennierenrindeninsuffizienz aber auch durch einen Infekt ausgelöst werden, der seinerseits dann für das hierbei auftretende Fieber verantwortlich ist. Weil es sich in diesen Fällen um ein „echtes" pyrogeninduziertes Fieber handelt, ist neben der Hormonsubstitution auch eine antibiotische Behandlung angezeigt.

Auch die **Phäochromozytomkrise** ist als potentielle Ursache einer Hyperthermie eine sehr seltene Komplikation. Außer einer vermehrten Wärmebildung durch einen gesteigerten zellulären Stoffwechsel durch die Katecholamine ist hier eine gleichzeitige Wärmekonservierung infolge einer kutanen Vasokonstriktion beteiligt. Man nimmt an, daß in diesen Fällen vor allem körperliche Anstrengungen als Auslöser einer solchen Krise wirken. Eine plötzliche Freisetzung von Katecholaminen aus einem infarzierten Nebennierentumor kann an der Entwicklung einer solchen Krise beteiligt sein.

2

Wiederholt wurde eine akut einsetzende und tödlich verlaufende Hyperthermie mit Temperaturen bis 41 °C in den ersten 48 Stunden nach **Entfernung eines Insulinoms** beobachtet. Als Ursache dieser Komplikation wird eine Störung des zellulären Natrium- und Kalziumtransportes bei einer Depolarisierung der Muskelzellen und Anhäufung von Kalziumionen im Myoplasma vermutet (Übers. Hyperthermie 6).

Schweißsekretionsstörungen

Zahlreiche Krankheiten können mit einer Hypo- oder Anhidrose verbunden sein. Bei einem Teil von ihnen besteht zugleich auch eine Einschränkung der aktiven kutanen Vasodilatation. Die Schweißsekretionsstörung tritt lokal begrenzt oder seltener generalisiert auf. Gemeinsames Merkmal dieser Erkrankungen ist eine verminderte Wärmetoleranz. Dies führt vor allem bei körperlichen Anstrengungen zu einer Hyperthermie, die ein erhebliches Ausmaß erreichen und unter ungünstigen äußeren Bedingungen auch zum lebensbedrohlichen Hitzschlag führen kann.

Eine Anhidrose kann durch verschiedene **Hautkrankheiten** mit Beteiligung der Schweißdrüsen bedingt sein. Ursachen sind ausgedehnte Narbenbildungen nach Verbrennungen oder Verletzungen, Bestrahlungsfolgen oder primäre Hauterkrankungen (z. B. Ichthiosis, Lichen sclerosus et atrophicus, Psoriasis) oder eine Sklerodermie. Eine vorwiegend x-chromosomal vererbte Störung mit einem vollständigen oder partiellen Verlust der Schweiß-, Talg- und Schleimdrüsen ist die *hereditäre anhidrotische ektodermale Dysplasie*. Die betroffenen Patienten fallen schon in der Kindheit durch ein häufiges „Fieber" ohne erkennbare Ursache auf.

Weiterhin kann eine An- oder Hypohidrose bei **Erkrankungen des ZNS** oder des **peripheren Nervensystems** auftreten. Als Beispiele für die zentralnervösen Störungen seien das Shy-Drager-Syndrom, die Multiple Sklerose oder andere Rückenmarkserkrankungen sowie der Morbus Parkinson genannt. Meist segmental begrenzte Schweißsekretionsstörungen finden sich bei den verschiedensten Grundleiden mit einer peripheren Polyneuropathie (z. B. Diabetes mellitus, Amyloidose). Andere Ursachen sind hereditäre Erkrankungen (z. B. Fabry-Krankheit) und die sog. chronische idiopathische Anhidrose.

Vegetative oder habituelle Hyperthermie

Sie ist eine harmlose Form der Hyperthermie, die dem Arzt in der Praxis aber relativ häufig begegnet. Bei den betroffenen Patienten bestehen bewegungsabhängige Temperaturerhöhungen, die meist im Anschluß an einen banalen und selbstlimitierenden Infekt als möglicher Auslöser bemerkt werden. Fast alle Patienten – überwiegend sind es Frauen – klagen zugleich über eine allgemeine Leistungsschwäche mit rascher Erschöpfbarkeit und Müdigkeit, besonders im Zusammenhang mit körperlichen Belastungen. Daneben leiden die Betroffenen häufig unter multiplen anderen uncharakteristischen körperlichen Beschwerden (Einzelheiten → Kap. 4, S. 63).

▬▬ Literatur

1 Bender, B.S., P.J. Scarpace: Fever in the elderly. In Mackowiak, P.A. (ed.): Fever. Basic Mechanisms and Management, 2nd ed., Lippincott-Raven Publishers, Philadelphia 1997 (pp.363 – 373)
2 De Kleijn, E.M.H.A., J.P.H. Drenth, G.J. Pesman, H. van Druten, P.N.M. Demacker, J.W.M. van der Meer, and the Nederlands Fever of Unknown Origin Study Group: Circulating and ex vivo production of pyrogenic cytokines and interleukin-1 receptor antagonist in 123 patients with fever of unknown origin. J.Infect.Dis. 175 (1997) 191 – 195
3 Downton, J.H., K. Andrews, J.A.H. Puxty: Silent pyrexia in the elderly. Age Ageing 16 (1987) 41 – 44
4 George, J.M., S.M. Wolff, E. Diller, F.C. Bartter: Recurrent fever of unknown etiology: failure to demonstrate association between fever and plasma unconjugated etiocholanolone. J. Clin. Invest. 48 (1969) 558 – 563
5 Kishimoto, T., T. Taga, S. Akira: Cytokine signal transduction. Cell 76 (1994) 253 – 262
6 Knochel, J.P., E.L. Goodman: Heat stroke and other forms of hyperthermia. Elevations in body temperature not mediated by endogenous pyrogens. In Mackowiak, P.A. (ed.): Fever. Basic Mechanisms and Management, 2nd ed., Lippincott-Raven Publishers, Philadelphia 1997 (pp.437 – 457)
7 Liebermeister, C. von: Handbuch der Pathologie und Therapie des Fiebers. Vogel, Leipzig 1875
8 Mackowiak, P.A., S.S. Wassermann, M.M. Levine: A critical appraisal of 98.6 ° F, the upper limit of the nor-

mal body temperature, and other legacies of Carl Reinhold August Wunderlich. J. Am. Med. Ass. 268 (1992) 1578–1580

9 Murray, H.W., C.V. Tuazon, I.C. Guerrero, M.S. Claudio, D.W. Alling, J. Sheagren: Urinary temperature. A clue to early diagnosis of factitious fever. New Engl. J. Med. 296 (1977) 23–24

10 Musher, D.M., V. Fainstein, E.J. Young, T.L. Pruett: Fever patterns: their lack of clinical significance. Arch. Intern. Med. 139 (1979) 1225–1228

11 Neff, J., J. Ayoub, A. Longman, A. Noyes: Effect of respiratory rate, respiratory depth, and open versus closed mouth breathing on sublingual temperature. Res.Nurs.Health 12 (1989) 195–202

12 Page, R.C.L., F. Alford: Adrenocorticosteroid deficiency: an unusual cause of fever of unknown origin. Postgrad. Med. J. 69 (1993) 395–396

13 Plewe, G., J. Beyer: Ätiocholanolon und Fieber. Dtsch. Med. Wschr. 109 (1984) 589–591

14 Rabinowitz, R.P., S.T. Cookson, S.S. Wasserman, P.A. Mackowiak: Effects of anatomic site, oral stimulation and body position on estimates of body temperature. Arch.Intern.Med. 156 (1996) 777–780

15 Roeb, E., S. Rose-John: Zytokine: Biologie und therapeutische Relevanz. Dtsch. Med. Wschr. 121 (1996) 803–809

16 Saper, C.B., C.D. Breder: The neurologic basis of fever. New Engl. J. Med. 330 (1994) 1880–1886

17 Simon, H.B., G.H. Daniels: Hormonal hyperthermia. Endocrinologic causes of fever. Am. J. Med. 66 (1979) 257–263

18 Winckelmann, G.: Ätiocholanolon-Fieber? Dtsch. Med. Wschr. 117 (1992) 961

19 Wunderlich, C.R.A.: Das Verhalten der Eigenwärme in Krankheiten. Otto Wigand, Leipzig 1868

Übersichtsarbeiten

Boulant, J.A.: Thermoregulation. In Mackowiak, P.A. (ed.): Fever. Basic Mechanisms and Management, 2nd ed., Lippincott-Raven Publishers, Philadelphia 1997 (pp.35–58)

Dinarello, C.A.: Cytokines as endogenous pyrogens. In Mackowiak, P.A. (ed.): Fever. Basic Mechanisms and Management, 2nd ed., Lippincott-Raven Publishers, Philadelphia 1997 (pp.87–116)

Dinarello, C.A.: The role of interleukin-1 in disease. New Engl. J. Med. 328 (1993) 106–113

Dinarello, C.A., S.M. Wolff: Pathogenesis of fever and the acute phase reaction. In Mandell, G.L., J.E. Bennett, R. Dolin: Principles and Practice of Infectious Diseases, 4th ed., Churchill Livingstone, New York 1995 (pp. 530–536)

Knochel, J.P., E.L. Goodman: Heat stroke and other forms of hyperthermia. Elevations in body temperature not mediated by endogenous pyrogens. In Mackowiak, P.A. (ed.): Fever. Basic Mechanisms and Management, 2nd ed., Lippincott-Raven Publishers, Philadelphia 1997 (pp.437–457)

3 Diagnostisches Vorgehen bei einem Fieber unbekannter Ursache

von Günther Winckelmann

Allgemeine diagnostische Richtlinien

Hinter einem anhaltenden und zunächst ungeklärt gebliebenen Fieber können sich bekanntlich eine Vielzahl von Krankheiten und gelegentlich auch eine harmlose Ursache verbergen. Die diagnostische Abklärung derartiger Fieberzustände stellt hohe Ansprüche an die untersuchenden Ärzte. Sie erfordert ein großes Maß an klinischer Erfahrung, Flexibilität und Geduld, aber auch Intuition und eine uneingeschränkte interdisziplinäre Kooperationsbereitschaft.

Es gibt kein allgemeingültiges diagnostisches Schema, nach dem die einzelnen diagnostischen Maßnahmen in einer bestimmten Reihenfolge eingesetzt werden. Jede diagnostische Strategie muß sich vielmehr an den Symptomen und Befunden des einzelnen Patienten orientieren. Dabei ist jedoch ein schrittweises systematisches Vorgehen notwendig (Tab. 3.1). Immer müssen sich Dringlichkeit und Umfang der Untersuchungen nach der Schwere der Erkrankung und dem klinischen Zustand des Fieberpatienten richten. So bleibt z. B. bei einem immunsupprimierten Kranken mit hohem Fieber meist keine Zeit für eine aufwendige Diagnostik, und man wird in einem solchen Fall nach Durchführung der notwendigen kulturellen und serologischen Untersuchungen kurzfristig als erstes eine medikamentöse Behandlung einleiten müssen. Auch wird sich das diagnostische Vorgehen bei operierten oder aus anderen Gründen bereits hospitalisierten Patienten, die ein Fieber zunächst unbekannter Ursache entwickeln, in mancher Hinsicht von den diagnostischen Maßnahmen bei Patienten mit einem schon seit längerer Zeit bestehenden Fieber unterscheiden. Bei allen Überlegungen zum diagnostischen Vorgehen sollte man jedoch die allgemeine Erfahrung beachten, daß es sich bei einem primär ungeklärten Fieber in den meisten Fällen um ein häufig vorkommendes Leiden mit ungewöhnlicher klinischer Manifestation und nur selten um eine „exotische" Krankheit handelt. Man wird daher differentialdiagnostisch zunächst immer die häufigsten Fieberursachen in Betracht ziehen (→ Tab. 3.12). Besonders für den weniger erfahrenen Untersucher ist es hierbei hilfreich, sich an einer entsprechenden Checkliste mit den oft als Fieber unbekannter Ursache in Erscheinung tretenden Krankheiten zu orientieren.

Anamnese und körperliche Untersuchung

Wichtigste Grundlage und entscheidender Wegweiser für eine gezielte diagnostische Strategie sind die Anamnese und die eingehende körperliche Untersuchung. Ihre Bedeutung für die Diagnosefindung kann nicht hoch genug eingeschätzt werden. Häufig liefert eine detaillierte, von einem erfahrenen Arzt erhobene und kritisch bewertete Anamnese bereits den Schlüssel zur Diagnose. Hier liegt auch eine

Tabelle 3.1 Vorgehen bei einem anhaltenden ungeklärten Fieber

- detaillierte Anamnese (Checkliste!)
- eingehende und evtl. wiederholte körperliche Untersuchung(en)
- Bestätigung des Fiebers, Fieberprotokoll
- alle entbehrlichen Medikamente absetzen
- diagnostisches Basisprogramm (Labor, technische Untersuchungen)
- gezielte Ergänzungsuntersuchungen
- evtl. Verlaufsbeobachtung

der wichtigsten diagnostischen Aufgaben für den Hausarzt in der Praxis, der mit dem Patienten, seinen Lebensgewohnheiten und seinem sozialen Umfeld besonders vertraut ist. So führen die anamnestischen Angaben eines türkischen Patienten über seit vielen Jahren auftretende Fieberschübe für jeweils einige Tage in Verbindung mit heftigen Schmerzen im Bauchraum bereits zwingend zu der Verdachtsdiagnose eines familiären Mittelmeerfiebers. Diese Diagnose ist praktisch gesichert, wenn sich bei der gezielten Befragung des Patienten erweist, daß auch weitere Familienmitglieder von dieser Symptomatik betroffen sind. Mehrere Studien belegen, daß sich bei einem Teil der Patienten mit einem FUU die Diagnose allein aus Anamnese, körperlicher Untersuchung und Verlaufsbeobachtung stellen läßt (12, 20). Diese Tatsache unterstreicht die vorrangige Bedeutung der rein ärztlichen Tätigkeit am Krankenbett bei der diagnostischen Abklärung derartiger Patienten vor Einbeziehung der Medizintechnik.

Bestätigung des Fiebers

Vor Einleitung einer aufwendigen Diagnostik muß das Fieber bestätigt werden. Hierbei ist auch zu klären, ob tatsächlich ein „echtes", durch pyrogene Zytokine induziertes Fieber besteht, oder ob es sich möglicherweise um flüchtige physiologische Temperaturerhöhungen, z. B. durch eine starke Wärmeexposition oder durch körperliche Belastungen handelt (Einzelheiten → Kap. 2, S. 16). Man wird berücksichtigen müssen, daß die oral gemessenen individuellen Normaltemperaturen bei älteren Menschen in der Regel niedriger sind als bei jungen Patienten. Auch fiebern Kinder und Jugendliche meist leichter als ältere Erwachsene. Subfebrile Temperaturen alter Patienten haben daher einen höheren diagnostischen Stellenwert und können erstes Symptom einer bedrohlichen Erkrankung sein.

Vorzugsweise bei jungen Frauen beobachtet man subfebrile Temperaturen bis maximal etwa 38,3 °C bei rektaler Messung gelegentlich als Ausdruck einer sog. **vegetativen** oder **habituellen Hyperthermie**. Derartige Patientinnen sind vor allem an einer oft ausgepräg-

ten deutlichen Diskordanz zwischen den rektalen und axillären Temperaturen nach körperlicher Bewegung und einer ausbleibenden Temperatursenkung durch Antipyretika vom Typ der Prostaglandinsynthesehemmer zu erkennen (40).

Möglichst frühzeitig sollte man ein vorgetäuschtes oder selbstinduziertes artifizielles Fieber ausschließen. Schlüsselsymptome zur Erkennung eines **vorgetäuschten Fiebers** sind vor allem ein fehlender zirkadianer Temperaturrhythmus, ein Mißverhältnis zwischen Höhe des angeblichen Fiebers und der Pulsfrequenz, eine nicht erkennbare Beeinträchtigung des Allgemeinzustandes trotz hoher Temperaturen, fehlende Schweißsekretion bei raschem Temperaturabfall, die normale Temperatur eines frisch gelassenen Urins sowie fehlende Hinweise auf eine organische Erkrankung. Hinsichtlich einer Diskrepanz zwischen Temperaturhöhe und Pulsfrequenz ist jedoch zu beachten, daß auch bei verschiedenen Infektionskrankheiten (z. B. Brucellose, Psittakose, Q-Fieber, Typhus) eine relative Bradykardie beim Fieber bestehen kann (*Faget*-Zeichen). Bei einem vorgetäuschten Fieber sind die vorgegebenen Temperaturen meist sehr hoch. Zur Erkennung empfiehlt sich, eine Temperaturkontrolle durch einen Arzt oder eine Schwester, am besten unmittelbar nachdem der Patient eine hohe Temperatur gemessen hatte.

Ein **selbstinduziertes Fieber** ist häufig mit den Zeichen einer artifiziell herbeigeführten Infektion vorzugsweise der Haut und des Urogenitaltraktes verbunden, wobei die entsprechenden Kulturuntersuchungen oft ungewöhnliche Erreger ergeben. Überwiegend handelt es sich bei diesen Patienten um medizinisches Hilfspersonal. Die meisten von ihnen haben sich in der Vergangenheit bereits zahlreichen und besonders auch invasiven Untersuchungen unterzogen. Der Nachweis eines solchen selbstinduzierten Fiebers bereitet häufig sehr große diagnostische Schwierigkeiten und verlangt von dem untersuchenden Arzt viel Geduld, aber auch Zurückhaltung und Verständnis für den psychosomatisch kranken Patienten (Einzelheiten → Kap. 10).

Entgegen einer häufig vertretenen Lehrbuchmeinung lassen sich aus den bekannten **„klassischen" Fiebertypen** bis auf wenige Ausnahmen keine verläßlichen Rückschlüsse auf die zugrundeliegende Erkrankung ziehen (31). Zu den Ausnahmen zählen beispielsweise die regelmäßigen Fieberperioden bei der Malaria tertiana und quartana, beim wolhynischen Fieber oder bei der zyklischen Neutrozytopenie. Auch kann eine Kontinua mit nur geringen Schwankungen zwischen den Morgen- und Abendtemperaturen auf einen Typhus hinweisen. Ein Fieber vom Pel-Ebstein-Typ beobachtet man nur bei etwa 5–10 % der Patienten mit einer Lymphogranulomatose. Sehr viel häufiger findet sich hier ein kontinuierliches unregelmäßiges Fieber. Ähnlich zeigt sich auch beim Morbus Bang nur bei einem Teil der Patienten ein in Wellen jeweils über 6–14 Tage verlaufendes „undulierendes" Fieber.

Auch die Höhe des Fiebers sagt wenig über seine Ursache aus. Höchste Temperaturen können ebenso bei einer bakteriellen Sepsis wie beim Arzneimittelfieber oder beim systemischen Still-Syndrom auftreten. Diagnostisch verwertbar ist jedoch die Erfahrung, daß bei Infektionskrankheiten der zirkadiane Temperaturrhythmus mit Höchstwerten am späten Nachmittag und Tiefstwerten in den frühen Morgenstunden erhalten bleibt. Umgekehrt spricht ein fehlender Tagesrhythmus des Fiebers eher für eine nichtinfektiöse Krankheit. Auch können bei Fieberzuständen, die über Monate oder sogar Jahre persistieren, oft der Fieberverlauf und die jeweilige Dauer des Fiebers Hinweise auf bestimmte Grundleiden geben. Charakteristisch sind z. B. die Wochen anhaltenden „septischen" Fieberschübe beim systemischen Still-Syndrom oder die kurzzeitigen rezidivierenden Fieberepisoden von konstanter Dauer im Wechsel mit symptomfreien Intervallen beim Mittelmeerfieber.

Schüttelfröste als Ausdruck eines sehr raschen und hohen Fieberanstiegs sind immer verdächtig auf eine Bakteriämie. Man beobachtet sie u. a. häufig bei der Urosepsis, bakteriellen Pneumonien, bei der Meningokokkensepsis und der infektiösen Endokarditis sowie bei Abszessen verschiedener Lokalisation und beim Erysipel. Schüttelfröste sind auch ein charakteristisches Symptom bei der Malaria. Sie können aber ebenso durch eine nichtinfektiöse Erkrankung hervorgerufen werden (z. B. maligne Lymphome, systemisches Still-Syndrom). Auch kann bei jeder hochfieberhaften Krankheit u. U. eine diskontinuierliche antipyretische Behandlung mit abrupter Fieberdepression und nachfolgendem Wiederanstieg des Fiebers einen Schüttelfrost auslösen.

Es hat sich bewährt, die Patienten ein **Fieberprotokoll** mit 3–4stündlichen rektalen oder oralen Temperaturmessungen bis in die späten Abendstunden führen zu lassen. Sofern bei einem rezidivierenden Fieber zum Zeitpunkt der Erstuntersuchung kein Fieber besteht und der Zustand des Patienten es zuläßt, empfiehlt es sich, vor Einleitung weiterer diagnostischer Maßnahmen den Krankheitsverlauf unter regelmäßigen Temperaturkontrollen und möglichst unter Vermeidung einer medikamentösen Behandlung zunächst zu beobachten. Mit einem erneuten Fieberschub wird man dann nochmals eine eingehende körperliche Untersuchung vornehmen, um erst dann eine gezielte Diagnostik mit technischen Untersuchungen einzuleiten.

Entbehrliche Medikamente absetzen

Bei einem ungeklärten Fieber sollten alle nicht dringend erforderlichen Medikamente abgesetzt werden. Zum einen können Medikamente selbst Ursache eines Fiebers sein, zum anderen können sie das Ergebnis von Laboruntersuchungen beeinflussen. Das gilt vor allem für die diagnostisch oft entscheidenden Blutkulturen und alle anderen Kulturuntersuchungen. Weiterhin ist daran zu denken, daß der Krankheitsverlauf durch Medikamente (z. B. Glukokortikoide) verfälscht werden kann. Der vorläufige Verzicht auf die Anwendung von Antibiotika bei einem anhaltend fiebernden Patienten ist besonders für den Arzt in der Praxis oft problematisch. Er sieht sich stärker als der Arzt im Krankenhaus der Erwartung des Patienten und seiner Angehörigen ausgesetzt, endlich etwas gegen das „bedrohliche" Symptom Fieber zu unterneh-

Tabelle **3.2** Gründe für eine Klinikeinweisung bei einem Fieber unbekannter Ursache

- schlechter Allgemeinzustand, Gebrechlichkeit
- besondere Gefährdung (z. B. Immunsuppression, hochgradige Granulozytopenie)
- Verdacht auf akut bedrohliche Erkrankung
- Auftreten von bedrohlichen Symptomen während des Untersuchungsablaufes (z. B. Bewußtseinstrübung, meningitische Symptome, Atemnot)
- Verdacht auf selbstinduziertes Fieber
- Durchführung von invasiven Eingriffen

men. Hier ist der betreuende Arzt gefordert, den Patienten über die weiteren geplanten diagnostischen Schritte angemessen zu informieren und ihn hinsichtlich der befürchteten Gefahren durch das Fieber zu beruhigen.

Ambulante oder stationäre Diagnostik?

Sehr bald steht der Arzt in der Praxis vor der Entscheidung, ob der fiebernde Patient in ein Krankenhaus eingewiesen werden muß. Aufgrund eigener und der in der Literatur mitgeteilten Erfahrungen ist es heute in den meisten Fällen mit einem FUU möglich, die notwendigen Untersuchungen ambulant durchzuführen. Andererseits wird man vor allem alte und gebrechliche Kranke oder Patienten in primär schlechtem Allgemeinzustand, denen eine ambulante Diagnostik nicht zuzumuten ist, schon zu einem frühen Zeitpunkt in ein Krankenhaus einweisen. Dies gilt ebenso für gefährdete Risikopatienten oder Kranke, bei denen bedrohliche klinische Symptome während des Untersuchungsablaufes auftreten. Auch bei Verdacht auf ein selbstinduziertes Fieber ist es ratsam, die Patienten unter stationären Bedingungen zu beobachten (Tab. 3.**2**).

▬ Anamnese

Bei der Erhebung der Anamnese sollte der Patient angehalten werden, jede ihm noch so unwichtig erscheinende Einzelheit seiner Beschwerden und Symptome mitzuteilen. Ebenso wird sich der untersuchende Arzt bemühen, zu-

nächst jedes geschilderte Detail zu beachten und nicht nur jene Angaben des Patienten anzunehmen, die ihm brauchbar erscheinen. Eine

Tabelle 3.**3** Anamnese-Checkliste

Aktuelle Beschwerden und bisheriger Krankheitsverlauf
- Leitsymptome
- Begleitsymptome
- Beginn der Erkrankung (akut? schleichend? Prodromi?)
- bisheriger Krankheits- und Fieberverlauf

Vegetative Anamnese
- Gewichtsverhalten, Eßgewohnheiten (z. B. rohes Fleisch)
- Stuhl- und Harnentleerungsstörungen
- Menstruationszyklus
- Sexualfunktion

Gewohnheiten und Medikamente
- Medikamenteneinnahme (z. B. Antibiotika, Kortikosteroide, orale Kontrazeptiva)
- Tabak- und Alkoholkonsum
- Drogenabhängigkeit

Dispositions- und Risikofaktoren
- kurz vorausgegangene Erkrankungen, Operationen, invasive diagnostische Eingriffe, zahnärztliche Behandlungen, Verletzungen, Geburten, Impfungen, Transfusionen
- bekannte Grundleiden (z. B. angeborene Herzfehler, Diabetes mellitus, AIDS)
- Immunsuppression (z. B. durch angeborene Immundefekte, Medikamente, Tumoren)
- andere Risikofaktoren (z. B. Status nach Splenektomie, ausgeprägte Granulozytopenie)
- frühere Implantation von Fremdmaterial (z. B. Herzklappen, Gefäßprothesen, Osteosynthesematerial)
- bekannte Allergien (bes. Medikamentenunverträglichkeit)

Soziale Anamnese
- Erkrankungen in der Umgebung
- berufliche Expositionen (z. B. chemische Noxen, regelmäßiger Tierkontakt)
- häusliche Tierhaltung

Reiseanamnese
- Aufenthalt in außereuropäischen Ländern (wo? Prophylaxe?)

Frühere Anamnese
- relevante Vorkrankheiten, Operationen, Verletzungen

Familienanamnese
- genetisch bedingte fieberhafte Erkrankungen (z. B. familiäres Mittelmeerfieber)
- gehäuftes familiäres Auftreten von fieberhaften Erkrankungen (z. B. Kollagenkrankheiten, entzündliche Darmkrankheiten)

unvollständige Anamnese oder die falsche Bewertung eines Schlüsselsymptoms sind nicht selten der Grund, warum die Ursache eines Fiebers lange unerkannt bleibt. Eine Anamnese-Checkliste kann bei der Befragung des Patienten dazu beitragen, die zur Erkennung der Fieberursache wichtigen anamnestischen Daten vollständig zu erfassen (Tab. 3.**3**). Da der Patient zum Zeitpunkt der Erstuntersuchung durch seine fieberhafte Erkrankung beeinträchtigt oder auch ängstlich befangen sein kann und wichtige Einzelheiten vergißt, ist es häufig notwendig, die anamnestischen Erhebungen im weiteren Verlauf zu wiederholen oder zu ergänzen. Auch ist es nützlich und oft sogar notwendig, mit nahen Angehörigen über ihre Beobachtungen beim fiebernden Patienten zu sprechen. Der untersuchende Arzt muß sich fragen, zu welchem Zeitpunkt der Erkrankung er den Patienten zum ersten Mal sieht. So können wesentliche Symptome und Beschwerden bei der Erstuntersuchung wegen eines anhaltenden Fiebers bereits abgeklungen sein, sich geändert haben oder sich auch erst im weiteren Krankheitsverlauf entwickeln. In der Regel wurden Patienten mit einem ungeklärten Fieber bereits von ihrem Hausarzt voruntersucht. In diesem Falle ist es unerläßlich, vollständige Informationen über die schon erhobenen anamnestischen Daten und Befunde einzuholen.

Leit- und Begleitsymptome

Bei der Bewertung der aktuellen Beschwerden muß der Untersucher eine Differenzierung der Leit- und Begleitsymptome vornehmen. In diagnostischer Hinsicht meist nicht informativ sind die bei Fieberzuständen häufig auftretenden uncharakteristischen Beschwerden wie eine allgemeine Adynamie, Kopfschmerzen oder Appetitlosigkeit. Das gleiche gilt im allgemeinen auch für diffuse Myalgien und Arthralgien, die als Gliederschmerzen bei zahlreichen fieberhaften Erkrankungen angegeben werden. Allerdings können beispielsweise im Vordergrund der Beschwerden stehende Kopfschmerzen auch eine unerkannte Sinusitis, eine Arteriitis temporalis oder einen entzündlichen enzephalo-meningitischen Prozeß anzeigen. Ebenso können lokalisiert auftretende Myalgien bei-

spielsweise Leitsymptom einer Polymyalgia rheumatica oder einer Polyarteriitis nodosa sein.

Richtungweisend für die weitere diagnostische Strategie ist die Erkennung **organbezogener Leitsymptome**: So können z. B. über Wochen anhaltende und zunächst als chronische Pharyngitis fehlgedeutete *Halsschmerzen* Schlüsselsymptom für eine subakute Thyreoiditis sein. Immer wieder auftretende heftige Schmerzen im linken Unterbauch in Verbindung mit septischen Fieberschüben werden besonders an eine Divertikulitis denken lassen. Hinter dem Symptom *Durchfälle* können sich zwar eine Vielzahl fieberhafter Erkrankungen verbergen, dennoch wird dieses Symptom Wegweiser für eine zielgerichtete Diagnostik des Verdauungstraktes sein. Vorherrschende klinische Symptome können aber zunächst auch zu diagnostischen Fehleinschätzungen führen: So sind eindeutige *arthritische Symptome*, die mit einem Fieber assoziiert sind, häufig nicht Ausdruck einer Erkrankung aus dem Formenkreis der Kollagenosen, sondern durch ein anderes Grundleiden bedingt. Beispiele sind Arthritiden bei entzündlichen Darmerkrankungen, Borreliose, Morbus Whipple, familiärem Mittelmeerfieber oder Löfgren-Syndrom.

Bisheriger Krankheitsverlauf

Erste Hinweise auf das dem Fieber zugrundeliegende Leiden können sich aus dem Krankheitsbeginn und der bisherigen Krankheitsentwicklung ergeben. So spricht beispielsweise ein akuter Krankheitsbeginn mit hohem Fieber bei einem jugendlichen Alter des Patienten in erster Linie für eine erregerbedingte Entzündung. Umgekehrt ist eine Infektion um so seltener Ursache eines Fiebers, je länger dieses besteht. Häufig ist der Beginn der Erkrankung bei einem Fieber unbekannter Ursache allerdings nicht genau festzulegen. Besonders maligne Erkrankungen und Kollagenkrankheiten verlaufen bekanntlich oft über lange Zeit schleichend und latent und sind erst später von Fieber begleitet. So kann ein *systemischer Lupus erythematodes* zuerst mit einer Thrombozytopenie als meist unerkanntes Initialsymptom in Erscheinung treten und über mehrere Jahre episodenhaft mit Arthralgien, Myalgien oder uncharakteristischen Organsymptomen verlaufen, bis schließlich das Auftreten von Fieber zu einer erneuten eingehenden Untersuchung und damit zur Diagnose führt. Ein neu aufgetretenes Fieber kann aber auch Rezidivsymptom einer schon viel früher aufgetretenen Erkrankung oder Infektion sein (z. B. Malaria, Tuberkulose). Ein besonders eindrucksvolles, wenn auch nur selten zu beobachtendes Beispiel in dieser Hinsicht ist die *Brill-Zinsser-Krankheit,* ein Spätrezidiv des epidemischen Fleckfiebers, das in Deutschland besonders bei früheren Kriegsgefangenen in Rußland noch nach mehreren Jahrzehnten auftreten konnte.

Gewohnheiten und Medikamente

Von großer Bedeutung ist eine genaue Angabe über die Medikamenteneinnahme. Wegweisende diagnostische Symptome und Laborbefunde können durch eingenommene Medikamente maskiert werden. Dies ist nicht selten ein Grund, weshalb eine infektiöse Endokarditis wegen steriler Blutkulturen nicht erkannt wird. Ebenso ist aber daran zu denken, daß fast alle Medikamente bei entsprechender Überempfindlichkeit des Patienten Fieber hervorrufen können, und daß ein solches Arzneimittelfieber nicht zwangsläufig mit Hautveränderungen, einer Eosinophilie oder anderen Überempfindlichkeitsreaktionen verlaufen muß. Das Fieber verschwindet hier in der Regel innerhalb von 24–48 Stunden nach Absetzen des verantwortlichen Medikamentes (→ Kap. 9). Wegen des erhöhten Risikos für fieberhaft verlaufende Krankheiten bei einem parenteralen Drogenabusus wird man den Patienten auch diesbezüglich befragen.

Dispositions- und Risikofaktoren

Die aktuelle fieberhafte Erkrankung kann in einem direkten Zusammenhang mit einer vorausgegangenen Krankheit, operativen Eingriffen, Verletzungen, Geburten oder verschiedenen Behandlungen stehen. So werden z. B. Schmerzen im Oberbauch in Verbindung mit pleuritischen Symptomen auch nach einer länger zurückliegenden Laparotomie bei einem fiebernden Patienten den dringenden Verdacht auf einen subphrenischen Abszeß erwecken. Oder eine vorausgegangene banale Zahnfleischbehandlung kann bei einem Herzfehlerpatienten zur Ursache einer infektiösen Endokarditis werden. Besondere Beachtung erfordern Patienten mit einer bekannten Immunsuppression oder anderen Risikofaktoren, die sie in besonderem Maße für Infektionen gefährden. In diesen Fällen wird man ähnlich wie bei Patienten mit implantiertem Fremdmaterial am ehesten eine erregerbedingte Entzündung als Fieberursache vermuten. Bekannte Grundleiden können ebenfalls zu Infektionskrankheiten disponieren. Das gilt vor allem für Patienten mit AIDS, bei denen das Fieber am häufigsten durch eine Tuberkulose, eine atypische Mykobakteriose, Pneumocystis-carinii-Infektion, eine Zytomegalie oder auch eine Mykose bedingt ist. Andere Fieberursachen können die HIV – Infektion selbst oder auch AIDS-assoziierte maligne Lymphome oder ein Kaposi-Sarkom sein.

Soziale Anamnese

Fragen nach der beruflichen Tätigkeit des Patienten und nach einer möglichen Gefährdung durch chemische Noxen oder regelmäßigen Tierkontakt können den Schlüssel zur Diagnose liefern. Landwirte sind besonders gefährdet, an einer Brucellose, Leptospirose und Aktinomykose oder bei entsprechender Disposition auch an einer *exogen-allergischen Alveolitis* (z. B. „Farmerlunge") durch Inhalation von thermophilen Aktinomyzeten zu erkranken. Der Patient mit einer akuten Farmerlunge entwickelt 4–8 Stunden nach der Exposition Fieber mit Schüttelfrost, Husten und Dyspnoe in Verbindung mit einem allgemeinen Krankheitsgefühl. Auch bei Tierärzten und Metzgern besteht durch ihren Beruf eine erhöhte Gefährdung für eine Brucellose oder Leptospirose. Von den üblicherweise in Wohnungen gehaltenen Haustieren kommen evtl. Vögel (Psittakose, Kryptokokkose, Salmonellosen) und seltener auch Katzen (z. B. Toxoplasmose, Katzenkratzkrankheit) oder Hunde (z. B. Parasiten) als Überträger von fieberhaften Infektionskrankheiten in Betracht.

Bei Metallarbeitern und in der Gießerindustrie beschäftigten Personen kann gelegentlich Fieber durch Inhalation von Metalloxyddämpfen als *„Gießerfieber"* oder *„Metalldampffieber"* auftreten (30). Besonders nach Einatmen hochkonzentrierter Zinkdämpfe, aber auch beispielsweise Kupfer- und Magnesiumdämpfen kommt es hier einige Stunden nach der Exposition zu Fieber mit Schüttelfrost, Husten, Kopfschmerzen und starkem Speichelfluß. Diese Symptomatik verschwindet innerhalb von 24 Stunden, um bei einer Re-Exposition erneut wieder aufzutreten. Ähnliche akut einsetzende Unverträglichkeitssymptome mit Fieber können selten auch nach Inhalation von Kunststoffdämpfen auftreten (*„Kunststoffdampffieber"*).

Besonders bei weiblichen Angehörigen des medizinischen Pflegepersonals muß neben einer Infektionskrankheit durch Erregerübertragung (z. B. Hepatitis) immer auch die Möglichkeit eines selbstinduzierten Fiebers in Betracht gezogen werden, zumal wenn sich aus der früheren Anamnese Hinweise auf psychosomatische Erkrankungen und häufige Krankenhausaufenthalte wegen verschiedenster Infektionen ergeben.

Die Quelle der fieberhaften Erkrankung kann unter Umständen auch in der Umgebung des Patienten (Familie, Freunde, Nachbarn, Arbeitskollegen) beispielsweise in Form einer epidemisch auftretenden Infektionskrankheit oder einer Tuberkulose zu finden sein. Bei ausländischen Patienten sind die ethnische Abstammung, das Herkunftsland sowie der Zeitpunkt der Ausreise zu beachten. So muß man vor allem bei Patienten aus südostasiatischen und afrikanischen Ländern mit einer hohen Tuberkulosedurchseuchung rechnen. Ebenso ist zu berücksichtigen, daß eine Leishmaniose, Brucellose und eine Amöbiasis auch in den europäischen Mittelmeerländern gehäuft vorkommen. Über viele Jahre rezidivierend auftretende Fieberschübe mit den Zeichen einer Peritonitis oder Pleuritis verweisen bei Türken, Armeniern, Arabern oder sephardischen Juden in erster Linie auf ein familiäres Mittelmeerfieber.

Unverzichtbar ist die Frage nach vorausgegangenen **Auslandsaufenthalten**, vor allem nach Reisen in tropische Länder. Hierbei sind das bereiste Land und die auf der Reise berührten Gebiete sowie die Jahreszeit der Reise in Erfahrung zu bringen. Ebenso ist der Patient nach Art und Dauer einer medikamentösen Prophylaxe zu befragen. Um eine gezielte Diagnostik zu ermöglichen, sind eine gute Kenntnis der jeweils in Betracht kommenden Tropenkrankheiten sowie der bekannten Erregerresistenzen unerläßlich.

Frühere Anamnese

Die Eigenanamnese liefert u. U. wichtige Informationen für die Erkennung der Fieberursache. Gelegentlich ist die jetzige Erkrankung nur ein Rezidiv bzw. ein erneuter Schub eines bereits in der Kindheit erstmals durchgemachten Leidens, wie dies beim systemischen Still-Syndrom des Erwachsenen der Fall sein kann. Krankheitsrezidive nach längeren symptomfreien Intervallen beobachtet man nicht selten u. a. bei der Divertikulitis, bei Infektionen der Harnwege oder bei der Tuberkulose. Auch die Reaktivierung einer früheren Infektion mit dem Zytomegalievirus im Rahmen einer anderen Erkrankung kann zu einem persistierenden Fieber zunächst unbekannter Ursache führen.

Aus der **Familienanamnese** können sich Hinweise auf ein genetisch bedingtes fieberhaftes Leiden ergeben, wie z. B. das familiäre Mittelmeerfieber. Richtungsweisend für die Diagnose kann auch das gehäufte familiäre Auftreten bestimmter, potentiell mit Fieber verlaufender Erkrankungen sein (z. B. Kollagenkrankheiten, entzündliche Darmkrankheiten, maligne Tumoren).

Bei einem schon längere Zeit bestehenden, persistierenden oder rezidivierenden Fieber hat sich nach unseren Erfahrungen ein vom Patienten ausgefüllter „Fieberfragebogen" als Ergänzung zur mündlichen Erhebung der Anamnese als nützlich erwiesen (Tab. 3.**4**).

Tabelle 3.**4** Muster eines Fieberfragebogens

Name:	Datum: . . . .
Vorname:	Pat.-Nr: . . . .
geb. am:	

Die Fragen sind durch ☒ in der entsprechenden Spalte und gegebenenfalls durch Text zu beantworten.

	ja	nein	weiß nicht
1. Wann trat das Fieber erstmals auf?			
Monat . . . . Jahr			
2. Besteht das Fieber seither ständig?	☐	☐	
3. Verläuft das Fieber in Schüben?	☐	☐	
a) Wenn ja, sind die einzelnen Schübe etwa gleich lang?	☐	☐	
b) Wie lange dauern die einzelnen Fieberschübe?			
nur Stunden ☐			
wenige Tage ☐			
über 1 Woche ☐			
mehrere Wochen ☐			
unterschiedlich lange ☐			
c) Wie lange dauern die fieberfreien Intervalle?			
mehrere Tage ☐			
mehrere Wochen ☐			
mehrere Monate ☐			
unterschiedlich lange ☐			
4. Wie hoch stieg das Fieber bisher maximal an?			
. . . . . °C gemessen in der Achselhöhle ☐			
im Mund ☐			
im After ☐			
5. Wann ist das Fieber am höchsten?			
am Nachmittag oder Abend ☐			
während der Nacht ☐			
am Morgen ☐			
zu unterschiedlichen Tages- und Nachtzeiten ☐			
es ist immer etwa gleich hoch ☐			
6. Tritt die erhöhte Körpertemperatur in Abhängigkeit von körperlicher Bewegung auf?	☐	☐	☐
7. Läßt sich das Fieber durch fiebersenkende Medikamente (z. B. Aspirin, Paracetamol) beeinflussen?	☐	☐	☐
8. Trat eine Fiebersenkung unter der Behandlung mit einem der folgenden Medikamente ein?			
Antibiotika ☐			
Kortisonpräparate ☐			
andere Medikamente, welche? ☐			
. . . .			

Fortsetzung Tabelle 3.4

		ja	nein	weiß nicht
9.	Bestehen außer dem Fieber eines oder mehrere der folgenden Symptome?			
	Gewichtsabnahme ☐			
	Nachtschweiß ☐			
	Kopfschmerzen ☐			
	Halsschmerzen ☐			
	Husten ☐			
	Durchfälle ☐			
	Muskelschmerzen ☐			
	Gelenkschmerzen ☐			
	Gelenkschwellungen ☐			
	Lymphknotenschwellungen ☐			
	Hautveränderungen ☐			
10.	Ist dem Fieber eine Krankheit, eine Operation, eine Geburt oder eine Verletzung unmittelbar vorausgegangen?	☐	☐	
	Wenn ja, welches Ereignis?			
	. . . .			
	. . . .			
11.	Wurden Sie kurz vor Auftreten des Fiebers geimpft?	☐	☐	
	Wenn ja, gegen welche Krankheiten?			
	. . . .			
12.	Haben Sie kurz vor Auftreten des Fiebers Medikamente eingenommen?	☐	☐	
	Wenn ja, welche(s) Medikament(e)?			
	. . . .			
13.	Wurde Ihnen Fremdmaterial eingepflanzt (z. B. künstliche Herzklappe, Gefäßprothese, Gelenkersatz)?	☐	☐	
	Wenn ja, welcher Art?			
	. . . .			
14.	Neigen Sie zu allergischen Reaktionen?	☐	☐	☐
15.	Waren Sie in letzter Zeit im außereuropäischen Ausland?	☐	☐	
	Wenn ja, wo und wann?			
	. . . .			
16.	Haben Sie häufigen Tierkontakt?	☐	☐	
	Wenn ja, mit welchen Tieren?			
	. . . .			
17.	Sind fieberhafte Erkrankungen in Ihrer Umgebung aufgetreten?	☐	☐	☐
18.	Welchen Beruf üben sie aus?			
	. . . .			

3

▬▬ Körperliche Untersuchung

Es kann nicht angestrebtes Ziel dieses Kapitels sein, detaillierte Empfehlungen für die Durchführung einer eingehenden körperlichen Untersuchung zu geben und eine umfassende differentialdiagnostische Bewertung der dabei feststellbaren krankhaften Befunde und Symptome vorzunehmen. Vielmehr soll aufgrund eigener und in der Literatur mitgeteilter Beobachtungen auf diagnostisch wegweisende Veränderungen einzelner Organsysteme hingewiesen werden, deren Erkennung bei der

Abklärung eines Fiebers unbekannter Ursache von Bedeutung sein kann.

2 Grundregeln müssen bei der Untersuchung eines Patienten mit einem ungeklärten Fieber beachtet werden:
1. Der Patient sollte immer vom Kopf bis zu den Zehen untersucht werden, auch wenn bereits der dringende Verdacht besteht, daß ein bestimmtes Organ oder Organsystem betroffen ist.
2. Bei anhaltendem Fieber muß die körperliche Untersuchung u. U. täglich wiederholt werden, da sich der klinische Befund, beispielsweise durch das Neuauftreten eines Herzgeräusches, von Lymphomen oder Hautveränderungen während des Krankheitsverlaufes immer wieder ändern kann.

Oft ist es hilfreich oder sogar notwendig, die körperliche Untersuchung durch einen unbefangenen Kollegen wiederholen zu lassen. In der Regel wird man bei einem FUU schon zu Beginn Konsiliaruntersuchungen von einem Augenarzt und bei weiblichen Patienten von einem Gynäkologen durchführen lassen. Zusätzliche Konsiliarärzte wird man bei entsprechenden Verdachtsmomenten im weiteren Untersuchungsablauf zuziehen.

Der körperliche Allgemeinzustand des Kranken und das äußere Erscheinungsbild vermitteln dem Untersucher meist schon den ersten Eindruck über die Schwere der Erkrankung. Bei dem ersten Kontakt mit dem Patienten wird sich der Arzt zugleich über dessen Bewußtseinslage, den Ernährungszustand und mögliche körperliche Behinderung informieren. Aufgrund dieser Beobachtungen kann oft schon die Frage beantwortet werden, ob dem Patienten eine ambulante Diagnostik zuzumuten ist.

Bei der körperlichen Untersuchung können vor allem folgende Befunde zur Diagnosefindung eines ungeklärten Fiebers beitragen:
- Hautveränderungen,
- Augenveränderungen,
- Lymphknotenschwellungen,
- Spleno-Hepatomegalie,
- Herzklappengeräusche und perikarditische Geräusche.

Diagnostisch wertvolle Informationen vermitteln außerdem z. B. eine Druckempfindlichkeit der Temporalarterien oder der Schilddrüse sowie ein Klopfschmerz einzelner Wirbelkörper, der Leber oder der Flanken.

Hautveränderungen

Infektionskrankheiten sind bekanntlich besonders bei Kindern oft mit einem flüchtigen oder auch länger bestehenden Hautausschlag vergesellschaftet. Dieser ist jedoch – abgesehen von den typischen Exanthemkrankheiten – meist uncharakteristisch und daher diagnostisch nicht aufschlußreich. Dagegen treten bei nichtinfektiösen entzündlichen und auch bei malignen Erkrankungen gelegentlich charakteristische Hautveränderungen auf, die für die Erkennung des Grundleidens hilfreich sein können (Tab. 3.5). Sie sind mitunter sehr flüchtig, wie das jeweils mit dem Fieberanstieg auftretende Still-Exanthem, das rasch wieder verschwindet und daher oft übersehen wird.

Besonders bei den systemischen Vaskulitiden und Kollagenosen ist das Exanthem sehr polymorph und kann als Erythrodermie oder in Form von urtikariellen, papulösen, vesikulären oder nekrotischen Veränderungen in Erscheinung treten. Beim systemischen Lupus erythematodes beobachtet man außer dem typischen Schmetterlingserythem auch uncharakteristische makulo-papulöse Eruptionen, psoriasiforme Hautveränderungen und vaskulitische Phänomene. Ein Morbus Behçet zeigt neben den pathognomonischen aphthoiden und ulzerösen Schleimhautveränderungen in vielen Fällen auch ein Erythema nodosum oder papulopustulöse Hautaffektionen. Eine rezidivierende Polychondritis kann sich an der Haut durch ein Erythema multiforme, ein Erythema nodosum, eine Pannikulitis oder eine leukozytoklastische Vaskulitis manifestieren. Auch bei der Sarkoidose, die in etwa 25 % der Fälle mit einer Hautbeteiligung einhergeht, findet man zwar am häufigsten ein Erythema nodosum, daneben aber auch andere kutane Manifestationsformen (makulo-papulöse Hautveränderungen und blande subkutane Knoten). Metastasen zeigen sich meist als subkutane Knoten oder als Papeln.

Tabelle 3.**5** Hautveränderungen bei nichtinfektiösen fieberhaften Erkrankungen

Hautveränderungen	Erkrankungen
Acanthosis nigricans	maligne Tumoren (bes. Magenkarzinom)
Erythema multiforme	Arzneimittelfieber, Kollagenkrankheiten, maligne Lymphome
schmetterlingsförmiges Erythem	systemischer Lupus erythematodes
violettrote Verfärbung der Augenlider	Dermatomyositis
flüchtiges, lachsfarbenes, konfluierendes makulöses Exanthem	systemisches Still-Syndrom
erythematöse Maculae u. Papeln	Hyper-IgD-Syndrom
Livedo racemosa	Vaskulitiden (z. B. Polyarteriitis nodosa), systemischer Lupus erythematodes
urtikarielle Hautveränderungen	Arzneimittelfieber, Urtikaria-Vaskulitis
Angiokeratome	Fabry-Krankheit
papulöse Purpura, evtl. Nekrosen	Hautvaskulitis (z. B. leukozytoklastische Vaskulitis)
Pyoderma gangraenosum	Vaskulitiden, Morbus Crohn, Colitis ulcerosa, maligne Tumoren
papulo-noduläre Hautveränderungen	kutane Polyarteriitis nodosa, noduläre Pannikulitis, Sarkoidose, Tumormetastasen (z. B. Mamma-, Bronchialkarzinom), maligne Lymphome und Leukämien
Erythema nodosum	Sarkoidose, Morbus Crohn, Colitis ulcerosa, Morbus Behçet, rezidivierende Polychondritis, Yersiniose Arzneimittel (z. B. Antibiotika, orale Kontrazeptiva)
aphthös-ulzeröse Schleimhautveränderungen	Morbus Behçet

3

Zur Biopsie eignen sich in erster Linie vaskulitische und papulonoduläre Hautveränderungen, da sie am ehesten zur Diagnose führen können.

Augenveränderungen

Bei zahlreichen fieberhaften Erkrankungen sind auch die Augen beteiligt. Aus diesem Grunde lassen sich aus dem Befund einer ophthalmologischen Konsiliaruntersuchung oft wertvolle diagnostische Rückschlüsse ziehen. Nicht selten sind bei einer Krankheit mehrere Anteile des Auges betroffen. So kann eine rezidivierende Polychondritis, bei der mehr als die Hälfte der Patienten im Verlauf der Erkrankung Augenveränderungen entwickeln, mit einer Konjunktivitis, einer Episkleritis, einer Keratitis, einer Iritis oder auch mit einer retinalen Vaskulitis assoziiert sein. Auch bei der Sarkoidose, der Polyarteriitis nodosa, bei Kollagenkrankheiten und einzelnen Infektionen beobachtet man verschiedene Augenmanifestationen (Tab. 3.**6**). Wenig spezifisch und daher bei einem FUU von relativ geringem diagnostischen Informationswert ist eine Konjunktivitis. Selten beobachtet man bei einer infektiösen Endokarditis kleine hämorrhagische Herde („Roth's spots") an der Netzhaut.

Lymphknotenschwellungen

Der Suche nach peripheren Lymphomen kommt bei der körperlichen Untersuchung eine besondere Bedeutung zu. Das gilt vor allem für Lymphknotenschwellungen im Halsbereich, supraklavikulär und axillär. Zwar ist ihr Nachweis diagnostisch vieldeutig, doch gelangt man hier häufig über eine Biopsie rasch zur Diagnose. Neben Größe, Konsistenz und evtl. Druckschmerzhaftigkeit der Lymphknoten ist zu klären, ob eine lokalisierte oder generalisierte Ausbreitung besteht und in welcher Zeit die Lymphome entstanden sind.

Tabelle 3.**6** Augenveränderungen bei fieberhaften Erkrankungen (nach Wulle)

Augenveränderungen	Fieberhafte Erkrankungen
Konjunktivitis	Infektionen (Chlamydien, Mykobakterien, u. a. bakterielle und virale Erreger), Morbus Reiter, Polyarteriitis nodosa, Wegener-Granulomatose, rezidiv. Polychondritis
Skleritis	Tuberkulose, Lues, Toxoplasmose, Sarkoidose, Wegener-Granulomatose, Polyarteriitis nodosa, systemischer Lupus erythematodes, rezidiv. Polychondritis
Keratitis	Tuberkulose, Lues, Morbus Reiter, rezidiv. Polychondritis, Sarkoidose
Iridozyklitis / Chorioiditis	Infektionen (Tuberkulose, Toxoplasmose, Listeriose, Leptospirose, Chlamydien u. a.), bakterielle Herdinfekte, Morbus Whipple, Sarkoidose, Morbus Crohn, Morbus Behçet, Morbus Reiter, rezidiv. Polychondritis u. a. Kollagenosen

Splenohepatomegalie

Eine Milzvergrößerung, sofern sie nicht ausgeprägt ist, wird bei der körperlichen Untersuchung meist nicht erfaßt. Zur Beurteilung der Milzgröße eignet sich vor allem die Sonographie. Auch zur Beurteilung der übrigen Bauchorgane wird man heute vorzugsweise die Sonographie einsetzen, da die körperliche Untersuchung des Abdomens wenig zuverlässig ist. Eine Spleno- und/oder Hepatomegalie tritt bekanntlich bei zahlreichen fieberhaften Erkrankungen auf, so daß ihr Nachweis zunächst diagnostisch nicht sehr aussagekräftig ist. Im Zusammenhang mit anderen klinischen Befunden oder entsprechenden Labordaten kann eine Milz- oder Lebervergrößerung jedoch ein wichtiger diagnostischer Wegweiser sein. Man wird allerdings daran denken müssen, daß eine Vergrößerung der Leber, beispielsweise als häufig vorkommende Fettleber, oder eine Milzvergrößerung als „anamnestische" Splenomegalie nach einer lange zurückliegenden Krankheit mit Milzbeteiligung nicht in Zusammenhang mit der aktuellen fieberhaften Erkrankung stehen muß.

Herzgeräusche

Die sorgfältige Untersuchung des Herzens ist bei fiebernden Patienten vor allem im Hinblick auf einen Herzklappenfehler und das damit verbundene Risiko für eine Endokarditis sowie hinsichtlich der Erkennung einer Perikarditis bedeutsam. Hierbei ist jedoch zu berücksichtigen, daß eine Endokarditis trotz fehlender Herzgeräusche nicht auszuschließen ist. Wie bereits erwähnt, kann sich ein neues Herzgeräusch gelegentlich auch erst im weiteren Krankheitsverlauf bemerkbar machen.

Andere krankhafte Veränderungen

Im Bereich des **Kopfes** können gelegentlich okkulte dentale Infektionen oder eine Sinusitis Ursache eines anhaltenden oder rezidivierenden Fiebers sein. Wegen oft fehlender lokaler Symptome werden derartige Fieberursachen leicht übersehen.

Nach einer Literaturübersicht über 20 Fälle mit einer dentalen Infektion waren meist ohne Lokalsymptome verlaufende peridontale Entzündungen mit und ohne Abszeßbildung für das Fieber zwischen 38,3° und 39,6 °C verantwortlich. Häufig bestanden bei diesen Patienten uncharakteristische Allgemeinsymptome, und die Blutkörperchensenkungsgeschwindigkeit war beschleunigt. Bei allen beobachteten Patienten blieben die Blutkulturen steril (36).

Bei der Untersuchung der *Mundhöhle* und des *Rachens* wird man auch auf andere potentielle Infektionsquellen (z. B. im Bereich der Tonsillen) und Veränderungen der Schleimhaut achten. Petechiale oder diffuse Schleimhautblutungen können auf einen Morbus Waldenström oder eine Leukämie, eine Stomatitis aphthosa auf einen möglichen Morbus Behçet hinweisen.

Die Untersuchung des **Skrotums** kann durch eine Schwellung oder auch Hypoplasie eines oder beider Hoden eine Polyarteriitis nodosa aufdecken. Ein druckschmerzhafter Knoten im Nebenhoden zeigt u. U. eine Tuberkulose oder eine andere granulomatöse Erkrankung an. Eine Varikozele kann gelegentlich Hinweis auf ein Adenokarzinom der Niere sein. Bei der **rektalen Untersuchung** zur Beurteilung der Prostata wird man auch den Perianalbereich sehr sorgfältig inspizieren, um Fistel- und Rhagaden-bildungen, die Anzeichen für einen Morbus Crohn sein können, nicht zu übersehen. Gelegentlich ist bei der digitalen Austastung des Rektums auch bereits ein periproktitischer Abszeß zu erfassen.

Die Beurteilung der **Muskulatur** ist im Hinblick auf eine Myopathie von Bedeutung. Sie kann bei verschiedenen Kollagenkrankheiten, bei der Sarkoidose oder als paraneoplastisches Syndrom bei malignen Tumoren (besonders Bronchialkarzinom) auftreten. Ebenfalls erfordern **Gelenkveränderungen** eine besondere Beachtung.

Bei der Untersuchung des **peripheren Gefäßsystems** wird man in erster Linie auf die Zeichen einer arteriellen Durchblutungsstörung achten, die bei verschiedenen Krankheiten mit einem zunächst ungeklärten Fieber auftreten können. Patienten mit einer Riesenzellarteriitis können ein- oder beidseitig verdickte, gerötete, druck-dolente und evtl. pulslose Temporalarterien als Zeichen der granulomatösen Gefäßwandentzündung aufweisen. Bei der Takayasu-Arteriitis finden sich nicht selten fehlende oder abgeschwächte Pulse an den oberen Extremitäten oder Gefäßgeräusche, noch bevor Beschwerden durch die Minderdurchblutung auftreten. Auch andere Vaskulitiden und Kollagenkrankheiten führen bekanntlich häufig zu peripheren arteriellen Durchblutungsstörungen.

Immer ist bei der körperlichen Untersuchung besonders bettlägeriger Patienten auch nach klinischen Zeichen einer *Venenthrombose* zu fahnden, da gelegentlich rezidivierende Lungenembolien Ursache ungeklärter Fieberschübe sind.

Neurologische Symptome in Verbindung mit einem zunächst ungeklärt gebliebenen Fieber

Tabelle 3.**7** Neurologische Symptome bei einem Fieber unbekannter Ursache

Neurologische Symptome	Fieberhafte Erkrankungen
neurovaskuläre Symptome (TIA, Hirninfarkt)	infektiöse Endokarditis Riesenzellarteriitis, Polyarteriitis nodosa, system. Lupus erythematodes, Morbus Behçet, Wegener-Granulomatose*, Vorhofmyxom
Hirnnervenbeteiligung	Lyme-Borreliose, infektiöse Endokarditis*, Riesenzellarteriitis, Morbus Behçet, system. Lupus erythematodes, Wegener-Granulomatose, Sarkoidose*
lymphozytäre Meningitis	Lyme-Borreliose, primäres zerebrales Lymphom*, system. Lupus erythematodes, Sarkoidose*, familiäres Mittelmeerfieber*, Medikamente
periphere Nervenbeteiligung (Polyneuropathie, Mononeuritis multiplex)	Lyme-Borreliose, Polyarteriitis nodosa, Wegener-Granulomatose, multizentr. Castleman-Syndrom, Sarkoidose*, Medikamente, paraneoplastisches Syndrom
affektive Störungen/exogene Psychosen	Brucellose, Morbus Whipple, Malaria, Riesenzellarteriitis, system. Lupus erythematodes

* selten

sind zwar eher selten, können jedoch ein wertvoller diagnostischer Hinweis auf die zugrundeliegende Erkrankung sein. Bei der oft schwierig zu diagnostizierenden Polyarteriitis nodosa, bei der etwa die Hälfte der Patienten eine sensomotorische Polyneuropathie oder eine Mononeuritis multiplex haben, führt das neurologische Symptom über eine Nervenbiopsie nicht selten zur Sicherung der Diagnose. Moore u. Fauci (28) beobachteten in einer retrospektiven Studie in 20 von 25 Fällen mit einer systemischen Vaskulitis eine neurologische Manifestation der Erkrankung.

Sehr häufig treten bei einer Krankheit mit einem zunächst ungeklärten Fieber verschiedene neurologische Manifestationen auf. So kann zum Beispiel eine Lyme-Borreliose mit einer Fazialisparese, einer lymphozytären Meningitis oder einer Mononeuritis assoziiert sein. Eine Übersicht über erfahrungsgemäß häufiger vorkommende neurologische Manifestationen mit den differentialdiagnostisch zu berücksichtigenden Erkrankungen bei Patienten mit einem FUU gibt Tab. 3.7. Von diesen sind zerebrovaskuläre Ausfallserscheinungen bei der infektiösen Endokarditis mit die wichtigsten Befunde. Bei der Sarkoidose kommen neurologische Manifestationen nur in etwa 5 % der Fälle vor, können aber zusammen mit Fieber Erstsymptom sein.

▬▬ Laboruntersuchungen

Labor-Basisstatus

Bei allen Patienten mit einem Fieber, das nicht innerhalb von wenigen Tagen abgeklungen ist, wird meist schon der erstuntersuchende Arzt in der Praxis grundlegende Laboruntersuchungen veranlaßt haben, bevor sich das Fieber in diesen Fällen definitionsgemäß als FUU erweist. Ein solcher primärer Labor-Basisstatus wird im Regelfall die in Tab. 3.8 angegebenen Untersuchungen umfassen (Basisstatus I). Wenn das Fieber weiter persistiert und ungeklärt bleibt, wird man das primäre Basisprogramm sehr bald erweitern müssen. Hierbei führen wir die in der Tabelle als Basisstatus II aufgeführten

Tabelle 3.**8** Grundlegende Laboruntersuchungen bei einem Fieber unbekannter Ursache (Labor-Basisstatus)

Basisstatus I	BSG, C-reaktives Protein
	Blutbild mit Differentialblutbild und Thrombozyten
	Transaminasen, alkalische Phosphatase
	Gesamteiweiß, Serumelektrophorese
	Elektrolyte
	Kreatinin, Glukose
	Eisen, Ferritin (bei erniedrigtem Eisen)
	Blutkulturen
	Urinstatus mit -kultur
Basisstatus II	Rheumafaktor, ANA, DNS-Antikörper, ENA
	ASL
	ANCA
	Kardiolipin-Antikörper
	Lues-Test (TPHA oder VDRL)
	serologische Untersuchungen (HIV, Zytomegalie, Toxoplasmose, Brucellose)
	Untersuchungen auf Mykobakterien (Patienten über 65 Jahre)
	okkultes Blut im Stuhl

Ergänzungsuntersuchungen durch. Alle weiteren speziellen Labortests sollten möglichst gezielt eingesetzt werden und in jedem Einzelfall von den bisher gewonnenen Befunden und begründeten Verdachtsdiagnosen geleitet sein. Tritt das ungeklärte Fieber bei Patienten auf, die aufgrund besonderer Bedingungen (z. B. Immunsuppression, postoperativer Krankenhausaufenthalt) vor allem zu Infektionen disponiert sind, so wird man den Basisstatus entsprechend modifizieren (10).

Bereits die Befunde der ersten grundlegenden Laboruntersuchungen können u. U. Informationen über die Schwere der Erkrankung und Hinweise auf betroffene Organsysteme geben oder sogar wegweisende Schlüsselsymptome liefern. Eine beschleunigte **Blutkörperchensenkungsgeschwindigkeit** (**BSG**) ist im allgemeinen ein unspezifischer Befund und von geringer Aussagekraft. Diagnostisch verwertbar kann jedoch eine maximal beschleunigte Senkungsreaktion sein. Beispiele sind hier das systemische Still-

Syndrom, die Riesenzellarteriitis oder Polymyalgia rheumatica, die subakute Thyreoiditis de Quervain oder bestimmte metastasierende Tumoren (besonders Hypernephrom, Bronchialkarzinom), die als Ursache eines anhaltenden Fiebers in Betracht kommen. Eine normale BSG schließt andererseits bekanntlich aber auch eine schwere fieberhafte Erkrankung nicht aus.

In Ergänzung zur BSG empfiehlt es sich, das **C-reaktive Protein** (**CRP**) zu bestimmen. Dieses Akute-Phase-Protein spiegelt entzündliche Prozesse wider, wobei eine direkte Beziehung zwischen der Aktivität der Entzündung und der Höhe des CRP besteht. Ausnahmen bilden einzelne Autoimmunerkrankungen (z. B. systemischer Lupus erythematodes, Dermatomyositis, Colitis ulcerosa), bei denen trotz einer starken Entzündungsreaktion die CRP-Werte niedrig sind. Bei Infektionen sprechen hohe CRP-Konzentrationen für eine bakterielle Ursache, während Virusinfektionen meist nur eine leichte CRP-Erhöhung verursachen.

Als Indikator für bakterielle Infektionen und zur differentialdiagnostischen Abgrenzung gegen nichtbakterielle Entzündungen ist nach neueren Untersuchungen offenbar das **Procalcitonin** (**PCT**) geeignet. Es wird bei allen bakteriellen Infektionen erhöht gefunden, während bei viralen Infekten ebenso wie bei nichterregerbedingten Entzündungen (z. B. Autoimmunkrankheiten) und malignen Prozessen keine Stimulation des PCT erfolgt und die im Blut bestimmten Werte normal sind.

Bei der Bewertung des **Blutbildes** wird man bei einem fieberhaften Patienten besonders auf die Zahl der Leukozyten und ihre Zusammensetzung im Differentialblutbild (Linksverschiebung der Leukozyten? Eosinophilie?) sowie auf eine Anämie (Blutung? Tumor oder chronische Entzündung? Hämolyse?) achten.

Eine erhöhte **alkalische Phosphatase** kann nicht nur eine hepatobiliäre oder ossäre Erkrankung anzeigen, sondern findet sich als unspezifischer Begleitbefund auch bei zahlreichen anderen mit Fieber verlaufenden Krankheiten (z. B. subakute Thyreoiditis de Quervain, rezidivierende Polychondritis, Riesenzellarteriitis, Hypernephrom → Tab. 4.**18**).

Mikrobiologische Untersuchungen

Vordringlich sind **Blutkulturen** vor allem zur Erkennung einer bakteriellen Endokarditis oder auch anderer fokaler Entzündungen mit einer Bakteriämie. Nach allgemeiner Erfahrung ist es ausreichend, jeweils 3 aerobe und anaerobe Blutkulturen an 2 verschiedenen Tagen anzulegen (1, 5, 14). Nur bei negativen Kulturen trotz dringendem klinischen Verdacht auf eine infektiöse Endokarditis oder bei einer vorausgegangenen antibiotischen Therapie kann es sinnvoll sein, die Zahl der Blutkulturen zu erhöhen. Bei einer kulturnegativen Endokarditis können ungewöhnliche Keime (z. B. Brucella, Legionella, Coxiella burnetii, Pilze) für die Entzündung verantwortlich sein. Hier sind u. U. lange Inkubationszeiten und spezielle Techniken zum Erregernachweis erforderlich. Gelegentlich gelingt auch der Nachweis in Knochenmarkkulturen. Die Verwendung von arteriellem anstelle von venösem Blut bringt keine Vorteile. Allgemein gesehen hängt der Keimnachweis in Blutkulturen von der Schwere der Infektion, von dem betroffenen Organ bzw. Organsystem und von der Erregerart ab. Fehlbeurteilungen können sich besonders durch eine unmittelbar vorausgegangene antibiotische Behandlung oder durch eine Kontamination (z. B. mit Hautkeimen) ergeben.

Eine routinemäßige bakteriologische Untersuchung des **Urins** ist wegen der Häufigkeit auch okkult verlaufender Infekte der Nieren und ableitenden Harnwege sinnvoll. Sie dient zugleich der differentialdiagnostischen Abklärung von vieldeutigen Leukozyturien. Wegen der zu erwartenden höchsten Keimkonzentration ist vor allem der erste Morgenurin zur Untersuchung geeignet. Auch zum kulturellen Nachweis von Mykobakterien ist eine Probe des Nachturins im allgemeinen ausreichend.

Kulturuntersuchungen des **Stuhls** sind für die Diagnostik eines ungeklärten Fiebers meist nicht sehr hilfreich, zumal wenig Bakterien oder Parasiten als Ursache eines anhaltenden Fiebers in Betracht kommen. Auch ist die Diagnose beispielsweise einer Amöbeninfektion oder einer Schistomiasis auf anderem Wege sicherer zu stellen.

3

Bakteriologische Kulturuntersuchungen von **Sputum**, bei denen die üblichen Keime der Mundflora erfaßt werden, sind in diagnostischer Hinsicht meist nicht sehr ergiebig. Bei entsprechendem klinischen Verdacht empfehlen sich Untersuchungen von Abstrichen und der bronchopulmonalen Lavage im Rahmen einer Bronchoskopie. Das gilt besonders für den Nachweis von Pneumocystis carinii und Legionellen oder auch Mykobakterien. Letztere lassen sich auch eher im morgendlichen Magennüchternsaft als im Sputum nachweisen.

Immer sollte bei einem FUU auch bioptisch gewonnenes **Gewebe** (z. B. Leber, Milz, Lymphknoten, transbronchial gewonnenes Lungengewebe) kulturell untersucht werden. Bei Verdacht auf eine Urogenitaltuberkulose der Frau ist auch eine entsprechende Untersuchung des Menstrualblutes angezeigt. Weiterhin kann sich aufgrund des klinischen Befundes die Indikation zu einer mikrobiologischen Untersuchung von Liquor, Gelenkpunktaten und anderen Körperflüssigkeiten sowie eines Rachenabstriches ergeben.

Besonders für die Mykobakteriologie, aber auch für den Nachweis anderer Erreger haben sich in jüngster Zeit durch die Einführung von *molekularbiologischen Methoden* neue diagnostische Perspektiven eröffnet. Zu den bekanntesten und inzwischen schon bewährten Verfahren zählen die Amplifikationsmethoden (besonders die Polymerasekettenreaktion PCR), ferner das Hybridisierungsverfahren und das DNA-„fingerprinting".

Besteht anamnestisch der geringste Hinweis auf einen möglichen vorausgegangenen Kontakt mit Erregern von Tropenkrankheiten (z. B. Malaria, Trypanosomiasis, Leishmaniose), so sind u. U. wiederholte **mikroskopische Blutuntersuchungen** erforderlich. Das gilt hinsichtlich der Malaria auch bei einer zeitgerecht und an die bereiste Region angepaßt durchgeführten Prophylaxe. Diese Untersuchungen sollten unter Verwendung von dünnen und dicken Blutausstrichen („dicker Tropfen") erfolgen. Auch die für das Rückfallfieber verantwortlichen Borrelien lassen sich zum Zeitpunkt des Fieberbe-

ginns in einem dicken Ausstrich nachweisen. Für eine Leishmaniose ist das Knochenmark das ergiebigste Material zur mikroskopischen Untersuchung.

Routinemäßig sollte bei einem FUU ein **Tuberkulintest** mit gebotener kritischer Beurteilung durchgeführt werden, sofern die Tuberkulinempfindlichkeit bei dem Patienten nicht bekannt ist.

Serologische Untersuchungen

Abgesehen von den aufgeführten grundlegenden Laboruntersuchungen sollten alle weiteren Ergänzungsuntersuchungen nach Möglichkeit nur gezielt zur Bestätigung eines klinischen Verdachtes und nicht als Suchtests eingesetzt werden. Eine ungezielte „Schrotschußdiagnostik" führt selten zur Diagnose. Sie ist nur Ausdruck der Hilflosigkeit des Untersuchers und trägt eher zu einer Verwirrung als zu einem Fortschritt auf dem Wege zur Diagnose bei. Das gilt in besonderem Maße für die ohnehin meist sehr kostenaufwendigen serologischen Untersuchungen zum Nachweis von Antikörpern gegen Infektionserreger.

Viele serologischen Tests haben trotz der heute verfügbaren modernen Technik ihre Grenzen hinsichtlich ihrer Spezifität. In aller Regel ist davon auszugehen, daß bei der serologischen Diagnostik eher falschpositive als falschnegative Resultate zu erwarten sind. Fehlbeurteilungen können sich durch nicht bekannte Kreuzreaktionen ergeben. Einmalig nachgewiesene erhöhte Antikörpertiter belegen bekanntlich noch keine aktive Infektionskrankheit. Sie erfordern vielmehr Wiederholungsuntersuchungen, um signifikante Änderungen der Antikörpertiter zu erfassen, sofern nicht der Nachweis von IgM-Antikörpern bei der Erstuntersuchung bereits eine frische Infektion sichert. Bei der Auswahl der Untersuchungen sollten das soziale und familiäre Umfeld sowie geographische Aspekte und die Reiseanamnese der letzten Jahre berücksichtigt werden. Immer empfiehlt es sich, zu Beginn Serumproben zum Vergleich bei evtl. später zusätzlich durchgeführten serologischen Untersuchungen einzufrieren.

Die meisten viralen Infekte haben einen kurzzeitigen Verlauf und kommen als Ursache eines anhaltenden Fiebers nicht in Betracht. Ausnahmen bilden unter anderem Infektionen mit **HIV** und **Zytomegalievirus** (**CMV**). Beide sollten wegen der weiten Verbreitung schon im Rahmen der erweiterten Basisuntersuchung als Fieberursache ausgeschlossen werden. Hierbei ist zu berücksichtigen, daß ein Anstieg der gegen CMV gerichteten Antikörper auch Ausdruck einer Reaktivierung im Verlauf einer anderen und für das Fieber verantwortlichen Infektionskrankheit sein kann.

Auch die **Toxoplasmose** muß als Ursache eines FUU mit in Betracht gezogen werden, obwohl die Mehrzahl der postnatal erworbenen Infektionen asymptomatisch verläuft. Im Rahmen von anderen Erkrankungen und bei einer Immunsuppression kann es hier ebenfalls zu einer Reaktivierung der Toxoplasmose kommen. Weiterhin ist zu beachten, daß Antikörper der IgM-Klasse in niedriger Konzentration über 2 Jahre persistieren können, und ihr Nachweis nicht immer eine frische Infektion beweist.

Eine **Brucellose** kann sich in zahlreichen Organen manifestieren und uncharakteristisch verlaufen, so daß sie lange unerkannt bleibt. Diese Erkrankung, die auch durch Milch und Milchprodukte übertragen werden kann, ist erfahrungsgemäß relativ häufig Ursache eines ungeklärten Fiebers. Es empfiehlt sich daher, entsprechende serologische Untersuchungen routinemäßig durchzuführen. Das gleiche gilt für eine **Lues-Reaktion** (z. B. TPHA). Auch nach den Mitteilungen in der Literatur sind atypisch verlaufende Epstein-Barr-Virusinfektionen unter normalen Bedingungen bei Erwachsenen relativ selten für ein anhaltendes Fieber verantwortlich.

Gelegentlich sind **Chlamydien,** vor allem Chlamydia psittaci (Psittakose), Ursache eines anhaltenden Fiebers. Serologische Untersuchungen auf **Mycoplasma pneumoniae** ebenso wie auf **Legionellen** wird man nur bei Zeichen einer pulmonalen Erkrankung veranlassen. **Hepatitis**serologische Untersuchungen empfehlen sich in erster Linie bei eindeutigen Hinweisen auf eine Lebererkrankung, aber auch bei Angehörigen bestimmter Risikogruppen sowie bei Tropenrückkehrern. Positive serologische Befunde für das Hepatitis-B-Virus können bekanntlich bei der Polyarteriitis nodosa beobachtet werden. Durch **Borrelien** und **Yersinien** hervorgerufene Krankheiten manifestieren sich als FUU nur bei ungewöhnlichen bzw. protrahierten Krankheitsverläufen. Auch **Rickettsiosen** werden wegen der eher eindeutigen klinischen Symptome meist rasch erkannt und sind auch wegen ihres kurzzeitigen Verlaufes selten für ein Fieber unbekannter Ursache verantwortlich. Eine Ausnahme ist das *Q-Fieber*. Eine *Histoplasmose* tritt in Europa im Gegensatz zu den USA selten auf.

Untersuchungen auf Autoantikörper

Für die Diagnostik von Kollagenkrankheiten und Vaskulitiden als häufige Ursachen von fieberhaften Erkrankungen ist die Untersuchung auf Autoantikörper unentbehrlich. Zwar ist die diagnostische Ausbeute bei einem mit hohen Kosten verbundenen Autoantikörper-Screening bei Patienten mit ungeklärtem Fieber und uncharakteristischen Krankheitssymptomen nach der oft zitierten Studie von Patel u. Mitarb. (32) sehr gering (relevante Befunde in 3 von 100 Fällen), doch hat andererseits die frühe routinemäßige Untersuchung auf **antinukleäre Antikörper** (**ANA**) dazu geführt, daß Kollagenkrankheiten, besonders der systemische Lupus erythematodes, heute sehr frühzeitig erkannt werden und damit nur noch selten als FUU in Betracht kommen. Antinukleäre Faktoren können auch bei anderen Erkrankungen (z. B. chronisch-aktive Hepatitis, Autoimmunthyreoiditis, Infektionen, Malignome) sowie bei gesunden älteren Menschen und gesunden Verwandten von Patienten mit einer Kollagenkrankheit vorkommen. Die Antikörpertiter sind in diesen Fällen jedoch meist niedriger, und es lassen sich nicht die für Kollagenosen typischen ANA-Spezifitäten nachweisen. Falschnegative Befunde können sich für antinukleäre Faktoren unter der Behandlung mit Glukokortikoiden oder Immunsuppressiva ergeben.

Die Bestimmung der **Anti-Neutrophilen-Zyto-plasma-Antikörper** (ANCA) ist bedeutsam für die Erkennung und Differenzierung der mit ihnen assoziierten Vaskulitiden. Hierbei besitzen die Antikörper gegen zytoplasmatisches Antigen in neutrophilen Granulozyten (c-ANCA / Proteinase-3-Antikörper) als Marker für die Wegener-Granulomatose die höchste Spezifität. Der Nachweis von Antikörpern gegen perinukleäres Antigen in neutrophilen Granulozyten (p-ANCA) ist ein weitgehend unspezifischer Befund, der einer weiteren Differenzierung bedarf. So weisen z. B. p-ANCA, die gegen Myeloperoxidase gerichtet sind, auf eine mikroskopische Polyangiitis hin.

Eine Vermehrung von **Kardiolipin-Antikörpern** kann nach unseren Beobachtungen Hinweise auf eine Riesenzellarteriitis bzw. Polymyalgia rheumatica geben. Besonders bei Patienten mit einer histologisch gesicherten Riesenzellarteriitis fanden wir in einem hohen Anteil der Fälle vermehrte Kardiolipin-Antikörper der IgG-Klasse, so daß sich ihre Bestimmung besonders bei älteren Patienten mit einem ungeklärten Fieber empfiehlt (41). Antiphospholipid-Antikörper dieses Typs lassen sich oft in Verbindung mit einem Lupus-Antikoagulans außerdem bei Kollagenosen, gelegentlich auch bei Infektionskrankheiten (besonders AIDS) sowie im Rahmen eines sog. primären Antiphospholipid-Syndroms ohne erkennbares Grundleiden nachweisen.

Weitere spezielle Laboruntersuchungen

Eine Erhöhung des **Angiotensin Converting Enzyme** (ACE) kann auf eine Sarkoidose hinweisen. Der Befund ist jedoch unspezifisch und wird besonders auch bei extrathorakalen Formen der Erkrankung nicht selten vermißt.

Bestimmungen von **Schilddrüsenantikörpern** (mikrosomale Antikörper, Thyreoglobulinantikörper) wird man gezielt bei Verdacht auf eine Thyreoiditis einsetzen. Im Gegensatz zur Autoimmunthyreoiditis sind sie bei der oft mit Fieber verlaufenden subakuten Thyreoiditis

de Quervain nur wenig erhöht oder normal. Abgesehen von Schilddrüsenerkrankungen sind endokrine Störungen sehr selten Ursache eines anhaltenden Fiebers (z. B. fieberhafte Addison-Krisen), so daß Hormonanalysen hier eine geringe Rolle spielen. Die heute verfügbaren **Tumormarker** sind bekanntlich als primäre Suchtests weitgehend ungeeignet und haben daher für die Diagnostik ungeklärter Fieberzustände eine untergeordnete Bedeutung. Eine Ausnahme hiervon bildet das prostataspezifische Antigen (PSA), das oft schon im Frühstadium eines Prostatakarzinoms erhöht ist und für die Primärdiagnostik wegweisend sein kann.

Bestimmungen des *Ätiocholanolons* sind bedeutungslos. Es gibt keine ausreichend gesicherten Hinweise auf die Existenz eines „Ätiocholanolon-Fiebers" als eigenständige Krankheit. Fast ausnahmslos sprechen die publizierten Befunde dafür, daß es sich bei einem erhöhten Ätiocholanolonspiegel im Plasma um einen unspezifischen Begleitbefund handelt, der bei verschiedenen fieberhaften Erkrankungen während eines Fieberschubs, aber auch im fieberfreien Intervall nachweisbar sein kann (→ Kap. 2).

Technische Untersuchungen

Die heute zur Verfügung stehenden modernen technischen Untersuchungsverfahren haben dazu geführt, daß bestimmte krankhafte Veränderungen, wie beispielsweise Abszesse oder Tumoren, sehr viel früher erkannt werden, und die betroffenen Patienten gar nicht erst die Bedingungen eines definierten FUU erfüllen. Aus diesem Grunde hat sich zugleich das Spektrum der häufigsten Ursachen eines anhaltenden ungeklärten Fiebers gegenüber früher verschoben. Durch die sonographisch oder computertomographisch geleiteten und damit gezielten Gewebsentnahmen ist auch die Zahl ergebnisloser Biopsien mit Gewinnung von normalem Gewebe wesentlich zurückgegangen. Trotz dieser diagnostischen Fortschritte wird man aber die Grenzen der neueren bildgebenden Verfahren und die Gefahren einer Fehlbeurteilung der mit diesen Methoden gewonnenen Befunde beachten müssen. So lenkt ein falschpositiver ebenso wie ein falschnegativer Untersuchungsbefund die diagnostische Strategie in eine falsche Richtung oder führt zu unnötigen und den Patienten belastenden Folgeuntersuchungen.

Technisches Basisprogramm

Unter den bildgebenden Verfahren haben die Sonographie, die Computertomographie (CT) und die Magnetresonanztomographie (MRT) sowie in zweiter Linie die szintigraphischen Verfahren zum Nachweis fokaler Entzündungen oder Neoplasien die größte praktische Bedeutung. Ebenso wie bei den Laboruntersuchungen wird man sich zunächst auf ein technisches Basisprogramm beschränken. Hierbei haben sich bei einem unaufgeklärten Fieber folgende primäre Suchverfahren bewährt:

- Sonographie des Abdomens,
- Echokardiographie (transösophageal),
- Röntgenuntersuchung der Thoraxorgane,
- Rektoskopie oder flexible Sigmoidoskopie (Patienten über 50 Jahre).

Weitere bildgebende Verfahren (Tab. 3.**9**) wird man möglichst gezielt und mit einer begründeten Fragestellung anwenden. Hierbei hängt die Auswahl der Methode in erster Linie von dem klinischen Zustand des Patienten und davon ab, ob im Einzelfall lokale Krankheitssymptome bestehen und wo der mutmaßliche Krankheitsherd lokalisiert ist, oder ob beispielsweise ein weitgehend monosymptomatisches Fieber ohne organbezogene Leitsymptome vorliegt. Nicht selten erweist es sich als notwendig, verschiedene bildgebende Verfahren miteinander zu kombinieren, um die diagnostische Treffsicherheit zu erhöhen.

Sonographische Untersuchungen

Die Sonographie hat sich allgemein als häufig wegweisende Suchmethode von hohem diagnostischen Informationswert erwiesen. Das gilt besonders für die **Sonographie des Abdomens.** Sie eignet sich hier besonders zum Nachweis von Abszessen, Lymphomen und Tumoren. Daneben können sich wertvolle diagnostische Hinweise aus dem sonographischen Nachweis von Leber- und anderen Organveränderungen, einer Splenomegalie, retroperitonealen Prozessen (z. B. fieberhafte Retroperitonealfibrose), Veränderungen der Gefäße oder lokalisierten abnormen Flüssigkeitsansammlungen ergeben. Bei entsprechender Erfahrung des Untersuchers lassen sich auch verdickte Darmwände, die auf eine entzündliche Darmerkrankung (z. B. Morbus Crohn) schließen lassen, sonographisch erfassen. Eine große praktische Bedeutung hat die Sonographie als Kontrollmethode bei der Durchführung von gezielten Biopsien.

Sensitivität und Spezifität der Methode hängen entscheidend von der Erfahrung des Untersuchers, aber auch von der Qualität des Gerätes ab. Entsprechende Vergleichsuntersuchungen haben gezeigt, daß die Sensitivität der Sonographie bei der Erfassung beispielsweise von Abszessen im Bauchraum nur unwesentlich niedriger ist als die der Computertomographie, und daß beide Verfahren hierbei eine annähernd gleiche Spezifität haben (13, 26). Nach eigenen Beobachtungen und den Mitteilungen in der Literatur hat sich die Sonographie des Abdomens bei Patienten mit einem FUU sehr bewährt (11, 20). Vorteile der Methode sind bekanntlich die fehlende Strahlenbelastung der Patienten, die unmittelbare Verfügbarkeit des Untersuchungsergebnisses, der geringe Kosten-

Tabelle 3.**9** Hauptanwendungsbereiche bildgebender Verfahren bei einem Fieber unbekannter Ursache

Untersuchungsmethoden	Anwendungsbereich
Sonographie	Abdomen, Herz, andere Organe, Gefäße
Computertomographie	Thorax, Abdomen, Wirbelsäule
Magnetresonanztomographie	ZNS, Wirbelsäule, Beckenorgane, Gefäße, [Abdomen]
Gallium-Szintigraphie	Thorax, Weichteile, [Abdomen]
Leukozyten- und Immunszintigraphie	Weichteile, Abdomen, Knochen, [Thorax]

aufwand und die Anwendungsmöglichkeit am Krankenbett.

Die **Echokardiographie** dient bei Patienten mit ungeklärten Fieberzuständen in erster Linie zum Nachweis von endokarditischen Klappenauflagerungen, Vorhoftumoren und intrakardialen Thromben sowie zur Erfassung eines Perikardergusses. Hierbei ist die Sensitivität der üblichen transthorakalen Echokardiographie auch bei Anwendung der farbkodierten Doppler-Technik für den Nachweis von endokarditischen Klappenveränderungen nicht sehr hoch. Aus diesem Grunde empfehlen wir für die Untersuchung bei einem FUU grundsätzlich die biplane transösophageale Echokardiographie.

Die Sonographie hat weitere Verwendungen bei der Untersuchung der *Schilddrüse* und der *Nebenhöhlen* und als Duplex-Methode zum Nachweis von *Thrombosen*. Sie eignet sich bei transrektaler Anwendung zur genauen Beurteilung der Prostata bei Verdacht auf ein Karzinom. Man kann davon ausgehen, daß die Technik der Sonographie in Zukunft noch weiterentwickelt wird, und sich damit neue Anwendungsmöglichkeiten dieser hilfreichen Methode erschließen werden.

Computertomographie

Von allen bildgebenden Verfahren hat die Computertomographie (CT) bei der Untersuchung des **Abdomens** und des **Thorax** die höchste Sensitivität und Spezifität. Ebenso wie die Sonographie eignet sie sich bei einem ungeklärten Fieber vor allem zum Nachweis von Tumoren, Lymphomen sowie Abszessen und anderen fokalen Entzündungen. Sie dient außerdem zu kontrollierten Punktionen besonders im Bereich des Mediastinums sowie bei retroperitonealen Prozessen und pelvinen Läsionen, die sonographisch nicht darstellbar sind. Nachteil der CT ist die Strahlenbelastung des Patienten.

Zur Erfassung von krankhaften Veränderungen im Abdomen ist die CT nach der Sonographie als Methode der 2. Wahl anzusehen. Sie kann die Sonographie jedoch durch die Überprüfung zweifelhafter Befunde in wertvoller Weise er-

gänzen. Dies ist gelegentlich bei erschwerten sonographischen Untersuchungsbedingungen (starke Adipositas, Gasüberlagerung) notwendig. Unter diesen Umständen kann beispielsweise ein klinisch inapparenter subphrenischer Abszeß dem sonographischen Nachweis entgehen. Eine Überlegenheit der CT gegenüber der Sonographie zeigt sich bei der Beurteilung von Pankreasprozessen, mesenterialen Veränderungen und teilweise auch bei dem Nachweis von retroperitonealen Tumoren (z. B. Leiomyosarkom, maligne Teratome), Psoasabszessen und anderen retroperitonealen fokalen Entzündungen.

Nach einer älteren retrospektiven Studie an Patienten, die die klassischen Kriterien eines FUU erfüllten, fanden sich mit Hilfe der Computertomographie in 23 von 78 untersuchten Fällen spezifische pathologische Befunde. Von diesen konnte durch Laparotomie in 15 Fällen die Fieberursache ermittelt werden (34).

Wertvolle diagnostische Informationen vermittelt die CT bei der Untersuchung der Thoraxorgane, die der Sonographie nur teilweise zugänglich sind. Zur Beurteilung des Mediastinums hat die CT die Tomographie mit konventioneller radiologischer Technik ersetzt. Um genauere Informationen über die auflösbare Feinstruktur der Lunge zu erhalten, hat sich besonders bei diffusen Lungenerkrankungen die *Hochauflösungs(HR)-Computertomographie* bewährt. Als weiteres Optimierungsverfahren kann bei bestimmten Fragestellungen die *Spiralcomputertomographie* eingesetzt werden.

Bei der Untersuchung des **Schädels** konkurriert die CT heute mit der Magnetresonanztomographie. Bei dem Nachweis von Tumoren sind beide Verfahren annähernd gleichwertig. Dennoch wird man zur genaueren Beurteilung intrakranialer Veränderungen der Magnetresonanztomographie den Vorzug geben. Eine Ausnahme bildet der Gesichtsschädel. Hier sind Knochenveränderungen und Nasennebenhöhlen besser mit der CT zu erfassen.

Im Bereich der **Wirbelsäule** eignet sich die Computertomographie zum Nachweis von ossären Läsionen und zugleich als Lokalisationsverfahren bei Punktionen, während die Magnetresonanztomographie eher für die Umgebungsdiagnostik (z. B. paravertebrale Weichteilabszesse) geeignet ist. Auch lassen sich intradurale Veränderungen mit der MRT besser beurteilen.

Magnetresonanztomographie

Der diagnostische Stellenwert der Magnetresonanztomographie (MRT) bei Patienten mit einem ungeklärten Fieber läßt sich noch nicht eindeutig bestimmen, da entsprechende Studien bisher fehlen. Zum Nachweis krankhafter Veränderungen im Bereich des zentralen Nervensystems ist sie der Computertomographie sicher überlegen. Bei der Wegener-Granulomatose lassen sich beispielsweise mit der MRT gelegentlich charakteristische fokale Läsionen („white matter lesions") im Gehirn nachweisen, die mit der CT nicht zu erfassen sind. Auch zur Beurteilung von Läsionen im Bereich der Blase, der Genitalorgane und des Rektums ist dieses Verfahren im Vergleich zur CT geeigneter. Zunehmende Bedeutung hat die MRT in letzter Zeit als Angio-Magnetresonanztomographie erlangt.

Bekannte Vorteile der Magnetresonanztomographie sind die multiparametrischen Gewebekontraste, die lagerungsunabhängige Schnittebenenwahl und die fehlende Belastung durch ionisierende Strahlen. Nachteilig sind die hohen Kosten und die langen Untersuchungszeiten.

Nuklearmedizinische Untersuchungen

Als Suchmethoden haben sich bei der Diagnostik von ungeklärten Fieberzuständen verschiedene szintigraphische Verfahren bewährt. Hierbei eignen sich die Szintigraphien mit markierten autologen Leukozyten oder monoklonalen Antikörpern gegen Granulozyten ebenso wie die mit markiertem humanen polyklonalen Immunglobulin in erster Linie zum Nachweis von infektiösen und nichtinfektiösen Entzündungsherden. Mit Hilfe der Gallium-Szintigraphie lassen sich zugleich maligne Gewebsveränderun-

gen nachweisen. Außerdem werden mit diesem Verfahren auch subakute und chronische Entzündungsprozesse erfaßt. Dies ist ein Vorteil gegenüber der Leukozytenszintigraphie, besonders wenn diese mit ^{99m}Technetium-markierten Leukozyten durchgeführt wird.

Bei Patienten mit einem FUU ohne Hinweise auf lokale entzündliche Prozesse wird man daher der Gallium-Szintigraphie immer den Vorzug geben. Besteht dagegen der Verdacht auf eine fokale und noch aktive Entzündung, so kommt hier primär eher die Anwendung eines Leukozyten-Szintigramms, am besten mit ^{111}Indium-markierten weißen Blutzellen in Betracht (neuere Übers. 2, 33). Immer sollte mit den genannten szintigraphischen Methoden eine Ganzkörperuntersuchung durchgeführt werden, da hierdurch gelegentlich auch entzündliche Herde an unerwarteter Stelle (z. B. in der Schilddrüse bei einer Thyreoiditis oder im Nasennebenhöhlen- und Kieferbereich) aufgedeckt werden können. Nachteile der Szintigraphie mit autologen Leukozyten ist die aufwendige Isolierung der weißen Blutzellen.

In der Literatur wird der diagnostische Stellenwert der szintigraphischen Verfahren bei Patienten mit einem FUU sehr unterschiedlich beurteilt. Nach den Ergebnissen der ganz überwiegend retrospektiven Studien schwankt der Anteil der Patienten, bei denen die szintigraphischen Methoden diagnostisch hilfreich waren, zwischen 18 und 75 % (9). Die stark divergierenden Befunde sind in erster Linie auf die sehr heterogen zusammengesetzten Patientenkollektive und unterschiedliche Indikationskriterien zurückzuführen. Im Durchschnitt kann man nach den Literaturmitteilungen bei gezielter Anwendung der verschiedenen Verfahren in etwa einem Viertel der Fälle mit einem FUU ein diagnostisch weiterführendes Ergebnis erwarten.

^{67}Gallium-Szintigraphie

Hauptanwendungsbereiche für dieses Verfahren sind der Thorax, die Muskulatur und andere Weichteile. Wegen der physiologischen Anreicherung des ^{67}Gallium im Darm wird die Diagnostik abdomineller Prozesse erheblich einge-

3

schränkt. Auch durch eine sorgfältige Darmentleerung vor Beginn der Untersuchung lassen sich vermehrte falsch positive Befunde im Bereich des Abdomens meist nicht vermeiden. Eine weitere physiologische Anreicherung im Lungenhilus kann die Beurteilung u. U. zusätzlich erschweren.

Die Methode eignet sich vor allem zum Nachweis von entzündlichen Erkrankungen der Lungen und des Mediastinums (z. B. aktive Tuberkulose, Pneumocystis-carinii-Infektion, Sarkoidose). Eine besondere Bedeutung hat die [67]Gallium-Szintigraphie bei HIV-infizierten Patienten zur Früherkennung von opportunistischen Infektionen der Lunge. Häufig lassen sich hier mit Hilfe dieses Verfahrens pulmonale Entzündungen lange vor einem röntgenologischen Nachweis aufdecken. Hilfreich ist die Gallium-Szintigraphie bei der Erkennung von entzündlichen Weichteilprozessen (z. B. Abszessen). Ebenso können maligne Lymphome (besonders bei mediastinaler Ausbreitung) und auch metastatische Prozesse durch die Gallium-Szintigraphie erfaßt werden. Ein Nachteil ist ihre hohe Strahlenbelastung.

Vor allem bei Patienten mit einem schon längere Zeit bestehenden FUU hat die Gallium-Szintigraphie von den szintigraphischen Verfahren den größten diagnostischen Informationswert (16, 29, 38). Aufgrund ihrer hohen Sensitivität (bei niedriger Spezifität) kommt sie auch als Suchverfahren bei einem monosymptomatischen Fieber ohne organische Leitsymptome in Betracht.

Leukozyten- und Immunszintigraphie

Zum szintigraphischen Nachweis von fokalen Infektionen und nichtinfektiösen Entzündungen mit autologen Leukozyten stehen die [111]**Indium-(^{111}In)- oder [99m]Technetium (^{99m}Tc)-HMPAO-markierten Leukozyten** zur Verfügung. Wegen der größeren Stabilität des [111]Indiums in den Leukozyten und im entzündlichen Zielgebiet sowie einer deutlich längeren biologischen Halbwertszeit ist die Verwendung dieses Tracers bei einem FUU vorzuziehen, da die Entzündungen bei diesen Patienten meist

schon länger bestehen. Die Strahlenbelastung ist jedoch deutlich höher als bei ^{99m}Tc-markierten Leukozyten. Da nur in der leukozytären Phase der Entzündung eine Anreicherung erwartet werden kann, hängt der Erfolg der Untersuchung von einem möglichst frühen Einsatz ab.

Nachweisbar sind mit der Leukozytenszintigraphie z. B. Abszesse und andere entzündliche Herde im Abdomen und in den Weichteilen, ein Morbus Crohn (mit ^{111}In), eine Osteomyelitis (außer Wirbelsäule) und Entzündungen bei Herzklappen- und Gefäßprothesen. Nicht oder nur schwer zu erfassen sind bei Verwendung von ^{99m}Tc-markierten Leukozyten entzündliche Prozesse der Nieren und Harnblase sowie solche im kleinen Becken und in der Gallenblase wegen physiologischer Anreicherungen und der Ausscheidung des Tracers. Falschnegative Befunde können sich bei vorherrschenden mononukleären (lympho-monozytären) Zellinfiltraten ergeben. Auch ist die physiologische Aktivitätsaufnahme in Milz, Leber und Knochenmark zu berücksichtigen.

Die Immunszintigraphie mit **[99m]Tc-markierten Granulozytenantikörpern** hat die Vorteile des geringeren Markierungs- und Untersuchungsaufwandes sowie einer geringeren Strahlenbelastung. Ihre Verfügbarkeit ist jedoch bisher begrenzt. Nachteilig ist außerdem eine große Affinität zu den granulozytären Vorstufen im Knochenmark.

Bei einem FUU hat sich die Leukozytenszintigraphie dann als erfolgreich erwiesen, wenn klinisch bereits der Verdacht auf eine lokale Entzündung bestand (3, 8, 22). Als Screening-Verfahren sind die Leukozyten- und Immunszintigraphie bei Patienten mit einem FUU ungeeignet.

Das gleiche gilt auch für die Verwendung von markiertem **humanen polyklonalen Immunglobulin** mit [111]Indium oder [99m]Technetium (9). Bewährt hat sich dieses Verfahren in Kombination mit [67]Gallium bei HIV-infizierten Patienten mit ungeklärtem Fieber zur Unterscheidung zwischen entzündlichen Herden und malignen Lymphomen (6).

Andere nuklearmedizinische Verfahren

Als gebräuchliche szintigraphische Methode hat sich auch bei einem FUU die **Knochenszintigraphie** mit ^{99m}Tc-markierten Phosphonaten (z. B. Methylendiphosphonat MDP, Hydroxymethylendiphosphonat HMDP) bewährt. Sie dient zum Nachweis von entzündlichen Knochen- und Gelenkveränderungen sowie malignen Knochenprozessen (außer Myelom). Diagnostisch bedeutsam ist hierbei die *Mehrphasenszintigraphie* mit Erfassung auch der frühen Perfusions- und der Blutpool-Phase. Die Knochenszintigraphie ist u. a. die Methode der 1. Wahl zur Erfassung einer tuberkulösen oder nichttuberkulösen Spondylitis oder einer Sakroiliitis als Fieberursachen.

Auch wiederholte Lungenembolien können Ursache rezidivierender Fieberschübe sein. Hierbei fehlen oft charakteristische pulmonale Symptome und Hinweise auf eine periphere Venenthrombose. Bei einem entsprechenden Verdacht, besonders bei Vorliegen von thrombosebegünstigenden Risikofaktoren, ist eine **Lungenperfusionsszintigraphie** in Kombination mit einem nachfolgenden **Ventilationsszintigramm** indiziert. Als Suchverfahren ist die Lungenszintigraphie bei ungeklärten Fieberzuständen ungeeignet.

Die **Schilddrüsenszintigraphie** wird man in Ergänzung zur Sonographie gezielt bei Hinweisen auf jene Schilddrüsenerkrankungen einsetzen, die als Ursache eines anhaltenden Fiebers in Betracht gezogen werden müssen. Hierzu zählt in erster Linie die subakute Thyreoiditis, die bei sonographisch echoarmer Struktur im Szintigramm eine verminderte ^{131}J-Aufnahme zeigt. Ein Schilddrüsenkarzinom kann sich hinter einem „kalten Knoten" mit fehlender oder stark herabgesetzter Radionuklidaufnahme verbergen. Schließlich kann auch ein oligosymptomatischer Morbus Basedow (besonders bei älteren Patienten) gelegentlich übersehen werden und Ursache eines ungeklärten Fiebers sein.

Die **Positronenemissionstomographie** (**PET**) erlaubt neben Perfusionsmessungen und einer Beurteilung von Stoffwechselfunktionen auch eine Tumordiagnostik. Hierbei können maligne Gewebsveränderungen schon sehr frühzeitig und mit hoher Sensitivität aufgedeckt werden. Die klinischen Anwendungsmöglichkeiten der Methode sind bisher noch gar nicht zu übersehen. Man kann jedoch erwarten, daß die Positronenemissionstomographie aufgrund ihrer vielfältigen Entwicklungsmöglichkeiten in Zukunft auch bei der Diagnostik von ungeklärten Fieberzuständen eine praktische Bedeutung erlangen wird.

Konventionelle radiologische Untersuchungen

Abgesehen von der Thoraxuntersuchung wurden die konventionellen Röntgenuntersuchungen durch die neueren bildgebenden Verfahren und die endoskopischen Untersuchungen weitgehend verdrängt. Bei der Diagnostik ungeklärter Fieberzustände hat vor allem noch die Untersuchung des **Dünndarms** nach dem Sellink-Verfahren eine praktische Bedeutung. Sie dient besonders zum Nachweis von entzündlichen Veränderungen im Ileum und Jejunum (z. B. Morbus Crohn). Weiterhin kann unter Umständen die Röntgenuntersuchung der **Nasennebenhöhlen** und der **Zähne** eine Fieberursache aufdecken, sofern man auch in diesem Bereich der Computertomographie nicht schon primär den Vorzug gibt. Allerdings wird die Häufigkeit entzündlicher Prozesse im Kiefer- und Nasennebenhöhlenbereich als Ursache eines anhaltenden Fiebers in der Literatur teilweise überschätzt. Bei der **Thoraxuntersuchung** sollte man beachten, daß gelegentlich auch alte spezifische Lungenveränderungen bei einem fiebernden Patienten Hinweis auf eine extrapulmonale Tuberkulose sein können. Das gilt vor allem für ältere Menschen und ausländische Patienten aus Ländern, in denen die Tuberkulose sehr verbreitet ist. Eine **Mammographie** sollte bei allen Frauen über 30 Jahre mit einem ungeklärten Fieber routinemäßig durchgeführt werden, sofern die letzte Untersuchung längere Zeit zurückliegt. Eine **Angiographie** kommt zur Abklärung eines Fiebers nur selten in Betracht (z. B. Nachweis von Mikroaneurysmen in den Nieren bei Verdacht auf eine Polyarteriitis nodosa).

3

Endoskopische Untersuchungen

Die Indikation zu einer **Koloskopie** mit **terminaler Ileoskopie** stellt sich primär bei einer Symptomatik, die eine fieberhafte Erkrankung im Dickdarm oder terminalen Ileum vermuten läßt (z. B. Durchfälle oder andere Stuhlunregelmäßigkeiten, Blutungen, suspekte sonographische Befunde). Wegen der Häufigkeit des Kolonkarzinoms auch als Ursache eines ungeklärten Fiebers und im Hinblick auf die Tatsache, daß besonders ein Morbus Crohn nicht selten oligosymptomatisch nur mit Fieber und geringgradigen humoralen Entzündungszeichen verlaufen kann, wird man die Koloskopie schon in einer frühen Untersuchungsphase auch als routinemäßiges Suchverfahren einsetzen. Als primär ungeklärte Fieberursachen im Kolon ist außer einem Karzinom besonders eine Divertikulitis in Betracht zu ziehen. Besteht der Verdacht auf einen entzündlichen Prozeß, so ist es ratsam, auch mikrobiologische Untersuchungen auf pathogene Darmkeime (z. B. Yersinien, Campylobacter, Chlostridien) durchführen zu lassen. Die **Rektoskopie** oder **flexible Sigmoidoskopie** sollte als Routineuntersuchung bei allen über 50 Jahre alten fiebernden Patienten durchgeführt werden.

Der diagnostische Stellenwert einer **Ösophago-Gastro-Duodenoskopie** ist bei einem fiebernden Patienten deutlich geringer als der der Koloskopie. Als Fieberursachen lassen sich mit dieser Untersuchung in Verbindung mit einer Dünndarmbiopsie vor allem entzündliche Erkrankungen (z. B. Morbus Whipple mit histologischem Nachweis der typischen PAS-positiven Makrophagen in der Dünndarmschleimhaut, seltene Lokalisation eines Morbus Crohn) oder auch maligne Prozesse (Karzinome, seltener maligne Lymphome) nachweisen. Beim Morbus Whipple kann die Diagnose auch bei fehlenden gastrointestinalen Symptomen durch den Nachweis bakterieller DNA von Tropheryma whippelii in der Duodenalschleimhaut mit Hilfe der Polymerasekettenreaktion (PCR) gestellt werden. Vermutet man einen krankhaften Prozeß im Gallenblasen-Pankreas-Bereich, so kann bei Patienten mit einem unaufgeklärten Fieber auch eine **retrograde Cholangio-Pankreatikographie (ERCP)** indiziert sein.

Die **Bronchoskopie** mit bronchoalveolärer Lavage und einer transbronchialen Biopsie ist eine unentbehrliche Untersuchung bei allen Patienten, bei denen wegen einer entsprechenden klinischen Symptomatik oder aufgrund von Befunden vorausgegangener Suchverfahren eine entzündliche oder maligne pulmonale Erkrankung anzunehmen ist. Häufig läßt sich hierbei die Diagnose einer Tuberkulose oder anderer Infektionen, einer Sarkoidose oder auch eines Karzinoms sichern. Die Bronchoskopie mit bronchoalveolärer Lavage dient außerdem zur Erkennung einer fieberhaft verlaufenden exogen-allergischen Alveolitis.

Invasive Untersuchungen

Viele Krankheiten, die einem ungeklärten Fieber zugrunde liegen, lassen sich nur durch eine **Biopsie** sichern. Hierbei sollte Biopsiematerial grundsätzlich nur aus Organen entnommen werden, die aufgrund von klinischen Befunden, Ergebnissen der bildgebenden Diagnostik oder validen organspezifischen Laborbefunden pathologische Veränderungen erwarten lassen. Zur Sichtkontrolle eignen sich bei perkutanen Eingriffen die Sonographie und die Computertomographie. Der diagnostische Aussagewert auch einer gesteuerten Punktion hängt entscheidend von der Größe und Lokalisation des Punktionsherdes, aber auch von der Menge des gewonnenen Gewebematerials ab. Um genügend Untersuchungsmaterial zu gewinnen, sind offene Biopsien einer Nadel- oder Stanzbiopsie vorzuziehen. Hierbei muß immer der klinische Zustand des Patienten berücksichtigt werden. In den meisten Fällen wird man das gewonnene Gewebematerial auch mikrobiologisch untersuchen. Vor dem Eingriff sollten alle Vorkehrungen getroffen werden, daß das Untersuchungsmaterial den diagnostischen Erfordernissen entsprechend aufgeteilt (z. B. für spezielle Kulturen, immunhistologische Untersuchungen) und unmittelbar weitergeleitet wird. Immer sollte der Gewebeblock aufbewahrt werden, um evtl. später noch spezielle Färbungen nachzuholen.

Leberbiopsie

Die perkutane Leberbiopsie ist einer der am häufigsten bei einem Fieber unbekannter Ursache durchgeführten invasiven Eingriffe. Der diagnostische Informationswert einer „blinden" perkutanen Biopsie wird aufgrund entsprechender Studien bei Patienten mit einem FUU in der Literatur sehr unterschiedlich beurteilt: Diagnostisch verwertbare Befunde wurden danach bei 14–40 % der Patienten mit klinischen Hinweisen auf eine Leberbeteiligung gefunden (4, 25, 27). Bei einer Leberbiopsie im Rahmen einer Laparoskopie ist der Anteil der diagnostisch wegweisenden Biopsieergebnisse höher. Er beträgt nach Angaben verschiedener Untersucher etwa 30–40 % (23, 35, 39).

Als häufige Fieberursachen finden sich bei der Leberbiopsie eine Sarkoidose oder eine granulomatöse Hepatitis ungeklärter Ursache, eine Tuberkulose, Brucellose oder eine chronische Hepatitis. Ohne Anzeichen für eine Leberbeteiligung ist eine Leberbiopsie als Routinemethode bei einem FUU nicht geeignet.

Knochenmarkbiopsie

Die Untersuchung des Knochenmarks sollte bei ungeklärten Fieberzuständen nicht durch eine Sternalpunktion, sondern als Knochenstanzbiopsie (Jamshidi-Technik) mit zytologischer und histologischer Untersuchung durchgeführt werden. Hierbei empfiehlt sich bei Verdacht auf eine infektiöse Ursache des Fiebers auch eine mikrobiologische Untersuchung bzw. eine Untersuchung mit der PCR vor allem auf Mykobakterien, obwohl die Ausbeute an pathologischen Befunden bei den bisher gebräuchlichen Kulturuntersuchungen im allgemeinen nicht sehr hoch ist (24). Gelegentlich finden sich granulomatöse Veränderungen, für die verschiedene entzündliche oder auch maligne Grundleiden in Betracht kommen. Eine mikroskopische Untersuchung des Knochenmarks kann zur Diagnose einer Leishmaniose beitragen. Vorrangige Indikationen für eine Knochenmarkbiopsie bei Patienten mit einem ungeklärten Fieber ergeben sich bei Verdacht auf eine hämatologische Erkrankung, Verdacht auf eine Miliartuberkulose, Patienten mit einer HIV–Infektion oder anderen immunsupprimierten Patienten mit ungeklärten Infektionen und Verdacht auf metastasierende Karzinome.

Andere Biopsien

Gezielte Biopsien haben eine hohen diagnostischen Stellenwert bei der Diagnostik von **Vaskulitiden** (Übers. 21). Bei älteren Patienten mit den klinischen Symptomen einer konsumierenden Erkrankung und maximal beschleunigter Blutsenkungsreaktion wird man mit oder ohne typische gürtelförmige Myalgien unter dem Verdacht einer Riesenzellarteriitis eine **Temporalarterienbiopsie** durchführen. Diese sollte, zumal wenn einseitige verdächtige Lokalsymptome (Verdickung, Druckdolenz und lokale Rötung der A. temporalis) fehlen, vorzugsweise beidseitig in einer Sitzung erfolgen. Zu beachten ist allerdings, daß die Riesenzellarteriitis bekanntlich oft auch im Bereich anderer Arterien lokalisiert ist, die einer Biopsie nicht zugänglich sind. In diesem Fall besteht häufig die Indikation zu einer empirischen Glukokortikoidbehandlung.

Eine Polyarteriitis nodosa läßt sich oft durch eine **Muskel-** und/oder **Nervenbiopsie** sichern, sofern entsprechende elektromyographische Abweichungen oder pathologische klinische Befunde in diesem Muskelgebiet bestehen. Ein Morbus Wegener erfordert zu seiner diagnostischen Sicherung meist eine Biopsie im Nasennebenhöhlenbereich oder der Lunge. Zum bioptischen Nachweis von Myopathien eignen sich vorzugsweise der M. deltoideus und der M. gastrocnemius.

Eine **Nierenbiopsie** kann bei Verdacht auf eine Polyarteriitis nodosa, eine Wegener-Granulomatose oder eine Kollagenose indiziert sein. Eine Nadelbiopsie der **Schilddrüse** wird man bei suspekten sonographischen, szintigraphischen und klinischen Befunden durchführen, um die Verdachtsdiagnose einer Thyreoiditis oder eines Schilddrüsenkarzinoms zu sichern.

Laparoskopie

In einer retrospektiven Studie konnten wir bei 31 von 70 Patienten mit persistierendem oder rezidivierendem Fieber die Ursache mittelbar oder unmittelbar durch eine Laparoskopie klären. 29 dieser Patienten hatten klinische Befun-

3

de oder pathologische Laborparameter, die auf eine Mitbeteiligung von Abdominalorganen hinwiesen (18). Ähnliche laparoskopische Ergebnisse bei Patienten mit einem Fieber unbekannter Ursache wurden auch von anderen Untersuchern beschrieben (35, 37). Häufigste laparoskopische Diagnosen waren bei diesen Patienten granulomatöse Erkrankungen, gefolgt von malignen Lymphomen, Tuberkulose und primären Leberkrankheiten.

Ein Vorteil der Laparoskopie gegenüber der perkutanen Organpunktion ist neben der makroskopischen Beurteilbarkeit einzelner Bauchorgane, des Peritoneums und des Omentum die Möglichkeit einer gezielten Biopsie besonders kleinherdiger Prozesse (z. B. Granulome) an der Leber- und Milzoberfläche sowie am Peritoneum, die bei einer perkutanen Biopsie nur zufällig erfaßt würden. Hierbei können auch kleine Oberflächenläsionen von weniger als 1 cm Durchmesser, die den bildgebenden Verfahren entgehen, noch erkannt werden. Ebenso kann im Rahmen einer Laparoskopie eine mit erhöhtem Blutungsrisiko verbundene Milzbiopsie unter Sicht durchgeführt werden und, falls erforderlich, auch eine lokale Blutstillung erfolgen.

Mit der Verbreitung der neuen bildgebenden Verfahren wird die Laparoskopie heute nicht mehr so häufig angewandt. Dennoch gibt es nach wie vor eine Reihe von Fragestellungen, bei denen diese wenig belastende und risikoarme Methode im Rahmen der Diagnostik eines ungeklärten Fiebers hervorragende Dienste leistet. Außer den in Tab. 3.**10** aufgeführten internistischen Indikationen sei hier auch auf die gynäkologische Laparoskopie bei ungeklärten fieberhaften Prozessen im Bereich der weiblichen Genitalorgane hingewiesen. Erscheint eine Inspektion des Abdomens bei einem anhaltenden Fieber ratsam, so wird man sich eher zu einer Laparoskopie als zu einer mit deutlich höherer Komplikationsrate belasteten explorativen Laparotomie entscheiden. Ein diagnostischer Erfolg der Laparoskopie ist nur dann zu erwarten, wenn eindeutige Hinweise auf eine Beteiligung von Bauchorganen an dem fieberhaften Grundleiden bestehen. Andernfalls ist dieser Eingriff nicht indiziert.

Tabelle 3.**10** Indikationen für eine internistische Laparoskopie bei einem Fieber unbekannter Ursache

- Verdacht auf peritoneale Erkrankungen (z. B. Tuberkulose, Karzinomatose)
- ungeklärter Aszites
- Verdacht auf granulomatöse Erkrankungen mit Leber- und/oder Milzbeteiligung
- ungeklärte Splenomegalie (zur Milzpunktion unter Sicht)
- Verdacht auf Panniculitis mesenterialis
- Verdacht auf malignes Lymphom mit Leber- und/oder Milzbeteiligung
- durch nichtinvasive Verfahren ungeklärt gebliebene abdominale Symptome

Explorative Laparotomie

In früheren Jahren wurde die explorative Laparotomie bei ungeklärt gebliebenen Fieberzuständen relativ häufig und mit unterschiedlichem Erfolg angewandt. In der vorwiegend älteren Literatur wird die diagnostische Erfolgsrate im Durchschnitt mit über 60 % angegeben. Hierbei wurden in erster Linie maligne Tumoren und verdeckte Abszesse nachgewiesen. Gegenüber der Laparoskopie hat die Laparotomie den Vorteil, daß der gesamte Bauchraum beurteilt werden kann und sich gezielte Biopsien mit ausreichendem Untersuchungsmaterial auch in laparoskopisch nicht zugänglichen Regionen durchführen lassen. Das gilt beispielsweise für Lymphome und auch für Abszesse. U.U. ist auch eine sofortige chirurgische Beseitigung der Fieberursache im Rahmen einer primär diagnostisch geplanten Laparotomie möglich. Dem stehen die viel stärkere Belastung der Patienten, der größere Aufwand und das Komplikationsrisiko gegenüber. Der Indikationsbereich der explorativen Laparotomie bei einem Fieber unbekannter Ursache hat sich mit der Weiterentwicklung der nichtinvasiven diagnostischen Verfahren deutlich eingeschränkt (19). Bei Patienten mit einem FUU wird man sich zu diesem Eingriff heute nur noch in Ausnahmefällen bei einem ausreichend begründeten Verdacht auf eine therapierbare abdominale Erkrankung entscheiden, die durch andere Maßnahmen nicht zu klären ist. Hierbei muß der mögliche Nutzen gegen das individuelle Risiko der Operation bei jedem Patienten sorgfältig abgewogen werden.

Diagnostische Strategie

Für die Abklärung eines FUU gibt es kein allgemeingültiges Schema. Die diagnostische Strategie muß sich vielmehr in jeder Untersuchungsphase an den Symptomen und den bereits gewonnenen Befunden des einzelnen Patienten ausrichten. Zugleich muß das diagnostische Konzept an die Ausgangsbedingungen des zu untersuchenden Kranken angepaßt werden. So kann man beispielsweise einen gefährdeten neutrozytopenischen Kranken mit einem ungeklärten Fieber nicht einem großen zeitaufwendigen Untersuchungsprogramm unterziehen. Auch wird sich das jeweilige diagnostische Vorgehen bei einem bereits hospitalisierten Patienten von dem eines ambulanten Fieberpatienten zwar nicht prinzipiell, aber doch im Ablauf und in der Zielrichtung unterscheiden. Nicht zuletzt sollte man auch den Kostenaufwand im Auge behalten und eine möglichst rationelle Diagnostik anstreben.

Bei der Auswahl der technischen Untersuchungen ist vorrangig der klinische Zustand des Patienten zu berücksichtigen. Risiken und Belastungen für den Kranken und der erwartete Nutzen einer Untersuchung müssen sorgfältig gegeneinander abgewogen werden. Immer wird man wenig belastende, nichtinvasive und dennoch aussagefähige Untersuchungen an den Anfang stellen. Auch darf sich der Untersucher durch das heute zur Verfügung stehende Arsenal an modernen technischen Verfahren und speziellen Labortests nicht verführen lassen, diese als Routineprogramm einzusetzen.

Der untersuchende Arzt muß bereit sein, sein diagnostisches Konzept immer wieder zu überprüfen und erste Verdachtsdiagnosen, falls notwendig, jederzeit zu verwerfen. Das starre Festhalten an einer voreilig gestellten Diagnose kann für den Patienten ebenso fatale Folgen haben wie das blinde Vertrauen in klassische Lehrbuchmeinungen.

Untersuchungsablauf

Bei dem Ablauf der diagnostischen Maßnahmen kann man prinzipiell zwischen 4 aufeinander folgenden Untersuchungsphasen unterscheiden (Tab. 3.**11**):

1. In der **1. Untersuchungsphase** wird man versuchen, auf der Grundlage der Anamnese und der körperlichen Untersuchung zusammen mit den Ergebnissen des Labor-Basisstatus (Tab. 3.**8**) und des technischen Basisprogramms (Sonographie des Abdomens, Echokardiographie, Röntgenuntersuchung der Thoraxorgane, Rektoskopie bei Patienten über 50 Jahre) zu einer oder mehreren Verdachtsdiagnosen zu gelangen. Hierbei sollte immer auch die relative Häufigkeit der als Fieberursache in Betracht kommenden Erkrankungen berücksichtigt werden (Tab. 3.**12**). Man wird sich sodann bemühen, diese Verdachtsdiagnose durch gezielte Ergänzungsuntersuchungen noch zu stützen oder direkt mit Hilfe geeigneter Nachweisverfahren zu sichern (Abb. 3.**1**). Dies gelingt am häufigsten durch eine Biopsie oder eine mikrobiologische Untersuchung, gelegentlich auch durch spezifische immunologische oder serologische Tests.

2. Ist es nicht gelungen, in einem ersten Schritt zur Diagnose zu gelangen, so wird man in einer **2. Untersuchungsphase** unter Berücksichtigung der inzwischen zusätzlich gewonnenen Untersuchungsdaten versuchen, durch den Einsatz geeigneter Suchverfahren eine neue Verdachtsdiagnose aufzustellen. Dies gilt besonders auch für Patienten mit einem *monosymptomatischen Fieber*, das ohne organbezogene Leitsymptome verläuft (Tab. 3.**13**). In diesen Fällen ist es unter Berücksichtigung der Befunde der technischen Basisuntersuchungen oft nicht möglich, von einer ersten Verdachtsdiagnose auszugehen. Man ist hier gezwungen, sich an einer Checkliste der häufigsten Ursachen von ungeklärten Fieberzuständen mit einem monosymptomatischen Verlauf zu orientieren und schrittweise mit Hilfe von Suchverfahren und ergänzenden Laboruntersuchungen die am ehesten in Betracht kommenden Krankheiten zu erfassen oder auszuschließen. Erfahrungsgemäß liegen einem monosymptomatischen Fieber seltener eine Infektionskrankheit, sondern eher eine nichtinfektiöse Systemerkrankung oder ein maligner Prozeß zugrunde (12). In dieser 2. Untersuchungsphase kommen in erster Linie die in Tabelle 3.**11** aufgeführten er-

Tabelle 3.**11** Untersuchungsablauf bei Patienten mit einem Fieber unbekannter Ursache

1. • Anamnese, körperliche Untersuchung
  • erweitertes technisches Basisprogramm (Labor, technische Untersuchungen)
  • Fachkonsile (Gynäkologie, Ophthalmologie)

2. • ergänzende Laboruntersuchungen
  • ergänzende Suchverfahren
    – CT-Thorax, CT-Abdomen
    – Koloskopie
    – Gallium-Szintigraphie
  • zusätzliche Fachkonsile

3. • evtl. weitere serologische Laboruntersuchungen
  • weitere Suchverfahren
    – Beckenkammbiopsie
    – Temporalisbiopsie (Patienten über 60 Jahre)
    – Knochenszintigraphie (Mehrphasentechnik)
    – Bronchoskopie (mit bronchoalveolärer Lavage)
    – Gastro-Duodenoskopie mit Dünndarmbiopsie
    – Röntgenuntersuchungen des Dünndarms (Sellink), der Nasennebenhöhlen u. Zähne
  • evtl. Leberbiopsie, Laparoskopie ⎫
  • als Ausnahme explorative Laparotomie ⎬ bei diagnostisch hinweisenden Symptomen u. Befunden
  ⎭

4. Verlaufsbeobachtung mit engmaschigen Kontrolluntersuchungen oder evtl. empirischer Behandlungsversuch

gänzenden Suchverfahren in Betracht. Hierbei wird man eine CT-Untersuchung des Abdomens in Ergänzung zur Sonographie besonders bei zweifelhaften bzw. unsicheren Befunden im Bauchraum einsetzen. Die aufgeführten technischen Untersuchungen wird man im Bedarfsfalle durch den gezielten Einsatz einer MRT oder eines anderen Verfahrens ergänzen müssen. Zugleich stellt sich die Frage nach weiteren Fachkonsilen.

3. Falls auch mit Hilfe der aufgeführten Ergänzungsuntersuchungen die Fieberursache nicht

Tabelle 3.**12** Häufige Ursachen eines primär ungeklärten Fiebers

  • Abszesse
  • infektiöse Endokarditis
  • extrathorakale Tuberkulose
  • Zytomegalieinfektion
  • maligne Lymphome
  • systemisches Still-Syndrom
  • Riesenzellarteriitis
  • extrathorakale Sarkoidose
  • idiopathische Granulomatose
  • vegetative (habituelle) Hyperthermie

geklärt wurde, müßte man in einer **3. Untersuchungsphase** noch weitere Labortests, technische Verfahren und auch invasive Untersuchungen einsetzen, wie sie in Tab. 3.**11** angegeben sind. Zu erwägen wären dann außerdem eine Leukozyten- oder Immunszintigraphie sowie eine sonographische und szintigraphische Untersuchung der Schilddrüse. Schließlich wird man auch eine Leberbiopsie oder eine Laparoskopie und als letzten Schritt in Ausnahmefällen eine explorative Laparotomie in Betracht ziehen, sofern aufgrund entsprechender Befunde oder Symptome ein abdomineller Krankheitsherd zu erwarten ist, der sich mit anderen Untersuchungsmethoden nicht abklären läßt.

4. Besteht bei einem Patienten trotz Ausschöpfung aller sinnvollen und vertretbaren diagnostischen Möglichkeiten auch weiterhin ein ungeklärtes Fieber, so ergeben sich in dieser **4. Untersuchungsphase** 2 Möglichkeiten:
  • eine Verlaufsbeobachtung mit engmaschigen Kontrolluntersuchungen oder
  • ein empirischer Behandlungsversuch.

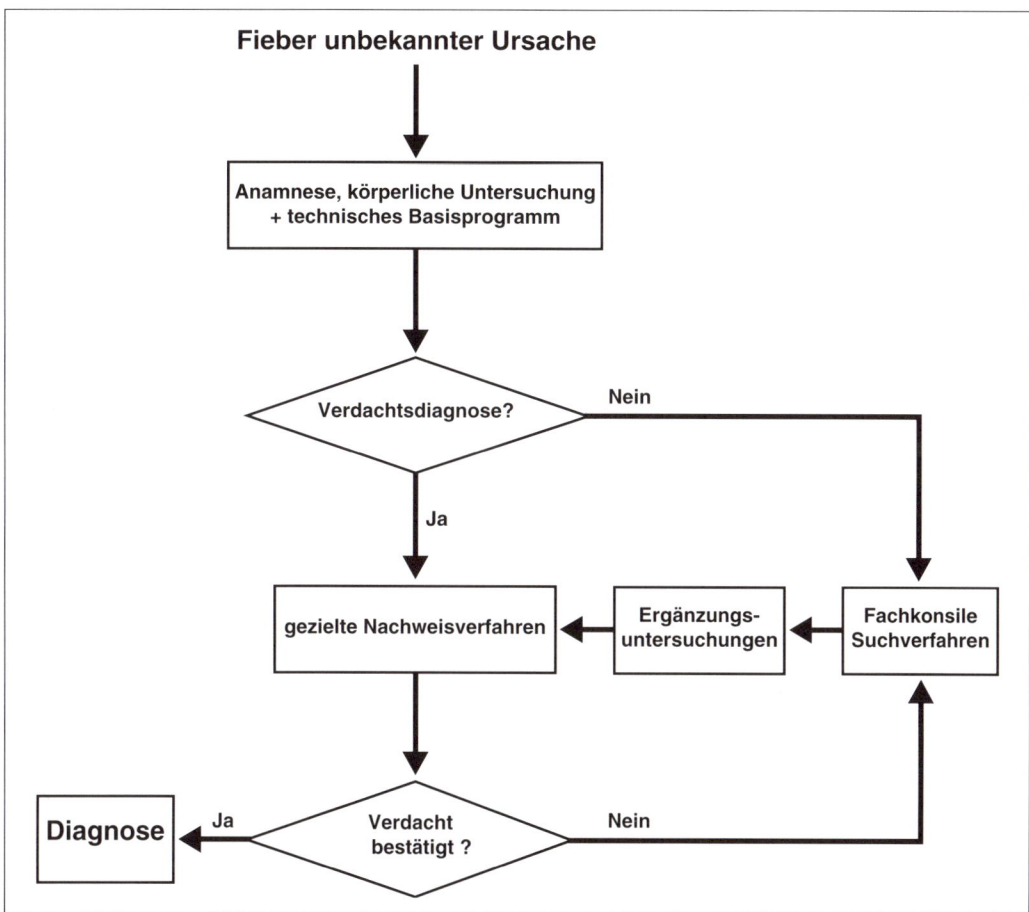

Fieber unbekannter Ursache

Anamnese, körperliche Untersuchung
+ technisches Basisprogramm

Verdachtsdiagnose? — Nein

Ja

gezielte Nachweisverfahren ← Ergänzungs-untersuchungen ← Fachkonsile Suchverfahren

Diagnose ← Ja — Verdacht bestätigt? — Nein

3

Abb. 3.**1** Diagnostische Strategie bei einem Fieber unbekannter Ursache.

Fast immer wertlos sind technische Wiederholungsuntersuchungen, sofern nicht zweifelhafte Befunde oder während des Untersuchungsablaufs neu aufgetretene klinische Gesichtspunkte dies begründen. Abgesehen von der Belastung des Patienten sind derartige „Kontrolluntersuchungen" auch mit einem unnötigen Kostenaufwand verbunden.

Wann ist ein empirischer Behandlungsversuch gerechtfertigt?

Bei allen besonders infektbedrohten Patienten mit einem ungeklärten Fieber stellt sich sehr früh die Frage nach einer **antibiotischen Therapie**. Zu dieser Risikogruppe zählen in erster Linie Kranke mit einer Immunsuppression, selten bedingt durch einen angeborenen Immundefekt und häufig infolge entsprechender Grundleiden (z. B. AIDS, hämatologische Neoplasien) oder therapeutischer Maßnahmen mit Suppression der Granulozyten. Diese Patienten sind besonders durch opportunistische Infektionen gefährdet und bedürfen sehr rasch einer antibiotischen Behandlung. Zuvor wird man in diesen Fällen immer eine mikrobiologische Diagnostik mit Blutkulturen (einschließlich Pilzkulturen!) sowie Urin-, Sputum- und Abstrichuntersuchungen durchführen. Bis zum Vorliegen der Kulturergebnisse wird die Auswahl der Antibiotika und/oder Antimykotika empirisch nach dem am ehesten zu erwartenden Erregerspektrum erfolgen müssen. Bei einer Unwirksamkeit der gewählten Präparate ist diese Behandlung

Tabelle 3.**13** Krankheiten mit häufig monosymptomatisch verlaufendem Fieber unbekannter Ursache

- Abszesse
- infektiöse Endokarditis
- Implantat- und Katheterinfektionen
- Tuberkulose
- Brucellose

- maligne Lymphome
- Kolonkarzinom
- Nierenzellkarzinom
- Hepatom

- Riesenzellarteriitis
- Polyarteriitis nodosa

- extrathorakale Sarkoidose
- idiopathische Granulomatose
- Vorhofmyxom
- rezidivierende Lungenembolien
- Arzneimittelfieber
- idiopathisches episodisches Fieber
- vorgetäuschtes Fieber

nach wenigen Tagen abzubrechen und aufgrund der inzwischen vorliegenden mikrobiologischen Untersuchungsergebnisse zu korrigieren. Der Umfang der weiteren Diagnostik richtet sich bei dieser Patientengruppe nach dem Behandlungserfolg und dem klinischen Zustand im Einzelfall (→ Kap. 6).

Sofern der Patient nicht unmittelbar durch das Grundleiden und seine Auswirkungen bedroht ist oder eine zunehmende Verschlechterung des Allgemeinzustandes eintritt, besteht keine Veranlassung zu überstürzten und ungezielten therapeutischen Maßnahmen, die die Fieberursache meist nur verschleiern und zu trügerischen Rückschlüssen aus dem Medikamenteneffekt führen können. Abgesehen von den genannten Risikopatienten sollte daher ein empirischer Behandlungsversuch mit Medikamenten, die den weiteren Krankheitsverlauf beeinflussen, nur Ausnahmefällen vorbehalten bleiben:
So wird man beispielsweise bei einem dringenden klinischen Verdacht mit echokardiographischem Nachweis von suspekten Oberflächenstrukturen an einer Herzklappe auch bei negativen Blutkulturen eine antibiotische Therapie einleiten müssen. Im Falle der klinisch begründeten Verdachtsdiagnose einer Tuberkulose hat man bisher das Ergebnis der zeitaufwendigen

Kulturuntersuchungen mit Resistenzprüfungen häufig nicht abgewartet, sondern sogleich eine empirische Behandlung mit **Tuberkulostatika** eingeleitet. Durch die Einführung der PCR ist ein Erregernachweis heute sehr viel rascher möglich.

Für die empirische Anwendung von **Glukokortikoiden** stellt sich die Indikation besonders bei Verdacht auf eine Riesenzellarteriitis bzw. Polymyalgia rheumatica, wenn es sich um ältere Patienten handelt und entsprechende klinische Symptome und Laborbefunde vorliegen, die Diagnose bioptisch im Bereich der Temporalarterien aber nicht zu sichern war. In diesen Fällen ist innerhalb von wenigen Tagen eine schlagartige Besserung der subjektiven und objektiven Symptome zu erwarten. Aber auch bei Patienten mit persistierendem Fieber und Verdacht auf eine bisher nicht gesicherte Vaskulitis oder Kollagenose kann es gerechtfertigt oder bei Verschlechterung des Allgemeinzustandes notwendig sein, eine empirische Behandlung mit Glukokortikoiden einzuleiten.

Zur symptomatischen Behandlung des Fiebers kann die Anwendung von **Antipyretika** bzw. **Antiphlogistika** angezeigt sein, die jedoch wegen ihrer kurzfristigen Wirkung die Diagnostik kaum beeinflussen. Geeignet sind in der Regel für Erwachsene die Azetylsalizylsäure oder Paracetamol. Kindern sollte Azetylsalizylsäure wegen der Gefahr eines Reye-Syndroms nicht verabreicht werden. Nach einer Mitteilung in der Literatur soll Naproxen das Fieber bei malignen Erkrankungen, nicht aber bei Infektionskrankheiten senken, so daß die Autoren die Anwendung dieses Präparats zur Differentialdiagnostik empfehlen (7).

Was tun, wenn das Fieber ungeklärt bleibt?

Die Zeit leistet bei der Abklärung einer unbekannten Fieberursache oft eine größere diagnostische Hilfe als eine Fülle unkritisch angewandter technischer Untersuchungen und Labortests. Nicht selten führt während einer Beobachtungsperiode ein neu aufgetretenes Symptom oder ein später erhobener pathologischer Befund einer Laboruntersuchung schließlich doch noch zur Diagnose. Erfahrungsgemäß wird die Prognose des Grundleidens bei Patienten mit einem anhaltenden Fieber selten durch eine Untersuchungspause verschlechtert. Bei einem Teil der Fieberkranken läßt sich die Diagnose auch oft erst durch eine Verlaufsbeobachtung stellen. Das gilt besonders für Erkrankungen, die letztlich nur durch eine Ausschlußdiagnostik zu erkennen sind, wie beispielsweise das systemische Still-Syndrom des Erwachsenen oder ein selbstinduziertes Fieber. Dennoch muß man davon ausgehen, daß auch in neuerer Zeit bei etwa 20 % aller erwachsenen Patienten mit einem Fieber unbekannter Ursache keine eindeutige Diagnose gestellt werden kann. Die höchste Rate ungeklärter Fälle findet sich bei Patienten mit einem rezidivierenden Fieber (17).

Bei einem Teil der ungeklärten Fälle tritt nach Monaten oder selten auch noch nach Jahren eine Spontanremission ein. Bei den anderen bleibt das Fieber weiterhin bestehen. Diese Patienten wird man weiter beobachten und in angemessenen Abständen erneut untersuchen. Es hat sich jedoch gezeigt, daß bei der überwiegenden Mehrzahl von sorgfältig untersuchten Patienten mit einem seit über 2 Jahren bestehenden Fieber auch mit den heute zur Verfügung stehenden Methoden keine Abklärung erreicht wird. Andererseits zeigen die Verlaufsbeobachtungen bei diesen Patienten, daß ihre Prognose letztlich meist günstig ist (15, 20).

Welche Ursachen können zu Fehldiagnosen führen?

Abgesehen von einer mangelnden klinischen Erfahrung und unzureichenden Kenntnissen der mit Fieber verlaufenden Erkrankungen gibt es bei der Diagnostik eines ungeklärten Fiebers eine Anzahl von Ursachen, die häufig für Fehldiagnosen oder eine verzögerte Diagnosestellung verantwortlich sind (Tab. 3.**14**). Unter ihnen haben übersehene oder falsch bewertete Leitsymptome ebenso wie die ungenügende Erfassung oder Beachtung der epidemiologischen und sozialen Anamnese eine besondere Bedeutung, da diese sehr oft richtungweisend für die nachfolgende Diagnostik sind. Häufige Fehler-

Tabelle 3.**14** Häufige Ursachen von Spät- und Fehldiagnosen bei einem Fieber unbekannter Ursache

- Unvollständige Erfassung und falsche Bewertung von Leit- und Begleitsymptomen
- ungenügende Beachtung von sozialen und epidemiologischen Daten
- Überbewertung der „klassischen" Fiebertypen
- Fehleinschätzung von subfebrilen Temperaturen
- medikamentöse Vorbehandlung
- Fehlbeurteilung von serologischen Befunden
- Fehlinterpretation von Befunden bildgebender Verfahren
- atypische Verlaufsformen häufiger fieberhafter Erkrankungen

3

quellen sind serologische Befunde von routinemäßig veranlaßten Antikörperuntersuchungen für Infektionskrankheiten sowie falschpositive oder falschnegative Befunde bei den bildgebenden Verfahren, die leicht in eine falsche Richtung führen können. Subfebrile Temperaturen werden in ihrer Bedeutung oft überschätzt, aber bei älteren Menschen auch häufig unterbewertet. Schließlich sei daran erinnert, daß häufig vorkommende Krankheiten „atypisch", d. h. abweichend von ihrer in den Lehrbüchern dargestellten Symptomatik, verlaufen können und daher zu spät erkannt werden.

Literatur

1 Aronson, M.D., D.H. Bor: Blood cultures. Ann.Intern. Med. 106 (1987) 246–253

2 Becker, W.: The contribution of nuclear medicine to the patient with infection. Eur.J.Nucl.Med. 22 (1995) 1195–1211

3 Becker, W., U. Dölkemeyer, M. Gramatzki, M.U. Schneider, J. Scheele, F. Wolf: Use of immunoscintigraphy in the diagnosis of fever of unknown origin. Eur.J.Nucl.Med. 20 (1993) 1078–1083

4 Bruguera, M., M. Torres-Salinas, J.M. Bordas, C. Bru, J. Rodés: La biopsia hepática en el estudio de una fiebre de origen desconocido. Med.Clin. (Barcelona) 77 (1981) 115–117

5 Brusch, J.L., L. Weinstein: Fever of unknown origin. Med.Clin.North Am. 72 (1988) 1247–1261

6 Buscombe, J.R., R.F. Miller, D. Lui, P.J. Ell: Combined ^{67}Ga citrate and ^{99}Tc^{m}-human immunoglobulin imaging in human immunodeficiency virus-positive patients with fever of undetermined origin. Nucl.Med. Commun. 12 (1991) 583–592

7 Chang, J.C., H.M. Gross: Utility of naproxen in the differential diagnosis of fever of undetermined origin in patients with cancer. Am.J.Med. 76 (1984) 597–603

8 Davies, S.G., N.W. Garvie: The role of indium-labelled leukocyte imaging in pyrexia of unknown origin. Brit.J.Radiol. 63 (1990) 850–854

9 De Kleijn, E.M.H.A., W.J.G. Oyen, F.H.M. Corstens, J.W.M. van der Meer and the Nederlands FUO Imaging Group: Utility of Indium-111-labeled polyclonal immunoglobulin G scintigraphy in fever of unknown origin. J.Nucl.Med. 38 (1997) 484–489

10 Durack, D.T., A.C. Street: Fever of unknown origin – reexamined and redefined. Curr.Clin.Top.Infect.Dis. 11 (1991) 35–51

11 Gaspar, G., J.Barbado, C. Redondo, J.J. Vázquez, J.M. Peña, J.M. Segura: Valor diagnóstico de la ultrasonografia abdominal en la fiebre de origen desconocido. Med.Clin. (Barcelona) 77 (1981) 153–157

12 Gries, E., H. Hoensch, E.E. Ohnhaus: Differentialdiagnose bei bisher ungeklärtem Fieber: Bedeutung klinischer Begleitsymptome. Klin. Wschr. 64 (1986) 307–313

13 Knochel, J.Q., P.R. Koehler, T.G. Lee, D.M. Welch: Diagnosis of abdominal abscesses with computed tomography, ultrasound, and ^{111}In leukocyte scans. Radiology 137 (1980) 425–432

14 Knockaert, D.C.: Diagnostic strategy for fever of unknown origin in the ultrasonography and computed tomography era. Acta Clin.Belg. 47 (1992) 100–116

15 Knockaert, D.C., K.S. Dujardin, H.J. Bobbaers: Long-term follow-up of patients with undiagnosed fever of unknown origin. Arch.Intern.Med. 156 (1996) 618–620

16 Knockaert, D.C., L.A. Mortelmans, M.C. de Roo, H.J. Bobbaers: Clinical value of Gallium-67 scintigraphy in evaluation of fever of unknown origin. Clin.Infect. Dis. 18 (1994) 601–605

17 Knockaert, D.C., L.J. Vanneste, H.J. Bobbaers: Recurrent or episodic fever of unknown origin. Review of 45 cases and survey of the literature. Medicine (Baltimore) 72 (1993) 184–196

18 Kortsik, C., G. Winckelmann, K. Beck, A. Lütke: Was leistet die Laparoskopie bei der Klärung von Fieber unbekannter Ursache? Dtsch.Med.Wschr. 112 (1987) 1657–1660

19 Kümmerle, F., H. Schild: Welche Indikationen gibt es noch für die explorative Laparotomie? Dtsch.Med.Wschr. 116 (1991) 590–594

20 Larson, E.B., H.J. Featherstone, R.G. Petersdorf: Fever of undetermined origin: diagnosis and follow-up of 105 cases, 1970–1980. Medicine (Baltimore) 61 (1982) 269–292

21 Leu, A.J., H.J. Leu: Vaskulitis. Differentialdiagnostische Wertigkeit der Biopsie. Dtsch.Med.Wschr. 115 (1990) 984–993

22 MacSweeney, J.E., A.M. Peters, J.P. Lavender: Indium labelled leukocyte scanning in pyrexia of unknown origin. Clin.Radiol. 42 (1990) 414–417

23 Maradona Hidalgo, J.A.M., C.A. Alvarez, M.L.F. Rippe, E.S. Garcia: Valor diagnóstico de la biopsia hepática dirigida por laparoscopia en la fiebre de origen desconocido. Med.Clin. (Barcelona) 77 (1981) 386–388

24 Marsh, R.D., M. Paul, T. Siddique, W. Noyes: Bone marrow culture for diagnosis of mycobacterial and fungal infections in febrile patients. J.Florida Med.Ass. 78 (1991) 357–360

25 Masana, L., J. Guardia, B. Clotet, A. Cuxart, J. Vilascea, R. Bacardi: Liver biopsy in fever of unknown origin. Gastroenterol.Clin.Biol. 4 (1980) 215–218

26 McNeil, B.J., R. Sanders, P.O. Alderson, S.J. Hessel, H. Finberg, S. S. Siegelman, D.F. Adams, H.L.A. Abrams: A prospective study of computed tomography, ultrasound, and gallium imaging in patients with fever. Radiology 139 (1981) 647–653

27 Mitchell, D.P., T.E. Hanes, A.M. Hoyumpa, Jr., S. Schenker: Fever of unknown origin. Assessment of the value of percutaneous liver biopsy. Arch.Intern.Med. 137 (1977) 1001–1004

28 Moore, P.M., A.S. Fauci: Neurologic manifestations of systemic vasculitis. A retrospective study of the clinicopathologic features and responses to therapy in 25 patients. Am.J.Med. 71 (1981) 517–524

29 Mouratidis, B., F. Lomas: The role of Gallium-67 scanning in febrile patients. Austral.Radiol. 38 (1994) 193–195

30 Mueller, E.J., D.L. Seeger: Metal fume fever – a review. J.Emerg.Med. 2 (1985) 271–274

31 Musher, D.M., V. Fainstein, E.J. Young, T.L. Pruett: Fever patterns: their lack of clinical significance. Arch.Intern.Med. 139 (1979) 1225–1228

32 Patel, C., R.S. Lloyd, G. Holdstock: The value of screening for autoantibodies in patients with nonspecific symptoms. Postgr.Med.J. 61 (1985) 509–510

33 Peters, A.M.: Localising the cause of an undiagnosed fever. Eur.J.Nucl.Med. 23 (1996) 239–242

34 Quinn, M.J., P.F. Sheedy, D.H. Stephens, R. Hattery: Computed tomography of the abdomen in evaluation of patients with fever of unknown origin. Radiology 136 (1980) 407–411

35 Rouge, P.E., J. Grasset, A. Franco, H. Aubert, Ch. Massodt, M. Rachail: La laparoscopie avec biopsie hépatique dans le diagnostic des fièvres prolongées inexpliquées. Rev.Méd.Intern. 11 (1981) 151–156

36 Siminoski, K.: Persistent fever due to occult dental infections: case report and review. Clin.Infect.Dis. 16 (1993) 550–554

37 Solis-Herruzo, J.A., V. Benita, J.D. Morillas: Laparoscopy in fever of unknown origin – study of seventy cases. Endoscopy 13 (1981) 207–210

38 Suga, K., K. Nakagi, T. Kuramitsu, K. Itou, N. Tanaka, H. Uchisato, T. Nakanishi, H. Utsumi, N. Yamada: The role of Gallium-67 imaging in the detection of foci in recent cases of fever of unknown origin. Ann.Nucl. Med. 5 (1991) 35–40

39 Trujillo, L., J.M. Herrera, M. Castro, M. Ortega, J. Aguilar: Aportación de la laparoscopia y biopsia hepática al diagnóstico del síndrome febril de origen desconocido. Rev.Clin.Españ. 174 (1984) 179–182

40 Winckelmann, G., G. Maass, H. Schmidt, J. Löhner: Vegetative Hyperthermie: Thermoregulationsstörung oder Variante der Norm? Dtsch.Med.Wschr. 111 (1986) 1590–1594

41 Winckelmann, G., U. Winckelmann, R. Augustin-Friedrich: Anticardiolipin antibodies in giant cell arteritis and polymyalgia rheumatica. Abstr.XII.Europ. Congr.Rheumatol., Budapest 1991, p.118

4 Differentialdiagnostische Leitsymptome

von Günther Winckelmann und Hanne Hawle

Fieberverlaufsformen

Bei der Abklärung eines Fiebers primär unbekannter Ursache geben neben dem Patientenalter und der Krankheitsentwicklung vor allem der Fieberverlauf und organbezogene Leitsymptome die wertvollsten diagnostischen Hinweise.

In Kapitel 2 wurde bereits dargelegt, daß sich aus den klassischen Fiebertypen – abgesehen von wenigen Ausnahmen – keine zuverlässigen diagnostischen Rückschlüsse auf die zugrundeliegende Krankheit ziehen lassen. Diagnostisch aufschlußreicher sind dagegen oft der Langzeitverlauf eines Fiebers und gelegentlich auch die Höhe der Temperaturen. Der Fieberverlauf kann allerdings auch bei ein und derselben Krankheit sehr unterschiedlich sein. Beispiele hierfür sind die Tuberkulose oder die subakute infektiöse Endokarditis, die sowohl von hohem septischen Fieber als auch von niedrigfebrilen Temperaturen begleitet sein können. Andere fieberhafte Erkrankungen haben dagegen einen sehr charakteristischen Fieberverlauf. Das gilt besonders für die Krankheiten mit rezidivierenden Fieberepisoden im Wechsel mit symptomfreien Intervallen.

Extreme Temperaturerhöhungen sind selten Ausdruck einer Infektionskrankheit. Sie finden sich eher als Hyperthermie bei Erkrankungen des ZNS, beim Hitzschlag und bei der malignen Hyperthermie im Zusammenhang mit Narkosen. Hohes Fieber mit relativer Bradykardie weist am ehesten auf Typhus, Brucellose, Leptospirose, Arzneimittelfieber oder ein vorgetäuschtes Fieber hin, sofern die Bradykardie nicht medikamentös oder kardial bedingt ist. Diagnostisch verwertbar ist die Erfahrung, daß bei Infektionskrankheiten der zirkadiane Temperaturrhythmus meist erhalten bleibt. Ein fehlender Tagesrhythmus des Fiebers spricht daher eher für eine nichtinfektiöse Krankheit. Immer wird man beachten müssen, daß Infektionen besonders bei immunsupprimierten und alten Patienten auch afebril verlaufen können.

Persistierende sub- und niedrigfebrile Temperaturen

Die Bewertung von subfebrilen oder niedrigfebrilen Temperaturen zwischen etwa 37,5 und 38,5° (bei oraler Messung) ist oft sehr problematisch. Hinter diesem Symptom können sich harmlose Störungen ebenso verbergen wie bedrohliche organische Krankheiten. Obwohl Zustände mit subfebrilen Temperaturen nach der klassischen Definition nicht zu den Ursachen eines Fiebers unbekannter Ursache (FUU) zählen, sollen sie wegen ihrer Häufigkeit und ihrer oft problematischen diagnostischen Zuordnung hier besprochen werden.

In neueren Arbeiten und Buchbeiträgen zum Thema eines FUU finden die sub- und niedrigfebrilen Temperaturerhöhungen meist wenig Beachtung. In seiner Praxis wird der niedergelassene Arzt jedoch gar nicht so selten mit dem Problem eines anhaltenden „leichten Fiebers" konfrontiert. Bei den bekanntlich interindividuell sehr unterschiedlichen Normaltemperaturen ist im Einzelfall oft nicht sicher zu entscheiden, ob es sich hier tatsächlich um ein neu aufgetretenes Krankheitssymptom oder um noch normale Körpertemperaturen handelt, da den Betroffenen ihr persönlicher normaler Temperaturbereich mit seinen zirkadianen Schwankungen in der Regel nicht bekannt ist. Organische Erkrankungen werden sich in derartigen Fällen jedoch über kurz oder lang meist durch zusätzliche pathologische Labor- und/oder Organbefunde zu erkennen geben. Aber auch diesbezüglich symptomfrei verlaufende sub- oder niedrigfebrile Temperaturen können Ursache krankhafter Zustände sein, wie das Beispiel des „Chronic Fatigue Syndrome" zeigt.

Bei dem diagnostischen Vorgehen in diesen Fällen empfiehlt es sich, von den Patienten zunächst ein Tagestemperaturprotokoll unter Ruhe- und Belastungsbedingungen mit evtl. vergleichenden rektalen und axillären Messungen anfertigen zu lassen (s. Abb. 4.1). Zur Unterscheidung eines „echten", durch Pyrogene induzierten Fiebers von einer Hyperthermie ist es hierbei oft ratsam, die Temperaturmessungen unter den gleichen Bedingungen und bei wiederholter Einnahme eines Zyklooxygenasehemmers (z. B. Azetylsalizylsäure) zu wiederholen. Lassen sich die Temperaturerhöhungen hierdurch nicht supprimieren, so ist eine harmlose Hyperthermie und nicht ein durch Pyrogene ausgelöstes und durch Prostaglandine vermitteltes Fieber mit einer Höherverstellung des Temperatursollwertes anzunehmen (→ vegetative Hyperthermie, S. 63).

Organische Erkrankungen

Infektionskrankheiten, die häufig nur mit geringen Temperaturerhöhungen verlaufen, sind in erster Linie die subakute infektiöse Endokarditis und die Tuberkulose sowie auch chronische Zahn- und Nebenhöhleninfektionen.

Als FUU präsentiert sich die **Tuberkulose** am ehesten als extrapulmonale Form. Besonders die isolierte Urogenital- und Skelettuberkulose sowie die Tuberkulose des Gastrointestinaltraktes werden oft erst spät erkannt. Je jünger der Patient ist, um so häufiger besteht ein Lymphknotenbefall. Bei älteren Menschen ist dagegen eher eine Lungentuberkulose zu erwarten. Sub- oder niedrigfebrile Temperaturen beobachtet man vor allem bei den subakuten und chronischen Verlaufsformen der Miliartuberkulose. Ihre Erkennung kann erhebliche Schwierigkei-

ten bereiten, zumal in etwa der Hälfte der Fälle eine Tuberkulinanergie besteht. Die Verdachtsdiagnose einer Miliartuberkulose läßt sich am ehesten durch eine Knochenmarkuntersuchung sichern. Mit den neueren molekularbiologischen Nachweismethoden, wie die Polymerasekettenreaktion (PCR), stehen heute sehr zuverlässige Verfahren mit hoher Sensitivität und Spezifität zur Verfügung. An eine Tuberkulose wird man besonders bei HIV-infizierten und anderen immunsupprimierten Patienten, Alkohol- und Drogenabhängigen, älteren Menschen (in Altersheimen) sowie bei Zuwanderern aus Südostasien, Afrika und Indien denken müssen. Atypische Verläufe der Tuberkulose beobachtet man vor allem bei HIV-Patienten, bei denen als Infektionserreger auch häufig atypische Mykobakterien gefunden werden (→ Kap. 6).

Gelegentlich sind *chronische lokale Entzündungen*, wie Implantatinfektionen oder Zahn- und Nasennebenhöhleninfektionen, Ursache ungeklärter sub- oder niedrigfebriler Temperaturen. Seltener verlaufen eine chronische Brucellose oder eine chronische aktive Epstein-Barr-Virusinfektion (als chronisches Mononukleose-Syndrom) mit leichten Temperaturerhöhungen. Bei Abszessen verschiedenster Lokalisation können niedrigfebrile Temperaturen mit hohen Fieberschüben wechseln. Das gilt beispielsweise auch für den chronischen Verlauf einer Malaria tropica und für maligne Lymphome. Nicht selten sind solide *Karzinome* (z. B. Kolon, Bronchus, Niere, Leber) schon in einem frühen Krankheitsstadium von niedrigfebrilen Temperaturen begleitet.

Auch bei der **subakuten Thyreoiditis de Quervain** können niedrigfebrile Temperaturen neben den Halsschmerzen im Vordergrund der klinischen Symptome stehen. Die Ursache wird oft lange Zeit verkannt, und die Erkrankung als chronische Pharyngitis bei wiederholten Konsultationen von HNO-Fachärzten fehlgedeutet. Charakteristische Befunde sind die stark beschleunigte Blutsenkungsreaktion und die fehlende bzw. supprimierte Aufnahme von radioaktiv markiertem Jod in der Schilddrüse. Bei einem Teil der Patienten finden sich anfänglich die klinischen Zeichen einer leichten Hyper-

Tabelle 4.**1**   Organische Erkrankungen mit häufig sub- und niedrigfebrilen Temperaturen

- Infektionen (z. B. Tuberkulose, subakute infektiöse Endokarditis)
- Karzinome
- maligne Lymphome
- Riesenzellarteriitis / Polymyalgia rheumatica
- Polyarteriitis nodosa
- Morbus Crohn
- subakute Thyreoiditis de Quervain
- Vorhofmyxom
- rezidivierende venöse Thromboembolien
- vermehrter Gewebsuntergang

thyreose. Selten ist ein akuter Beginn der Erkrankung mit hohem Fieber. Meist ist ein viraler Infekt vorausgegangen. Frauen im mittleren Lebensalter sind sehr viel häufiger betroffen als Männer (5:1).

Weitere chronische Krankheiten, die häufig mit anhaltenden geringen Temperaturerhöhungen verlaufen, sind in Tab. 4.**1** angeführt. Zu ihnen zählen auch rezidivierende **venöse Thromboembolien**. Hierbei kann jeweils eine akute Lungenembolie mit einem höheren Anstieg der Temperaturen verbunden sein, die dann anschließend wieder in einen niedrigfebrilen Bereich abfallen. Fieber ist gelegentlich das einzige klinische Symptom einer Phlebothrombose (32). Weiterhin beobachtet man meist nur leichte Temperaturerhöhungen bei Krankheiten mit einem vermehrten Gewebsuntergang, wie beispielsweise bei der *Leberzirrhose*, nach ausgedehnten *Infarkten des Herzens* oder der Lunge sowie bei der *Resorption großer Blutergüsse* in Körperhöhlen.

Krankhafte Störungen ohne organpathologische Befunde

Neben den in Kap. 2 besprochenen physiologischen Temperatursteigerungen (z. B. 2. Phase des Menstruationszyklus, Wärmeexposition, körperliche Bewegung) gibt es mehrere krankhafte Störungen und Erkrankungen, bei denen sub- oder niedrigfebrile Temperaturen ohne ein nachweisbares organisches Grundleiden auftreten (Tab. 4.**2**). Ihrem Charakter nach handelt es sich bei den Temperaturerhöhungen in

diesen Fällen um eine Hyperthermie und nicht um ein durch pyrogene Zytokine ausgelöstes Fieber mit Erhöhung des Temperatursollwertes.

Vegetative („habituelle") Hyperthermie

Schon in frühen Publikationen wurden subfebrile oder niedrigfebrile Temperaturen als idiopathisches Fieber, Pseudofieber oder habituelle Hyperthermie bei Patienten ohne ein nachweisbares organisches Grundleiden beschrieben (16, 27). Die erhöhten Körpertemperaturen waren in diesen Fällen mit einer allgemeinen Leistungsminderung, einer raschen Erschöpfbarkeit und häufig multiplen funktionellen Organbeschwerden assoziiert. Als Ursachen wurden konstitutionelle, psychogene und hormonale Faktoren sowie auch Fokalinfektionen diskutiert. Auch neuere Untersuchungen haben sich wiederholt mit diesem nach wie vor ungeklärten Syndrom befaßt, das ganz überwiegend Frauen der jüngeren und mittleren Altersgruppe betrifft (6, 10, 35).

Nach eigenen Untersuchungen an 85 Frauen und 15 Männern können die meisten Betroffenen den zeitlichen Beginn der Temperaturerhöhung und der allgemeinen Befindlichkeitsstörungen sehr genau angeben, da in den überwiegenden Fällen ein fieberhafter selbstlimitierender Infekt als mögliches auslösendes Moment vorausgeht. Die Mehrzahl unserer Patienten hatten ihre Körpertemperaturen auch schon früher im Anschluß an fieberhafte Infekte kontrolliert und bisher keine anhaltenden Temperaturerhöhungen festgestellt. Es handelt sich bei den subfebrilen Temperaturen dieser Patienten offensichtlich nicht um eine Normvariante bzw. einen übertriebenen („exaggerated") zirkadianen Temperaturrhythmus, wie dies verschiedentlich angenommen wurde (37).

Tabelle 4.**2**   Zustände mit sub- und niedrigfebrilen Temperaturen ohne erkennbares organisches Grundleiden

- vegetative („habituelle") Hyperthermie
- psychogene Hyperthermie
- chronisches Erschöpfungssyndrom („Chronic Fatigue Syndrome")
- Gestagen-induzierte Hyperthermie

Für eine vegetative Hyperthermie sprechen nach unseren Beobachtungen vor allem folgende Merkmale: normale oder wenig erhöhte rektale Ruhetemperaturen mit einem inadäquat hohen Temperaturanstieg (selten über 38,5°C) bei einer wenig belastenden körperlichen Bewegung (z. B. Spaziergang), eine häufig ungewöhnlich hohe Differenz zwischen den rektalen und axillären Bewegungstemperaturen und eine fehlende Beeinflußbarkeit der Temperaturerhöhungen durch Antipyretika vom Typ der Zyklooxygenasehemmer (Abb. 4.**1**). Neben anderen funktionellen Organbeschwerden klagen die Patienten vor allem über eine rasche Erschöpfbarkeit bei geringen körperlichen Belastungen in zeitlicher Koinzidenz mit den Temperaturerhöhungen und über eine oft lähmende Müdigkeit. Die körperlichen Befunde ebenso wie die Laborbefunde sind in diesen Fällen normal (Tab. 4.**3**).

Am ehesten handelt es sich bei der vegetativen oder habituellen Hyperthermie um eine harmlose leichte Wärmeregulationsstörung, wobei die oft ungewöhnlich große Differenz zwischen den rektalen und axillären Bewegungstemperaturen für eine verminderte Wärmeabgabe durch die Haut sprechen könnte. Neben anderen nicht bekannten Einflüssen dürften an der Ausbildung der Symptomatik häufig auch psychische Faktoren beteiligt sein. Bei den von uns psychoanalytisch untersuchten Patienten war es jedoch nicht möglich, die Temperaturerhöhungen und allgemeinen Befindlichkeitsstörungen auf ein weitgehend einheitliches psychodynamisches Konzept zurückzuführen (35). Das über Monate oder auch Jahre verlaufende funktionelle Syndrom ähnelt in seiner Symptomatik, seinem Verlauf und seiner letztlich guten Prognose weitgehend dem chronischen Müdigkeits- bzw. Erschöpfungssyndrom („Chronic Fatigue Syndrome"). Wahrscheinlich handelt es sich hier um Varianten eines einheitlichen Syndroms.

Psychogene Hyperthermie

Enge Beziehungen bestehen zwischen der vegetativen Hyperthermie und der in der Literatur als „psychogenes Fieber" beschriebenen Störung. Hier wie dort übersteigt die rektale Temperatur nur selten 38,3°, und die Temperaturerhöhungen sind meist von multiplen somatoformen Störungen begleitet. Von einzelnen Autoren wurde jedoch das durch emotionalen Stress ausgelöste „psychogene Fieber" mit einem normalen Temperatursollwert von der „habituellen Hyperthermie" unterschieden, bei der eine Temperaturregulation auf einem höheren Sollwertniveau vermutet wurde (2).

Die Assoziation von Temperaturerhöhungen mit psychosomatischen und psychiatrischen Erkrankungen ist seit langem bekannt. Sie hat jedoch in der neueren Literatur nur noch wenig Beachtung gefunden (Übers. 2). In Einzelfällen wurden sogar über viele Jahre episodisch auftretende Temperaturerhöhungen bis zu 40 °C beobachtet und als psychogen gedeutet (22, 30). Ob bei diesen Patienten trotz fehlendem Nachweis eines organischen Grundleidens und normalen Labordaten allein ihre Persönlichkeitsstörung für die über mehrere Jahre auftretenden Fieberepisoden verantwortlich gemacht werden kann, erscheint zumindest sehr zweifelhaft.

Meyer u. Beck (23) haben versucht, die psychodynamisch wirksamen Kausalzusammenhänge bei den von ihnen beobachteten Patienten mit einem „psychogenen Fieber" aufzuklären. Sie fanden an psychopathologischen Symptomen vor allem Beziehungsstörungen in Verbindung mit einer starken Aggressionshemmung sowie teilweise ein hochstehendes Ich-Ideal. Die Autoren vermuteten, daß ein „psychogenes Fieber" bei Erwachsenen Hinweis auf eine schwere Persönlichkeitsstörung ist, und daß die betroffen

Tabelle 4.3 Diagnostische Merkmale einer vegetativen Hyperthermie

- inadäquate bewegungsabhängige Temperaturerhöhung
- meist ungewöhnlich hohe Differenz zwischen rektalen und axillaren Bewegungstemperaturen
- keine Temperaturbeeinflussung durch Antipyretika
- allgemeine Befindlichkeitsstörungen mit vorherrschender rascher Erschöpfbarkeit und somatoformen Störungen
- normaler klinischer Befund, normale Laborbefunde

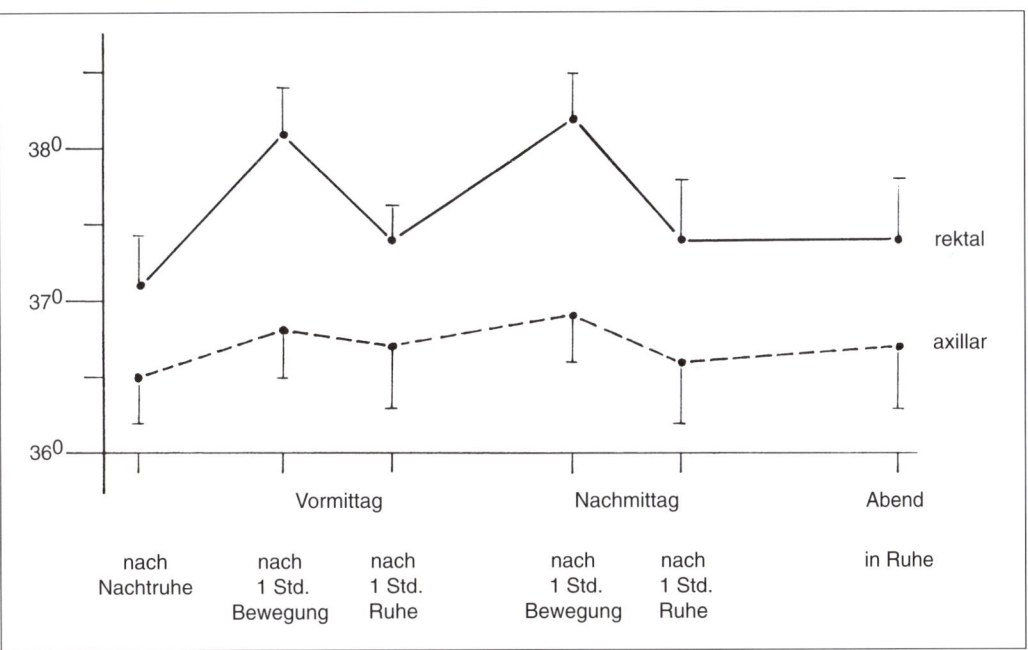

Abb. 4.1**a** Rektale und axillare Körpertemperaturen unter verschiedenen Bedingungen bei 25 Patienten mit vegetativer Hyperthermie. Mittelwerte mit Standardabweichung. (aus 35)

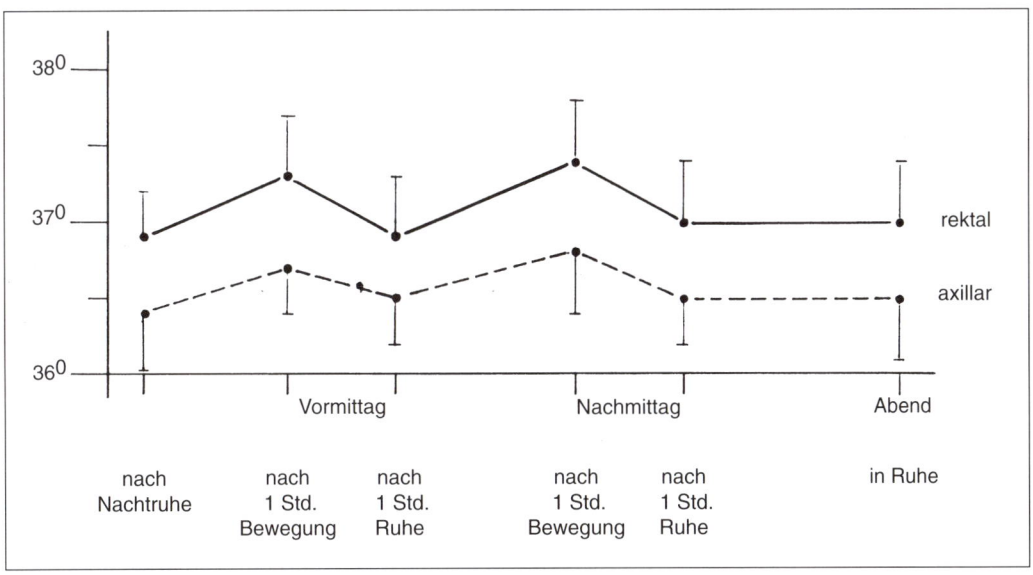

Abb. 4.1**b** Rektale und axillare Körpertemperaturen unter verschiedenen Bedingungen bei 100 Probanden (50 Frauen, 50 Männer). Mittelwerte mit Standardabweichung. (aus 35)

Patienten einer Psychotherapie nur ausnahmsweise zugänglich sind.

Auch die Temperaturerhöhungen beim anhaltenden „psychogenen Fieber" dürften einer Hyperthermie ohne eine durch pyrogene Zytokine ausgelöste Temperatursollwertverstellung entsprechen. In Tierversuchen konnte allerdings gezeigt werden, daß ein durch Stress induzierter akuter Temperaturanstieg bei Ratten durch Zyklooxygenasehemmer verhindert wird (17). Inwieweit bei akut auftretenden Temperaturerhöhungen durch psychische Einflüsse auch endokrine Mechanismen (z. B. mit Anhebung des Katecholaminspiegels und konsekutiv gesteigerter Thermogenese) beteiligt sind, ist bisher nicht geklärt.

Chronisches Erschöpfungssyndrom („Chronic Fatigue Syndrome")

Auch bei Patienten mit einem Chronic Fatigue Syndrome (CFS) bestehen häufig persistierende leichte Temperaturerhöhungen, die ebenfalls einer Hyperthermie und nicht einem pyrogeninduzierten eigentlichen Fieber entsprechen dürften. Dieses in der früheren Definition des CFS (14) als Nebenkriterium eingestufte Symptom wurde in einer neueren, durch die Arbeitsgruppen der „Centers for Disease Control" und der „International Chronic Fatigue Syndrome Study Group" vorgeschlagenen Definition allerdings nicht mehr berücksichtigt (9). Nach dieser revidierten Definition liegt ein CFS dann vor, wenn das Hauptkriterium und 4 oder mehr der in der Tab. 4.4 aufgeführten Nebenkriterien erfüllt sind.

Die Pathogenese des CFS ist bisher nicht geklärt. Frühere Vorstellungen, wonach diesem Syndrom persistierende Viruserkrankungen zugrundeliegen sollen, haben sich nicht bestätigt. Kardinalsymptom ist eine schwere und lang anhaltende Müdigkeit und rasche Erschöpfbarkeit ohne erkennbare Ursachen. Die Diagnose dieses Syndroms stützt sich allein auf klinisch-deskriptive Kriterien und den Ausschluß bekannter organischer Grundleiden mit ähnlicher Symptomatik. Es ist bisher kein Labortest bekannt, mit dem ein CFS gesichert oder ausgeschlossen

Tabelle 4.**4** Revidierte diagnostische Kriterien des Chronic Fatigue Syndrome (nach Fukuda u. Mitarb. 1994)

Hauptsymptom
- Ungeklärte, anhaltende oder rezidivierend auftretende Erschöpfung bzw. Müdigkeit über mindestens 6 Monate, die
  - nicht auf eine andere Erkrankung zurückgeführt werden kann,
  - neu aufgetreten ist,
  - nicht Folge einer chronischen Überlastung ist,
  - sich durch Ruhe nicht entscheidend bessert,
  - mit einer wesentlichen Einschränkung aller Aktivitäten des täglichen Lebens verbunden ist.

Begleitsymptome
- Störungen des Kurzzeitgedächtnisses und Konzentrationsschwierigkeiten mit Einschränkung aller Tätigkeiten im Berufs- und Privatleben im Vergleich zu früher,
- Halsschmerzen,
- schmerzhafte zervikale oder axilläre Lymphknoten,
- Muskelschwäche,
- multilokuläre Arthralgien ohne entzündliche Gelenkveränderungen,
- neu aufgetretene Kopfschmerzen ungewohnter Art und Stärke,
- keine Erholung durch Schlaf,
- über 24 Std. anhaltende allgemeine Ermattung („malaise") nach einer Überanstrengung.

(Mindestens 4 Begleitsymptome müssen mit Beginn der Erschöpfung bzw. Müdigkeit oder danach aufgetreten sein und ebenfalls über mindestens 6 Monate bestehen.)

werden könnte. Wiederholt beschriebene, von der Norm abweichende, diskrete serologische und immunologische Befunde haben sich als unspezifisch und uneinheitlich erwiesen. Sie korrelieren auch nicht mit der Schwere und dem Verlauf der Erkrankung (neuere Übersichten 8, 9, 20).

Temperaturerhöhungen durch Gestagene

Natürliches Progesteron hat eine thermogene Wirkung, wie die Erhöhung der Basaltemperatur in der 2. Zyklushälfte der Frau zeigt. Die gleiche Eigenschaft besitzen auch synthetische Gestagene. Nach Beobachtungen von Piette u. Mitarb. (25) können synthetische Gestagene mit 5-β-Metaboliten zu anhaltenden Temperaturerhöhungen bis 38 °C führen und bei entsprechend behandelten Frauen u.U. Ursache eines ungeklärten Fiebers sein. In den beschriebenen Fällen sanken die Körpertemperaturen nach Entzug der Hormone innerhalb einiger Tage wieder ab. Der genaue Wirkungsmechanismus der Temperatursteigerung durch Gestagene ist bisher nicht bekannt. Möglicherweise können die Gestagene direkt auf die temperatursensiblen Neurone einwirken.

Rezidivierendes Fieber

Krankheiten, die unbehandelt mit rezidivierenden Fieberschüben im Wechsel mit fieberfreien Intervallen verlaufen, bleiben oft lange Zeit unerkannt. Die einzelnen Fieberepisoden können hierbei selbstlimitierend nur über wenige Tage oder auch über viele Wochen oder sogar Monate andauern. Bei wenigen fieberhaften Erkrankungen haben die Fieberepisoden eine annähernd konstante Dauer (z.B. familiäres Mittelmeerfieber). Auch die fieberfreien Intervalle können je nach Art und Verlauf der einzelnen Krankheiten zwischen wenigen Wochen und Jahren schwanken. Nach einer neueren Studie von Knockaert (18) bestand bei 45 von 199 Patienten mit einem FUU ein rezidivierender Fieberverlauf. In etwa der Hälfte dieser Fälle blieb die Ursache des rezidivierenden Fiebers ungeklärt. Dennoch hatten auch diese Patienten aufgrund der Verlaufsbeobachtung in der genannten Studie in der Regel eine letztlich günstige Prognose. In der Mehrzahl der Fälle traten auch nach vielen Jahren noch Spontanremissionen ein.

Ursachen eines rezidivierenden Fiebers sind seltener chronische Infektionen oder maligne Erkrankungen. Differentialdiagnostisch müssen hier in erster Linie Kollagenkrankheiten, Granulomatosen und eine Gruppe ätiologisch oft ungeklärter entzündlicher Systemerkrankungen mit einem polyzyklisch verlaufenden Fieber in Betracht gezogen werden (Tab. 4.5). Einzelne dieser Krankheiten bzw. Krankheitsgruppen, die sich phänomenologisch einheitlich verhalten, sind bisher nosologisch unscharf definiert und nur mit deskriptiven Diagnosen gekennzeichnet.

Tabelle 4.**5** Krankheiten, die häufig als rezidivierendes Fieber unbekannter Ursache auftreten

---

fokale erregerbedingte Entzündungen verschiedener Lokalisation
rezidivierende Divertikulitis
Morbus Whipple
Yersinia enterocolitica (chronische Verlaufsform)
ventrikuloatriale Shuntinfektionen

maligne Lymphome

systemisches Still-Syndrom
rezidivierende Polychondritis
Morbus Behçet

extrathorakale Sarkoidose
Morbus Crohn
andere granulomatöse Erkrankungen
familiäres Mittelmeerfieber
Panniculitis mesenterialis
Castleman-Syndrom
entzündlicher Pseudotumor der Lymphknoten
Schnitzler-Syndrom
rezidivierende Lungenembolien
exogen-allergische Alveolitis (Hypersensitivitätspneumonitis)
zyklische Neutrozytopenie
idiopathisches episodisches („periodisches") Fieber
Hyper-IgD-Syndrom
selbstinduziertes und vorgetäuschtes Fieber

Patienten mit ungeklärten rezidivierenden Fieberschüben haben meist eine lange Anamnese. Neben dem Fieber bestehen oft nur uncharakteristische Begleitsymptome, wie beispielsweise Myalgien und Arthralgien, oder die Krankheiten verlaufen mit den Fieberschüben monosymptomatisch. Einige der Erkrankungen mit rezidivierendem Fieber sind weder durch bildgebende Verfahren noch mit Hilfe differenzierter Labortests zu identifizieren und können nur im Ausschlußverfahren diagnostiziert werden. Die Diagnosefindung ist besonders dann erschwert, wenn die Patienten in einem symptomfreien Intervall zur Untersuchung gelangen. In diesen Fällen ist es sinnvoller und für den Patienten schonender, auf eingehende Untersuchungen zu diesem Zeitpunkt zu verzichten und den Kranken im akuten Fieberschub wieder einzubestellen.

Nachfolgend sollen die Krankheiten mit Fieberschüben von konstanter Dauer getrennt von den sehr viel häufigeren Erkrankungen mit unterschiedlich langen Fieberepisoden besprochen werden. Weitgehend unberücksichtigt bleiben hierbei zweifelhafte Fieberursachen und sehr seltene, unscharf definierte Krankheitsbilder, die als Einzelfälle in der Literatur publiziert wurden (Übers. 18).

Selbstlimitierende Fieberepisoden von konstanter Dauer

Eine seltene rezidivierende fieberhafte Erkrankung mit strenger Periodizität ist die **zyklische Neutrozytopenie (Agranulozytose)**. Hier kommt es in regelmäßigen Abständen von etwa 21 (19–23) Tagen zu einem Abfall der neutrophilen Granulozyten, verbunden mit Fieber und einem allgemeinen Krankheitsgefühl, oft einer Stomatitis aphthosa sowie gelegentlich zum Auftreten von Hautinfektionen und einer zervikalen Adenopathie. Während der granulozytopenischen Phase, die einige (3–10) Tage anhält, können die Neutrophilen bis auf Null absinken. Gelegentlich fallen auch die Thrombozyten in dieser Phase ab, während Monozyten und Retikulozyten gegensinnig während der granulozytären Remissionsphase vermindert sind. Die granulozytopenischen Phasen können mit ausgeprägten klinischen Symptomen verbunden sein oder längere Zeit auch weitgehend asymptomatisch verlaufen. Die Krankheit manifestiert sich meist schon in der Kindheit. In einigen Fällen wurde ein familiäres Auftreten beobachtet. Der Verlauf ist im allgemeinen gutartig. Differentialdiagnostisch sind vor allem Arzneimittelreaktionen, eine akute Leukämie oder auch Infektionen (z. B. infektiöse Mononukleose) in Betracht zu ziehen (Übers. 38).

Familiäres Mittelmeerfieber (FMF)

Dieses autosomal rezessiv vererbbare Leiden hat durch den Zuzug vieler Menschen aus den östlichen Mittelmeerländern auch in Deutschland und anderen mitteleuropäischen Staaten eine zunehmende klinische Bedeutung erlangt. Die Leitsymptome des FMF sind in Tab. 4.6 aufgelistet. Betroffen sind hauptsächlich Armenier, Türken, Araber, sephardische Juden und Juden des Aschkenasim-Stammes. In Einzelfällen wurde dieses Krankheitsbild bei Patienten beobachtet, bei denen sich auch für die zurückliegenden

Tabelle 4.**6** Diagnostische Leitsymptome des familiären Mittelmeerfiebers

---

Hauptsymptome
- rezidivierende selbstlimitierende Krankheitsepisoden mit hohem Fieber über 2–4 Tage im Wechsel mit symptomfreien Intervallen,
- Symptome einer sterilen Peritonitis, Pleuritis oder/und Synovitis (meist Monarthritis) während der Krankheitsschübe,

fakultative Symptome
- flüchtiges erysipelähnliches Exanthem,
- systemische Amyloidose vom AA-Typ mit vorherrschendem Nierenbefall.

Generationen keine Hinweise auf eine Zugehörigkeit zu den ethnisch prädisponierten Gruppen ergaben (13). Pathognomonisch sind die rezidivierenden, über wenige (2–4) Tage verlaufenden hohen Fieberschübe in Verbindung mit den Symptomen einer Peritonitis (über 90 %), oder/und Pleuritis (etwa 40–50 %) und einer Synovitis der Gelenke (über 60 %). Letztere verläuft meist in Form einer Monarthritis. Hierbei hat nur ein sehr geringer Anteil dieser Arthritiden einen chronischen Verlauf. Als fakultatives Symptom findet sich gelegentlich im Fieberschub ein flüchtiges erysipelähnliches Erythem an den Unterschenkeln und Füßen. An die im Einzelfall meist gleich lang dauernden Fieberepisoden schließt sich jeweils ein unterschiedlich langes (Wochen, Monate) symptomfreies Intervall mit völligem Wohlbefinden an. Die Prognose wird durch das mögliche Auftreten einer Amyloidose vom AA-Typ mit Entwicklung einer Nierenamyloidose bestimmt.

Bei einem Teil der Patienten kann das FMF zunächst jahrelang nur mit arthritischen Symptomen verlaufen, bis später eine Peritonitis oder Pleuritis hinzutritt. Große diagnostische Probleme können sich bei mono- oder oligosymptomatischen Verlaufsformen ohne serositische Symptome oder mit nicht sehr hohem Fieber ergeben. Das FMF ist letztlich eine Ausschlußdiagnose, die nur klinisch gestellt werden kann. Es gibt keine spezifischen serologischen Marker. Im Fieberschub können lediglich uncharakteristische humorale Entzündungszeichen mit einer Leukozytose und einer Vermehrung der Akutphasenproteine auftreten. Gelegentlich besteht eine leichte Splenomegalie. Diagnoseweisend sind die polyzyklischen Krankheitsschübe mit den charakteristischen serositischen Symptomen, der Krankheitsverlauf, die Zugehörigkeit zu einer prädisponierten ethnischen Gruppe und in einem Teil der Fälle die Familienanamnese. Die Verdachtsdiagnose kann evtl. durch einen positiven Metaraminol-Provokationstest erhärtet werden (4). Auch kann das Ansprechen auf eine probatorische Colchicinbehandlung den Verdacht auf ein FMF stützen.

Als **familiäres Hibernian-Fever** wurde ein dem FMF sehr ähnliches Krankheitsbild mit rezidivierenden Fieberepisoden, Myalgien und Arthralgien, schmerzhaften Erythemen, rezidivierenden Pleuritiden und abdominellen Beschwerden mit einem autosomal dominanten Erbgang in einer irischen Familie beschrieben. Die Symptome sprachen im Gegensatz zum FMF gut auf Glukokortikoide, jedoch nicht auf Colchicin an (33).

Andere Autoren berichteten ebenfalls über ein autosomal dominant vererbtes Mittelmeerfieber-ähnliches Syndrom mit Amyloidose bei 4 Familienmitgliedern aus 3 Generationen, die nicht den ethnischen Risikogruppen angehörten (11).

Idiopathisches episodisches („periodisches") Fieber

Von dem familiären Mittelmeerfieber läßt sich eine weniger eindeutig definierte Gruppe von Erkrankungen mit phänomenologisch einheitlichen klinischen Merkmalen abgrenzen, die ebenfalls mit kurzdauernden rezidivierenden Fieberepisoden verlaufen und früher nach Reimann (28) als „periodisches Fieber" bezeichnet wurden. Ebenso wie beim FMF treten hier akut einsetzende Fieberschübe über 1–3 (5) Tage oder seltener nur über wenige Stunden im Wechsel mit wochen- oder monatelangen symptomfreien Intervallen auf. Die im Einzelfall immer konstant langen und gleichförmig ablaufenden Krankheitsschübe mit Fieber über 39°C sind meist mit Arthralgien und Myalgien sowie einem allgemeinen Krankheitsgefühl assoziiert. Serositische Symptome wie beim FMF fehlen hier ebenso wie eine Amyloidose. Abgesehen von einer gelegentlich nachweisbaren Splenomegalie mit unauffälligem histologischen Befund bestehen auch keine organpathologischen Veränderungen. Während der Fieberschübe finden sich oft uncharakteristische und reversible humorale Entzündungszeichen mit einer Leukozytose (34).

Das ätiologisch ungeklärte Leiden manifestiert sich schon in der Kindheit oder häufiger auch erst im Erwachsenenalter. Es verläuft mit guter Prognose über viele Jahre und Jahrzehnte. In vereinzelten Fällen konnten wir auch ein familiäres Auftreten bei autosomal dominantem Erbgang beobachten. Ein FMF ließ sich in diesen Fällen ebenso wie andere eindeutig definierte und bekannte Krankheiten mit rezidivierenden Fieberschüben (z. B. systemisches Still-Syndrom) ausschließen. Da im Gegensatz zu den von Reimann beschriebenen Fällen die Fieberschübe nicht in regelmäßigen strengen Perioden, sondern auch im Einzelfall in sehr variablen Zeitabständen auftreten, ist die Bezeichung „periodisches" Fieber unzutreffend. Man sollte daher dieses nosologisch offensichtlich eigenständige Syndrom vorläufig besser deskriptiv als „idiopathisches episodisches Fieber" (ohne nachweisbares Grundleiden) klassifizieren.

Van der Meer u. Mitarb. (31) beschrieben zunächst einzelne Patienten mit einem „periodischen" Fieber, die durch eine Vermehrung von IgD auffielen. Inzwischen sind zahlreiche Fälle mit einem sog. **Hyper-IgD-Syndrom** bekannt geworden (7). Während der in unregelmäßigen Abständen auftretenden Fieberattacken von 3 – 7 Tagen Dauer können bei diesen Patienten flüchtige Lymphknotenschwellungen besonders am Hals, uncharakteristische abdominelle Beschwerden, Arthralgien oder arthritische Symptome ohne destruktive Gelenkveränderungen und flüchtige Hautveränderungen auftreten. Auch hier ist die Prognose nach den bisherigen Erfahrungen günstig, und es entwickelt sich keine Amyloidose. Es besteht keine zuverlässige Ansprechbarkeit auf Colchicin.

Bei Kindern wurde ein Syndrom mit „periodischem" Fieber, Pharyngitis und Stomatitis aphthosa beobachtet. Auch hier traten in unregelmäßigen (4–6wöchigen) Abständen rezidivierende und selbstlimitierende Fieberschübe von 4–5 Tagen Dauer im Wechsel mit symptomfreien Intervallen auf. Neben den genannten Begleitsymptomen bestanden in diesen Fällen während der Krankheitsschübe schmerzhafte Lymphknotenschwellungen und eine flüchtige Splenomegalie. Auch bei diesen Patienten konnte im übrigen kein bekanntes organisches Grundleiden aufgedeckt werden (21).

4

Rezidivierendes Fieber von unterschiedlicher Dauer

Als Ursache eines rezidivierenden Fiebers mit unterschiedlich langen Fieberschüben kommen zahlreiche Krankheiten in Betracht (Tab. 4.5). Von den **Infektionskrankheiten** sind es am ehesten **fokale Entzündungen** im Bereich der Gallenwege oder der Urogenitalorgane mit rezidivierender bakterieller Aussaat oder eine **rezidivierende Divertikulitis**. Auch seltene chronische Verlaufsformen einer **Yersinia-enterocolitica-Infektion** können mit rezidivierenden Fieberschüben verlaufen, die bis zu einigen Wochen anhalten. Klinische Symptome sind neben abdominellen Beschwerden besonders Arthritiden sowie ein Erythema nodosum und eine Lymphadenitis. Während der chronischen Krankheitsphase sind Kulturen und Agglutinationstiter meist negativ. Die Diagnose stützt sich hier auf den Nachweis spezifischer IgA- und IgG-Antikörper mit Hilfe der Immunoblot-Technik und den Nachweis von Yersinia-Bazillen in verschiedenen Organgeweben durch einen indirekten Immunfluoreszenz-Test (15, 24).

Auch ein häufig erst spät erkannter **Morbus Whipple** kann in Schüben mit einem rezidivierenden Fieber verlaufen. Eine Lyme-Borreliose als Ursache eines rezidivierenden Fiebers ist dagegen eher die Ausnahme (12).

Eine ebenfalls relativ seltene Ursache eines infektbedingten rezidivierenden Fiebers ungeklärter Ursache ist die Infektion eines ventrikuloatrialen Liquorshunts. Da die **Shuntinfektion** auch erst viele Jahre nach der Implantation auftreten kann, wird diese ohne Lokalsymptome und mit uncharakteristischen Allgemeinsymptomen verlaufende Komplikation häufig erst sehr spät erkannt. Verantwortlicher Keim ist am häufigsten Staphylococcus epidermidis. Klinische Leitsymptome sind neben den rezidivierenden Fieberattacken eine Spleno- und/oder Hepatomegalie, ausgeprägte humorale Entzündungszeichen sowie der Nachweis von zirkulierenden Immunkomplexen und eine Vermehrung von Komplement C3. Hauptkomplikation ist eine Immunkomplex-Glomerulonephritis („Shuntnephritis"). Außerdem können eine in-fektiöse Endokarditis sowie Lungenembolien und eine pulmonale Hypertonie als weitere Komplikationen auftreten (3, 29).

Von den **malignen Erkrankungen** kommt in erster Linie ein **malignes Lymphom** in Betracht. Sehr viel seltener verlaufen solide Tumoren mit einem rezidivierenden Fieber. Eine Ausnahme bildet das **Kolonkarzinom**. Als Fieberursache werden hier in erster Linie rezidivierende Bakteriämien vermutet, die von der Kolonflora im Bereich des Tumors ausgehen (1).

Systemisches Still-Syndrom des Erwachsenenalters

Diese im deutschen Sprachraum früher als „Sepsis allergica" (Wissler) oder bei Erwachsenen als „Febris periodica hyperergica" (Hegglin) bezeichnete Erkrankung ist eine der häufigsten Ursachen eines oft lange Zeit unerkannten rezidivierenden Fiebers. Die Erkrankung befällt vorzugsweise Patienten im Alter bis zu 40 Jahren und tritt nur sehr sporadisch im höheren Lebensalter (über 60 Jahre) auf. Die diagnostischen Kriterien sind in Tab. 4.7 aufgelistet. Die einzelnen Krankheitsschübe dauern beim polyzyklischen Verlauf der Krankheit mehrere Wochen bis Monate. Seltener ist der Krankheitsver-

Tabelle 4.7 Diagnostische Merkmale des systemischen Still-Syndroms im Erwachsenenalter

Leitsymptome
- Fieber > 39° C
- Arthralgien, Arthritis (Oligo- oder Polyarthritis)
- flüchtiges Exanthem

häufige Symptome
- Halsschmerzen
- Lymphadenopathie und/oder Splenomegalie
- Hepatomegalie
- Pleuritis

seltenere Symptome
- Perikarditis
- interstitielle Pneumonie
- neurologische Komplikationen
- abdominale Schmerzen

Laborbefunde
- stark beschleunigte Blutsenkungsreaktion
- Leukozytose mit Linksverschiebung
- Vermehrung der Akutphasenproteine

lauf chronisch und monozyklisch. Das meist täglich auftretende intermittierende Fieber mit Temperaturen über 39°C verläuft nicht selten doppelgipflig. Wegen ihres „septischen" Fiebertyps wird die Krankheit sehr häufig zunächst als Infektion fehlgedeutet. Diagnostisch verwertbar ist nach unserer Erfahrung die Beobachtung, daß das Allgemeinbefinden der Patienten auch während der Fieberschübe ungleich weniger beeinträchtigt ist als beispielsweise bei einer Infektionskrankheit mit gleichhohen Temperaturen.

Das flüchtige, überwiegend lachsfarbene makulöse oder makulopapulöse Still-Exanthem entwickelt sich jeweils meist zugleich mit dem Temperaturanstieg vorzugsweise an den proximalen Abschnitten der Extremitäten und am Stamm. Es kann besonders am Abend leicht übersehen werden. Gelegentlich fehlt es auch, was die Erkennung der Krankheit erschweren kann. Ein diagnostisches Schlüsselsymptom, das nach den Literaturangaben in etwa 60 – 80 % der Fälle zu beobachten ist, sind ebenfalls im zeitlichen Zusammenhang mit den Fieberschüben auftretende Halsschmerzen ohne relevantes organpathologisches Korrelat. Während Arthralgien ohne Synovitis ein regelmäßiges Frühsymptom sind, tritt eine Arthritis (meist als Oligoarthritis mit Befall großer Gelenke) nicht selten erst im späteren Krankheitsverlauf oder während eines späteren Krankheitsrezidivs auf. Im Gegensatz zur rheumatoiden Arthritis sind die Metakarpophalangealgelenke beim systemischen Still-Syndrom nicht betroffen. Patienten mit vorherrschend systemischen Krankheitserscheinungen und geringgradigen arthritischen Symptomen haben im allgemeinen eine gute Prognose. In den letzten Jahren wurden aber vermehrt chronische Verlaufsformen mit persistierender aktiver Synovitis auch nach Abklingen des Fiebers und Entwicklung einer deformierenden chronischen Arthritis beschrieben (neuere Übersichten 19, 26, 39).

Da es keine spezifischen serologischen Tests gibt, muß sich die Diagnose auf die klinischen Symptome und den Ausschluß von Krankheiten mit ähnlicher Symptomatik stützen. Untersuchungen zur Frage einer Assoziation des sy-stemischen Still-Syndroms mit bestimmten HLA-Antigenen führten zu uneinheitlichen Befunden. Gehäuft wurden vor allem die HLA-Antigene DR4, Bw35 und Cw4 bei erwachsenen Patienten nachgewiesen.

Eine andere Kollagenkrankheit mit einem schubweisen fieberhaften Verlauf ist die **rezidivierende Polychondritis**. Hier können die charakteristischen Symptome einer destruierenden Knorpelentzündung im Ohr- oder Nasenbereich während der ersten Krankheitsschübe ganz in den Hintergrund treten, und die Krankheit manifestiert sich zunächst nur mit einem rezidivierenden Fieber zusammen mit den Symptomen einer Polyarthritis. Erstes Leitsymptom dieser Erkrankung ist häufig auch eine Episkleritis.

Als Ursache rezidivierender Fieberschübe im Wechsel mit spontanen Remissionen kommen auch die **granulomatösen Systemerkrankungen** in Betracht. Das gilt besonders für die extrathorakale Sarkoidose, aber ebenfalls für den Morbus Crohn und die sog. idiopathischen oder primären Granulomatosen. Weiterhin verläuft die chronische **Panniculitis mesenterialis** häufig in Schüben über mehrere Wochen mit Fieber und heftigen Schmerzen im Bauchraum. Entzündliche Lymphadenopathien mit einem oft schubweisen Fieber- und Krankheitsverlauf sind das **Castleman-Syndrom** und der erst vor einigen Jahren beschriebene „**entzündliche Pseudotumor der Lymphknoten**".

Eine seltene und wenig bekannte Ursache eines rezidivierenden Fiebers ist das **Schnitzler-Syndrom**. Leitsymptome dieser Erkrankung sind neben den meist nur flüchtigen (wenige Tage anhaltenden) Fieberschüben eine Urtikariavaskulitis, umschriebene Knochen- bzw. Gliederschmerzen und eine monoklonale IgM-Gammopathie bei Ausschluß einer Makroglobulinämie Waldenström. Als Ursache der Knochenschmerzen lassen sich am empfindlichsten mit Hilfe der Knochenszintigraphie und der Magnetresonanztomographie entzündliche Veränderungen vorzugsweise in den gelenknahen Anteilen von Femur und Tibia sowie im Beckenskelett nachweisen. Nicht selten besteht außerdem eine Lymphadenopathie. Die

Ätiopathogenese des chronisch verlaufenden Leidens ist bisher nicht bekannt. Die Prognose ist nach den bisherigen Verlaufsbeobachtungen im allgemeinen günstig (5, 36).

Weitere Krankheiten, die mit einem rezidivierenden Fieber zunächst ungeklärter Ursache verlaufen können, sind die **exogen-allergische Alveolitis** (Hypersensitivitätspneumonitis) und die **rezidivierenden Lungenembolien**. Schließlich werden auch ein **vorgetäuschtes** oder **artifiziell induziertes Fieber** von den Patienten meist als rezidivierende Fieberschübe präsentiert. Unter entsprechenden Umständen kann selten auch ein Arzneimittelfieber in Schüben auftreten.

Literatur

1 Aderka, D., M. Hausmann, M. Santo, A. Weinberger, J. Pinkhas: Unexplained episodes of fever: an early manifestation of colorectal carcinoma. Isr.J.Med.Sci. 21 (1985) 421–424

2 Aduan, R.P.: Psychiatric aspects of FUO. In Murray, H.W.: FUO: Fever of Undetermined Origin, Futura Publishing Company, Inc., Mount Kisco, New York 1983 (pp. 321–338)

3 Arze, R., S.H. Rashid, R. Morley, M.K. Ward, D.N.S. Kerr: Shunt nephritis: report of two cases and review of the literature. Clin.Nephrol. 19 (1983) 48–53

4 Barakat, M.H., A.O. El-Khawad, K.A. Gumaa, N.I. El-Sobki, F.F. Fenech: Metaraminol provocative test: a specific diagnostic test for familial Mediterranean fever. Lancet I (1984) 656–657

5 Baty, V., B. Hoen, H. Hudziak, C. Aghassian, C. Jeandel, P. Canton: Schnitzler's syndrome: two case reports and review of the literature. Mayo Clin.Proc. 70 (1995) 570–572

6 Camus, F., D. Henzel, M. Janowski, R. Raguin, C. Leport, J.L. Vildé: Unexplained fever and chronic fatigue: abnormal circadian temperature pattern. Eur.J.-Med. 1 (1992) 30–36

7 Drenth, J.P.H., C.J. Haagsma, J.W.M. van der Meer, and the International Hyper-IgD Study Group: Hyperimmunoglobulinemia D and periodic fever syndrome. Medicine 73 (1994) 133–144

8 Ewig, S.: Das chronische Müdigkeitssyndrom. Dtsch.Med.Wschr. 118 (1993) 1373–1380

9 Fukuda, K., S.E. Straus, I. Hickie, M.C. Sharpe, J.G. Dobbins, A. Komaroff, and the International Chronic Fatigue Study Group: The chronic fatigue syndrome: a comprehensive approach to its definition and study. Ann.Intern.Med. 121 (1994) 953–959

10 Gaglio, M., O. Mazzone, V. Crisafulli: Le febbricole. G.Clin.Med. 68 (1987) 439–445

11 Gertz, M.A., R.M. Petitt, J. Perrault, R.A. Kyle: Autosomal dominant familial Mediterranean fever-like syn-

drome with amyloidosis. Mayo Clin.Proc. 62 (1987) 1095–1100

12 Gräf, P., N. Börner, M. Reichert, L.S. Weilemann, J. Meyer: Intermittierende Fieberschübe. Lyme-Erkrankung ohne Erythema chronicum migrans. Internist 29 (1988) 778–780

13 Hawle, H., G. Winckelmann, C.S.F. Kortsik: Familiäres Mittelmeerfieber in einer deutschen Familie. Dtsch.Med.Wschr. 114 (1989) 665–668

14 Holmes, G.P., J.E. Kaplan, N.M. Gantz, A.L. Komaroff, L.B. Schonberger, S.E. Straus, J.F. Jones, R.E. Dubois, C. Cunningham-Rundles, S. Pahwa, G. Tosato, L.S. Zegans, D.T. Purtilo, N. Brown, R.T. Schooley, I. Brus: Chronic fatigue syndrome: a working case definition. Ann.Intern.Med. 108 (1988) 387–389

15 Hoogkamp-Korstanje, J.A.A., J. de Koning, J. Heesemann: Persistence of Yersinia enterocolitica in man. Infection 16 (1988) 81–85

16 Kintner, A.R., L.G. Rowntree: Long continued, low grade, idiopathic fever. J.Am.Med.Ass. 102 (1934) 889–892

17 Kluger, M.J., B. O'Reilly, T.R. Shope, J.A. Vander: Further evidence that stress hyperthermia is a fever. Physiol.Behav. 39 (1987) 763–766

18 Knockaert, D.C., L.J. Vanneste, H.J. Bobbaers: Recurrent or episodic fever of unknown origin. Review of 45 cases and survey of the literature. Medicine 72 (1993) 184–196

19 Lämmle, B., E. Schröder, U. Steiger: Systemische juvenile chronische Arthritis (M. Still) bei Erwachsenen. Übersicht über die Literatur. Schweiz.Med.Wschr. 113 (1983) 126–137

20 Lieb, K., G. Dammann, M. Berger, J. Bauer: Das chronische Müdigkeitssyndrom („chronic fatigue syndrome", CFS) Nervenarzt 67 (1996) 711–720

21 Marshall, G.S., K.M. Edwards, J. Butler, A.R. Lawton: Syndrome of periodic fever, pharyngitis, and aphthous stomatitis. J.Pediatr. 110 (1987) 43–46

22 McNeil, G.N., L.H. Leighton, A.M. Elkins: Possible psychogenic fever of 103,5° F in a patient with borderline personality disorder. Am.J.Psychiatry 141 (1984) 896–897

23 Meyer, R., D. Beck: Zur Frage des psychogenen Fiebers. Schweiz.Rundschau Med. 64 (1975) 1599–1602

24 Ottermann, U., S. Mravak, G.G. Kremsner, U. Bienzle, H. Mäter-Böhm, U. Sucker: Chronisch rezidivierendes Fieber als Monosymptom bei Yersinia-enterocolitica-Infektion. Dtsch.Med.Wschr. 114 (1989) 335–336

25 Piette, A.M., E. Darai, P. Gepner, C. Brousse, A. Chapman: Une nouvelle cause de fièvre prolongée inexpliquée: les traitements progestatifs. Presse Méd. 23 (1994) 1699–1702

26 Pouchot, J., J.S. Sampalis, F. Beaudet, S. Carette, F. Décary, Salusinsky-Sternbach, R.O. Hill, A. Gutkowski, M. Harth, D. Myhal, J.-L. Senécal, C. Yeadon, J.M. Esdaile: Adult Still's disease: manifestations, disease course, and outcome in 62 patients. Medicine 70 (1991) 118–136

27 Reimann, H.A.: Habitual hyperthermia. J.Am.Med. Ass. 99 (1932) 1860–1862

28 Reimann, H.A.: Periodic fever, an entity. A collection of 52 cases. Am.J.Med.Sci. 243 (1962) 162–174

29 Samtleben, W., T. Bosch, G. Bauriedel, C. Götz, B. Klare, L. Henselmann, F.C.A. Banthien, H.-J. Gurland: Internistische Komplikationen ventrikuloatrialer Shunts. Med.Klin. 90 (1995) 67–71

30 Timmermann, R.J., J. Thompson, H.M. Noordzij, J.W.M. van der Meer: Psychogenic periodic fever. Neth.J.Med. 41 (1992) 158–160

31 Van der Meer, J.W.M., J.M. Vossen, J. Radl, J.A. van Nieuwkoop, C.J.L.M. Meyer, S. Lobatto, R. van Furth: Hyperimmunoglobulinaemia D and periodic fever: a new syndrome. Lancet I (1984) 1087–1090

32 Weingarden, S.I., D.S. Weingarden, J. Belen: Fever and thromboembolic disease in acute spinal cord injury. Paraplegia 26 (1988) 35–42

33 Williamson, L.M., D. Hull, R. Metha, W.G. Reeves, B.H.B. Robinson, P.J. Toghill: Familial Hibernian fever. Q.J.Med. 204 (1982) 469–480

34 Winckelmann, G., A. Lütke, J. Löhner: Über 6 Monate bestehendes rezidivierendes Fieber ungeklärter Ursache. Dtsch.Med.Wschr. 107 (1982) 1003–1007

35 Winckelmann, G., G. Maass, H. Schmidt, J. Löhner: Vegetative Hyperthermie: Thermoregulationsstörung oder Variante der Norm? Dtsch.Med.Wschr. 111 (1986) 1590–1594

36 Winckelmann, G., H.G. Nagel, R. Maier, G. Reuther: Schnitzler-Syndrom als Ursache eines rezidivierenden Fiebers unbekannter Ursache. Dtsch.Med.Wschr. 121 (1996) 860–864

37 Wolff, S.M., A.S. Fauci, D.C. Dale: Unusual etiologies of fever and their evaluation. Ann.Rev.Med. 26 (1975) 277–281

38 Wright, D.G., D.C. Dale, A.S. Fauci, S.M. Wolff: Human cyclic neutropenia: clinical review and long-term follow-up of patients. Medicine 60 (1981) 1–13

39 Yamaguchi, M., A. Ohta, T. Tsunematsu, R. Kasukawa, Y. Mizushima, H. Kashiwagi, S. Kashiwazaki, K. Tanimoto, Y. Matsumoto, T. Ota, M. Akizuki: Preliminary criteria for classification of adult Still's disease. J.Rheumatol. 19 (1992) 424–430

Fall 1

Leitsymptome:
- persistierende sub- bis niedrigfebrile Temperaturen,
- anhaltende Halsschmerzen,
- allgemeines Krankheitsgefühl,
- maximal beschleunigte Blutsenkungsreaktion.

Krankheitsentwicklung: Bei einer 38jährigen bisher stets gesunden Patientin entwickelten sich etwa 3 Monate vor der jetzigen Untersuchung Schmerzen im vorderen Halsbereich mit Ausstrahlung in beide Ohren und Schluckbeschwerden („wie bei einer Angina") in Verbindung mit einem zunehmenden allgemeinen Krankheitsgefühl und rektalen Temperaturerhöhungen bis 38,3°C. Wiederholte HNO-Untersuchungen ergaben keinen krankhaften Befund. Unter den vom Hausarzt veranlaßten Laboruntersuchungen fiel eine Blutsenkungsreaktion von 98 mm in der 1. Stunde auf. Die Extraktion von 2 Prämolaren wegen Verdacht auf Granulombildungen führte zu keiner Besserung der Beschwerden. Die BSG stieg im weiteren Verlauf auf 110 mm an. Die Patientin wurde zur Abklärung ihrer anhaltenden Krankheitssymptome an unsere Klinik überwiesen.

Klinischer Aufnahmebefund: Etwas reduzierter körperlicher Allgemeinzustand. Körpergewicht 57,0 kg bei einer Größe von 159 cm. Rektale Körpertemperatur bei der Erstuntersuchung 38,0°C. Pulsfrequenz 96/min, Blutdruck 130/80 mm Hg. Palpatorisch insgesamt vergrößerte, weiche und druckempfindliche Schilddrüse. Unverdächtiger bohnengroßer Lymphknoten rechts submandibulär. Uncharakteristisches 1–2/6 systolisches Geräusch über dem Erbschen Punkt. Übriger körperlicher Befund unauffällig.

Labor- und technische Basisuntersuchungen: BSG 95/128 mm. Erythrozyten 3,69 Mio/μl, Hämoglobin 11,4 g/dl; Leukozyten 8 200/μl, Differentialblutbild unauffällig. Leichte Vermehrung der α_2-Globuline (0,94 g/dl) und γ-Globuline (1,82 g/dl) in der Serumelektrophorese. Freies Thyroxin mit 2,2 ng/dl leicht erhöht (normal 0,85–1,86 ng/dl), TSH-Basalwert mit $< 0,05\,\mu$U/ml supprimiert. Kein vermehrter Nachweis von mikrosomalen Schilddrüsenantikörpern und Thyreoglobulinantikörpern; Calcitoninspiegel unterhalb der Nachweisgrenze. Alle übrigen klinisch-chemischen und serologischen Befunde waren normal. Urinstatus unauffällig. Blut- und Urinkulturen blieben steril. Tuberkulintest negativ.

Eine auswärts durchgeführte Röntgenuntersuchung der Thoraxorgane ergab einen normalen Befund. EKG unauffällig. Bei der Sonographie des Abdomens außer Nachweis einer rechtsseitigen Nierenzyste kein abweichender Befund. Echokardiogramm unauffällig.

Differentialdiagnostische Überlegungen: Die anhaltenden Schmerzen im Halsbereich verbunden mit einem starken Krankheitsgefühl sowie die sub- bis niedrigfebrilen Körpertemperaturen im Zusammenhang mit der maximalen BSG-Beschleunigung sprachen bei dieser Patientin bei fehlendem Nachweis von vermehrten Schilddrüsenantikörpern am ehesten für eine subakute Thyreoiditis de Quervain. Eine ohnehin nur selten anzutreffende, akute eitrige (pyogene) Thyreoiditis kam aufgrund des Verlaufes und der fehlenden Leukozytose kaum in Betracht. Die negative Tuberkulinreaktion und ein negativer TPHA-Test sprachen auch gegen eine spezifische Thyreoiditis bei einer Tuberkulose oder Lues. Eine lymphozytäre Thyreoiditis Hashimoto war besonders aufgrund des deutlich schmerzhaften Tastbefundes und der fehlenden Schilddrüsenantikörper sehr unwahrscheinlich. Ebensowenig war eine chronische fibrosierende Thyreoiditis (Riedel) anzunehmen. Primär nicht sicher auszuschließen waren ein malignes Lymphom der Schilddrüse oder ein Schilddrüsenkarzinom, wobei der sehr niedrige Calcitoninspiegel im Serum zumindest gegen ein medulläres Schilddrüsenkarzinom (C-Zell-Karzinom) sprach.

Ergänzungsuntersuchungen: Sonographisch stellten sich beide Schilddrüsenlappen vergrößert und mit unregelmäßiger, schwach echogener Struktur dar. Die Schilddrüsenszintigraphie ergab eine stark verminderte ^{131}J-Aufnahme mit kaum erkennbaren Begrenzungen des Organs. Bei einer unter sonographischer Kontrolle durchgeführten Feinnadelpunktion fand sich das typische zytologische Bild einer lymphozytären granulomatösen Thyreoiditis de Quervain mit Nachweis von Riesenzellen. Der ophthalmologische Befund war unauffällig.

Enddiagnose: Zytologisch gesicherte subakute Thyreoiditis de Quervain mit leicht hyperthyreoter Stoffwechsellage.

Verlauf: Unter einer Glukokortikoidbehandlung mit initial 60 mg Prednisolon täglich in absteigender Dosierung bildeten sich alle Krankheitssymptome innerhalb kurzer Zeit zurück. Schon nach 14 Tagen fühlte sich die Patientin bereits wieder beschwerdefrei und hatte normale Körpertemperaturen. Die Schilddrüse war nicht mehr druckempfindlich und stellte sich sonographisch verkleinert und mit deutlich stärkerer Echostruktur als bei der Voruntersuchung dar. Die BSG war zu diesem Zeitpunkt auf 18/48 mm abgefallen. Nach insgesamt 3 Monaten hatten sich alle Befunde normalisiert, und die Therapie wurde beendet.

Schlußbetrachtung: Die Krankengeschichte dieser Patientin zeigt den häufig zu beobachtenden Verlauf einer subakuten Thyreoiditis de Quervain: Das klinische Leitsymptom der Schmerzen im Halsbereich führte auch in diesem Fall unter dem Verdacht einer chronischen Halsentzündung zu wiederholten Untersuchungen durch HNO-Ärzte, wobei die entzündliche Schilddrüsenerkrankung lange Zeit unerkannt blieb. Erst die hochgradige BSG-Beschleunigung wurde zum Anlaß einer weiterführenden Diagnostik. Oftmals geht der Thyreoiditis ein Virusinfekt der Luftwege voraus, der in diesem Fall jedoch zumindest nicht wahrgenommen wurde. Aufgrund der charakteristischen lokalen und allgemeinen klinischen Symptome, der stark beschleunigten BSG, des fehlenden Nachweises vermehrter Schilddrüsenantikörper und der deutlich verminderten Radiojodaufnahme in der Schilddrüse läßt sich die Diagnose einer subakuten Thyreoiditis de Quervain meist schon ohne zytologischen Befund stellen. Eine Feinnadelpunktion sollte jedoch vor allem bei sonographisch auffälligen Arealen mit verminderter Echogenität durchgeführt werden. Die diagnostische Treffsicherheit liegt bei üblicher Technik zwischen 75 und 90 %. ■

Fall 2

Leitsymptome:
- persistierende Temperaturerhöhungen bis 38,4°C,
- multiple Befindlichkeitsstörungen.

Krankheitsentwicklung: Eine 30jährige Patientin wurde vom Hausarzt wegen anhaltender Temperaturerhöhungen und vielfältiger Allgemeinbeschwerden überwiesen. 10 Monate zuvor hatte sie einen protrahiert verlaufenden hochfieberhaften Harnwegsinfekt durchgemacht, der nach einer wiederholten antibiotischen Behandlung abgeklungen war. Anschließend bemerkte die Patientin anhaltende Temperaturerhöhungen bis maximal etwa 38,4°C bei rektaler Messung in Abhängigkeit von körperlichen Bewegungen und ohne eindeutigen zirkadianen Verlauf. Bei früher gelegentlich durchgeführten Messungen hatte die Patientin eine derartige Temperaturerhöhung auch im Anschluß an Infekte nie festgestellt. In Zusammenhang mit den erhöhten Körpertemperaturen bestand zugleich eine vermehrte Müdigkeit und rasche Erschöpfbarkeit mit einem „Schweregefühl in den Gliedern". Sie klagte außerdem über häufige Kopfschmerzen, eine Neigung zu breiigen Stuhlentleerungen im Wechsel mit einer Obstipation, Palpitationen und zeitweiligen Schlafstörungen.

Bei wiederholten Untersuchungen durch mehrere Fachärzte und zweimaligen mehrwöchigen stationären Untersuchungen konnte keine Fieberursache festgestellt werden. Eine wegen der Kopfschmerzen durchgeführte MRT-Untersuchung des Schädels hatte einen unauffälligen Befund ergeben. Eine antimykotische Behandlung wegen des Nachweises von Candida albicans im Stuhl führte zu keinem Temperaturabfall. Auch verschiedene Antibiotika und Glukokortikoide hatten keinen Einfluß auf die Temperaturerhöhungen. Die Patientin hatte bisher keine ernsthaften Erkrankungen durchgemacht.

Klinischer Aufnahmebefund: Körperlich gesund wirkende Patientin. Körpergewicht 51,0 kg, Größe 161 cm. Flüchtige Erytheme im Bereich des Halsdreiecks. Keine peripheren Lymphknotenschwellungen. Palpatorisch leicht vergrößerte Schilddrüse ohne tastbare Knotenbildungen. Normaler Herz- und Lungenbefund. Blutdruck 115/75 mm Hg, Pulsfrequenz 72/min. Normaler Tastbefund des Abdomens. Übriger klinisch internistischer und gynäkologischer Befund ebenfalls normal.

Temperaturprotokoll: Rektale Temperaturen in Ruhe 37,1°, nach 1stündiger Hausarbeit 38,3°; korrespondierende axilläre Temperaturen in Ruhe 36,4°, nach der körperlichen Bewegung 36,7°. Unter einer Behandlung mit Azetylsalizylsäure keine Temperatursuppression.

Labor- und technische Basisuntersuchungen: BSG 6/15 mm, C-reaktives Protein < 0,5 mg/dl; Erythrozyten 4,64 Mio/μl, Hämoglobin 13,7 g/dl, Leukozyten 8 600/μl, Differentialblutbild unauffällig. Normale klinisch-chemische und serologische Befunde einschließlich der peripheren Schilddrüsenhormone und des TSH-Basalwertes, der Schilddrüsenantikörper und eines Kortisol-Tagesprofils. Kein vermehrter Nachweis von Antikörpern gegen Zytomegalie- und Epstein-Barr-Viren. HIV I/II- und hepatitisserologische Befunde negativ. Urinstatus normal. Blut- und Urinkulturen steril. Kein okkultes Blut im Stuhl. Tuberkulintest negativ.

Normaler Röntgenbefund der Thoraxorgane. Sonographie des Abdomens und trans-ösophageales Echokardiogramm unauffällig.

Differentialdiagnostische Überlegungen: Für eine organische Erkrankung boten die bisherigen Untersuchungsbefunde keine Anhaltspunkte. Insbesondere ergaben sich keine Hinweise auf eine chronische Infektionskrankheit. Eine Hyperthyreose war aufgrund der Hormonbefunde ausgeschlossen. Wegen der Stuhlunregelmäßigkeiten waren allenfalls ein oligosymptomatisch verlaufender Morbus Crohn oder eine andere entzündliche Darmkrankheit als Ursache der Temperaturerhöhung in Betracht zu ziehen. Vor allem die mangelnde Beeinflußbarkeit der Temperaturerhöhungen durch Azetylsalizylsäure sprach eher für eine Hyperthermie und gegen ein durch pyrogene Zytokine induziertes Fieber. Zugleich entstand bei der Art der vielfältigen Beschwerden der Eindruck, daß bei der Patientin auch psychische Faktoren an der Symptombildung beteiligt waren.

Ergänzungsuntersuchungen: Bei einer Koloskopie mit Ileoskopie zeigte sich ein tubuläres Adenom der Sigmaschleimhaut bei sonst unauffälligem Befund aller Darmabschnitte. Die Schilddrüse stellte sich sonographisch mit einem Gesamtvolumen von etwa 35 ml vergrößert, jedoch mit normaler Echostruktur und ohne Knotenbildungen dar. Bei einem psychosomatischen Erstinterview ergaben sich Hinweise auf eine konflikthafte Entwicklung der Patientin mit Ausbildung einer Konversionsstörung.

Enddiagnosen: (Psycho-)vegetative Hyperthermie. Struma diffusa bei euthyreoter Stoffwechsellage.

Schlußbetrachtung: Entscheidende Kriterien, die in diesem Fall gegen ein organisch bedingtes Fieber sprachen, waren neben den unauffälligen klinischen Befunden die auch bei den Voruntersuchungen immer normalen Laborbefunde, die Abhängigkeit der Temperaturerhöhungen von körperlichen Bewegungen bei fehlendem zirkadianen Temperaturrhythmus und vor allem die mangelnde Beeinflußbarkeit der Temperaturerhöhung durch einen Zyklooxygenasehemmer. Auffällig war auch die für ein Fieber ungewöhnlich große Differenz zwischen den rektalen und axillären Bewegungstemperaturen.

Nach eigenen Beobachtungen handelt es sich bei der vegetativen Hyperthermie um ein funktionelles Syndrom, an dessen Entstehung neben disponierenden Faktoren auch psychopathologische Einflüsse und wahrscheinlich vorausgegangene Infekte als auslösende Faktoren beteiligt sein können. Aufgrund der klinischen Symptomatologie und des Verlaufes bestehen sehr enge Beziehungen zum „Chronic Fatigue Syndrome", mit dem die vegetative Hyperthermie möglicherweise identisch ist. Die frühzeitige Erkennung dieses harmlosen Syndroms, von dem vorwiegend Frauen im Menstruationsalter betroffen sind, kann den Patienten umfangreiche und oft belastende Untersuchungen und vergebliche Behandlungsversuche ersparen. ■

Fall 3

> Leitsymptome:
> - starke Müdigkeit und rasche Erschöpfbarkeit,
> - subfebrile Körpertemperaturen,
> - multiple körperliche Beschwerden.

Krankheitsentwicklung: Bei einer 26jährigen Patientin traten 8 Monate vor der jetzigen Untersuchung im Anschluß an einen fieberhaften Infekt der Luftwege ein anhaltender „lähmender" Erschöpfungszustand und eine rasche Ermüdung bei geringen körperlichen Belastungen auf. Im weiteren Verlauf entwickelten sich außerdem vielfältige körperliche Beschwerden: belastungsabhängige Muskelschmerzen, besonders in den Beinen, eine Neigung zu Kreuzschmerzen, ein belastungsunabhängiges zeitweiliges Oppressionsgefühl in der Brust in Verbindung mit flüchtiger Atemnot und häufige Kopfschmerzen. Zugleich berichtete die Patientin über Schlafstörungen und eine Konzentrationsschwäche. Bei oralen Temperaturmessungen stellte sie wiederholt Temperaturerhöhungen bis 38,1 °C in Verbindung mit einem allgemeinen Hitzegefühl fest.

Untersuchungen durch verschiedene Fachärzte einschließlich serologischer Tests auf zahlreiche Infektionserreger hatten keinen eindeutigen krankhaften Befund ergeben. Wegen ihrer allgemeinen Erschöpfung fühlte sich die Patientin in den letzten Monaten nicht mehr in der Lage, ihren Beruf als Lehrerin auszuüben.

Klinischer Aufnahmebefund: Körperlich gesund wirkende Patientin mit 83,0 kg Gewicht bei einer Größe von 170 cm. Keine peripheren Lymphome. Normaler klinischer Herz- und Lungenbefund. Pulsfrequenz 80/min, Blutdruck 130/80 mm Hg. Keine klinischen Hinweise auf eine Myopathie. Provokationstest für das Ligamentum ilio-lumbale rechts positiv. Gynäkologischer Befund bis auf Zeichen einer rechtsbetonten Ligamentose der Beckenbänder unauffällig.

Temperaturprotokoll: Rektale Temperatur in Ruhe 37,3°, nach 1stündiger Hausarbeit 38,1°; korrespondierende axilläre Temperaturen in Ruhe 36,7°, nach der körperlichen Bewegung 36,9°. Unter einer Behandlung mit Azetylsalizylsäure keine Suppression der rektalen Bewegungstemperatur.

Labor- und technische Basisuntersuchungen: BSG 8/20 mm; Erythrozyten 4,33 Mio/μl, Hämoglobin 12,3 g/dl; Leukozyten 6 600/μl, Differentialblutbild unauffällig. Alle klinisch-chemischen und serologischen Untersuchungen einschließlich der peripheren Schilddrüsenhormone, Schilddrüsenantikörper, der Muskelenzyme, des Kortisols, des Progesterons und DHEA, eines Immunstatus (Immunglobuline, Lymphozytendifferenzierung) sowie serologischer Antikörperuntersuchungen (Zytomegalie-, Epstein-Barr-Viren) ergaben normale bzw. unauffällige Befunde. Blut- und Urinkulturen waren steril. Tuberkulintest negativ.

Normaler Röntgenbefund der Thoraxorgane. Transösophageales Echokardiogramm und Sonographie des Abdomens unauffällig.

Differentialdiagnostische Überlegungen: Die jetzigen und bereits auswärts durchgeführten Untersuchungen ergaben keine Hinweise auf eine organische Erkrankung, insbesondere keine Anhaltspunkte für einen malignen Prozeß, eine chronische Infektion, eine Erkrankung aus dem rheumatischen Formenkreis oder ein endokrines Leiden. Differentialdiagnostisch war daher auch im Hinblick auf die sehr vielfältigen und uncharakteristischen Beschwerden bei normalen Laborbefunden eher ein funktionelles Syndrom anzunehmen. Dabei mußte die ganz im Vordergrund der Symptomatik stehende körperliche Erschöpfung und rasche Ermüdbarkeit der früher auch beruflich sehr aktiven Patientin besonders an ein sog. „Chronic Fatigue Syndrome" (chronisches Müdigkeits- bzw. Erschöpfungssyndrom) denken lassen.

Ergänzungsuntersuchungen: Bei einer neurologisch-psychiatrischen Untersuchung wurden eine Myopathie oder eine andere neurologische Grunderkrankung ausgeschlossen. Auch fanden sich keine Anzeichen eines psychiatrischen Leidens. Eine Lungenfunktionsprüfung (Bodyplethysmographie) mit Carbachol-Provokation ergab die Zeichen einer bronchialen Hyperreagibilität. Ein Belastungs-EKG war normal.

Enddiagnosen: Chronisches Müdigkeits- bzw. Erschöpfungssyndrom („Chronic Fatigue Syndrome"). Hyperreagibilität des Bronchialsystems. Ligamentose der Beckenbänder.

Schlußbetrachtung: Mit ihrer klinischen Symptomatik erfüllt die hier geschilderte Patientin die von den Centers for Disease Control erstmals 1988 aufgestellten und inzwischen revidierten diagnostischen Haupt- und Nebenkriterien eines Chronic Fatigue Syndrome (CFS). Hierzu zählen nach der ersten Definition auch die sub- bzw. niedrigfebrilen Körpertemperaturen. Für ein organisches Grundleiden oder eine psychiatrische Erkrankung fanden sich keine Anhaltspunkte. Auch wenn das in seiner Ätiologie und Pathogenese ungeklärte CFS heute überwiegend als eigenständige Krankheit angesehen wird, bleibt die diagnostische Zuordnung zu diesem Syndrom sehr problematisch. Da spezifische diagnostische Labor- und Organbefunde fehlen, stützt sich die Verdachtsdiagnose eines CFS ausschließlich auf vorwiegend subjektive und teilweise auch vage definierte klinische Symptome sowie auf den Ausschluß bekannter organischer oder psychiatrischer Erkrankungen, die ebenfalls mit einer ausgeprägten Erschöpfung verbunden sind.

4

Fall 4

Leitsymptome:
- persistierende niedrigfebrile Temperaturen bis 38,7°C,
- rezidivierende submandibuläre Lymphknotenschwellungen.

Krankheitsentwicklung: Eine 42jährige Patientin erkrankte etwa 2 Jahre vor der jetzigen Untersuchung während eines Spanienurlaubs an einem grippalen Infekt mit den Symptomen einer Halsentzündung, die nach ihren Angaben erst nach 4 Monaten endgültig abklangen. Seit dieser Zeit stellte sie rektale Temperaturerhöhungen zwischen 37,4 und 38,7°C, verbunden mit einem allgemeinen körperlichen Schwächegefühl und Beeinträchtigung des Allgemeinbefindens fest. Außerdem bemerkte die Patientin flüchtige submandibuläre Lymphknotenschwellungen, die nach ihren Beobachtungen in etwa 4wöchigen Abständen auftraten und jeweils nach einigen Tagen wieder verschwanden (?). Zahlreiche auswärts durchgeführte Labor- und technische Untersuchungen, einschließlich einer Sternalpunktion, hatten keinen abweichenden Befund ergeben. Als mögliche Ursache der Symptomatik wurde eine „protrahiert verlaufende" infektiöse Mononukleose angenommen.

Klinischer Aufnahmebefund: Guter Allgemeinzustand bei einem Körpergewicht von 54,0 kg und einer Größe von 155 cm. Rektale Temperatur bei der Erstuntersuchung 38,0 °C. Im linken Kieferwinkel bohnen- bis haselnußgroßer derber Lymphknoten. Im Bereich des linken Lappens der palpatorisch nicht sicher vergrößerten Schilddrüse tastete man eine auffällig derbe, schlecht abgrenzbare knotige Veränderung. Normaler Herz- und Lungenbefund. Übriger körperlicher Befund einschließlich gynäkologischem Untersuchungsbefund ebenfalls unauffällig.

Labor- und technische Basisuntersuchungen: BSG 4/11 mm. Erythrozyten 5,26 Mio/μl, Hämoglobin 14,5 g/dl; Leukozyten 6 700/μl, Differentialblutbild unauffällig. Alle durchgeführten klinisch-chemischen, immunologischen und serologischen Untersuchungen einschließlich der peripheren Schilddrüsenhormone, des TSH-Basalwertes und des Calcitoninspiegels ergaben normale Befunde. Urinstatus und Urinkultur waren unauffällig, alle Blutkulturen blieben steril. Kein Nachweis von okkultem Blut im Stuhl. Tuberkulintest negativ.

Normaler Röntgenbefund der Thoraxorgane mit unauffälligem Mediastinum. Sonographie des Abdomens und Echokardiogramm ebenfalls unauffällig. EKG normal.

Differentialdiagnostische Überlegungen: Einzige klinische Leitsymptome waren in diesem Fall der auffällige Tastbefund im Bereich des linken Schilddrüsenlappens und der vergrößerte derbe Lymphknoten im Kieferwinkel. Wegen der allgemeinen Krankheitssymptome mit den persistierenden niedrigfebrilen Temperaturen war hier trotz der normalen Laborbefunde eher ein entzündlicher oder maligner Prozeß als ein blander Strumaknoten zu vermuten. Differentialdiagnostisch kam eine chronische fibrosierende Thyreoiditis (Riedel) und wegen des benachbarten auffälligen Lymphknotens auch ein Schilddrüsenkarzinom in Betracht. Eine Abklärung war hier von ergänzenden Schilddrüsenuntersuchungen mit bildgebenden Verfahren und letztlich vor allem von einer Punktionszytologie zu erwarten. Für eine Systemerkrankung ergaben die Befunde keine Anhaltspunkte. Bei unauffälligen szintigraphischen und zytologischen Schilddrüsenbefunden wäre bei der Patientin allenfalls auch an eine vegetative bzw. habituelle Hyperthermie zu denken, die meist mit uncharakteristischen, allgemeinen körperlichen Befindlichkeitsstörungen verläuft.

Ergänzungsuntersuchungen: Bei der Sonographie der Schilddrüse stellte sich im Bereich der tastbaren knotigen Veränderung im linken Lappen ein unregelmäßig begrenztes echoarmes Areal dar. Ein weiterer kleiner umschriebener Bezirk mit echoarmer Struktur zeigte sich im kaudalen Pol des rechten Schilddrüsenlappens. Szintigraphisch war die Nuklidaufnahme in beiden Lappen homogen und kein sicherer Knoten abgrenzbar. Eine Feinnadelpunktion unter sonographischer Kontrolle ergab im Bereich des linken suspekten Areals einen zytologischen Befund der Gruppe V, am ehesten vereinbar mit einem papillären Schilddrüsenkarzinom. Das Punktionsmaterial aus dem rechten Schilddrüsenlappen war zytologisch nicht auswertbar. Ergänzende radiologische Untersuchungen des Gesichtsschädels und des oberen Mediastinums ergaben normale Befunde.

Vorläufige Diagnose: Dringender Verdacht auf ein papilläres Schilddrüsenkarzinom mit möglicher Lymphknotenmetastasierung.

Verlauf: Bei der nachfolgenden Thyreoidektomie mit Teilresektion der linken Halsmuskulatur bestätigte sich die Diagnose eines papillären Adenokarzinoms der Schilddrüse, wobei Randausläufer des malignen Prozesses auch den rechten Lappen erfaßt und auf die linke tiefe Halsmuskulatur übergegriffen hatten. Ein Lymphknotenbefall war nicht nachweisbar. Im weiteren Verlauf wurden zunächst eine [131]J-Eliminationsbehandlung, anschließend eine metabolische ^{131}J-Therapie und schließlich wegen der Infiltration des Tumors in die Halsmuskulatur auch eine perkutane Hochvoltbestrahlung durchgeführt. Die Patientin wurde zuletzt 9 Jahre nach der Operation von uns gesehen. Sie war unter einer Substitution mit 150 μ g L-Thyroxin fieber- und beschwerdefrei. Es bestanden keine Hinweise auf ein lokales Rezidiv oder Fernmetastasen.

Schlußbetrachtung: Dieser Fall unterstreicht die Bedeutung einer subtilen körperlichen Untersuchung. Nur der auffällige Tastbefund der Schilddrüse führte hier letztlich zur zytologischen Verdachtsdiagnose eines Karzinoms. Bemerkenswert sind die normalen Laborbefunde, die keinerlei Hinweise auf einen malignen Prozeß ergaben. Ein Zusammenhang zwischen den über 2 Jahre bestehenden niedrigfebrilen Temperaturen und dem erfahrungsgemäß sehr langsam wachsenden papillären Schilddrüsenkarzinom ist nach dem Verlauf anzunehmen, aber letztlich nicht zu belegen. Ungeklärt bleibt die Validität der von der Patientin beschriebenen reversiblen flüchtigen Lymphknotenschwellungen in der Halsregion.

Fall 5

Leitsymptome:
- rezidivierende Fieberschübe bis 40°,
- abdominale Schmerzen, Erbrechen, Durchfälle,
- Gelenkbeschwerden.

Krankheitsentwicklung: Ein aus dem Libanon zugereister und seit vielen Jahren in Deutschland lebender 45jähriger Patient armenischer Abstammung leidet seit etwa 7 Jahren unter folgenden episodisch auftretenden Krankheitssymptomen: heftige Bauchschmerzen wechselnder Lokalisation in Verbindung mit Übelkeit, Erbrechen und Durchfällen, Fieber bis 40 °C und häufig auch arthritische Symptome im Bereich einzelner großer Gelenke (vorwiegend Kniegelenk). Während die Gelenkbeschwerden meist etwas länger anhalten, verschwinden die übrigen Symptome jeweils

nach etwa 2 – 4 Tagen. Die gleichförmig ablaufenden Krankheitsschübe wiederholten sich in der Vergangenheit in 2 – 4monatigen Abständen. Während der fieberfreien Intervalle fühlte sich der Patient stets gesund und voll leistungsfähig.

Der Patient wurde inzwischen wiederholt einschließlich einer Koloskopie, Ösophago-Gastroskopie und Pankreasdiagnostik untersucht. Die letzte auswärtige stationäre Untersuchung erfolgte 2 Wochen vor der Einweisung in unsere Klinik während eines akuten Krankheitsschubs. Bei einer Blutsenkungsreaktion von 24/40 mm, einer Leukozytose und im übrigen unauffälligen Laborbefunden (außer Nachweis einer Laktoseintoleranz) wurde die Verdachtsdiagnose eines Colon irritabile gestellt.

Bei der Erstuntersuchung in unserer Klinik war der Patient symptomfrei. Früher hatte er eine Hepatitis A und eine Appendektomie durchgemacht. Ähnliche Krankheitssymptome waren dem Patienten von seinen Familienangehörigen nicht bekannt.

Klinischer Aufnahmebefund: Gesund wirkender Patient mit einem Gewicht von 70,0 kg bei einer Größe von 172 cm. Orale Körpertemperatur 37,0 °C. Diffuse leichte Druckempfindlichkeit des Abdomens. Übriger körperlicher Befund unauffällig, insbesondere keine krankhaften Hautveränderungen und normaler Gelenkstatus.

Labor- und technische Basisuntersuchungen: BSG 5/13 mm; peripheres Blutbild und alle durchgeführten klinisch-chemischen, immunologischen und serologischen Untersuchungen ergaben normale Befunde. Urinstatus unauffällig. Tuberkulintest negativ.

Normaler Röntgenbefund der Thoraxorgane bei der letzten auswärtigen Untersuchung. Geringgradige Splenomegalie bei der Sonographie des Abdomens. Normaler echokardiographischer Befund des Herzens.

Differentialdiagnostische Überlegungen: Die charakteristischen, immer gleichförmig ablaufenden und selbstlimitierenden Krankheitsschübe von konstanter Dauer mit hohem Fieber, Abdominalschmerzen und Arthralgien sowie die Zugehörigkeit zu einer ethnischen Risikogruppe sprachen hier eindeutig für ein familiäres Mittelmeerfieber, obwohl dem Patienten keine weiteren betroffenen Familienmitglieder bekannt waren. Mit dieser Verdachtsdiagnose vereinbar war auch die sonographisch nachgewiesene leichte Splenomegalie. Eine entzündliche Erkrankung im Bereich des Magen-Darm-Kanals oder des Pankreas ebenso wie eine Porphyrie waren bereits durch entsprechende auswärtige Untersuchungen ausgeschlossen worden.

Ergänzungsuntersuchungen: Bei einer Rektumbiopsie waren keine Amyloidablagerungen nachweisbar.

Verlauf: Der Patient erhielt eine Langzeitbehandlung mit 3 × 0,5 mg Colchicin täglich. Unter dieser Medikation traten während einer Verlaufsbeobachtung von bisher 9 Jahren keine Krankheitsschübe mehr auf, und die Kontrolluntersuchungen ergaben auch keine Hinweise auf eine Amyloidose. Nur bei gelegentlich von dem Patienten unternommenen Versuchen, die Colchicin-Dosis zu reduzieren, kam es zu erneuten, aber abortiv verlaufenden Krankheitsepisoden.

Enddiagnose: Familiäres Mittelmeerfieber.

Schlußbetrachtung: Obwohl zum Zeitpunkt der Erstuntersuchung in unserer Klinik kein akuter Krankheitsschub bestand, war die Diagnose aufgrund der charakteristischen klinischen Symptomatik, des bisherigen Krankheitsverlaufes und der Zugehörigkeit des Patienten zu einer von der Krankheit bevorzugt betroffenen ethnischen Gruppe trotz leerer Familienanamnese eindeutig zu stellen. Sie wurde durch den weiteren Verlauf mit Suppression der Krankheitsschübe unter der fortlaufenden Behandlung mit Colchicin noch bestätigt. Die Erstmanifestation des Leidens war in diesem Fall relativ spät (meist schon bis zum 15. Lebensjahr). Eine positive Familienanamnese findet sich nur in etwa 50 % der betroffenen Fälle.

Fall 6

Leitsymptom:
- seit 18 Jahren gleichförmig ablaufende rezidivierende Fieberepisoden über 40° mit uncharakteristischen Begleitsymptomen.

Krankheitsentwicklung: Ein 23jähriger deutschstämmiger Mann leidet seit seinem 5. Lebensjahr unter gleichförmig ablaufenden Fieberepisoden im Wechsel mit symptomfreien Intervallen. Die Fieberschübe mit Temperaturen bis über 40 °C setzen jeweils akut und oft nach vorausgegangenem Schüttelfrost ein und dauern regelmäßig 3 – 4 (5) Tage. Sie sind mit einem allgemeinen Krankheitsgefühl, häufig Arthralgien und Myalgien sowie gelegentlich mit Lymphknotenschwellungen und Durchfällen verbunden.

Die Fieberschübe traten früher in größeren, bis zu 6monatigen Abständen auf. In den letzten Jahren verkürzten sich die unregelmäßigen fieberfreien Intervalle auf etwa 4 – 6 Wochen. Bei zahlreichen vorausgegangenen Untersuchungen, einschließlich wiederholter Lymphknotenbiopsien, Knochenmarkuntersuchung und endoskopischer Untersuchungen konnte kein organpathologischer Befund als Fieberursache festgestellt werden. Während der Fieberschübe fanden sich meist uncharakteristische humorale Entzündungszeichen mit einer Leukozytose bei sterilen Blutkulturen. Das Fieber ließ sich durch Antibiotika nicht beeinflussen. Der Patient wurde am ersten Tag eines erneuten Fieberschubs in unserer Klinik aufgenommen.

Frühere Vorgeschichte: als Kind Tonsillektomie, keine gravierenden Vorkrankheiten. Kein Aufenthalt im außereuropäischen Ausland. Eine von 2 Schwestern des Patienten leidet seit Kindheit unter der gleichen Symptomatik. Während einer Schwangerschaft blieben bei ihr die Fieberschübe aus, setzten aber einige Wochen nach der Geburt in 2 – 3monatigen Abständen wieder ein.

Klinischer Aufnahmebefund: Reduzierter Allgemeinzustand bei rektaler Körpertemperatur von 40,2°C. Gewicht 66,0 kg, Größe 171 cm. Einzelne bohnen- bis kleinhaselnußgroße Lymphknoten an beiden Halsseiten, weich und druckempfindlich. Leicht vergrößerte Leber 1 Qf unter dem Rippenbogen tastbar, perkutorischer Durchmesser 13 cm. Unauffälliger klinischer Herz- und Lungenbefund. Pulsfrequenz 104/min, Blutdruck 120/75 mm Hg. Normaler Gelenkstatus.

Labor- und technische Basisuntersuchungen: Anstieg der BSG während des Fieberschubs auf maximal 33/65 mm. Weitere pathologische Laborbefunde: Leukozyten $12\,900/\mu l$ mit Linksverschiebung, Thrombozyten $135\,000/\mu l$; Serumeisen $29\,\mu g/dl$, Serumferritin $235\,\mu l$; alkalische Phosphatase 223 U/l, γ-GT 68 U/l, GPT 25 U/l; α_2-Globuline 0,78 g/dl. Alle immunologischen sowie serologischen Untersuchungen auf Antikörper gegen verschiedene Infektionserreger und der Urinstatus ergaben unauffällige bzw. normale Befunde. Keine IgD-Vermehrung. Die mikrobiologischen Befunde einschließlich 6 Blutkulturen waren negativ. Kein Nachweis von okkultem Blut im Stuhl. Tuberkulintest negativ.

Normaler Röntgenbefund der Thoraxorgane. Transösophageales Echokardiogramm unauffällig. Sonographie des Abdomens: Splenomegalie (Schätzgewicht 270 g), Hinweise auf eine Fettleber.

Differentialdiagnostische Überlegungen: Schon im Hinblick auf den 18 Jahre langen Krankheitsverlauf und aufgrund der Ergebnisse der zahlreichen inzwischen durchgeführten Untersuchungen kamen eine Infektionskrankheit ebenso wie eine maligne Erkrankung als Fieberursache nicht in Betracht. In seinem Verlauf mit den konstant langen und gleichförmig verlaufenden Fieberepisoden ähnelte das Krankheitsbild am ehesten dem familiären Mittelmeerfieber, zumal hier auch eine Schwester des Patienten von der gleichen Symptomatik betroffen war. Abgesehen von der deutschen Abstammung der Familie des Patienten fehlten jedoch ebenso wie bei der Schwester die charakteristischen serositischen Symptome. Gegen ein systemisches Still-Syndrom oder eine andere bekannte entzündliche Systemerkrankung mit rezidivierendem Fieber sprachen besonders die Häufigkeit und die kurze konstante Dauer der Fieberepisoden.

Ergänzungsuntersuchungen: Eine Rektoskopie mit Biopsie ergab keinen Amyloidnachweis. Bei einer Gastro-Duodenoskopie mit Duodenalbiopsie fand sich kein Anhalt für einen Morbus Whipple. Die Biopsie eines Halslymphknotens ergab den histologischen Befund einer unspezifischen Lymphadenitis mit einer kleinherdigen Epitheloidzellreaktion. Bei einer Laparoskopie im Fieberschub zeigten sich im Bauchraum keine frischen oder alten entzündlichen Veränderungen. Die leicht vergrößerte Milz war außer geringgradigen perisplenitischen Veränderungen makroskopisch unauffällig. Der histologische Punktionsbefund der Leber ergab eine geringgradige, klein- bis mitteltropfige Verfettung.

Verlauf: Der akute Fieberschub dauerte insgesamt 4 Tage. Anschließend fühlte sich der Patient wieder wohl. In den folgenden Jahren wiederholten sich die Fieberepisoden in etwa 4–7 wöchigen Abständen mit der gleichen Symptomatik. Ein empfohlener Behandlungsversuch mit Colchicin wurde von dem Patienten nicht gewünscht. Die Temperatursenkung erfolgte nach Bedarf überwiegend mit Novaminsulfon.

12 Jahre nach der Erstuntersuchung in unserer Klinik stellte sich der Patient in einem symptomfreien Intervall erneut zu einer Kontrolluntersuchung vor. Der letzte Fieberschub lag 3 Wochen zurück. Der Patient wirkte gesund und befand sich in einem guten Allgemeinzustand. An beiden Halsseiten fanden sich wieder einzelne bis kleinhaselnußgroße, etwas druckdolente Lymphknoten. Der übrige klinische Befund war unauffällig. Die Milz war sonographisch nicht vergrößert. Eine Amyloidose der Rektumschleimhaut wurde bioptisch erneut ausgeschlossen. Bei normaler BSG (9/18 mm) und normalem roten und weißen peripheren Blutbild fand sich wieder eine leichte Thrombozytopenie ($136\,000/\mu l$). Unter den chemischen Blutanalysen fiel als abweichender Befund nur eine grenzwertige alkalische Phosphatase (181 U/l) auf.

4

Enddiagnose: Familiäres idiopathisches episodisches Fieber ohne nachweisbares organisches Grundleiden.

Schlußbetrachtung: Das in unregelmäßigen Zeitabständen episodenhaft ablaufende Krankheitsbild des Patienten läßt sich keiner bekannten und nosologisch eindeutig definierten fieberhaften Krankheit zuordnen. Es ist dem familiären Mittelmeerfieber zwar ähnlich, aber mit diesem offensichtlich nicht identisch. Derartige Fälle mit jahrzehntelangen Verläufen und guter Prognose wurden von uns und anderen Autoren immer wieder beobachtet, wobei ein familiäres Auftreten wie in dem hier beschriebenen Fall nach unseren Erfahrungen die Ausnahme ist. Sofern ähnlich verlaufende definierte Krankheiten mit einem rezidivierenden Fieber sicher auszuschließen sind, sollte man dieses nach Symptomatik und Verlauf einheitliche Syndrom vorläufig deskriptiv als „idiopathisches episodisches Fieber" ohne nachweisbares organisches Grundleiden klassifizieren. Die früher gebräuchliche Bezeichnung „periodisches Fieber" (Reimann) ist wegen der Unregelmäßigkeit der Fieberschübe unzutreffend (S. 69).

Fall 7

Leitsymptome:
- intermittierendes, teilweise doppelgipfliges Fieber über 40 °C,
- Arthralgien und Myalgien,
- zervikale Lymphknotenschwellungen,
- flüchtiges Exanthem.

Krankheitsentwicklung: Bei einer 25jährigen Patientin begann eine erste protrahiert verlaufende Krankheitsepisode etwa 11 Monate vor der jetzigen Klinikeinweisung mit akuten Krankheitssymptomen: Fieber bis knapp 41°C mit vorausgehendem Schüttelfrost, allgemeines Krankheitsgefühl, Myalgien und Arthralgien wechselnder Lokalisation. Im weiteren Verlauf entwickelten sich Lymphknotenschwellungen am Hals. Die Patientin wurde in 2 auswärtigen Kliniken eingehend untersucht, wo zuerst die Verdachtsdiagnose eines rheumatischen Fiebers gestellt und zuletzt ein „protrahiert verlaufender lymphotroper Virusinfekt" angenommen wurden. Der histologische Befund eines exstirpierten Halslymphknotens entsprach einer unspezifischen Entzündung. Mehrere angelegte Blutkulturen blieben steril. Verschiedene Antibiotika hatten keinen Einfluß auf das häufig doppelgipflig verlaufende Fieber, das nach insgesamt 9 Wochen spontan abklang.

Nach einem etwa 8monatigen symptomfreien Intervall mit gutem Allgemeinbefinden traten erneut tägliche Fieberschübe mit Spitzen über 40 °C in Verbindung mit Arthralgien und Schwellungen in den Sprunggelenken auf. Besonders vor Einsetzen der täglichen Fieberschübe, die erneut häufig doppelgipflig mit Spitzen am frühen Nachmittag und in der Nacht verliefen, klagte die Patientin über Halsschmerzen. Zugleich beobachtete sie einen flüchtigen fleckförmigen Hautausschlag an den Oberschenkeln. Nachdem sich Antibiotika wieder als unwirksam erwiesen hatten, und erneute Lymphknotenschwellungen am Hals auftraten, wurde die Patientin an unsere Klinik überwiesen.

Sie hatte im Kindesalter eine Tonsillektomie und Appendektomie, jedoch keine bemerkenswerten Vorkrankheiten durchgemacht. Bisher kein Aufenthalt im außereuropäischen Ausland.

Klinischer Aufnahmebefund: In Anbetracht der hochfieberhaften Erkrankung relativ wenig reduzierter Allgemeinzustand. Gewicht 62,5 kg bei 168 cm Größe. Etwas blasse Haut und Schleimhäute. Rektale Temperatur am Nachmittag des 1. Untersuchungstages 39,8°C. Einzelne bis kleinhaselnußgroße weiche Lymphknoten an beiden Halsseiten. Leichte Schwellung und Überwärmung des linken Sprunggelenkes. Unauffälliger klinischer Befund des Herzens, der Lungen und des Abdomens. Während der nachfolgenden Untersuchungsphase tägliches Fieber bis maximal 40,4°C. Jeweils mit dem Fieberanstieg Auftreten eines flüchtigen, lachsroten makulösen Exanthems an den Oberschenkeln und gelegentlich im Schulterbereich.

Labor- und technische Basisuntersuchungen: Die Ergebnisse der pathologischen blutchemi-

Tabelle 4.8 Ergebnisse der pathologischen Laborbefunde

Blutsenkungsreaktion (mm)	81/115
Hämoglobin (g/dl)	11,2
Erythrozyten (Mio/μl)	3,9
Leukozyten (Tsd/μl)	15,4
stabkernige Neutrophile (%)	6
segmentkernige Neutrophile (%)	72
Thrombozyten (Tsd/μl)	480
C-reaktives Protein (ng/ml)	9,0 (normal $< 0,6$)
Eisen (μg/dl)	15,0
Ferritin (μg/l)	450
α_2-Globuline (g/dl)	1,2
γ-Glutamyltransferase (U/l)	27
IgG-Kardiolipin-Antikörper (U/ml)	18,0

schen Befunde sind in Tab. 4.8 zusammengestellt. Normal bzw. nicht nachweisbar waren ASL, Rheumafaktor, antinukleäre Faktoren, ANCA, zirkulierende Immunkomplexe, Kryoglobuline, Muskelenzyme und zahlreiche serologische Laborparameter. 6 sterile Blutkulturen. Unauffälliger Urinstatus. Negative Tuberkulinreaktion.

Normaler Röntgenbefund der Thoraxorgane. Normales transösophageales Echokardiogramm. Sonographie des Abdomens: Splenomegalie (Schätzgewicht etwa 360 g).

Differentialdiagnostische Überlegungen: Der Krankheitsverlauf und die bisher vorliegenden Befunde ließen hier am ehesten eine entzündliche Systemerkrankung vermuten. Für ein malignes Lymphom hatte zumindest die bereits auswärts durchgeführte Lymphknotenbiopsie keine Anhaltspunkte ergeben. Eine chronische Infektionskrankheit konnte trotz der „septischen" Temperaturen aufgrund der zahlreichen sterilen Blutkulturen, der fehlenden Wirkung antibiotischer Behandlungen und wegen der negativen Ergebnisse entsprechender serologischer Untersuchungen weitgehend ausgeschlossen werden. Wenig wahrscheinlich waren in diesem Fall ein oligosymptomatisch ohne Diarrhö verlaufender Morbus Whipple oder Morbus Crohn oder eine ANCA-negative Vaskulitis. Ebensowenig ergaben sich hinreichende Anhaltspunkte für eine Tuberkulose. Die Gelenksymptome zusammen mit der Splenomegalie und Lymphadenopathie, die ausgeprägten hu-

moralen Entzündungszeichen mit Leukozytose und Linksverschiebung, der schubweise Krankheitsverlauf und nicht zuletzt das rezidivierende flüchtige Exanthem sprachen bei der jugendlichen Patientin am ehesten für ein systemisches Still-Syndrom des Erwachsenenalters.

Ergänzungsuntersuchungen: Bei einer Beckenkammbiopsie fanden sich uncharakteristische Veränderungen wie bei einer chronischen Entzündung. Eine Knochenmarkkultur auf Tuberkelbakterien verlief negativ. Eine Koloskopie mit Ileoskopie und eine Gastro-Duodenoskopie mit Biopsie ergaben unauffällige Befunde. Im ^{99m}Tc-MDP-Knochenszintigramm zeigte sich eine vermehrte linksbetonte Aktivitätsanreicherung in den Sprunggelenken. Der Röntgenbefund der Sprunggelenke war unauffällig. Bei der HLA-Typisierung wurden die Antigene B8 und Cw4 nachgewiesen.

Verlauf: Unter einer kombinierten Behandlung mit Prednisolon und Azetylsalizylsäure kam es zu einem sehr raschen Temperaturabfall und Rückbildung der klinischen Krankheitssymptome. Die Dosierung beider Medikamente wurde unter fortlaufender Kontrolle der pathologischen Laborparameter in den folgenden Wochen allmählich reduziert. Nach insgesamt etwa 2 Monaten konnte die Therapie beendet werden. Nach einem 2jährigen symptomfreien Intervall erlitt die Patientin einen erneuten Krankheitsschub mit einer Oligoarthritis. Wieder bildeten sich alle Krankheitssymptome unter der genannten medikamentösen Behandlung zurück.

Enddiagnose: Systemisches Still-Syndrom des Erwachsenenalters mit polyzyklischem Verlauf.

Schlußbetrachtung: Das systemische Still-Syndrom ist eine häufige Ursache eines primär ungeklärten rezidivierenden Fiebers. Die Diagnose wird jedoch meist sehr spät gestellt, da die Erwachsenenform immer noch wenig bekannt ist. Unter der Annahme einer bakteriellen Sepsis werden die Patienten oft über lange Zeit frustran mit verschiedenen Antibiotika behandelt. Da es für die Erkennung dieser Erkrankung keine spezifischen Tests gibt, muß die Diagnose

4

per exclusionem gestellt werden. Das klinische Bild und die Krankheitsverläufe sind bei der Erwachsenenform des systemischen Still-Syndroms sehr variantenreich. Besonders können die arthritischen Symptome u. U. sehr spät auftreten. Der hier geschilderte Fall bot alle charakteristischen Symptome der Erkrankung, so daß ihre Erkennung nach Ausschluß einiger anderer fieberhafter Krankheiten wenig problematisch war.

Fall 8

Leitsymptome:
- rezidivierende flüchtige Fieberschübe über 39°C,
- Urtikaria,
- Knochenschmerzen,
- monoklonale Gammopathie IgM Typ Kappa.

Krankheitsentwicklung: Bei einer 56jährigen Patientin entwickelte sich etwa 4 Jahre vor der jetzigen Untersuchung eine chronisch-rezidivierende Urtikaria, die zunächst nur gelegentlich und im weiteren Verlauf täglich auftrat und jeweils mehrere Stunden bestehen blieb. Die nicht juckenden urtikariellen Hautveränderungen waren besonders im Bereich des Stammes und der Oberschenkel lokalisiert. Etwa 2 Jahre später trat in Verbindung mit einem stärkeren Urtikariaschub erstmals Fieber über 39°C auf, das nach 1 Tag wieder abklang. In der Folgezeit wiederholten sich die von einem allgemeinen Krankheitsgefühl begleiteten Fieberschübe ohne Schüttelfrost in mehrwöchigen Abständen für jeweils 1 – 3 Tage, wobei das urtikarielle Exanthem zur Zeit der Fieberepisoden immer besonders stark ausgeprägt war. In den fieberfreien Intervallen fühlte sich die Patientin zunächst wohl. In den letzten 6 – 8 Wochen entwickelten sich anfänglich nur leichtere Schmerzen im Bereich des Beckengürtels und der Beine und im weiteren Verlauf vor allem nachts auftretende und rechtsbetonte, heftige ziehende Schmerzen in den Ober- und Unterschenkeln.

Bereits zahlreiche auswärts durchgeführte Untersuchungen durch verschiedene Fachärzte, einschließlich allergologischer Tests, hatten in den vergangenen Jahren zu keiner Klärung des Krankheitsbildes geführt. Im Alter von 40 Jahren wurden eine Appendektomie und mit 41 Jahren eine vaginale Hysterektomie wegen eines Uterus myomatosus durchgeführt. Besondere Vorkrankheiten hatte die Patientin bisher nicht durchgemacht.

Klinischer Aufnahmebefund: Guter Allgemeinzustand. Körpergewicht 61,0 kg, Größe 164 cm. Rektale Körpertemperatur bei der Aufnahme 37,9°, während eines späteren Fieberschub maximal 39,3°. Ausgedehntes, kleinflekkiges urtikarielles Exanthem mit teilweise konfluierenden Herden im Bereich des Stammes, der Arme und der Oberschenkel. Keine peripheren Lymphknotenschwellungen. Unauffälliger klinischer Befund des Herzens, der Lungen und des Abdomens.

Labor- und technische Basisuntersuchungen: Die Ergebnisse der pathologischen blutchemischen und serologischen Befunde sind in Tab. 4.9 zusammengestellt. Die Immunfixation ergab eine monoklonale Gammopathie IgM Typ Kappa. Kein Nachweis von Kryoglobulinen, ANCA, Antiphospholipid-Antikörpern, ANA, ENA und DNS-Antikörpern. Auch die Muskelenzyme im Serum waren normal. Kein Nachweis von Bence-Jones-Protein im Urin. Übriger Urinstatus ebenfalls unauffällig. Blutkulturen im Fieberschub steril.

Tabelle 4.**9** Ergebnisse der pathologischen Laborbefunde

Blutsenkungsreaktion (mm)	31/62 (88/110)
Hämoglobin (g/dl)	12,7
Erythrozyten (Mio/μl)	4,37
Leukozyten (Tsd/μl)	16,2
stabkernige Neutrophile (%)	11
segmentkernige Neutrophile (%)	72
alkalische Leukozytenphosphatase	225
Eisen (μg/dl)	17
Ferritin (μg/l)	180
IgM (mg/dl)	456 (729)
zirkulierende IgM-Immunkomplexe (mg/dl)	15,4
Komplement C3 (mg/dl)	94

Normaler Röntgenbefund der Thoraxorgane ohne Anhalt für hiläre oder mediastinale Lymphknotenschwellungen. Normaler sonographischer Befund der Bauchorgane, insbesondere keine Splenomegalie und keine Lymphknotenschwellungen nachweisbar. Normales Echokardiogramm.

Differentialdiagnostische Überlegungen: Aufgrund der nachgewiesenen monoklonalen IgM-Gammopathie mußte bei der Patientin in erster Linie eine Makroglobulinämie Waldenström ausgeschlossen werden. Differentialdiagnostisch war wegen dieses Befundes und der Hautveränderungen auch ein sog. POEMS-Syndrom in Betracht zu ziehen, obwohl die monoklonale Gammopathie bei dieser Erkrankung fast ausnahmslos IgG oder IgA betrifft. Außerdem fehlten bei der Patientin Hinweise auf eine Polyneuropathie und endokrine Störungen, die ebenso wie eine Hepatosplenomegalie und eine Lymphadenopathie zum Vollbild des POEMS-Syndroms gehören. Vor allem wegen der rezidivierenden Fieberschübe und der damit verbundenen ausgeprägten humoralen Entzündungszeichen war auch daran zu denken, daß es sich hier nicht um eine blande chronische Urtikaria, sondern möglicherweise um eine Urtikariavaskulitis handeln könnte. Einer weiteren Abklärung bedurften die Ober- und Unterschenkelschmerzen, die von der Patientin eher in die Knochen und nicht in die Muskulatur projiziert wurden.

Ergänzungsuntersuchungen: Bei einer Beckenkammbiopsie waren der zytologische und der histologische Knochenmarkbefund unauffällig. Sie ergaben insbesondere keine lymphoide Zellinfiltration. Bei der Hautbiopsie während eines frischen Urtikariaschubs fand sich das Bild einer gering ausgeprägten Urtikariavaskulitis mit perivaskulären Infiltraten von Rundzellen sowie neutrophilen und vereinzelt eosinophilen Granulozyten im oberen und unteren Korium ohne Nachweis einer Leukozytoklasie. Der Immunfluoreszenzbefund des Hautbiopsats war uncharakteristisch. Die Röntgenuntersuchung des Beckens sowie der Ober- und Unterschenkelknochen ergab sehr diskrete und uncharakteristische Verdichtungen in der Spongiosa der distalen Femur- und der proximalen Tibiaabschnitte. Bei der Knochenszintigraphie (740MBq-^{99m}Tc-MDP) zeigte sich eine fokale Mehranreicherung des radioaktiven Indikators in Femur und Tibia beiderseits bei sonst unauffälligem Skelettsystem. Bei der Magnetresonanztomographie fand sich eine Markinfiltration ohne raumfordernden Charakter in den kniegelenknahen Anteilen des Femur und der Tibia beiderseits.

Enddiagnose: Schnitzler-Syndrom.

Schlußbetrachtung und Verlauf: Die bei der Patientin bestehenden Krankheitssymptome (Urtikariavaskulitis, monoklonale IgM-Gammopathie, Knochenschmerzen mit szintigraphisch und mit Hilfe der Magnetresonanztomographie nachgewiesenen Knochenveränderungen, Fieber und ausgeprägte humorale Entzündungszeichen) entsprechen einem erstmals 1974 von Schnitzler u. Mitarb. beschriebenen und nach ihm benannten Syndrom. In der Literatur wurden bisher etwa 40 derartige Fälle beschrieben. Die Ätiopathogenese des Schnitzler-Syndroms ebenso wie die Bedeutung der monoklonalen IgM-Vermehrung sind nicht bekannt. Die Prognose dieser chronischen Erkrankung ist nach den bisherigen Verlaufsbeobachtungen im allgemeinen günstig. In einzelnen Fällen wurde nach vielen Jahren auch die Entwicklung eines lymphoplasmozytoiden Lymphoms beschrieben.

Bei der Patientin wurde eine Langzeitbehandlung mit Ibuprofen eingeleitet. Unter dieser Therapie verschwanden die Knochenschmerzen und das Fieber. Auch die humoralen Entzündungszeichen bildeten sich zurück, und es kam zu einer dosisabhängigen Besserung der Urtikaria. Unbeeinflußt blieb erwartungsgemäß die monoklonale Gammopathie. Bei einer 8 Monate nach der Erstuntersuchung durchgeführten Kontrolle des Knochenszintigramms zeigte sich nur noch eine sehr diskrete Mehranreicherung in den kniegelenknahen Anteilen von Femur und Tibia. Bei einem anschließenden medikamentösen Auslaßversuch traten alle Krankheitssymptome nach kurzer Zeit erneut auf, so daß die Langzeitbehandlung mit Ibuprofen wieder aufgenommen wurde.

4

Fall 9

Leitsymptome:
- rezidivierende flüchtige Fieberschübe über 40 °C,
- Hepatosplenomegalie,
- Erythrozyturie und Proteinurie.

Krankheitsentwicklung: Bei einer 53jährigen Patientin wurde 2 Jahre vor der jetzigen Untersuchung auswärts ein ventrikuloatrialer Liquorshunt wegen eines Verschlußhydrocephalus internus, wahrscheinlich auf dem Boden einer angeborenen Fehlbildung, angelegt. Zu der Diagnose hatten rezidivierende „Schwindelanfälle" und flüchtige Sehstörungen geführt. Der Shunt mußte in den ersten Monaten nach der Drainageoperation zweimal wegen einer Abflußstörung revidiert werden. In der Folgezeit entwickelten sich zunächst uncharakteristische Allgemeinbeschwerden mit Glieder- und Gelenkschmerzen wechselnder Lokalisation. Bei einem vermehrten Rheumafaktor und einer stark beschleunigten Blutkörperchensenkungsreaktion wurde die Patientin zunächst unter der Verdachtsdiagnose einer chronischen seropositiven Polyarthritis mit nichtsteroidalen Antirheumatika behandelt.

In den letzten 3 Monaten vor der jetzigen Klinikeinweisung traten in Abständen von einigen Wochen wiederholte flüchtige Fieberschübe mit rektalen Temperaturen über 40 °C für jeweils einige Stunden auf. Zugleich litt die Patientin unter einer zunehmenden allgemeinen Leistungsschwäche. Bei den auswärtigen Voruntersuchungen, die zu keiner Klärung der Diagnose geführt hatten, waren neben ausgeprägten humoralen Entzündungszeichen eine Splenomegalie sowie ein pathologischer Urinbefund mit Erythrozyturie und Proteinurie aufgefallen.

Klinischer Aufnahmebefund: Blasse Patientin in relativ gutem Allgemeinzustand. Körpergewicht 63,0 kg, Größe 168 cm. Rektale Körpertemperatur bei der Aufnahme 37,1 °C. Keine peripheren Lymphknotenschwellungen. Unauffälliger klinischer Herz- und Lungenbefund. Blutdruck 145/90 mm Hg. Palpatorisch deutliche Milzvergrößerung (unterer Milzpol etwa 1–2 Qf unter dem Rippenbogen) und leichte Lebervergrößerung (perkutorisch ermittelter Durchmesser 13 cm). Bei der klinisch-neurologischen Untersuchung Befunde einer leichten zerebellären Ataxie.

Labor- und technische Basisuntersuchungen: BSG 113/135 mm. Hämoglobin 10,5 g/dl, Erythrozyten 3,88 Mio/μl, Leukozyten 3 200/μl, Differentialblutbild unauffällig. Pathologische blutchemische und serologische Befunde: Serumeisen 20 μg/dl, Ferritin 455 μg/l; γ-Globuline in der Serumelektrophorese 1,98 g/dl, IgG 2 400 mg/dl; γ-GT 136 U/l, alkalische Phosphatase 560 U/l; vermehrter Rheumafaktor (1:640) und vermehrter Nachweis von zirkulierenden Immunkomplexen (IgM 25 ng/dl). Verminderung der Komplementfaktoren C3 (25 mg/dl) und C4 (9 mg/dl). Normale Befunde wurden erhoben für Kreatinin, Transaminasen, Immunelektrophorese, antinukleäre Faktoren, ENA und andere Autoantikörper. Im Urin waren vermehrt Erythrozyten mit Erythrozytenzylindern und eine geringe Proteinurie (0,68 g/ 24 h) nachweisbar. Urinbakteriologie negativ. In allen 6 angelegten Blutkulturen Nachweis von Staphylococcus epidermidis mit negativem Koagulasetest.

Normaler Röntgenbefund der Thoraxorgane. Sonographisch ausgeprägte Splenomegalie (11 × 10,5 × 15,5 cm), übriger sonographischer Befund der Bauchorgane unauffällig. Normales transösophageales Echokardiogramm.

Differentialdiagnostische Überlegungen: Nachdem bei der Patientin in allen Blutkulturen Koagulase-negative Staphylokokken nachgewiesen wurden, war eine Kontamination durch apathogene Hautkeime eher unwahrscheinlich. Als Ursache mußte vielmehr in erster Linie eine Infektion des ventrikuloatrialen Liquorshunts angenommen werden, zumal keine Hinweise auf andere Sepsisquellen bestanden. Hierbei wiesen die Proteinurie und Erythrozyturie mit Nachweis von Erythrozytenzylindern auf eine gleichzeitige glomeruläre Nierenbeteiligung hin. Eine nichtinfektiöse Systemerkrankung aus der Gruppe der Kollagen- und entzündlichen Gefäßkrankheiten war wegen des eindeutigen Befundes der Blutkulturen weniger wahrscheinlich. Auffällige und zunächst schwer einzuordnende Laborbefunde waren hier der vermehrte Rheumafaktor und die Verminderung der Komplementfaktoren C3 und C4.

Ergänzungsuntersuchungen: Im lumbalen Liquor waren bei normaler Zellzahl und einem leicht vermehrten Gesamteiweiß keine Bakterien nachweisbar. Die Kreatinin-Clearance war gering eingeschränkt. Bei einer selektiven Angiographie der Nierenarterien, der A. mesenterica superior und der A. coeliaca waren keine Mikroaneurysmen als Hinweis auf eine mögliche Polyarteriitis nodosa nachweisbar. Eine Beckenkammbiopsie ergab uncharakteristische Knochenmarkveränderungen wie bei chronischen Entzündungen. Bei der Kulturuntersuchung des Knochenmarks wurden Staphylococcus epidermidis nachgewiesen.

Verlauf: Die Krankheitssymptome der Patientin entsprachen einer Shuntinfektion mit Bakteriämie und einer sekundären renalen Beteiligung im Sinne einer sog. „Shuntnephritis", wobei nach dem Ergebnis der Kreatinin-Clearance bisher nur eine geringgradige Funktionseinschränkung der Nieren bestand. Wegen der eindeutigen Befunde wurde auf eine Nierenbiopsie verzichtet. Nach Wechsel des Shuntsystems und einer antibiotischen Therapie klangen alle Krankheitssymptome einschließlich der pathologischen Nierenbefunde in der Folgezeit ab. Bei der bakteriologischen Untersuchung des entfernten Ventrikelsystems wurden erneut Staphylococcus epidermidis nachgewiesen.

Enddiagnose: Shuntinfektion mit Staphylococcus epidermidis und Nierenbeteiligung („Shuntnephritis").

Schlußbetrachtung: Da eine bakterielle Besiedlung eines ventrikuloatrialen Liquorshunts auch noch viele Jahre nach der Implantation auftreten kann, wird diese Komplikation als Ursache von Fieberschüben in Verbindung mit uncharakteristischen Allgemeinsymptomen und ohne lokale Symptomatik häufig erst spät in Betracht gezogen. Als verantwortlicher Keim findet sich in den meisten Fällen wie auch bei der hier beschriebenen Patientin Staphylococcus epidermidis. Pathogenetisch handelt es sich bei der „Shuntnephritis" um eine Immunkomplex-Glomerulonephritis. Gehäuft tritt diese Komplikation im Rahmen einer ventrikuloatrialen Shuntinfektion in Form einer mesangioproliferativen oder mesangiopapillären Glomerulonephritis Typ I auf. Außer einer Glomerulonephritis kann auch eine infektiöse Endokarditis Folge einer bakteriellen Shuntinfektion sein. Andere gefürchtete Komplikationen eines ventrikuloatrialen Shunts sind rezidivierende Lungenembolien und eine pulmonale Hypertonie mit Entwicklung eines Cor pulmonale. Klinische Leitsymptome einer ventrikuloatrialen Shuntinfektion sind rezidivierende Fieberschübe, eine Spleno- und/oder Hepatomegalie, ausgeprägte humorale Entzündungszeichen mit einer Leukozytose und evtl. Infektanämie sowie als charakteristische Laborbefunde der Nachweis von zirkulierenden Immunkomplexen und eine Verminderung des Komplement C3.

Organbezogene Leitsymptome

Fieber unbekannter Ursache mit Lymphknotenschwellungen

Zahlreiche fieberhafte Erkrankungen sind mit einer Lymphknotenbeteiligung verbunden. Die meisten von ihnen haben jedoch einen kurzen Verlauf oder werden aufgrund ihrer charakteristischen klinischen Symptome mehr oder weniger rasch erkannt, so daß sie definitionsgemäß nicht als Fieber unbekannter Ursache (FUU) erscheinen.

Wichtige diagnostische Hinweise ergeben oft schon die detaillierte Anamnese mit Angaben über bekannte Grundleiden, eine besondere Infektgefährdung, Auslandsaufenthalte, Tierkontakte und andere Risikofaktoren. Für die differentialdiagnostische Beurteilung eines anhaltenden ungeklärten Fiebers mit Lymphknotenschwellungen sind besonders die folgenden Informationen von Bedeutung:

- zeitliche Entwicklung der Lymphknotenschwellungen (akut oder schleichend?)
- Ausbreitung der vergrößerten Lymphknoten (regional oder generalisiert?)
- Lokalisation und Charakter der Lymphome (Größe, Konsistenz, Schmerzhaftigkeit?)
- Beteiligung weiterer Organe oder Organsysteme
- Immunkompetenz der betroffenen Patienten.

Im Gegensatz zu den kurzdauernden und oft selbstlimitierenden fieberhaften Infektionen entwickeln sich die Lymphknotenschwellungen bei den zunächst als FUU auftretenden Erkrankungen meist schleichend. Die Lymphadenopathie kann sich ausschließlich oder vorwiegend regional oder auch generalisiert manifestieren (Tab. 4.**10** u. 4.**11**). Bei einzelnen Erkrankungen besteht eine bevorzugte Lokalisation der Lymphome (Tab. 4.**12**).

Während einzelne der mit einer Lymphadenopathie assoziierten fieberhaften Infekte bei immunkompetenten Patienten symptomarm verlaufen können, führen die gleichen Erreger bei einer Immundefizienz (besonders AIDS-Kranke und medikamentös immunsupprimierte Patienten nach Organtransplantation) zu schweren lebensbedrohlichen Verläufen mit einem Multiorganbefall. Das gilt für die Infektionen durch Zytomegalieviren und Toxoplasmen ebenso wie beispielsweise für die Leishmaniose, Histoplasmose, die Katzenkratzkrankheit und andere Infektionskrankheiten. Diese Besonderheiten der Krankheitsverläufe müssen bei den differentialdiagnostischen Überlegungen berücksichtigt werden.

Die Differenzierung zwischen einer benignen und malignen Ursache einer Lymphadenopathie ist oft schwierig, da schwere und chronisch verlaufende entzündliche Erkrankungen mit gleichen Allgemeinsymptomen einer konsumierenden Erkrankung (z. B. Gewichtsverlust, Nachtschweiße, zunehmende Körperschwäche) verlaufen können wie beispielsweise maligne Lymphome oder metastasierende Karzinome.

Tabelle 4.10 Fieber unbekannter Ursache mit vorwiegend regionalen Lymphknotenschwellungen

zervikale Lymphadenitis tuberculosa Epstein-Barr-Virusinfektion Toxoplasmose Borreliose (Frühstadium) lokale Infektionen (z. B. Tonsillen, Speicheldrüsen, dentale Abszesse)
metastasierende Karzinome
Castleman-Syndrom (unizentrische Form) nekrotisierende Lymphadenitis Kikuchi entzündlicher Pseudotumor der Lymphknoten

Tabelle 4.11 Fieber unbekannter Ursache mit generalisierten Lymphknotenschwellungen

Tuberkulose (Miliartuberkulose) primäre HIV–Infektion, AIDS-related complex Zytomegalievirusinfektion Epstein-Barr-Virusinfektion Toxoplasmose Brucellose Borreliose (disseminierte Infektion) viszerale Leishmaniose (Kala-Azar) Histoplasmose Yersiniose (seltene chronische Verlaufsformen) Morbus Whipple
maligne Lymphome
Sarkoidose andere granulomatöse Erkrankungen systemisches Still-Syndrom Castleman-Syndrom (multizentrische Form) angioimmunoblastische Lymphadenopathie Hyper-IgD-Syndrom Arzneimittelhypersensitivität (Antikonvulsiva)

Diagnostik

Von den technischen Verfahren zum Nachweis von Lymphomen im Bauchraum hat die Sonographie einen sehr hohen diagnostischen Stellenwert. Sie dient hier zugleich zur Steuerung bei gezielten Lymphknotenpunktionen. An weiteren Untersuchungsmethoden zur Erfassung von Lymphknotenschwellungen stehen neben der Röntgenuntersuchung für den Thorax die Computertomographie, die Magnetresonanztomographie und szintigraphische Verfahren zur Verfügung.

Bei allen länger bestehenden und bioptisch zugänglichen Lymphknotenschwellungen wird man in der Regel zunächst eine Feinnadelpunk-

Tabelle 4.**12** Häufige Lokalisation und Ursachen von Lymphknotenschwellungen beim Fieber unbekannter Ursache

zervikal	Lymphadenitis tuberculosa Toxoplasmose Epstein-Barr-Virusinfektion Zytomegalievirusinfektion lokale Infektionen (Mundhöhle, Schilddrüse, obere Luftwege) maligne Lymphome Metastasen (z. B. Schilddrüsen- karzinom) nekrotisierende Lymphadenitis Kikuchi Hyper-IgD-Syndrom	**hilär, mediastinal**	Lymphadenitis tuberculosa systemische Pilzinfektionen maligne Lymphome Metastasen, unilateral (z. B. Bronchialkarzinom) Sarkoidose Castleman-Syndrom
axillär	Brucellose (oft unilateral) Katzenkratzkrankheit (unilateral) maligne Lymphome Metastasen, unilateral (z. B. Mammakarzinom)	**abdominal, retroperitoneal**	Lymphadenitis tuberculosa Yersiniose (chronische Verlaufs- form) Morbus Whipple maligne Lymphome Metastasen systemisches Still-Syndrom Sarkoidose andere granulomatöse Erkrankun- gen Castleman-Syndrom
supraklavikulär	maligne Lymphome Metastasen (z. B. linksseitig beim Magenkarzinom)		

tion durchführen. Läßt das zytologische Untersuchungsergebnis keine eindeutige Diagnose zu, so ist eine Lymphknotenexstirpation zur histologischen Sicherung der Diagnose anzustreben. Wird eine Infektion vermutet, so sollten mit dem Gewebsmaterial auch Kulturen zur bakteriologischen Untersuchung angelegt werden. Nur in Ausnahmefällen wird man sich zur Gewinnung vergrößerter und mit der Punktionsnadel nicht erreichbarer Lymphknoten im Abdomen zu einer explorativen Laparotomie entschließen.

Besonders bei Verdacht auf eine hämatologische Systemerkrankung, aber auch beispielsweise bei Hinweisen auf eine Miliartuberkulose, Leishmaniose oder nichtinfektiöse granulomatöse Erkrankung kann eine Knochenmarkuntersuchung zur Abklärung der fieberhaften Lymphadenopathie sehr nützlich sein. Serologische Antikörperuntersuchungen sollten bei ungeklärten Lymphknotenschwellungen mit Fieber vor allem HIV-, Zytomegalie-, Epstein-Barr-Viren und Toxoplasmen berücksichtigen.

Infektionen

Eine **Lymphknotentuberkulose** kann sich peripher und lokalisiert als einseitige zervikale Lymphadenitis tuberculosa oder multilokulär meist im Rahmen einer Miliartuberkulose manifestieren. Das tuberkulöse Halslymphom befällt vorwiegend Kinder und Jugendliche und neigt zu Einschmelzungen mit Fistelbildung. Es ist hier in der Regel Folge einer Primärinfektion. Die zervikale Lymphadenitis verläuft bei immunkompetenten Patienten chronisch und meist ohne Fieber.

Die tuberkulöse Lymphadenitis bei der Miliartuberkulose ist Folge einer endogenen Reaktivierung. Die charakteristischen miliaren Lungenveränderungen können bei immunkompetenten Kranken fehlen. Relativ oft besteht eine Tuberkulinanergie. Bei AIDS-Patienten sind die Erreger nicht selten atypische Mykobakterien (besonders Mycobacterium-avium-Komplex). Ebenso wie andere Infekte verläuft die Lymphknotentuberkulose bei stark immungeschwächten Patienten sehr viel dramatischer und oft mit hohem Fieber. In der Regel sind neben den Lymphknoten vor allem die Lunge und oft weitere Organe befallen. Die Lymphknotentuberkulose zählt zu den häufigsten Ursachen eines ungeklärten Fiebers mit Lymphknotenschwellungen und kann erhebliche diagnostische Schwierigkeiten bereiten. Neben Nachtschweißen und Appetitlosigkeit

4

mit Gewichtsverlust ist Fieber hier häufigstes Initialsymptom. Für die Diagnose wegweisend sind bei der Miliartuberkulose Epitheloidzellgranulome in Knochenmark und Leber.

Bei der **HIV – Infektion** entwickelt sich in 50 – 75 % der Fälle schon etwa 2 – 4 (–6) Wochen nach der Virusinokulation ein mononukleoseähnliches Syndrom mit einer Lymphadenopathie und Fieber. Als weitere fakultative Krankheitssymptome können eine Pharyngitis, ein flüchtiges Exanthem, Myalgien, Durchfälle, Kopfschmerzen und Erbrechen sowie eine Thrombo- und Leukozytopenie bestehen. Die serologische Diagnostik ist in diesem frühen Infektionsstadium problematisch. Neben dem Western-Blot-Verfahren eignen sich in erster Linie molekularbiologische Methoden (Polymerasekettenreaktion) zum direkten Virusnachweis. Nach Abklingen der akuten Krankheitssymptome können Lymphknotenschwellungen als generalisierte Lymphadenopathie für mehrere (3 – 6) Monate bestehen bleiben oder im weiteren Verlauf zunächst ohne Allgemeinsymptome wieder auftreten.

In einem fortgeschrittenen Krankheitsstadium entwickeln sich als „AIDS-related complex" neben meist generalisierten Lymphknotenschwellungen auch Fieber, Durchfälle, Gewichtsverlust und andere allgemeine Krankheitssymptome. Als FUU mit Lymphknotenschwellungen tritt AIDS selten in den Frühstadien, sondern überwiegend erst im Zusammenhang mit opportunistischen Infektionen und Tumoren in Erscheinung (19).

Primäre **Zytomegalievirus (CMV)-Infektionen** oder Reaktivierungen des latenten Virus verlaufen bei immunkompetenten Patienten meist klinisch inapparent. Gelegentlich kommt es jedoch bei Erwachsenen zu einem (EBV-negativen) Mononukleose-Syndrom mit anhaltendem Fieber über einige Wochen, Lymphknotenschwellungen (besonders zervikal), Pharyngitis und Hepatitis (2, 14). Wegen der uncharakteristischen klinischen Symptomatik können derartige Fälle als Fieber primär unbekannter Ursache diagnostische Probleme bereiten.

Klinisch schwere und u. U. lebensbedrohlich verlaufende Formen mit hohem Fieber und einer Multiorganbeteiligung beobachtet man bei Patienten mit einer Immuninkompetenz, besonders bei AIDS-Kranken und unter einer medikamentösen Immunsuppression nach Transplantation. Hierbei bestimmen Grad und Dauer der Immunschwäche das Risiko für eine CMV-Erkrankung und deren klinischen Verlauf. Zur Diagnostik dienen neben den serologischen Verfahren heute auch Methoden zum Nachweis von CMV-Antigenen durch monoklonale Antikörper und zum Nachweis viraler DNA in Leukozyten oder im Serum bzw. Plasma mit Hilfe der Polymerasekettenreaktion.

Eine **Epstein-Barr-Virus (EBV)-Infektion** verläuft überwiegend asymptomatisch und ist selten Ursache eines ungeklärten Fiebers. Als akute Erkrankung mit klinischer Manifestation tritt die EBV – Infektion bei Jugendlichen und Erwachsenen in Form der infektiösen Mononukleose mit Fieber, zervikalen Lymphknotenschwellungen und oft mit einer Angina auf. Die Krankheit verläuft beim immunkompetenten Patienten selbstlimitierend über 2 – 4 Wochen, wobei verschiedene Organe (u. a. Milz und Leber) mitbeteiligt sein können.

In sehr seltenen Fällen, besonders bei älteren Patienten, können sich chronische Verlaufsformen entwickeln und als FUU auftreten. Hierbei kommt es zu einem rezidivierenden oder persistierenden Fieber mit meist niedrigfebrilen Temperaturen, einer Lymphadenopathie und persistierenden Hepatosplenomegalie, einer Uveitis sowie evtl. zu einer interstitiellen Pneumonitis und Polyneuropathie. Die chronische Mononukleose ist charakterisiert durch eine abnorm ausgeprägte Antikörperreaktion bei anhaltender Virusreplikation in den betroffenen Geweben. Bei Patienten mit einer erworbenen oder angeborenen Immundefizienz können als seltene Komplikationen EBV-assoziierte Malignome (z. B. B-Zell-Lymphome) auftreten.

Die **Toxoplasmose** verursacht bei immunkompetenten Patienten meistens keine klinischen Krankheitssymptome. Sie manifestiert sich am häufigsten durch zervikale indolente Lymphknotenschwellungen, die meist beidseitig, gelegentlich aber auch unilateral auftreten. Selten sind die supraklavikulären, mediastinalen oder inguinalen Lymphknotenregionen befallen. Bei den klinisch symptomatischen Formen treten meist nur niedrigfebrile Temperaturen und selten hohes Fieber auf. Daneben bestehen uncharakteristische Allgemeinsymptome wie Abgeschlagenheit, Nachtschweiße, Myalgien und Kopfschmerzen. Gelegentlich zeigt sich eine Chorioretinitis und Hepatosplenomegalie. Während die Symptome der akuten Infektion, vor allem das Fieber, innerhalb weniger Wochen abklingen, kann die Lymphadenopathie über mehrere Monate bestehen bleiben.

Schwere und oft fieberhafte Verläufe einer disseminierten Form der Toxoplasmose treten bei einer Immuninkompetenz, besonders bei AIDS-Patienten auf. Hier können zahlreiche Organe, darunter besonders häufig das Gehirn sowie die Lungen und die Augen (meist einseitig), betroffen sein. Die Symptome der akuten Toxoplasmose treten in diesen Fällen überwiegend durch die Reaktivierung einer latenten Infektion auf.

Eine Lymphadenopathie findet sich bei etwa 10–20 % der Patienten mit einer **Brucellose**. Befallen sind vorzugsweise axilläre, seltener zervikale Lymphknoten. Beginn und Verlauf der Krankheit sind oft schleichend mit niedrigfebrilen Temperaturen und uncharakteristischen Allgemeinsymptomen. In anderen Fällen, besonders bei der Infektion mit Brucella melitensis, setzt die Erkrankung 2–8 Wochen nach der Infektion akut mit hohem Fieber und Schüttelfrösten ein. Hierbei besteht gelegentlich eine auffällige Diskrepanz zwischen relativ wenig gestörtem Allgemeinbefinden und dem hohen Fieber. Gelegentlich beobachtet man in der chronischen Krankheitsphase einen wellenförmigen („undulierenden") Verlauf des Fiebers.

Als Systemerkrankung kann die Brucellose zahlreiche Organe und besonders das Skelettsystem (Osteomyelitis der Wirbelsäule) befallen. In etwa 20–30 % der Fälle besteht eine Splenomegalie. Die Erkrankung wird häufig erst spät erkannt. Sie tritt nicht selten als monosympto-

matisches FUU in Erscheinung. Diagnoseweisend ist der Kontakt der betroffenen Patienten mit infiziertem Vieh und dessen Produkten. Der Erregernachweis gelingt in Knochenmark- und Blutkulturen.

Bei den symptomatischen Verlaufsformen der **viszeralen Leishmaniose (Kala-Azar)** steht die Splenomegalie neben einer Hepatomegalie ganz im Vordergrund der klinischen Symptome. Eine Lymphadenopathie tritt hier sehr viel seltener auf. Die Laborbefunde zeigen eine Anämie und Leukozytopenie sowie eine Hypergammaglobulinämie.

Auch eine **Borreliose** kann sich in seltenen Fällen als ein Fieber unbekannter Ursache mit einer Lymphadenopathie manifestieren (12). Schon im 1. Stadium der Lyme-Erkrankung können mit dem Erythema chronicum migrans Fieber und zunächst meist regionale Lymphknotenschwellungen auftreten. Zu einem vermehrten und auch multilokulären Lymphknotenbefall kommt es im Stadium der disseminierten Infektion. Wegen ihrer vielfältigen und wechselnden Symptomatik kann die Erkrankung dieser endemischen Infektionskrankheit besonders bei Fehlen des typischen Erythema chronicum migrans erhebliche Probleme bereiten. Erschwerend wirkt sich bei der Diagnostik zugleich eine geringe Sensitivität der gebräuchlichen serologischen Verfahren in der Frühphase der Erkennung und eine mangelnde methodische Standardisierung aus. In den letzten Jahren wurde die Diagnose einer Borreliose allerdings eher zu häufig gestellt (23).

Eine in Europa selten vorkommende Pilzerkrankung ist die **Histoplasmose**. Sie tritt endemisch besonders in einigen Staaten der USA auf (Mississippi, Ohio, Missouri). Die akute pulmonale Form verläuft in der überwiegenden Mehrzahl der Fälle klinisch sehr milde oder asymptomatisch. Es entwickelt sich eine meist inapparente Pneumonie mit regionaler (hilärer) Lymphadenopathie. Bestehende klinische Symptome klingen meist schon innerhalb von 2 Wochen wieder ab. Als FUU können besonders die seltenen akuten oder subakuten Verlaufsformen einer progressiven disseminierten Histoplasmose in

4

Erscheinung treten. Hier kommt es zusammen mit Fieber und allgemeinen Krankheitssymptomen zu einem Multiorganbefall mit Hepatosplenomegalie und Lymphknotenschwellungen (vor allem zervikal). Nicht selten besteht eine Panzytopenie. Betroffen sind von diesen schweren Verlaufsformen vornehmlich Kinder und ältere Menschen, immunsupprimierte Patienten und Kranke mit einem Morbus Hodgkin oder einer lymphatischen Leukämie.

Bei dem zwar relativ selten vorkommenden **Morbus Whipple**, der sich aber besonders häufig als Fieber unbekannter Ursache zeigt, können die Lymphknotenschwellungen nicht nur mesenterial und retroperitoneal, sondern gar nicht selten auch peripher lokalisiert sein (7, 8). Wegen ihrer vielfältigen und wechselnden Symptomatik wird diese Erkrankung meist erst spät diagnostiziert. Polyarthralgien, Fieber unterschiedlicher Höhe und eine Lymphadenopathie können dem klassischen Leitsymptom der Durchfälle mit Gewichtsverlust unter Umständen mehrere Jahre vorausgehen. Zur Sicherung der Diagnose ist neben dem Nachweis von PAS-positiven Makrophagen in der Duodenalschleimhaut heute der direkte Erregernachweis mit der Polymerasekettenreaktion möglich.

Zu den seltenen infektiösen Ursachen eines zunächst ungeklärten Fiebers mit Lymphknotenschwellungen zählen die **Yersiniosen**. Bei einem komplikationslosen Verlauf dauern diese Infektionen 1–3 Wochen, wobei das Fieber meist nur einige Tage besteht. Selten sind persistierende Formen einer Yersiniosis enterocolitica-Infektion mit hohem intermittierenden Fieber oder rezidivierenden Fieberschüben, die zusammen mit einer Lymphadenopathie einige Wochen anhalten (13, 20). Septische Verläufe können bei Patienten mit einer Immunkompetenz auftreten.

Wegen ihres kurzen fieberhaften Verlaufes erscheint auch die überwiegend durch Rochalimaea henselae hervorgerufene **Katzenkratzkrankheit** in der Regel nicht als Fieber unbekannter Ursache. Die regionalen meist unilateralen Lymphknotenschwellungen entwickeln sich innerhalb von 7–50 Tagen nach der Infektion und bleiben etwa 3 Monate. Fieber mit meist niedrigfebrilen Temperaturen tritt nur bei einem Drittel der Patienten auf und hält wenige Tage an.

Lokale Infektionen können zu regionären Lymphknotenschwellungen führen und von Fieber begleitet sein. Hierbei kommen als Ursache zervikaler entzündlicher Lymphome besonders Abszesse der Speicheldrüsen und der Tonsillen, dentale Abszesse und andere Entzündungen im Bereich der Mundhöhle sowie selten eine Pharyngitis in Betracht. Auch in diesen Fällen ist die klinische Symptomatik bei immunkompetenten Patienten besonders ausgeprägt. Eine Lymphknotenaktinomykose kann zwar fieberhaft verlaufen, dürfte jedoch kaum längere Zeit unaufgeklärt bleiben. Bei inguinalen Lymphknotenschwellungen mit Fieber muß als mögliche infektiöse Ursache auch an eine *Lues* gedacht werden, die im Anschluß an einen Primäraffekt in seltenen Fällen mit Fieber und Allgemeinsymptomen assoziiert sein kann.

Maligne Erkrankungen

Zu den malignen Lymphknotenschwellungen, die mit Fieber assoziiert sein können, zählen besonders die malignen Lymphome sowie die Karzinome mit Lymphknotenmetastasen. Vor allem bei jugendlichen Patienten mit einem anhaltenden ungeklärten Fieber und vergrößerten Lymphknoten sollte immer ein malignes Lymphom ausgeschlossen werden. Durch die neueren bildgebenden Verfahren werden Lymphome heute aber in der Regel früh erkannt, so daß sie im Gegensatz zu früher sehr viel seltener als FUU in Erscheinung treten.

Beim **Hodgkin-Lymphom** bestehen in 70 % der Fälle periphere Lymphknotenschwellungen, die oft zuerst in der Zervikalregion als Zufallsbefund entdeckt werden. Sie sind derb, oft miteinander verbacken und nicht druckschmerzhaft. Im weiteren Verlauf werden auch mediastinale, axilläre und supraklavikuläre Lymphknoten betroffen. Seltener als bei den Non-Hodgkin-Lymphomen ist ein Befall der abdominalen Lymphknoten. Die meisten Patienten haben anfänglich keine oder nur geringe Krankheitssymptome. Fieber mit niedrigfebrilen oder auch rezidivierenden hohen Temperaturen in Verbindung mit Nachtschweißen und Gewichtsverlust beobachtet man eher in den fortgeschrittenen Krankheitsstadien und bei älteren Patienten.

Hierbei ist der klassische Pel-Ebstein-Typ des Fieberverlaufes relativ selten. Als FUU manifestiert sich das Hodgkin-Lymphom eher mit alleinigem Befall abdominaler Lymphknoten. Ausnahmsweise kann auch ein isolierter Milzbefall durch ein Hodgkin-Lymphom Ursache eines zunächst ungeklärten Fiebers sein.

Bei den **Non-Hodgkin-Lymphomen** ist eine B-Symptomatik mit hohem Fieber seltener als beim Morbus Hodgkin. Betroffen sind hier vorwiegend Patienten im mittleren oder höheren Alter oder jüngere Kranke, die an AIDS leiden oder bei denen aus anderen Gründen eine ausgeprägte Immunsuppression besteht. Auch beim Non-Hodgkin-Lymphom werden primär bevorzugt die zervikalen Lymphknoten erfaßt. Daneben sind mediastinale, hiläre, axilläre, inguinale und häufiger als beim Morbus Hodgkin auch mesenteriale, retroperitoneale Lymphknoten und solche im Becken betroffen. Nicht ungewöhnlich ist ein extranodulärer Befall der Haut, des Skelettsystems, des Magens, der Hoden und anderer Organe.

Maligne Tumoren mit **Lymphknotenmetastasen** sind eher mit sub- oder niedrigfebrilen Temperaturen als mit hohem Fieber verbunden und manifestieren sich auch relativ selten als FUU. In Betracht kommen in erster Linie die in regionäre Lymphknoten metastasierenden Karzinome des Verdauungstraktes, der Nieren, Prostata, Lunge und der Mamma sowie des Melanoms und des Kaposi-Sarkoms. Eine besondere diagnostische Bedeutung haben die linksseitigen supraklavikulären Lymphknotenmetastasen („Virchow-Drüsen") als Hinweis auf ein Magenkarzinom.

Andere Erkrankungen

Die **angioimmunoblastische Lymphadenopathie** zählt primär nicht zu den malignen Erkrankungen. Sie kann jedoch im Spätstadium in ein malignes B-Zell-Lymphom übergehen. Die Krankheit manifestiert sich meist akut mit generalisierten Lymphknotenschwellungen, einer Hepatosplenomegalie, flüchtigen Hautveränderungen und oft hohem Fieber. Die Laborbefunde zeigen eine Coombs-positive hämolytische Anämie und eine polyklonale Hypergammaglobulinämie. Im Knochenmark besteht eine Plasmozytose. Histologisch finden sich eine Venenproliferation und polymorphe Zellinfiltrate einschließlich Immunoblasten und Plasmazellen ohne Zellatypien. In seltenen Fällen besteht eine Lungenbeteiligung mit einer interstitiellen Zellinfiltration des Lungenparenchyms. Betroffen sind vorrangig ältere Menschen. Spontane Regressionen sind möglich (Übers. 16, 17). Die Ursache der Erkrankung ist nicht bekannt. Differentialdiagnostisch ist neben einem malignen Lymphom auch ein multizentrisches Castleman-Syndrom abzugrenzen.

Auch beim **Castleman-Syndrom** (angiofollikuläre lymphatische Hyperplasie) besteht eine Verwandtschaft zu den malignen Lymphomen. Nach den klinischen Kriterien lassen sich bei dieser ätiopathogenetisch ungeklärten Erkrankung 2 Formen unterscheiden: eine *unizentrische (solitäre)* und eine multizentrische *Form*. Erstere ist durch den Befall einer einzigen (meist abdominalen oder mediastinalen) Lymphknotenstation charakterisiert. Diese Form, von der vorrangig junge Menschen betroffen sind, verläuft in einem Teil der Fälle klinisch asymptomatisch. Die operative Entfernung des Tumors führt hier zur Heilung.

Bei der *multizentrischen Form* können verschiedene auch nichtlymphozytäre Organe und Organsysteme befallen sein. Neben einer peripheren Lymphadenopathie, Hepatosplenomegalie und häufigem Fieber beobachtet man entsprechend der Lokalisation und Ausdehnung der Erkrankung Ödeme, Ergüsse, periphere Polyneuropathien und seltener auch ein nephrotisches Syndrom, eine Myelofibrose oder Vaskulitis. Es bestehen humorale Entzündungszeichen mit einer Anämie und einer polyklonalen Hypergammaglobulinämie. Diese Form der Erkrankung, die eine schlechtere Prognose hat, tritt nicht selten zunächst als FUU in Erscheinung (3). Sie verläuft kontinuierlich oder in Schüben. Todesursache sind interkurrente Infektionen. Die Patienten können aber auch maligne Erkrankungen entwickeln (z.B. Kaposi-Sarkom, malignes Lymphom).

Histologisch finden sich beim häufigsten Plasmazelltyp eine plasmazelluläre Infiltration und eine Hyperplasie der Keimzentren. Da diese morphologischen Veränderungen des Castleman-Syndroms auch bei AIDS und anderen Immundefekten sowie bei Autoimmunkrankheiten und malignen Erkrankungen nachweisbar sein können, müssen diese Erkrankungen ausgeschlossen werden. Der hyalinvaskuläre Typ des Castleman-Syndroms ist charakterisiert durch eine regressive Umwandlung der Keimzentren mit einer Vermehrung und Sklerosierung kleiner Gefäße innerhalb und zwischen den Follikeln sowie durch einen Verlust der Sinus (Übers. 11, 17).

Seltene Ursache eines zunächst ungeklärten Fiebers ist der sog. **entzündliche Pseudotumor der Lymphknoten** (4,15). Diese benigne Lymphadenopathie kann aufgrund ihrer klinischen Symptome und Befunde ein malignes Lymphom vortäuschen. Ein oft hohes, persistierendes oder häufiger rezidivierendes Fieber ist führendes klinisches Symptom. Es können periphere (vorzugsweise axilläre, zervikale oder supraklavikuläre), abdominale oder mediastinale Lymphknoten befallen sein. Bei den meisten Patienten ist jedoch nur eine Lymphknotengruppe betroffen. Selten entwickelt sich eine Splenound/oder Hepatomegalie. An pathologischen Laborbefunden finden sich uncharakteristische humorale Entzündungszeichen und eine polyklonale Hypergammaglobulinämie. Die Krankheitssymptome bestehen – oft mit Unterbrechungen – meist über mehrere Monate bis zu einigen Jahren. In einzelnen beschriebenen Fällen verlief die Krankheit auch klinisch asymptomatisch. Der histopathologische Befund entspricht unspezifischen entzündlichen Veränderungen vorwiegend im bindegewebigen Netzwerk der Lymphozyten mit einer gemischten Proliferation von Spindelzellen und Entzündungszellen (Plasmazellen, polymorphkernige Leukozyten, Histiozyten). Teilweise bestehen auch extranoduläre vaskuläre Läsionen.

Zu den seltenen gutartigen Lymphadenopathien, die in der Literatur jedoch häufig als FUU beschrieben wurden, gehört auch die allgemein wenig bekannte **(subakute) nekrotisierende Lymphadenitis Kikuchi** (21, 22). Sie befällt vorwiegend junge Menschen, besonders Frauen (etwa 4mal häufiger als Männer) im Alter zwischen 20 und 30 Jahren. Die Krankheit ist charakterisiert durch oft leicht schmerzhafte Lymphknotenschwellungen, die vorzugsweise zervikal und unilateral lokalisiert sind, aber auch andere Regionen erfassen können. Sie treten jedoch selten generalisiert auf. Gelegentlich besteht auch eine Hepatosplenomegalie. Neben den Lymphknotenschwellungen ist Fieber das häufigste Symptom. Es verläuft mit ausgeprägten oder nur leichten Temperaturerhöhungen. Die Krankheit beginnt meist akut. Als Prodromi treten gelegentlich die Symptome eines Infektes der oberen Luftwege auf. Das Allgemeinbefinden der Patienten ist in der Regel wenig gestört. Die selbstlimitierende Krankheit verläuft über mehrere Wochen bis zu einigen Monaten und kann in seltenen Fällen rezidivieren.

An pathologischen Laborbefunden findet man eine mehr oder weniger stark beschleunigte BSG sowie oft eine Granulozytopenie mit relativer Lymphozytose. In einzelnen Fällen wurden erhöhte Antiköpertiter für Yersinia enterocolitica beobachtet. Das histologische Bild der nekrotisierenden Lymphadenitis Kikuchi ist gekennzeichnet durch eine gemischtzellige Proliferation von anfänglich vorwiegend aktivierten T-Zellen und plasmazytoiden Monozyten. Mit einer zunehmenden fleckförmigen Nekrose überwiegen im weiteren Verlauf Makrophagen. Es finden sich Kerntrümmer und eosinophiles granuläres Material (Übers. 5, 18).

Häufig besteht eine Lymphadenopathie mit vorzugsweise abdominalen Lymphknotenschwellungen beim systemischen Still-Syndrom. Aber auch andere **Kollagenosen**, wie beispielsweise der systemische Lupus erythematodes, können mit einer Lymphknotenbeteiligung verlaufen. Hierbei finden sich histologisch ähnliche Lymphknotenveränderungen mit herdförmigen Nekrosen wie bei der nekrotisierenden Lymphadenitis Kikuchi.

Von den **granulomatösen Erkrankungen** kann sich besonders die extrathorakale multisystemische Sarkoidose als FUU mit einer Lymphadenopathie manifestieren. Bei dieser Form können periphere sowie mesenteriale und retroperitoneale Lymphknoten befallen sein. 70 – 90 % der Patienten mit einer Sarkoidose haben jedoch eine intrathorakale Lymphknotenbeteiligung und werden daher meistens innerhalb kurzer Zeit diagnostiziert. Auch bei der heterogenen Gruppe des „chronischen Granulomatose-Syndroms unbekannter Ursache" (10) bzw. der „idiopathischen Granulomatose" (24) sind neben Leber und Milz häufig die Lymphknoten betroffen. In einer großen klinischen Studie mit immunkompetenten Patienten fanden sich als Ursachen einer Granulomatose der Lymphknoten in 60 % der Fälle eine Sarkoidose und in 29 % eine Infektion. Bei 11 % der Patienten blieb die Ursache unbekannt (9).

Auch bei dem erst in letzter Zeit bekannt gewordenen **Hyper-IgD-Syndrom** traten bei etwa 90 % der beobachteten Patienten Lymphknotenschwellungen während rezidivierender, jeweils 3 – 7 Tage anhaltender Fieberschübe auf (6). Die vergrößerten Lymphknoten sind überwiegend am Hals, aber auch axillär und inguinal lokalisiert. Weitere klinische Merkmale sind flüchtige arthritische Symptome, die jeweils nach den Fieberschüben wieder abklingen, abdominelle Beschwerden (Erbrechen, Durchfälle, Schmerzen), Hautveränderungen sowie als Leitsymptom eine mehr oder minder starke Vermehrung der IgD. Während der Fieberschübe bestehen außerdem ausgeprägte humorale Entzündungszeichen mit einer starken Beschleunigung der Blutsenkungsreaktion und einer Leukozytose. Die Fieberepisoden wiederholen sich in Abständen von etwa 4 – 8 Wochen.

Die zu der Gruppe der „periodischen" Fieber zählende, ätiologisch ungeklärte Erkrankung ähnelt in mancher Beziehung dem familiären Mittelmeerfieber, ist aber mit diesem offensichtlich nicht identisch. Insbesondere wurde keine Amyloidose beobachtet. Möglicherweise tritt das Hyper-IgD-Syndrom, das sich oft schon im Kindesalter manifestiert, hereditär auf.

Als **Überempfindlichkeitsreaktion** auf die Einnahme von Medikamenten können sich ebenfalls generalisierte Lymphknotenschwellungen mit Fieber und meist auch ein Exanthem entwickeln. Derartige Reaktionen wurden nach Einnahme von Antikonvulsiva (Phenytoin, Carbamazepin) beobachtet. Die klinischen Symptome treten etwa 2 – 6 Wochen nach Beginn der Therapie auf. Häufig bestehen eine Leberbeteiligung sowie eine Eosinophilie und eine Vermehrung atypischer Lymphozyten. Letztere kann eine infektiöse Mononukleose vortäuschen. Der histologische Befund der Lymphknoten zeigt meist eine diffuse parakortikale immunoblastische Reaktion, oft in Verbindung mit fokalen Nekrosen und einer Eosinophilie. Der Befund kann auch dem Bild einer angioimmunoblastischen Lymphadenopathie entsprechen.

Als wohl seltener Fall eines über 2 Monate bestehenden FUU mit multiplen Lymphknotenschwellungen und zunächst nur uncharakteristischen Krankheitssymptomen wurde auch ein Patient mit einer **IgA-linearen Dermatose** beschrieben. Hier entwickelten sich im weiteren Verlauf eine Stomatitis aphthosa und Pharyngitis zusammen mit Ulzerationen in beiden Leisten. Die Diagnose wurde immunhistologisch in Hautbiopsaten aus der Axilla und dem Skrotum gestellt (1).

Literatur

1 Blockmans, D., L. Bossuyt, H. Degreef, J.J. van den Oord, D. Knockaert, H. Bobbaers: Linear IgA dermatosis: a new cause of fever of unknown origin. Neth.J.Med. 47 (1995) 214 – 218

2 Cohen, J.I., G.R. Corey: Cytomegalovirus infection in the normal host. Medicine 64 (1985) 100 – 114

3 Cutson, T.M., J.W. Lomasney, K.E. Schmader: Fever of unknown origin in an elderly patient diagnosed at postmortem examination as multifocal angiofollicular lymph node hyperplasia. J.Am.Geriatr.Soc. 38 (1990) 989 – 992

4 Davis, R.E., R.A. Warnke, R.F. Dorfman: Inflammatory pseudotumor of lymph nodes. Additional observations and evidence for an inflammatory etiology. Am.J.Surg.Pathol. 15 (1991) 744 – 756

5 Dorfman, R.F., G.J. Berry: Kikuchi's histiocytic necrotizing lymphadenitis: an analysis of 108 cases with emphasis on differential diagnosis. Semin.Diagn.Pathol. 5 (1988) 329 – 345

6 Drenth, J.P.H., C.J. Haagsma, J.W.M. van der Meer, and the International Hyper-IgD Study Group: Hyperimmunoglobulinemia D and periodic fever syndrome. The clinical spectrum in a series of 50 patients. Medicine 73 (1994) 133 – 144

7 Ereno, C., J.I. Lopez, J.M. Elizalde, T. Ibanez, A. Fernandez-Larrinoa, J.D. Toledo: A case of Whipple's disease presenting as supraclavicular lymphadenopathy. Acta Pathol.Microbiol.Immunol.Scand. 101 (1993) 865 – 868

8 Fleming, J.L., R.H. Wiesner, R.G. Shorter: Whipple's disease: clinical, biochemical, and histopathologic

4

features and assessment of treatment in 29 patients. Mayo Clin.Proc. 63 (1988) 539–551

9 Freidig, E.E., S.P. McClure, W.R. Wilson, P.M. Banks, J.A. Washington II: Clinical-histologic-microbiologic analysis of 419 lymph node biopsy specimens. Rev.Infect.-Dis. 8 (1986) 322–328

10 Friedland, J.S., D.J. Weatherall, J.G.G. Ledingham: A chronic granulomatous syndrome of unknown origin. Medicine 69 (1990) 325–331

11 Frizzera, G., B.A. Peterson, E.D. Bayrd, A. Goldman: A systemic lymphoproliferative disorder with morphologic features of Castleman's disease: clinical findings and clinicopathologic correlations in 15 patients. J.Clin.Oncol. 3 (1985) 1202–1216

12 Gräf, P., N. Börner, M. Reichert, L.S. Weilemann, J. Meyer: Intermittierende Fieberschübe. Lyme-Erkrankung ohne Erythema chronicum migrans. Internist 29 (1988) 778–780

13 Hoogkamp-Konstanje, J.A.A., J. de Koning, J. Heesemann: Persistence of Yersinia enterocolitica in man. Infection 16 (1988) 81–85

14 Horwitz, C.A., W. Henle, G. Henle, D. Shover, H. Rudnick, H.H. Balfour, Jr., M.H. Mazur, R. Watson, B. Schwartz, N. Muller: Clinical and laboratory evaluation of cytomegalovirus-induced mononucleosis in previously healthy individuals: report of 82 cases. Medicine 65 (1986) 124–134

15 Kemper, C.A., R.E. Davis, S.C. Deresinski, R.F. Dorfmann: Inflammatory pseudotumor of intra-abdominal lymph nodes manifesting as recurrent fever of unknown origin: a case report. Am.J.Med. 90 (1991) 519–523

16 Knecht, H.: Angioimmunoblastic lymphadenopathy: ten years' experience and state of current knowledge. Semin.Hematol. 26 (1989) 208–215

17 Krishnan, J., A.D. Danon, G. Frizzera: Reactive lymphadenopathies and atypical lymphoproliferative disorders. Am.J.Clin.Pathol. 99 (1993) 385–396

18 Kuo, T.: Kikuchi's disease (histiocytic necrotizing lymphadenitis). A clinicopathologic study of 79 cases with an analysis of histologic subtypes, immunohistology, and DNA ploidy. Am.J.Surg.Pathol. 19 (1995) 798–809

19 Miralles, P., S. Moreno, M. Pérez-Tascón, J. Cosín, M.D. Díaz, E. Bouza: Fever of uncertain origin in patients infected with the human immunodefiency virus. Clin.Infect.Dis. 20 (1995) 872–875

20 Ottermann, U., S. Mravak, P.G. Kremsner, U. Bienzle, H. Mäter-Böhm, U. Sucker: Chronisch rezidivierendes Fieber als Monosymptom bei Yersinia-enterocolitica-Infektion. Dtsch.Med.Wschr. 114 (1989) 335–336

21 Pearl, D., J.A. Strauchen: Kikuchi's disease as a cause of fever of unknown origin. New Engl.J.Med. 320 (1989) 1147–1148

22 Rudniki, C., E. Kessler, M. Zarfati, H. Turani, Y. Bar-Ziv, I. Zahavi: Kikuchi's necrotizing lymphadenitis: a cause of fever of unknown origin and splenomegaly. Acta haemat. 79(1988) 99–102

23 Steere, A.C.: Lyme disease. New Eng.J.Med. 321 (1989) 586–596

24 Telenti, A., P.E. Heermans: Idiopathic granulomatosis manifesting as fever of unknown origin. Mayo Clin. Proc. 64 (1989) 44–50

Fall 10

Leitsymptome:
• unregelmäßiges, über Wochen persistierendes Fieber bis 39°C,
• Arthralgien und Myalgien,
• abdominale Lymphome.

Krankheitsentwicklung: Eine 18jährige, seit 2 Jahren in Deutschland lebende philippinische Patientin hatte bisher keine besonderen Vorkrankheiten oder Operationen durchgemacht. Sie erkrankte 6 Wochen vor der 1. Untersuchung in der hiesigen Klinik mit Halsschmerzen, einem allgemeinen Krankheitsgefühl und unregelmäßigem Fieber zwischen 38,3° und 39,5°C. Im weiteren Verlauf entwickelten sich Gelenkschmerzen wechselnder Lokalisation, vor allem in Hand-, Ellenbogen- und Fußgelenken sowie Muskelschmerzen. Auswärtige Behandlungsversuche mit verschiedenen Antibiotika hatten keinen Einfluß auf das Fieber und die übrigen Krankheitssymptome. Die klinischen, röntgenologischen und sonographischen Untersuchungen ergaben keine Hinweise auf organpathologische Veränderungen. Bei uncharakteristischen Laborbefunden mit ausgeprägten humoralen Entzündungszeichen (BSG 118/130 mm) stellten wir bei der 1. Untersuchung aufgrund der klinischen Symptomatik die Verdachtsdiagnose eines systemischen Still-Syndroms und leiteten eine Glukokortikoidbehandlung ein. Unter dieser Therapie besserten sich innerhalb kurzer Zeit zunächst alle Krankheitssymptome. Bei einer Erhaltungsdosis von 10 mg Prednison traten in den folgenden Monaten jedoch wieder erhöhte Körpertemperaturen bis 38,5°C in Verbindung mit einem allgemeinen Krankheitsgefühl, Nachtschweißen und Gewichtsverlust auf. Zugleich kam es zu einem erneuten BSG-Anstieg. 5 Monate nach Einleitung der Glukokortikoidbehandlung wurde die Patientin zur 2. Untersuchung an unsere Klinik überwiesen.

Klinischer Aufnahmebefund: Guter Allgemeinzustand. Körpergewicht 44,5 kg, Größe 145 cm. Rektale Körpertemperatur 38,2°C. Deutliche offensichtlich medikamentös bedingte Cushing-Zeichen im Gesicht. Keine peripheren Lymphknotenschwellungen. Unauffälliger klinischer Befund des Herzens, der Lungen und des Abdomens. Normaler klinischer Gelenkstatus. Unauffälliger gynäkologischer Befund. Tuberkulintest negativ.

Labor- und technische Basisuntersuchungen:
BSG 37/66 mm; Hämoglobin 13,5 g/dl, Erythrozyten 4,79 Mio/μl; Leukozyten 13400/μl, Differentialblutbild unauffällig; Thrombozyten 357000/μl, γ-GT 33 U/l. Alle übrigen Serumparameter einschließlich des Rheumafaktors, der antinukleären Faktoren und der DNS-Antikörper waren normal. Serologische Untersuchungen auf Antikörper gegen zahlreiche Erreger einschließlich Yersinien ergaben unauffällige Befunde. Alle Blutkulturen blieben steril. Urinstatus unauffällig; Hämokkult-Test und Tuberkulintest negativ.

Die Röntgenaufnahme des Thorax ergab einzelne ältere indurative Herde in beiden Oberfeldern ohne Hinweise auf frische Infiltrationen oder intrathorakale Lymphknotenschwellungen. Bei der Sonographie des Abdomens fanden sich im Gegensatz zur Erstuntersuchung deutlich vergrößerte und vermehrte Lymphknoten zwischen V. portae und V. cava, parapankreatisch, im Ligamentum hepato-duodenale und paraaortal. Die Milz war sonographisch normal groß. Unauffälliges Echokardiogramm.

Differentialdiagnostische Überlegungen: Der sonographische Befund entsprach eindeutig pathologischen Lymphknotenkonglomeraten im Abdomen, die 5 Monate zuvor bei der 1. Untersuchung noch nicht nachweisbar waren. Die ursprüngliche Verdachtsdiagnose eines systemischen Still-Syndroms war aufgrund des Verlaufes unter der Glukokortikoidbehandlung nicht mehr aufrechtzuerhalten. Differentialdiagnostisch kamen hier sowohl ein malignes Lymphom als auch eine entzündliche Lymphadenopathie in Betracht. Hierbei ergaben die durchgeführten serologischen Untersuchungen jedoch keine Hinweise auf eine zugrundeliegende Infektionskrankheit (einschließlich einer evtl. Yersiniose mit einer Lymphadenitis mesenterialis). Gegen eine extrathorakale Sarkoidose oder eine andere nichtinfektiöse granulomatöse Erkrankung mit Befall der abdominalen Lymphknoten sprach die Verschlechterung des Krankheitsverlaufes unter der Glukokortikoidbehandlung. Besonders aus diesem Grunde war bei der jugendlichen Patientin auch an die Möglichkeit einer abdominalen Tuberkulose mit Lymphknotenbefall zu denken, obwohl keine Bauchbeschwerden bestanden und die Tuberkulinreaktion negativ war.

Ergänzungsuntersuchungen: Durch eine CT-Untersuchung des Abdomens wurden die Lymphknotenschwellungen ohne neue diagnostische Gesichtspunkte bestätigt. Im CT des Thorax zeigten sich bei Ausschluß von mediastinalen und hilären Lymphomen in der Peripherie beider Lungenoberfelder einzelne kleine knotige Verdichtungen unbestimmter Signifikanz. Eine Beckenkammbiopsie ergab uncharakteristische reaktive Knochenmarkveränderungen.

Da für eine Biopsie keine zugänglichen peripheren Lymphome bestanden, wurde eine explorative Laparotomie durchgeführt. Diese führte zu der histologischen Diagnose einer schweren produktiven und verkäsenden Lymphadenitis tuberculosa mit ausgedehnten Nekrosen. Der Befund wurde bakteriologisch mit dem Nachweis von Mycobacterium tuberculosis bestätigt.

Enddiagnose: Histologisch und bakteriologisch gesicherte abdominale Lymphadenitis tuberculosa.

Schlußbetrachtung: Fieber ist bei der abdominalen Lymphadenitis tuberculosa ein häufiges Initialsymptom. Es wird begleitet von ebenfalls uncharakteristischen Symptomen wie Nachtschweiße, Appetitlosigkeit mit Gewichtsverlust und einem allgemeinen Krankheitsgefühl. Röntgenologisch nachweisbare, frische spezifische Lungenveränderungen fehlen nicht selten. Auch ist eine negative Tuberkulin-Reaktion in derartigen Fällen keine Rarität. Bei einer erst im nachhinein durchgeführten gezielten Befragung nach Erkrankungen von Familienangehörigen zeigte sich, daß der noch auf den Philippinen lebende Vater der Patientin, den sie einige Monate zuvor besucht hatte, an einer Tuberkulose litt. Diese Information ebenso wie die strengere Beachtung der relativ hohen Tuberkuloseprävalenz bei Bewohnern der Philippinen hätte im vorliegenden Fall sehr viel früher zu der Verdachtsdiagnose einer Tuberkulose führen müssen.

Fall 11

Leitsymptome:
- rezidivierende zervikale Lymphknotenschwellungen,
- rezidivierendes Fieber über 39°C.

Krankheitsentwicklung: Bei einer 26jährigen Patientin entwickelten sich erstmals 4 Monate vor der Untersuchung in unserer Klinik Lymphknotenschwellungen an der linken Halsseite zusammen mit Fieber von knapp über 39°C. Das Fieber klang innerhalb von 4 Wochen wieder ab. Eine anschließend in einem Tropeninstitut durchgeführte Untersuchung ergab keinen relevanten krankhaften Befund mehr. Es fanden sich damals nur noch einzelne, knapp bohnengroße Lymphknoten an der linken Halsseite. Nach einem etwa 3monatigen symptomfreien Intervall traten erneute Lymphknotenschwellungen jetzt an der rechten Halsseite zusammen mit einem allgemeinen Krankheitsgefühl und täglichen Fieberschüben über 39°C auf. Außer wiederholten Harnwegsinfekten in den letzten Jahren hatte die Patientin keine besonderen Erkrankungen durchgemacht. Sie hatte keinen Kontakt mit Katzen oder anderen Tieren. Auch hatte sie bisher kein außereuropäisches Ausland besucht.

Klinischer Aufnahmebefund: Etwas reduzierter Allgemeinzustand. Körpergewicht 61,0 kg, Größe 166 cm. Rektale Körpertemperatur bei der Aufnahme 38,9°C. An der rechten Halsseite mehrere bis maximal kirschgroße, gut abgrenzbare, derbe und druckdolente Lymphknoten. Keine weiteren peripheren Lymphknotenschwellungen. Palpatorisch leicht vergrößerte weiche Schilddrüse. Unauffälliger klinischer Befund des Herzens, der Lungen und des Abdomens.

Labor- und technische Basisuntersuchungen: BSG 63/60 mm. Hämoglobin 12,4 g/dl, Erythrozyten 4,09 Mio/μl; Leukozyten 2900/μl, davon 54 % neutrophile Segmentkernige, 1 % Basophile, 39 % Lymphozyten und 6 % Monozyten; Thrombozyten 151000/μl. Außer einer geringgradigen Erhöhung der γ-GT (24 U/l) ergaben alle durchgeführten blutchemischen und serologischen Untersuchungen (einschließlich der Schilddrüsenhormone, des TSH-Basalwertes und der Schilddrüsenantikörper) normale Befunde. Bei den Untersuchungen auf Antikörper gegen Toxoplasmen, Epstein-Barr- und Zytomegalieviren, HIV 1/2 sowie andere lymphotrope Viren fanden sich negative oder unauffällige Titer. Urinstatus normal. Blutkulturen steril. Tuberkulintest negativ.

Normaler Röntgenbefund der Thoraxorgane ohne Anhalt für hiläre oder mediastinale Lymphome. Auch bei der Sonographie des Abdomens waren keine vergrößerten Lymphknoten nachweisbar. Die Milz stellte sich sonographisch leicht vergrößert dar (Schätzgewicht 230 g). Echokardiogramm normal.

Differentialdiagnostische Überlegungen: Nach dem bisherigen Krankheitsverlauf und aufgrund der Befunde war in erster Linie eine entzündliche Lymphknotenerkrankung anzunehmen. Hierbei konnten eine Toxoplasmose und eine infektiöse Mononukleose nach den serologischen Befunden ausgeschlossen werden. Auch für eine zervikale Lymphadenitis tuberculosa oder eine Entzündung im Bereich der Mundhöhle, der Schilddrüse und der oberen Luftwege mit sekundärer regionärer Lymphadenitis hatte die klinische Untersuchung keine Anhaltspunkte ergeben. Ein malignes Lymphom mußte ausgeschlossen werden.

Ergänzungsuntersuchungen: Sonographie und Szintigraphie der Schilddrüse ergaben den Befund einer Struma diffusa ohne Hinweise auf eine Thyreoiditis. Bei der Beckenkammbiopsie fanden sich zytologisch und histologisch uncharakteristische Knochenmarkveränderungen. Nach einer vorausgegangenen Lymphknoten-Feinnadelbiopsie mit uncharakteristischem zytologischen Befund wurden mehrere Halslymphknoten exstirpiert. Der histologische Befund entsprach dem Bild einer subakuten nekrotisierenden Lymphadenitis Kikuchi mit ausgedehnten nekrotischen Arealen, teilweise umgeben von einem histiozytären Randwall, Ansammlungen von lymphoiden Zellen und Histiozyten neben Kerntrümmern ohne Nachweis von Granulozyten. Bei der ergänzenden immunhistochemischen Färbung erwiesen sich die lymphoiden Zellen vorwiegend als T-Zellen.

Enddiagnosen: Subakute nekrotisierende Lymphadenitis Kikuchi. Struma diffusa bei euthyreoter Stoffwechsellage.

Schlußbetrachtung und Verlauf: Die Diagnose in dem hier beschriebenen Fall war nur durch die histologische Untersuchung der betroffenen Halslymphknoten zu stellen. Die erstmals 1972 von Kikuchi beschriebene benigne und selbstlimitierende Erkrankung ist nach den bisherigen Mitteilungen in der Literatur zwar selten, muß aber bei einem Fieber mit unilateralen zervikalen Lymphknotenschwellungen in Betracht gezogen werden. Frauen sind häufiger betroffen als Männer. Bevorzugtes Alter ist das 3. Lebensjahrzehnt. Ein rezidivierender Verlauf, wie bei der hier beschriebenen Patientin, wurde nach den Mitteilungen in der Literatur nur in etwa 3–5 % der Fälle beobachtet.

Bei unserer Patientin klangen die Fieberschübe nach 3 Wochen spontan ab, und die Lymphknotenschwellungen bildeten sich innerhalb der folgenden 2 Monate wieder vollständig zurück. Die Patientin wurde 2 Jahre später nochmals in unserer Klinik untersucht. Ein weiteres Krankheitsrezidiv war in der Zwischenzeit nicht aufgetreten.

Fall 12

Leitsymptome:
- rezidivierendes Fieber über 39°C,
- periphere Lymphknotenschwellungen,
- Gesichts- und Unterschenkelödeme.

Krankheitsentwicklung: Ein 63jähriger arabischer Patient litt seit etwa 1 Jahr unter rezidivierenden Fieberschüben mit Temperaturen über 39°C in Verbindung mit peripheren Lymphknotenschwellungen, ödematösen Schwellungen des Gesichtes und einem allgemeinen Krankheitsgefühl. Die akut einsetzenden Fieberschübe hielten jeweils etwa 6–8 Wochen an und klangen spontan wieder ab. In den symptomfreien Intervallen fühlte sich der Patient gesund. Bei einer Untersuchung in einer auswärtigen Klinik fanden sich Lymphome am Hals und axillär. Aufgrund des histologischen Befundes eines exstirpierten Lymphknotens wurde die Diagnose eines „low grade follicular lymphoma" gestellt. Thorakale und abdominale Lymphome waren damals nicht nachweisbar. 2 Wochen vor der jetzigen Untersuchung begann ein erneuter (4.) Krankheitsschub mit Fieber bis maximal 39,8°C, Schwellung des Gesichtes, einem generalisierten juckenden Exanthem und allgemeinen Krankheitssymptomen.

Der Patient hatte vor 2 Jahren einen Myokardinfarkt erlitten. Seit 8 Jahren besteht ein zuletzt insulinpflichtiger Diabetes mellitus Typ II.

Klinischer Aufnahmebefund: Guter Allgemeinzustand. Körpergewicht 68,0 kg, Größe 158 cm; rektale Körpertemperatur bei der Aufnahme 39,1°C. Reste eines urtikariellen Exanthems an Stamm und Extremitäten. Leichte Ödeme im Bereich des Gesichtes und an den Unterschenkeln. Durchschnittlich kirschgroße und etwas derbe Lymphome beiderseits axillär; einzelne bohnen- bis haselnußgroße Lymphknoten an beiden Halsseiten und supraklavikulär. Uncharakteristisches 1/6 systolisches Strömungsgeräusch mit p.m. im 2.–4. Interkostalraum links parasternal. Unterer Pol der vergrößerten Milz bei tiefer Inspiration knapp unter dem Rippenbogen zu tasten. Rektaler Tastbefund einer gering vergrößerten malignomunverdächtigen Prostata.

Labor- und technische Basisuntersuchungen: Die Ergebnisse der pathologischen blutchemischen Befunde sind in Tab. 4.**13** zusammengestellt. Normal waren Leukozytenzahl und Differentialblutbild, Thrombozytenzahl, Kreatinin, Transaminasen, γ-GT, alkalische Phosphatase sowie die Immunglobuline A, M und E. Aus-

Tabelle **4.13** Ergebnisse der pathologischen Laborbefunde

Blutsenkungsreaktion (mm)	58/100
Hämoglobin (g/dl)	12,8
Eisen (μg/dl)	9,0
Ferritin (μg/l)	482
γ-Globuline (g/dl)	2,48
Albumine (g/dl)	3,15
IgG (mg/dl)	2456
IgG-Kardiolipin-Antikörper (U/l)	14,2
Glukose-Nüchternwert (mg/dl)	248
Triglyzeride (mg/dl)	530

schluß einer monoklonalen Gammopathie durch die Immunfixation. Kein vermehrter Nachweis von Rheumafaktor, antinukleären Faktoren, ENA und DNS-Antikörpern. Untersuchungen auf Antikörper gegen verschiedene lymphotrope Erreger (einschließlich Toxoplasmen, Epstein-Barr- und Zytomegalieviren, HIV 1/2) ergaben negative oder unauffällige Titer. Im Spontanurin vermehrter Nachweis von Glukose (8,0 g/l) und Eiweiß (1,6 g/l) bei normalem Sedimentbefund. Kein Nachweis von Bence-Jones-Protein im Urin. Alle Blutkulturen blieben steril.

Normaler Röntgenbefund der Thoraxorgane ohne Anhalt für hiläre oder mediastinale Lymphome. Sonographie des Abdomens: Splenomegalie (Schätzgewicht 450 g). Kein Nachweis von abdominalen Lymphomen. Vergrößerung der Prostata. Im EKG Residuen eines abgelaufenen Anteroseptalinfarktes. Im Echokardiogramm leichte Hypokinesie der mittleren und apexnahen Vorderwandabschnitte und mangelnde Kontraktion des Kammerseptum im spitzennahen Abschnitt.

Differentialdiagnostische Überlegungen: Aufgrund des auswärtigen histologischen Befundes mußte bei dem Patienten am ehesten ein malignes Lymphom angenommen werden. Ungewöhnlich waren der bisherige rezidivierende Krankheitsverlauf mit den jeweils akut einsetzenden Krankheitsphasen im Wechsel mit symptomfreien Intervallen sowie auch die Ödemneigung und die ausgeprägte polyklonale IgG-Vermehrung. Für eine infektiöse Lymphadenitis

ergaben die erhobenen serologischen Befunde keine Anhaltspunkte. Ebensowenig fanden sich als mögliche Ursache der Hypergammaglobulinämie Hinweise auf eine Erkrankung aus der Gruppe der Kollagenkrankheiten, die ebenfalls gelegentlich mit einer Lymphadenopathie verlaufen können.

Ergänzungsuntersuchungen: Es wurde ein axillärer Lymphknoten exstirpiert. Der histologische Befund entsprach dem Bild eines Castleman-Syndroms vom Plasmazelltyp mit diffuser Plasmazelleninfiltration, teilweise vergrößerten Follikeln und einer Hyperplasie mit zwiebelschalenförmiger Struktur der Keimzentren. Außerdem fand sich eine herdförmige Vermehrung von Venolen bei weitgehend erhaltener Lymphknotenarchitektur. Eine Beckenkammbiopsie ergab eine diffuse und teilweise auch kleinherdige Vermehrung von polymorphkernigen Plasmazellen im Knochenmark wie bei einem beginnenden Plasmazellmyelom. Im Rahmen einer ergänzenden Laparoskopie wurden eine Milz- und Leberbiopsie durchgeführt. In der vergrößerten Milz fand sich eine herdförmige periarterielle Fibrose mit ausgeprägter Plasmazellenvermehrung. Die Leber war makroskopisch und histologisch unauffällig.

Enddiagnosen: Multizentrisches Castleman-Syndrom vom Plasmazelltyp.

Nebendiagnosen: Koronare Herzkrankheit; insulinpflichtiger Diabetes mellitus, Typ II, mit sekundärer Hypertriglyzeridämie; beginnende benigne Prostatahyperplasie.

Schlußbetrachtung und Verlauf: Die seit 1 Jahr rezidivierend verlaufende fieberhafte Erkrankung des Patienten erfüllt die diagnostischen Kriterien eines multizentrischen Castleman-Syndroms vom Plasmazelltyp (multizentrische angiofollikuläre Lymphknotenhyperplasie). Neben den charakteristischen histopathologischen Veränderungen der befallenen peripheren Lymphknoten fanden sich eine Plasmazellvermehrung in der vergrößerten Milz und im Knochenmark, systemische Krankheitssymptome mit humoralen Entzündungszeichen sowie eine für diese Erkrankung charakteristische Hypergammaglobulinämie. Auch die bei dem Patienten aufgetretenen Ödeme und das bei der jetzigen Untersuchung bereits abklingende urtikarielle Exanthem sind mit der Diagnose gut vereinbar. Nicht selten finden sich bei den betroffenen Patienten auch neurologische Symptome, die hier ebenso wie eine Thrombozytopenie und Leukozytopenie fehlten.

Für eine Übergangsform in das sog. POEMS- oder Crow-Fukase-Syndrom fanden sich bei dem beschriebenen Patienten keine Anhaltspunkte. Insbesondere bestand auch keine monoklonale Gammopathie. Im Gegensatz zum kontinuierlichen Krankheitsverlauf soll die rezidivierende Verlaufsform wie in dem hier beschriebenen Fall nach den Mitteilungen in der Literatur mit einer schlechteren Prognose verbunden sein. Die Patienten sind besonders durch interkurrente Infekte gefährdet.

Bei dem beschriebenen Patienten kam es schon am Ende der Untersuchungen zunächst zu einer Spontanremission. Nach einem 1jährigen symptomfreien Intervall trat ein Krankheitsrezidiv erneut mit Fieber über 39°C und peripheren Lymphknotenschwellungen auf. Bei der damals durchgeführten Kontrolluntersuchung fanden sich wieder mehrere maximal haselnußgroße Lymphome beiderseits axillär bei einer starken BSG-Beschleunigung (80/122 mm) und einer Vermehrung der IgG (2510 mg/dl). Eine monoklonale Gammopathie wurde wieder ausgeschlossen. Eine erneute Beckenkammbiopsie ergab wiederum keinen Anhalt für ein malignes Lymphom oder ein Myelom. Unter einer Glukokortikoidbehandlung mit initial 80 mg Prednison täglich kam es zunächst zu einer Rückbildung der Krankheitssymptome. Nach Beendigung der Therapie traten im weiteren Verlauf in zunehmend kürzeren (mehrmonatigen) Intervallen Krankheitsrezidive mit Fieberschüben auf, die zuletzt nur durch eine Kombination der Glukokortikoide mit Cyclophosphamid beherrscht werden konnten. In den letzten 3 Jahren war der Patient unter einer fortlaufenden kombinierten Behandlung mit 50 mg Cyclophosphamid und 5 mg Prednison anhaltend symptomfrei.

Fieber unbekannter Ursache mit Splenomegalie

Ebenso wie die Lymphknoten kann auch die Milz an vielen Erkrankungen beteiligt sein, die zunächst als Fieber unbekannter Ursache (FUU) erscheinen. Hierbei ist die Milz nur ausnahmsweise primär oder allein betroffen wie beispielsweise beim Milzabszeß oder bei einem sehr seltenen solitären Milzbefall durch ein Hodgkin-Lymphom. Am häufigsten findet sich eine Splenomegalie mit Fieber im Rahmen von infektiösen und nichtinfektiösen Systemerkrankungen. Gelegentlich kann eine Milzvergrößerung ein entscheidendes Leitsymptom bei der Diagnostik einer fieberhaften Erkrankung sein.

Die wichtigsten Ursachen eines FUU mit Splenomegalie sind in Tab. 4.**14** aufgelistet. Hierbei sind auch solche Krankheiten berücksichtigt, die nur bei atypischen oder chronischen Verläufen als

4

Tabelle 4.**14** Fieber unbekannter Ursache mit Splenomegalie

Infektionen
bakterielle Septikämien
infektiöse Endokarditis
Tuberkulose
Zytomegalievirusinfektion
Epstein-Barr-Virusinfektion
HIV – Infektion
Brucellose
Milzabszeß
Pilzinfektionen (z. B. disseminierte Histoplasmose)
viszerale Leishmaniose (Kala-Azar)
Malaria
Melioidosis

maligne Krankheiten
maligne Lymphome
Leukämien

Kollagenkrankheiten
systemisches Still-Syndrom
systemischer Lupus erythematodes
Felty-Syndrom

andere Krankheiten
Sarkoidose
andere granulomatöse Erkrankungen
angioimmunoblastische Lymphadenopathie
Castleman-Syndrom (multizentrische Form)

FUU in Erscheinung treten. Auch ist die Splenomegalie bei einigen der aufgeführten Krankheiten kein obligatorisches Symptom.

Diagnostik

Die normale Milzgröße beträgt etwa 11 – 12 × 7 × 4 cm. Eine nur leicht oder mäßig vergrößerte Milz ist in der Regel nicht zu tasten. Als einfaches und den Patienten nicht belastendes bildgebendes Verfahren ist in erster Linie die Sonographie geeignet, eine Milzvergrößerung zu erfassen. In Zweifelsfällen kann man die Computertomographie (CT) einsetzen.

Die Erkennung der fieberhaften Erkrankung mit einer Splenomegalie wird erleichtert, wenn sich bereits bei der körperlichen Untersuchung zusätzliche klinische Leitsymptome, wie z. B. eine Lymphadenopathie oder eine begleitende Arthritis ergeben (Tab. 4.15 und 4.16). Weitere wesentliche diagnostischen Hinweise auf das Grundleiden können das Blutbild sowie die biochemischen und serologischen Laborbefunde liefern. Mit Hilfe von **Sonographie, Computer-**

Tabelle 4.**15** Fieber unbekannter Ursache mit Splenomegalie und Lymphknotenschwellungen

- Tuberkulose
- Epstein-Barr-Virusinfektion
- Zytomegalievirusinfektion
- HIV – Infektion
- Brucellose
- maligne Lymphome
- systemisches Still-Syndrom
- Sarkoidose
- andere granulomatöse Erkrankungen
- angioimmunoblastische Lymphadenopathie
- Castleman-Syndrom (multizentrische Form)
- subakute nekrotisierende Lymphadenitis Kikuchi (selten Splenomegalie)

Tabelle 4.**16** Fieber unbekannter Ursache mit Splenomegalie und Arthritis

- Brucellose
- subakute infektiöse Endokarditis
- systemisches Still-Syndrom
- systemischer Lupus erythematodes
- Felty-Syndrom
- Sarkoidose

tomographie (**CT**) und **Magnetresonanztomographie** (**MRT**) lassen sich fokale Läsionen und raumfordernde Prozesse in der Milz und in anderen abdominalen Organen meist gut erfassen. Hierbei können sich allerdings erfahrungsgemäß kleine Läsionen mit einem Durchmesser von weniger als 1 cm (z. B. feingranulomatöse Veränderungen in Milz und Leber) dem Nachweis durch Sonographie und CT entziehen. Bei Anwendung *szintigraphischer Verfahren* mit ^{111}Indium-markierten Leukozyten oder ^{99m}Technetium-markierten Granulozyten-Antikörpern zur Erfassung von Abszessen oder anderen okkulten bakteriellen Entzündungsherden wird man die physiologische Aktivitätsaufnahme in der Milz und Leber berücksichtigen müssen.

Als weiteres diagnostisches Verfahren bietet sich bei einem FUU mit Splenomegalie die **Knochenmarkuntersuchung** durch eine Beckenkammbiopsie mit zytologischen, histologischen und bakteriologischen Untersuchungen an. Sie erlaubt den Ausschluß hämatologischer Neoplasien und kann entscheidend zur Diagnose einer Miliartuberkulose oder einer viszeralen Leishmaniose (Kala-Azar) beitragen. Außerdem lassen sich granulomatöse Veränderungen erfassen, für die verschiedene andere infektiöse oder nichtinfektiöse Ursachen in Betracht kommen.

Wenn die nichtinvasiven Untersuchungen zu keiner diagnostischen Klärung geführt haben und deutliche Hinweise auf eine Fieberursache im Abdomen bestehen, kommt als weiterer diagnostischer Schritt eine **Laparoskopie** in Betracht. Diese ermöglicht auch eine gezielte Milzbiopsie, die wegen der Gefahr von Blutungskomplikationen in der Regel nicht perkutan als „blinde" Biopsie durchgeführt werden sollte. Mit Hilfe der Laparoskopie lassen sich vor allem auch krankhafte Prozesse im Bereich des Peritoneums und des Netzes erfassen. Eine *explorative Laparotomie* (evtl. mit Splenektomie) ist Ausnahmefällen vorbehalten. Sie ist nur dann indiziert, wenn die diagnostische Klärung einer behandlungsbedürftigen Erkrankung durch weniger invasive Methoden nicht zu erreichen ist und diese von einer Laparotomie mit großer Wahrscheinlichkeit erwartet werden kann.

Infektionen

Jeder durch Bakterien oder andere Erreger hervorgerufene septische Prozeß kann bekanntlich eine Splenomegalie hervorrufen. Nur wenige Infektionen verlaufen jedoch ungeklärt mit einem über Wochen anhaltenden oder rezidivierenden Fieber. Das gilt aber in besonderem Maße für die **subakute** bzw. **chronische infektiöse Endokarditis**. Eine Splenomegalie ist häufiges Symptom dieser oft erst spät diagnostizierten Krankheit. Wie Obduktionsbefunde zeigen, treten bei einer infektiösen Endokarditis häufig Milzinfarkte auf, die klinisch nur selten erkannt werden.

Eine wichtige Differentialdiagnose ist die Tuberkulose, die als miliare Form häufig mit einer Splenomegalie assoziiert ist. Es sind besonders die chronischen Verlaufsformen der **Miliartuberkulose** („okkulte Miliartuberkulose", „chronische hämtogene Tuberkulose"), die sich hinter einem FUU verbergen können. In diesen Fällen ist der Röntgenbefund der Lungen oft normal und der Tuberkulintest nicht selten negativ.

Seltene Ursachen eines anhaltenden ungeklärten Fiebers mit einer Milzvergrößerung sind die unter dem Bild eines chronischen Mononukleose-Syndroms verlaufenden **Zytomegalie-** und **Epstein-Barr-Virusinfektionen**. Bei der **Brucellose**, die häufig längere Zeit unerkannt bleibt, findet sich eine Splenomegalie in etwa 20–30 % der Fälle.

Eine besonders ausgeprägte Milzvergrößerung kann bei der **viszeralen Leishmaniose (Kala-Azar)** auftreten. Diese immer noch als klassische Tropenkrankheit geltende Infektion ist auch in den Mittelmeerländern endemisch. Da diese Länder sehr beliebte Reiseziele sind, muß die Erkrankung auch bei uns immer als Ursache eines ungeklärten Fiebers in Betracht gezogen werden. Verbreitungsgebiete sind außerdem in Asien (besonders Indien, Pakistan, China), in Afrika sowie in Mittel- und Südamerika. Die viszerale Leishmaniose kann mit ausgeprägten Krankheitssymptomen, aber auch weitgehend asymptomatisch verlaufen. Hierbei sind die Krankheitsverläufe in den einzelnen endemischen Gebieten offensichtlich unterschiedlich und hängen außerdem vom Alter der betroffenen Patienten ab. So sind die klinischen Symptome bei Kindern meist sehr viel stärker ausgeprägt als bei Erwachsenen.

Die Krankheit beginnt akut oder schleichend. Fieber kann alleiniges Symptom sein. Es verläuft anhaltend niedrigfebril oder auch mit hohen intermittierenden Temperaturen, die doppelgipflig mit 2 Remissionen täglich auftreten können. Bei den symptomatischen Verlaufsformen bestehen neben der vorherrschenden Splenomegalie eine Hepatomegalie, eine Anämie und Leukozytopenie sowie eine Hypergammaglobulinämie. Außerdem finden sich unter den Laborbefunden häufig zirkulierende Immunkomplexe und ein vermehrter Rheumafaktor.

Bei AIDS-Patienten hat die Leishmaniose eine große Bedeutung als opportunistische Infektion. Erschwert wird die Diagnose durch die langen Inkubationszeiten von durchschnittlich 3–8 Monaten. Die Parasiten lassen sich als intrazelluläre Amastigoten am besten im Knochenmark oder im Milzpunktat nachweisen. Spezifische Antikörper werden am empfindlichsten mit Hilfe der ELISA-Technik oder einem indirekten Fluoreszenztest erfaßt.

Von den Tropenkrankheiten können die **Malaria tropica** und die seltene **Melioidosis** zunächst als FUU mit einer Splenomegalie verlaufen. Rickettsiosen und Pilzinfektionen (z. B. die disseminierte Histoplasmose) sind in Mitteleuropa seltene Ursache eines primär ungeklärten Fiebers.

Oft lange Zeit unerkannt bleiben **Milzabszesse**. Sie entstehen durch eine hämatogene Erregeraussaat am häufigsten als Komplikation einer *infektiösen Endokarditis* (meist Streptokokken oder Staphylococcus aureus), im Verlaufe einer disseminierten *Tuberkulose* oder *Brucellose* sowie bei AIDS-Patienten auch oft als Folge einer *Salmonellen-Bakteriämie*. Bei einem Milzinfarkt kommt es nicht selten zu einer Infektion des infarzierten Organs. Betroffen sind vorzugsweise Patienten mit einer Sichelzellanämie oder hämatologischen Neoplasien mit starker Milzver-

4

größerung. Blutkulturen sind bei multiplen Milzabszessen sehr viel häufiger positiv als bei einem solitären Abszeß. In aller Regel bestehen bei einem Milzabszeß hohe Temperaturen und eine Leukozytose. Multiple kleine Milzabszesse können aber auch ohne klinische Symptome verlaufen. Eine Splenomegalie findet sich bei Milzabszessen nur in etwa der Hälfte der Fälle. Geeignete bildgebende Nachweisverfahren sind die Sonographie, CT und MRT.

Nichtinfektiöse systemische Erkrankungen

Bei einem anhaltenden Fieber mit einer Splenomegalie ist immer an ein **malignes Lymphom** oder auch eine **Leukämie** zu denken. Letztere wird jedoch meist früh erkannt und tritt daher nur ausnahmsweise als FUU in Erscheinung.

Von den **Kollagenkrankheiten**, die mit einer Splenomegalie assoziiert sein können, manifestiert sich in erster Linie das *systemische Still-Syndrom* als FUU. Eine Milzvergrößerung findet sich hier in etwa der Hälfte der Fälle. Dagegen werden ein *systemischer Lupus erythematodes* aufgrund der charakteristischen serologischen Befunde oder auch ein *Felty-Syndrom* meist rasch erkannt. Das gleiche gilt für andere fieberhafte Erkrankungen dieser Gruppe.

Diagnostische Probleme können sich bei einer **Sarkoidose** ergeben, wenn sie extrathorakal lokalisiert ist. Neben Lymphknoten und Leber ist auch die Milz bei etwa einem Drittel der Patienten mitbefallen. Das Fieber hat häufig einen rezidivierenden Verlauf. Meist besteht eine stark beschleunigte Blutsenkungsreaktion. Das ACE (Angiotensin Converting Enzyme) ist hier häufig normal. Arthritische Symptome, ein Erythema nodosum oder seltener eine Hautgranulomatose sind diagnostisch wegweisende Symptome. Auch bei den granulomatösen Erkrankungen ohne erkennbare Ursachen („*idiopathische Granulomatosen*", „*chronisches Granulomatose-Syndrom unbekannter Ursache*") ist die Milz häufig mitbeteiligt.

Seltene, mit einer Splenomegalie und anhaltendem Fieber verlaufende Krankheiten sind die multizentrische Form des **Castleman-Syndroms**, die **angioimmunoblastische Lymphadenopathie** und in Ausnahmefällen auch die subakute nekrotisierende Lymphadenitis Kikuchi.

Fieber unbekannter Ursache mit Leberbeteiligung

Auch die Leber ist ähnlich wie die Milz bei zahlreichen Erkrankungen, die als Fieber unbekannter Ursache (FUU) in Erscheinung treten können, direkt oder indirekt beteiligt. Eine Hepatomegalie oder pathologische Leberenzyme sind hierbei nicht notwendigerweise Ausdruck einer primären Lebererkrankung, sondern häufig Zeichen einer unspezifischen hepatischen Begleit-

Tabelle 4.17 Erkrankungen mit Leberbeteiligung bei einem Fieber unbekannter Ursache

Infektionen
Leberabszesse
Gallenwegsinfektionen
bakterielle Septikämien
Tuberkulose
Brucellose
Morbus Whipple
Q-Fieber
Psittakose
Zytomegalievirusinfektion
Epstein-Barr-Virusinfektion
Pilzinfektionen (z. B. disseminierte Histoplasmose)
Amöbiasis
viszerale Leishmaniose
Malaria

maligne Krankheiten
hepatozelluläres Karzinom
Lebermetastasen
maligne Lymphome

Kollagenkrankheiten
systemisches Still-Syndrom
systemischer Lupus erythematodes

andere Erkrankungen
extrathorakale Sarkoidose
medikamentös induzierte granulomatöse Hepatitis
idiopathische Granulomatose mit granulomatöser Hepatitis
Morbus Crohn
familiäres Mittelmeerfieber
Castleman-Syndrom (multizentrische Form)
angioimmunoblastische Lymphadenopathie
alkoholische Hepatitis

reaktion. Jede diagnostische Fehleinschätzung verzögert nicht selten die Diagnosefindung eines ungeklärten Fiebers.

Eine Übersicht über die zu berücksichtigenden Krankheiten, die einem FUU mit Leberbeteiligung zugrundeliegen können, gibt Tab. 4.**17**. Bei einigen der aufgeführten Krankheiten ist die Leberbeteiligung ein fakultatives Symptom.

Diagnostik

Zur Untersuchung der Leber sind **Sonographie** und **Computertomographie** die führenden bildgebenden Verfahren, die Kontrollsonographie durch einen „erfahreneren" Untersucher eingeschlossen. Sie dienen zugleich der gesteuerten Leberpunktion. Bei Patienten mit Fettleber ist die hohe Sensitivität beider Methoden in der Diagnostik fokaler Leberläsionen niedriger (7). In diesen Fällen, ebenso wie bei sonographisch oder computertomographisch unsicheren Befunden, ist die **Magnetresonanztomographie** das zu bevorzugende Verfahren zum Nachweis wie auch zur weiteren Klassifizierung fokaler Leberveränderungen. Die verschiedenen *szintigraphischen Verfahren* sind bei der Leberdiagnostik von untergeordneter Bedeutung, zumal bei der Anwendung von ^{111}Indium- oder ^{99m}Technetium-markierten Leukozyten okkulte Leberabszesse oder andere hepatobiliäre Infektionsherde aufgrund der physiologischen Aktivitätsaufnahme in der Leber gelegentlich nicht erkannt werden.

Der diagnostische Wert der **Leberbiopsie**, vor allem der „blinden" perkutanen Leberpunktion, wird bei Patienten mit einem FUU kontrovers diskutiert ($\rightarrow$ Kap. 3). Die Frage einer ungezielten „Blindpunktion" stellt sich vor allem dann, wenn Hinweise auf eine Leberbeteiligung vorliegen, jedoch keine fokalen Leberläsionen nachgewiesen werden können. Nach unseren Erfahrungen ist in vielen dieser Fälle eher die laparoskopisch durchgeführte Leberbiopsie indiziert. Hierbei können vor allem sehr kleine, durch die bildgebenden Verfahren nicht darstellbare Leberveränderungen, wie beispielsweise Granulome, erkannt und gezielt biopsiert werden. Diese würden bei der perkutanen „blinden" Leberbiopsie allenfalls zufällig erfaßt. Bei einigen Erkrankungen, wie z. B. der Miliartuberkulose oder der Leishmaniose, kann der Erregernachweis im Leberpunktat erbracht werden.

Serologische Antikörperuntersuchungen sollten bei einer ungeklärten fieberhaften Leberbeteiligung neben den Hepatitisviren vor allem Zytomegalie- und Epstein-Barr-Viren, Brucella, Coxiella burnetii, Entamoeba histolytica, Leishmania und Toxoplasma berücksichtigen.

Pathologische Befunde

Eine **Hepatomegalie** kommt bei zahlreichen entzündlichen und nichtentzündlichen Ursachen eines ungeklärten Fiebers vor und ist daher ein sehr uncharakteristischer Befund. Dennoch kann eine Lebervergrößerung, sofern sie nicht auf vorbestehende Veränderungen (z. B. Fettleber) zurückzuführen ist, bei einem ungeklärten Fieber auch das zur Diagnose führende Leitsymptom sein.

Erhöhte **Leberenzyme** können ein Hinweis auf eine Leberbeteiligung im Rahmen der fieberhaften Erkrankung sein, aber z. B. auch durch die Einnahme fiebersenkender Medikamente verursacht werden. Der diagnostische Aussagewert ist besonders bei nur leicht erhöhten Enzymwerten nicht sehr hoch.

Ein wichtiger, bei Patienten mit einem FUU jedoch häufig unspezifischer Befund ist eine erhöhte **alkalische Phosphatase**. Die hierbei differentialdiagnostisch zu berücksichtigenden Krankheiten sind in Tab. 4.**18** aufgeführt. Bekanntlich ist eine Erhöhung auch der nicht osteogenen alkalischen Phosphatase kein zwingender Hinweis auf eine abdominale Erkrankung. Ein typisches Beispiel ist die *Riesenzellarteriitis*, eine der häufigsten Ursachen eines ungeklärten Fiebers älterer Patienten. Eine erhöhte alkalische Phosphatase wird hier in etwa der Hälfte aller Fälle gefunden. Beim *Hypernephrom* ist die Vermehrung der alkalischen Phosphatase ein von der Leber- oder Knochenmetastasierung unabhängig auftretender wichtiger Schlüsselbefund. Auch beim *systemischen*

4

Tabelle 4.**18** Ursachen eines ungeklärten Fiebers bei einer Erhöhung der alkalischen Phosphatase

Infektionen
Miliartuberkulose
andere systemische Infektionen
Leberabszesse
Gallenwegsinfektionen

maligne Krankheiten
Nierenzellkarzinom (Hypernephrom)
hepatozelluläres Karzinom
maligne Lyphome
metastasierende Tumoren

Kollagen- und entzündliche Gefäßkrankheiten
Riesenzellarteriitis
Polyarteriitis nodosa
systemisches Still-Syndrom
rezidivierende Polychondritis

andere Erkrankungen
Morbus Crohn
extrathorakale Sarkoidose
medikamentös induzierte granulomatöse Hepatitis
idiopathische granulomatöse Hepatitis
subakute Thyreoiditis de Quervain

Still-Syndrom, das zu den häufigsten Ursachen eines oft lange Zeit unerkannten rezidivierenden Fiebers im jüngeren Erwachsenenalter zählt, findet man häufig eine Erhöhung der alkalischen Phosphatase und der Transaminasen. Von 22 durchgeführten Leberbiopsien ergaben 9 völlig normale Befunde und 13 unspezifische entzündliche Veränderungen (6). Andererseits kann beispielsweise eine erhöhte alkalische Phosphatase auch der einzige Hinweis auf eine *extrathorakale Sarkoidose* sein und eine Leberbiopsie diesen Verdacht erhärten.

Der Nachweis **granulomatöser Leberveränderungen** bei Patienten mit einem FUU führt erfahrungsgemäß nicht selten zu erheblichen differentialdiagnostischen Problemen. Zahlreiche Infektionen können eine granulomatöse Hepatitis induzieren. Von diesen sind die Tuberkulose, die Brucellose, das Q-Fieber und der Morbus Whipple sowie die CMV- und EBV – Infektionen, parasitäre Erkrankungen und die Histoplasmose zu berücksichtigen. Ausschlaggebend sind oft geographische Besonderheiten und der Immunstatus des Patienten. So war in einer neueren spanischen Studie die häufigste Ursache eines ungeklärten Fiebers mit granulomatö-

ser Hepatitis bei immunkompetenten Patienten ein Q-Fieber und bei HIV-infizierten Patienten eine Tuberkulose (12).

Von den nichtinfektiösen Systemerkrankungen wird man vor allem die extrathorakale Sarkoidose in Betracht ziehen. Hier ist die granulomatöse Hepatitis ein Schlüsselbefund für die Diagnose. Weitere Ursachen sind ein Morbus Crohn, Neoplasien (vorzugsweise Lymphome), Vaskulitiden oder verschiedene Medikamente (→ Tab. 4.**22**). Nicht selten bleibt die Ätiologie auch ungeklärt (sog. idiopathische granulomatöse Hepatitis). Tab. 4.**19** gibt eine Übersicht über Erkrankungen, die mit einer granulomatösen Hepatitis verlaufen und als Fieber unbekannter Ursache auftreten können.

Infektionen

Von den erregerbedingten Systemerkrankungen, die mit einer Leberbeteiligung verlaufen und sich als FUU manifestieren können, hat die **Tuberkulose** der Leber differentialdiagnostisch nach wie vor eine große Bedeutung. Sie tritt meist im Rahmen einer Miliartuberkulose auf. Hierbei kann der Röntgenbefund der Lunge normal sein. Auch ist der Tuberkulintest in diesen Fällen oft negativ. Eine tuberkulöse Granulomatose kann asymptomatisch oder auch mit deutlichen biochemischen Cholestasezeichen, einer Hepatomegalie und Fieber verlaufen. Sel-

Tabelle 4.**19** Ursachen einer granulomatösen Hepatitis bei Patienten mit FUU

Tuberkulose
Mycobacterium-avium-Komplex-Infektionen
Brucellose
Morbus Whipple
Zytomegalievirusinfektion
Epstein-Barr-Virusinfektion
Q-Fieber
Pilzinfektionen (Candida, Histoplasma capsulatum)
Malaria
Toxoplasmose

maligne Lymphome

Morbus Crohn
Sarkoidose
idiopathische Granulomatose (mit Hepatitis)
Medikamente

ten tritt eine „primäre Tuberkulose der Leber" mit einer granulomatösen Hepatitis ohne Anhalt für eine extrahepatische Tuberkulose auf. Eine ebenfalls seltene Form ist die „fokale hepatische Tuberkulose" mit einzelnen oder multiplen tuberkulösen Abszessen.

Bei der **Brucellose**, die nicht selten als ungeklärtes, protrahiertes monosymptomatisches Fieber verläuft, zählen eine granulomatöse Hepatitis oder Leberabszesse zu den septischen Krankheitsmanifestationen. **Salmonellenbakteriämien** können sich bisweilen zunächst als FUU mit Zeichen einer hepatobiliären Beteiligung präsentieren. Wegen der intermittierenden Bakteriämie sind Blutkulturen oftmals negativ. Bei den gelegentlich als FUU auftretenden **Zytomegalie-** und **Epstein-Barr-Virusinfektionen** sind pathologische Leberenzyme, besonders Transaminasenerhöhungen, ein häufiger Befund. In diesen Fällen kann eine granulomatöse Hepatitis nachweisbar sein.

Zu den atypischen Verlaufsformen der **Malaria** zählt die Malaria-Hepatitis, die klinisch eine virale Hepatitis vortäuschen kann. Hepatomegalie, Ikterus und Splenomegalie sind fakultative Befunde. Die **viszerale Leishmaniose** ist wegen ihres endemischen Vorkommens im Mittelmeerraum auch bei Patienten ohne Fernreise als Ursache eines ungeklärten Fiebers mit Hepatomegalie zu berücksichtigen.

Seltene Infektionskrankheiten, die als Ursache eines ungeklärten Fiebers mit Beteiligung der Leber in Betracht kommen, sind ein *Morbus Whipple*, ein *Q-Fieber*, eine *Psittakose* oder *Pilzinfektionen* (z. B. die disseminierte Histoplasmose). Auch ein okkulter Infektionsherd, wie z. B. eine *Osteomyelitis* oder eine (länger bestehende) *Implantatinfektion* kann mit einer Hepatosplenomegalie assoziiert sein.

Ein **Amöbenabszeß** der Leber tritt in den wenigsten Fällen als FUU in Erscheinung. Ein anhaltendes Fieber zwischen 38 und 40 °C, rechtsseitige Oberbauchschmerzen, deutliche humorale Entzündungszeichen und eine mehrere Monate zurückliegende Fernreise lassen die Diagnose leicht vermuten und durch die Sono-

Tabelle 4.**20** Diagnostische „Fallstricke" bei einem Amöben-Leberabszeß

- Urlaub im Mittelmeerraum statt tropischer Fernreise,
- Symptombeginn erst Jahre nach Verlassen des Endemiegebietes,
- meistens kein Amöbennachweis bei diagnostischer Abszeßpunktion,
- gelegentliche atypische Befunde (z. B. normale Leberwerte, nur leicht erhöhte BSG, sonographisch echoreiche Raumforderung),
- seltene andere Organlokalisationen nach Perforation (z. B. subphrenisch, intrapleural, perikardial).

graphie und den Nachweis spezifischer Antikörper im Serum meist rasch bestätigen. Die Monate bis Jahre persistierenden Antikörper sind am längsten mit dem ELISA-Verfahren nachweisbar. Verschiedene Gründe können dennoch gelegentlich dazu führen, daß diese Erkrankung zunächst nicht erkannt wird (Tab. 4.**20**).

Auch **bakterielle Leberabszesse** werden meistens frühzeitig erkannt und sind heute nur noch selten Ursache eines ungeklärten Fiebers. Diagnostische Probleme können sich jedoch in den nicht seltenen Fällen ergeben, bei denen diagnostische Hinweise auf eine Lebererkrankung fehlen. Am ehesten manifestiert sich ein asymptomatischer Leberabszeß bei älteren Menschen als FUU. Fieber ist das häufigste klinische Symptom. Es kann mit anhaltenden niedrigfebrilen Temperaturen oder auch „septisch" und rezidivierend verlaufen. Nur etwa bei der Hälfte der Patienten besteht eine Lebervergrößerung. Als uncharakteristische Symptome können Appetitlosigkeit und Gewichtsverlust sowie Übelkeit und Erbrechen auftreten. Schmerzen im rechten Oberbauch fehlen häufig. Führender pathologischer Laborbefund ist eine Erhöhung der alkalischen Phosphatase.

Der Nachweis von Streptococcus viridans in der Blutkultur bei Patienten mit erhöhten Leberenzymen ohne Hinweise auf eine Endokarditis kann ein Schlüsselbefund für die Diagnose eines Leberabszesses sein (13). Leberabszesse durch Yersinien sollten bei Patienten mit einem Diabetes mellitus in Erwägung gezogen werden.

Bei **Gallenwegsinfektionen**, die sich als FUU manifestieren, fehlt in der Regel die diagnostisch richtungsweisende Oberbauchsymptomatik. Insbesondere bei rezidivierenden ungeklärten Fieberschüben ist daher auch an die Möglichkeit einer subakuten Cholangitis zu denken. Als nichtinvasives Verfahren kann die MRT-Cholangiographie diagnostisch hilfreich sein (7).

Andere Erkrankungen

Von den malignen Krankheiten ist das **hepatozelluläre Karzinom** einer der klassischen Tumoren, der sich hinter einem FUU verbergen kann. Meistens bestehen niedrigfebrile Temperaturen mit Abgeschlagenheit und Gewichtsverlust. Bei einem kleinen Teil der Patienten tritt auch hohes Fieber mit Schüttelfrost auf, das eher einen Leberabszeß vermuten läßt (9). In aller Regel werden hepatozelluläre Karzinome jedoch frühzeitig sonographisch erkannt und sind damit nur selten für ein FUU verantwortlich. Diagnostische Probleme können bei Patienten mit Fettleber oder Leberzirrhose auftreten, bei denen die Sensitivität der Sonographie deutlich niedriger ist. Hier kann ein hepatozelluläres Karzinom unter Umständen erst mit Hilfe der MRT mit Gadolinium oder der biphasischen Spiral-CT darstellbar sein (7). Wegweisende Laborbefunde sind eine Erhöhung des α-Fetoprotein und serologische Hinweise auf eine chronische Infektion mit Hepatitis B- oder C-Viren.

Aderka u. Mitarb. (1) haben auf den Zusammenhang zwischen einem FUU mit nachgewiesenen Lebergranulomen und der Monate später gestellten Diagnose eines *malignen Lymphoms* aufmerksam gemacht. *Lebermetastasen* von Kolonkarzinomen sind als Ursache eines ungeklärten Fiebers beschrieben (3). Ebenso können andere Tumoren mit Lebermetastasen Ursache eines primär ungeklärten Fiebers sein.

Bei den **Kollagenosen** und **Vaskulitiden** ist eine Leberbeteiligung in aller Regel kein zur Diagnose führender Befund. Beim *systemischen Still-Syndrom* finden sich bei mindestens einem Drittel der Patienten eine Hepatomegalie und in mehr als der Hälfte der Fälle pathologische

Leberenzyme. Die Erhöhung der alkalischen Phosphatase, beispielsweise bei der als FUU auftretenden *Riesenzellarteriitis*, *Polyarteriitis nodosa* oder *rezidivierenden Polychondritis*, führt oft zu diagnostischen Irrwegen.

Extrathorakale Sarkoidose

Bei jedem länger bestehenden Fieber unbekannter Ursache mit einer Hepatomegalie als einzigem Organsymptom wird man eine extrathorakale Sarkoidose in Betracht ziehen müssen. Die Diagnose ist in diesen Fällen oft sehr schwierig. Das Serum-ACE (Angiotension Converting Enzyme) kann nur leicht oder auch gar nicht erhöht sein. Auch wenn die konventionelle Röntgendiagnostik keinen Anhalt für eine thorakale Sarkoidose ergibt, kann unter Umständen mit Hilfe einer Hochauflösungs(HR)-CT oder bioptisch ein subklinischer pulmonaler Befall nachweisbar sein (5). Diese Beobachtung ist wichtig, da transbronchiale Lungenbiopsien eine hohe diagnostische Treffsicherheit und eine höhere Spezifität im Vergleich zu Leberbiopsien haben. Die Diagnosefindung wird erleichtert, wenn andere diagnostisch richtungsweisende Symptome bestehen (Tab. 4.**21**).

Idiopathische granulomatöse Hepatitis

Eine Granulomatose der Leber ohne nachweisbares Grundleiden wird allgemein als „idiopathische granulomatöse Hepatitis" klassifiziert. Sie kann allein oder zusammen mit granulomatösen Veränderungen in anderen Organen

Tabelle 4.**21** Klinische Manifestationen der extrathorakalen Sarkoidose

- Hepatomegalie, granulomatöse Hepatitis
- Splenomegalie
- periphere / intraabdominale Lymphadenopathie
- Erythema nodosum, andere Hautveränderungen
- Arthritis (mono- oder polyartikulär), Osteolysen
- Iridozyklitis, konjunktivaler Befall
- Herzrhythmusstörungen, infiltrative Kardiomyopathie, Perikarditis, Myokarditis
- Hirnnervenparesen, lymphozytäre Meningitis, hypothalamische Symptome, Polyneuropathie

(Milz, Lymphknoten, Knochenmark) als *„idiopathische Granulomatose"* (10) bzw. *„chronisches Granulomatose-Syndrom unbekannter Ursache"* (2) auftreten. Der Anteil derartiger idiopathischer Formen bei einer histologisch nachgewiesenen granulomatösen Hepatitis wird für immunkompetente Patienten in der Literatur sehr unterschiedlich mit 17 % (12) bis 74 % (15) angegeben. Gründe für diese divergierenden Ergebnisse dürften sowohl geographische Besonderheiten als auch unterschiedliche klinische Patientenkollektive sein.

Problematisch ist die Abgrenzung einer idiopathischen granulomatösen Hepatitis von der extrathorakalen (hepatischen) Sarkoidose, zumal beide granulomatösen Erkrankungen gleichermaßen gut auf Glukokortikoide ansprechen. Ob es sich bei der idiopathischen Granulomatose um ein eigenständiges und mit der Sarkoidose nicht identisches Krankheitsbild handelt, ist bisher noch fraglich. Aufgrund von Langzeitbeobachtungen wird diese Frage von verschiedenen Untersuchern bejaht (2, 8, 15). In einzelnen Fällen erwies sich allerdings eine „idiopathische" Granulomatose nach mehrjähriger Verlaufsbeobachtung beispielsweise auch als eine Sarkoidose mit typischen, später aufgetretenen Lungenveränderungen oder als ein Morbus Crohn (10).

Beim **Morbus Crohn**, der mit protrahierten rezidivierenden Fieberschüben ohne erkennbare Abdominalsymptome verlaufen kann, sind eine Erhöhung der alkalischen Phosphatase neben humoralen Entzündungszeichen einschließlich einer Leukozytose sowie eine Thrombozytose häufige Befunde. Die Erkrankung kann sich gelegentlich hinter einer granulomatösen Hepatitis oder auch einer Pericholangitis verbergen.

Auch die Einnahme von **Medikamenten** kann Ursache einer granulomatösen Hepatitis mit anhaltenden sub- oder niedrigfebrilen Temperaturen und allgemeinen Krankheitssymptomen sein. Ein Ikterus ist hier sehr selten. Die medikamentös induzierten granulomatösen Leberveränderungen entsprechen denen der Sarkoidose (4). Eine Auflistung von Medikamenten,

Tabelle 4.**22** Medikamentöse Ursachen einer granulomatösen Hepatitis (modifiziert nach Zimmermann u. Maddrey, 1993)

Acetylsalicylsäure
Allopurinol
Carbamazepin
Cephalexin
Chinidin
Diazepam
Hydralazin
Isoniazid
Methyldopa
Metolazon
Nitrofurandantin
Oxyphenbutazon
Penicillin
Phenytoin
Procainamid
Procarbazin
Sulfonamide
Sulfonylharnstoffe
Trichlormethiazid

die neben anderen ursächlich in Betracht kommen, findet sich in der Tabelle 4.**22**.

Als seltene Ursachen eines anhaltenden Fiebers mit einer Hepatomegalie kommen das *Castleman-Syndrom* (multizentrische Form) und die *angioimmunoblastische Lymphadenopathie* in Betracht. Sporadisch ist eine Hepatomegalie bei der *subakuten nekrotisierenden Lymphadenitis Kikuchi* und dem sog. *entzündlichen Pseudotumor der Lymphknoten* nachweisbar. Auch beim *familiären Mittelmeerfieber* kann gelegentlich eine Hepatomegalie beobachtet werden.

Bei der *alkoholischen Hepatitis* tritt gelegentlich ein meist niedrigfebriles Fieber auf, für das keine andere Ursache als die Hepatitis selbst erkennbar ist. Aufgrund der Alkoholanamnese und der typischen klinischen Befund- und Laborkonstellation handelt es sich jedoch nur selten um ein FUU. In der älteren Literatur wird außerdem auf den Zusammenhang zwischen einer *aktiven alkoholischen Leberzirrhose* und einem protrahiert verlaufenden Fieber ohne nachweisbare Infektion oder Neoplasie hingewiesen (11). Auch diese Fälle dürften heute als FUU kaum noch eine Rolle spielen.

Literatur

1 Aderka, D., M. Kraus, I. Avidor, Y. Sidi, A. Weinberger, J. Pinkhas: Hodgkin's and non-Hodgkin's lymphomas masquerading as „idiopathic" liver granulomas. Am.J.Gastroenterol. 79 (1984) 642–644
2 Friedland, J.S., D.J. Weatherall, J.G.G. Ledingham: A chronic granulomatous syndrome of unknown origin. Medicine 69 (1990) 325–331
3 Kazanjian, P.H.: Fever of unknown origin: review of 86 patients treated in community hospitals. Clin.Infect.Dis. 15 (1992) 968–973
4 Lee, W.M.: Drug-induced Hepatotoxocity. N.Engl. J.Med. 333 (1995) 1118–1127
5 Newman, L.S., C.S. Rose, L.A. Maier: Sarcoidosis. N.Engl.J.Med. 336 (1997) 1224–1234
6 Pouchot, J., J.S. Sampalis, F. Beaudet, S. Carette, F. Décary, M. Salusinsky-Sternbach, R.O. Hill, A. Gutkowski, M. Harth, D. Myhal, J.-L. Senécal, C. Yeadon, J.M. Esdaile: Adult Still's disease: Manifestations, disease course, and outcome in 62 patients. Medicine 70 (1991) 118–136
7 Saini, S.: Imaging of the hepatobiliary tract. N.Engl. J.Med. 336 (1997) 1889–1894
8 Sartin, J.S., R.C. Walker: Granulomatous hepatitis: A retrospective review of 88 cases at the Mayo Clinic. Mayo Clin. Proc. 66 (1991) 914–918
9 Stein, C.M., M. Gelfand: Hepatocellular carcinoma presenting as fever of unknown origin. Cent.Afr.J. Med. 31 (1985) 21–23
10 Telenti, A., P.E. Hermans: Idiopathic granulomatosis manifesting as fever of unknown origin. Mayo Clin. Proc. 64 (1989) 44–50
11 Tisdale, W.A., G. Klatskin: The fever of Lannec's cirrhosis. Yale J.Biol.Med. 33 (1960) 94–106
12 Vilades, C., R. Ferre, A. Martin-Urda, F. Vidal, E. Mayayo, C. Richart: Hepatitis granulomatosa y fiebre de origen desconocido. An.Med.Intern. (Madrid) 11 (1994) 334–337
13 Williams, R.A., S.M. Finegold: Pyogenic and amebic liver abscess and splenic abscess. In Wilson, S.E., S.M. Finegold, R.A. Williams: Intra Abdominal Infection. McGraw-Hill, New York 1982 (pp. 139–156)
14 Zimmermann, H.J., W.C. Maddrey: Toxic and drug-induced hepatitis. In Schiff, L., E.R. Schiff: Diseases of the Liver, 7th. ed., Vol I, J.B. Lippincott, Philadelphia 1993 (pp. 707–783)
15 Zoutman, D.E., E.D. Ralph, J.V. Frei: Granulomatous hepatitis and fever of unknown origin. An 11-year experience of 23 cases with three years follow-up. J.Clin.Gastroenterol. 13 (1991) 69–75

Fieber unbekannter Ursache mit abdominalen Symptomen

Hinter einem Fieber unbekannter Ursache (FUU) mit abdominalen Symptomen wie Bauchschmerzen, Diarrhöen oder intraabdominalen Raumforderungen können sich eine Vielzahl ätiologisch verschiedener Erkrankungen verber-

Tabelle 4.**23** Ursachen eines ungeklärten Fiebers mit Diarrhöen

* Infektionen
  – intestinale Tuberkulose
  – Brucellose
  – Salmonellosen
  – Yersiniose (chronische Verlaufsform)
  – Campylobacter-fetus-Infektion
  – Morbus Whipple
  – disseminierte Histoplasmose
  – Malaria
* Morbus Crohn
* Kolonkarzinom
* intestinale Lymphome
* systemischer Lupus erythematodes
* Polyarteriitis nodosa
* Morbus Behçet (selten)
* Hyper-IgD-Syndrom

gen. In vielen Fällen sind abdominale Schmerzen und Diarrhöen wegweisend für eine intestinale Fieberursache, wie beispielsweise beim Morbus Crohn. Diese Symptome können jedoch ebenso das klinische Bild extraintestinaler im Abdomen lokalisierter Krankheitsprozesse prägen (z. B. Abszeß). Schließlich können extraabdominale Symptome, wie z. B. arthritische Beschwerden, Erstmanifestation einer im Abdomen lokalisierten Erkrankung sein und dieser u. U. jahrelang vorausgehen. Ein klassisches Beispiel hierfür ist der Morbus Whipple.

Eine Übersicht über die wichtigsten Erkrankungen, die einem FUU mit Durchfällen zugrundeliegen können, gibt Tab. 4.**23**.

Wie bei allen Patienten mit einem FUU kann man auch bei der Bewertung von subjektiven und objektiven abdominalen Symptomen und Befunden davon ausgehen, daß dem Fieber meistens atypische Krankheitsverläufe und nur selten ungewöhnliche Krankheiten zugrundeliegen. Bestehen außer uncharakteristischen abdominalen Symptomen wie Schmerzen und Durchfällen auch organbezogene Leitsymptome (z. B. Lymphknotenschwellungen oder eine Arthritis), so kann die Diagnostik durch die Beschränkung der Zahl der ursächlich in Betracht kommenden Krankheiten wesentlich erleichtert werden (Tab. 4.**24** und 4.**25**).

Tabelle 4.**24** Fieber unbekannter Ursache mit abdominalen Symptomen und Arthritis

- Brucellose
- Salmonellosen
- Yersiniose
- Morbus Whipple
- Polyarteriitis nodosa
- systemischer Lupus erythematodes
- Morbus Crohn
- familiäres Mittelmeerfieber
- Hyper-IgD-Syndrom

Tabelle 4.**25** Fieber unbekannter Ursache mit abdominalen Symptomen und Lymphadenopathie

- Brucellose
- Tuberkulose
- Yersiniose
- Morbus Whipple
- disseminierte Histoplasmose
- maligne Lymphome
- Hyper-IgD-Syndrom

Krankheiten, die einem FUU mit einer Leber- oder Milzbeteiligung zugrundeliegen können, sind auf S. 104 – 109 und S. 101 – 104 dargestellt.

Diagnostik

Unter den technischen Verfahren ist der hohe diagnostische Stellenwert der **Sonographie** hervorzuheben. Entscheidend hierbei ist jedoch die Erfahrung des Untersuchers. Einschränkungen ergeben sich vor allem für den Nachweis retroperitonealer sowie im kleinen Becken lokalisierter und kleiner periintestinaler Prozesse. Als Ergänzung der Sonographie stehen für die umfassende Beurteilung des Abdominalraumes die **Computertomographie** (**CT**), bei bestimmten Fragestellungen vorzugsweise die Spiral-CT, sowie die **Magnetresonanztomographie** (**MRT**) zur Verfügung. Letztere eignet sich u. a. zum Nachweis von Fisteln oder pathologischen Gefäßprozessen. Von den konventionellen radiologischen Untersuchungsmethoden hat die *Dünndarmuntersuchung* nach dem *Sellink-Verfahren* zum Nachweis von entzündlichen Veränderungen im Ileum und Jejunum noch einen diagnostischen Stellenwert.

Von den **szintigraphischen Verfahren** ist die [67]Gallium-Szintigraphie wegen der physiologischen Aktivitätsanreicherung im Darm nur bedingt geeignet. Trotz intensiver abführender Maßnahmen sind falschpositive Befunde nicht selten. Bei der Szintigraphie mit [111]Indium- oder [99]Technetium-markierten Leukozyten muß die physiologische Aktivitätsaufnahme in Leber und Milz berücksichtigt werden.

Von den endoskopischen Untersuchungsmethoden hat die **Koloskopie** vor allem im Hinblick auf den Morbus Crohn und das Kolonkarzinom als Fieberursachen einen hohen diagnostischen Stellenwert. Dieser ist für die *Gastro-Duodenoskopie* und die endoskopische *retrograde Cholangio-Pankreatikographie (ERCP)* deutlich geringer. Die **Dünndarmbiopsie** kann jedoch bei einem FUU beispielsweise die Diagnose eines Morbus Whipple, eines atypisch lokalisierten Morbus Crohn oder die eines intestinalen Lymphoms sichern.

Ein diagnostisches Ergebnis ist von einer **Laparoskopie** im wesentlichen nur dann zu erwarten, wenn eindeutige Hinweise auf eine Mitbeteiligung von Abdominalorganen an der fieberhaften Grunderkrankung bestehen. Mit Hilfe dieses Verfahrens können auch kleine Oberflächenläsionen von weniger als 1 cm Durchmesser, die den bildgebenden Verfahren entgehen, auf der Leber und Milz sowie am Peritoneum erkannt und gezielt biopsiert werden. Unbestritten ist der Wert der Laparoskopie außerdem bei der Diagnostik von Peritonealerkrankungen und bei einem ungeklärten Aszites.

Zu der wesentlich risikoreicheren explorativen **Laparotomie** wird man sich heute nur noch in Ausnahmefällen bei einem ausreichend begründeten Verdacht auf eine therapierbare abdominale Erkrankung entscheiden, die sich auf andere Weise nicht klären läßt.

Da Bakterien oder Parasiten im Gastrointestinaltrakt nur selten Ursache eines anhaltenden Fiebers sind, ist der diagnostische Wert *kultureller Stuhluntersuchungen* hier nur sehr begrenzt.

4

Infektionen

Abszesse

Intraabdominale Abszesse können heute durch die kombinierte Anwendung der Sonographie und der CT mit einer Zuverlässigkeit von etwa 95 % erkannt werden. Aus diesem Grunde sind sie nur noch selten Ursache eines ungeklärten Fiebers. Knockaert u. Mitarb. (9) fanden in ihrer prospektiven Studie an 80 Patienten mit einem FUU in den Jahren 1980–1989 nur noch in einem Fall einen Abszeß als Fieberursache. Dennoch werden auch in der neueren Literatur nach wie vor Abdominalabszesse in den verschiedensten Regionen als nicht ganz seltene Ursache eines zunächst ungeklärten Fiebers beschrieben (8).

In diesen Fällen bestehen statt eines „septischen" Fiebers häufig nur persistierende niedrigfebrile Temperaturen mit Gewichtsabnahme bei fehlenden oder nur geringfügigen Lokalsymptomen. Eine eingeschränkte Beurteilbarkeit bei der Sonographie und eine zunächst nicht veranlaßte CT können weitere Gründe für eine verzögerte Diagnosefindung sein. Gelegentlich bestehen Durchfälle als unspezifische Begleitreaktion, die diagnostisch fehlleiten können. Wegweisend für den Verdacht auf eine Abszeßbildung sind vor allem vorausgegangene Operationen, die lange Zeit zurückliegen können, sowie bereits bekannte entzündliche Prozesse wie eine Kolitis, Urogenitalinfektionen oder auch eine Spondylitis. In seltenen Fällen können abdominale Abszesse auch als Komplikationen invasiver diagnostischer Maßnahmen (Rektoskopie, Koloskopie, Kürettage) entstehen.

Rezidivierende Divertikulitis

An diese Erkrankung ist besonders bei rezidivierenden Fieberschüben mit heftigen abdominalen Schmerzen und lokalen peritonitischen Symptomen zu denken. Da am häufigsten das Sigmoid betroffen ist, sind die Schmerzen meist im linken Unterbauch lokalisiert. Diagnostische Hinweise auf eine Divertikulitis ergeben sich durch eine bereits bekannte Kolondivertikulose.

Neben den häufig auftretenden gedeckten Perforationen können sich als Komplikationen der Kolondivertikulitis retroperitoneale oder perikolische Abszesse, Fisteln oder auch eine septische Pfortaderthrombose entwickeln. Diese Komplikationen treten häufiger bei jüngeren Männern auf (16). Die Divertikulitis kann sich dem Nachweis durch eine Koloskopie oder durch bildgebende Verfahren entziehen. Auch sind eine endoskopische Untersuchung ebenso wie eine röntgenologische Kontrastmitteluntersuchung in der akuten Phase der Erkrankung mit Risiken verbunden. Unter Umständen gelingt die Sicherung der Diagnose erst mit Hilfe der Laparoskopie. In einem kürzlich publizierten Fall wurde die Verdachtsdiagnose eines perforierten Sigmadivertikels sogar erst durch den kombinierten Einsatz von Laparoskopie und Koloskopie bestätigt (5).

Gallenwegsinfektionen werden heute mit Hilfe der verbesserten technischen Diagnostik meist frühzeitig diagnostiziert. Nur bei fehlenden oder geringgradigen rechtsseitigen Oberbauchsymptomen und uncharakteristischen Laborbefunden können derartige Infektionen gelegentlich zunächst übersehen werden. Aus diesem Grunde wird man vor allem bei einem rezidivierenden Fieber mit unterschiedlich langen Fieberepisoden und deutlichen humoralen Entzündungszeichen eine bakterielle Cholangitis differentialdiagnostisch in Betracht ziehen und evtl. die Indikation zu einer ERCP stellen. Eine relativ neue nichtinvasive Alternative zur ERCP ist die MRT-Cholangiographie (14).

Arterielle Gefäßinfektionen im Bauchraum, wie z. B. ein infiziertes Aortenaneurysma oder Gefäßimplantat, können aufgrund ihrer uncharakteristischen oder sogar fehlenden abdominalen Beschwerden für ein zunächst nicht erkanntes Fieber verantwortlich sein. Dies gilt ganz besonders für ein weiterhin persistierendes Fieber trotz einer angemessen erscheinenden antibiotischen Behandlung. Bevorzugt betroffen sind Diabetiker. Nicht selten sind die Temperaturen nur niedrigfebril. Die gewöhnlich bestehende Leukozytose ist unspezifisch und kann auch bei einem blanden Aortenaneurysma bestehen. Negative Blutkulturen sind bei nach-

4

gewiesener Salmonella-enteritidis-Infektion beschrieben (18). Entscheidend für die Früherkennung einer Gefäßinfektion ist ein entsprechender Verdacht bei allen fiebernden Patienten mit einem Gefäßimplantat oder einem bereits bekannten Aortenaneurysma.

Abdominale Tuberkulose

Diese kann sich als intestinale Tuberkulose mit Befall der mesenterialen Lymphknoten, als isolierte mesenteriale Lymphknotentuberkulose, als Peritonealtuberkulose oder durch einen Leber- und Milzbefall im Rahmen einer hämatogenen Generalisation manifestieren. Zu den Risikogruppen zählen vor allem Emigranten oder Flüchtlinge aus Ländern mit hoher Tuberkuloseprävalenz, wie Asien und Afrika, HIV-infizierte Patienten, Drogen- und Alkoholabhängige sowie ältere Menschen mit früher durchgemachter Tuberkulose. Infektionen durch atypische Mykobakterien erscheinen bei immunkompetenten Patienten in der Regel nicht als FUU.

Da Beschwerden, klinischer Befund und Laborbefunde ebenso wie das Fieber selbst weitgehend uncharakteristisch sein können, ergeben sich bei den verschiedenen abdominalen Tuberkuloseformen nicht selten erhebliche diagnostische Probleme. Nur bei etwa einem Fünftel der Fälle finden sich auf der röntgenologischen Thoraxübersichtsaufnahme Hinweise auf eine aktive Tuberkulose (11). Das uneinheitlich verlaufende Fieber kann niedrigfebril sein oder auch einen „septischen" Charakter mit Schüttelfrösten haben, die dann eher eine andere bakterielle Erkrankung vermuten lassen. Häufig bestehen abdominelle Schmerzen, Gewichtsverlust und Abgeschlagenheit. Fast immer findet sich eine unterschiedlich stark erhöhte Blutsenkungsreaktion bei meist normalen Leukozytenzahlen und selten auch eine leichte Anämie. Eine Panzytopenie ist verdächtig auf eine Miliartuberkulose.

Bei der *intestinalen Tuberkulose* ist am häufigsten die Ileozökalregion befallen. Nur etwa ein Drittel der Patienten hat Durchfälle. Eine sonographisch oder computertomographisch nachweisbare ileozökale Darmwandverdickung

mit einer fakultativen mesenterialen oder retroperitonealen Lymphadenopathie findet sich nicht nur bei der intestinalen Tuberkulose, sondern auch bei zahlreichen anderen Darmerkrankungen. Besonders schwierig ist die Abgrenzung gegen einen Morbus Crohn, der sich in seinem klinischen Bild einschließlich der möglichen Komplikationen sowie in seinen endoskopischen und radiologischen Befunden von einer intestinalen Tuberkulose oft kaum unterscheidet. Die Sicherung der Diagnose kann histologisch und durch bakteriologische Untersuchungen gelingen.

Bei einer als FUU in Erscheinung tretenden *tuberkulösen Lymphadenitis* kommen differentialdiagnostisch zahlreiche andere infektiöse und nichtinfektiöse Erkrankungen mit Lymphknotenschwellungen im Bauchraum in Betracht, darunter vor allem maligne Lymphome, eine extrapulmonale Sarkoidose, ein systemisches Still-Syndrom, ein Morbus Whipple oder eine Brucellose ($\rightarrow$ Tab. 4.**12**).

Eine *Peritonealtuberkulose* manifestiert sich am häufigsten durch diffuse Bauchschmerzen, Stuhlunregelmäßigkeiten und eine Zunahme des Bauchumfangs bei oft nur geringem Aszites. Zugleich bestehen uncharakteristische Allgemeinsymptome mit Gewichtsverlust. Die Diagnose kann mit Hilfe der Polymerasekettenreaktion (PCR) im Aszites- oder im Peritonealbiopsat erfolgen. Leber- und Knochenmarkbiopsien führen in der Regel nur bei Patienten mit miliarem Befall zur Diagnose.

Die **Brucellose** ist eine relativ häufige Ursache eines zunächst nicht geklärten Fiebers. Sie kann über mehrere Wochen mit unspezifischen Krankheitssymptomen und einem anhaltend hohen Fieber verlaufen. Das klassische „undulierende" Fieber findet sich relativ selten. Im chronischen Stadium treten meist rezidivierende Fieberepisoden im Wechsel mit mehrwöchigen fieberfreien Intervallen auf. Die Brucellose kann sich auf verschiedene Weise im Bauchraum manifestieren, so als granulomatöse Hepatitis, durch Leber- und Milzabszesse, eine mesenteriale Lymphadenitis oder auch durch ein mykotisches Aneurysma. Die Beschwerden sind mit Bauchschmerzen (häufig im Epigastrium), Obstipation oder Diarrhöen uncharakteristisch. Anamnestische Hinweise ergeben sich aus einem häufigen Kontakt der betroffenen Patienten mit Vieh und dessen Produkten oder einem Aufenthalt im Mittelmeerraum.

Salmonelleninfektionen, besonders diejenigen durch S. cholerae suis, S. enteritidis und S. typhimurium, verursachen gelegentlich atypische Verläufe und damit erhebliche diagnostische Probleme. Nichttyphöse Salmonellenbakteriämien können gelegentlich nur mit hohem Fieber, Schüttelfrost, Schweißausbrüchen und Gewichtsverlust einhergehen und über Wochen unerkannt bleiben, da Blutkulturen wegen der intermittierend auftretenden Bakteriämie oft steril sind. Stuhlkulturen sind hier in der Regel ebenfalls negativ. Erst durch wiederholte Blutkulturen gelangt man zur Diagnose. Lokalisierte Salmonelleninfektionen können zahlreiche Organe betreffen und zu anhaltendem Fieber oder rezidivierenden Fieberepisoden führen. Am häufigsten sind hepatobiliäre Infektionen, Milzabszesse und die Infektion eines vorbestehenden arteriosklerotischen Aortenaneurysmas. Letzteres wurde kürzlich als FUU publiziert (18). Disseminierte Salmonelleninfektionen sind als Ursache eines ungeklärten Fiebers besonders bei HIV-infizierten Patienten in Betracht zu ziehen.

Serologische Tests sind nicht ausreichend sensitiv und spezifisch. Die definitive Diagnose verlangt den kulturellen oder auf der PCR basierenden Erregernachweis im Blut, Stuhl oder in Gewebsbiopsaten einschließlich des Knochenmarks.

Die **Yersinia-enterocolitica-Infektion** kommt bei ungewöhnlichen Verlaufsformen als FUU in Betracht. Gewöhnlich dauert diese bevorzugt bei Kindern auftretende und meist mit den Symptomen einer Enterokolitis ablaufende fieberhafte Erkrankung nicht länger als 1–3 Wochen. Diagnostische Probleme ergeben sich jedoch in seltenen Fällen bei chronischen Formen, die bei Erwachsenen auch monosymptomatisch mit rezidivierenden Fieberepisoden über Monate oder sogar Jahre verlaufen können

(12). Häufig lassen sich im CT vergrößerte mesenteriale Lymphknoten nachweisen. Als extraabdominale Manifestationen können begleitende Arthritiden und auch ein Erythema nodosum diagnostisch richtungsweisend sein. Schwierigkeiten ergeben sich bei dem diagnostischen Nachweis einer persistierenden Yersinia-enterocolitica-Infektion, da Agglutinationsreaktionen und Kulturen meist negativ sind (6). Zur Sicherung der Diagnose sind in diesen Fällen spezielle Verfahren (z. B. Immunoblot, Erregernachweis in Darmbiopsaten durch indirekte Immunfluoreszenztechnik) erforderlich. Septische Verläufe sowie in Leber und Milz abszedierende Formen durch Yersinia enterocolitica können bei Patienten mit eingeschränkter Immunkompetenz auftreten.

Im Gegensatz zur akut verlaufenden Infektion durch Campylobacter jejuni kann der **Campylobacter fetus** in seltenen Fällen zu prolongierten Fieberschüben mit oder ohne Diarrhöen und zu einem Multisystembefall führen. Hiervon betroffen sind in aller Regel nur Patienten mit eingeschränkter Immunabwehr.

Morbus Whipple

Der Morbus Whipple ist eine seltene, systemische bakterielle Erkrankung des Dünndarms, die sich aber häufig als FUU präsentiert. Vor allem das breite Spektrum klinischer Erscheinungen führt oft zu diagnostischen Irrwegen. Außer dem Dünndarm können zahlreiche andere Organe und Organsysteme betroffen sein (Tab. 4.**26**). Die häufigste extraintestinale Manifestation sind Arthralgien und Arthritiden in den großen Gelenken, die der intestinalen Symptomatik oft jahrelang vorausgehen. Lymphknotenschwellungen finden sich nicht nur mesenterial und retroperitoneal, sondern gar nicht selten auch peripher (3). Neben einer Demenz und anderen Persönlichkeitsveränderungen können als Zeichen der ZNS-Beteiligung Augenmuskellähmungen, hypothalamische Symptome, Visus- und Hörstörungen und andere neurologische Veränderungen auftreten. Der Fieberverlauf ist uneinheitlich. Anhaltende niedrigfebrile Temperaturen kommen ebenso vor wie rezidivierende Fieberschübe bis 39°C.

Tabelle 4.**26** Extraintestinale Manifestationen beim Morbus Whipple

- Gelenkbeteiligung (rezidiv. Arthralgien, Oligo- oder Polyarthritiden)
- Lymphknotenschwellungen (mesenterial, retroperitoneal, peripher)
- Herzbeteiligung (z. B. Perikarditis, marantische Endokarditis)
- neurologische Symptome, Persönlichkeitsveränderungen
- Augenbeteiligung (Uveitis)
- Hyperpigmentierung der Haut

selten:
- Splenohepatomegalie (granulomatöse Veränderungen)
- Lungenbeteiligung

Die Diagnose wird häufig nicht gestellt, solange die intestinalen Leitsymptome Durchfälle, Gewichtsverlust und Bauchschmerzen fehlen.

Die Laborbefunde sind uncharakteristisch. Meist bestehen eine stark erhöhte Blutsenkungsreaktion und eine Anämie, häufiger auch eine Thrombozytose. Als Hinweis auf einen zellulären Immundefekt findet sich ein erniedrigter CD4/CD8-Quotient. Mit der intestinalen Manifestation weisen eine Hypalbuminämie, eine Hypocholesterinämie und andere entsprechende Laborbefunde auf eine Malabsorption hin.

Bisher wurde die Diagnose aufgrund des Nachweises von PAS-positiven Makrophagen in der Duodenalschleimhaut gestellt. Inzwischen kann DNA des Erregers Tropheryma whippelii mit Hilfe der PCR im Gewebsmaterial nachgewiesen werden. Dies gelang auch bei fehlenden klinischen und endoskopischen Hinweisen auf einen intestinalen Befall (13). Sollten sich erste Befunde bestätigen, daß Leukozyten aus dem peripheren Blut von Patienten mit einem Morbus Whipple das Genom von T. whippelii enthalten, so stünde ein geeignetes nichtinvasives diagnostisches Verfahren zur Verfügung (3).

Von den **parasitären Infektionen** kann eine *Malaria* als FUU mit abdominellen Schmerzen und Durchfällen neben einer Milz- und Leberbeteiligung verlaufen. Bei entsprechendem Verdacht müssen unter Umständen auch wiederholte Untersuchungen auf Malariaplasmodien im „dicken Tropfen" ungeachtet einer erfolgten medikamentösen Prophylaxe durchgeführt werden. Bei der *viszeralen Leishmaniose* beobachtet man neben der vorherrschenden und ausgeprägten Splenomegalie und auch Hepatomegalie gelegentlich Durchfälle mit Gewichtsverlust. Betroffen sind hiervon jedoch eher HIV-infizierte Patienten. Eine *Amöbenkolitis* durch Entamoeba histolytica kommt als Ursache eines ungeklärten Fiebers kaum in Betracht, zumal nur bei etwa einem Drittel der Betroffenen Fieber auftritt. Auch wird die Diagnose durch den direkten Erregernachweis im Stuhl meist frühzeitig gestellt.

Eine chronisch verlaufende **disseminierte Histoplasmose** kann neben der dominierenden Lungenbeteiligung praktisch sämtliche Organe, darunter selten auch den Gastrointestinaltrakt befallen. Obwohl in erster Linie immunsupprimierte Patienten erkranken, kann die Histoplasmose auch bei primär gesunden Erwachsenen auftreten. Vor allem bei einer entsprechenden Reiseanamnese (z. B. Südstaaten der USA) ist die Erkrankung als seltene Ursache eines ungeklärten Fiebers ebenfalls zu berücksichtigen.

Maligne Krankheiten

Unter den malignen intraabdominalen Erkrankungen, die sich häufig mit Fieber präsentieren, werden vor allem Lymphome sowie Nieren- und Lebertumoren durch die bildgebenden Verfahren heute so frühzeitig erkannt, daß sie nur noch selten Ursache eines ungeklärten Fiebers sind.

Bei den **malignen Lymphomen** können Bauchschmerzen durch abdominale Lymphknotenvergrößerungen, Milz- oder Leberinfiltrationen sowie selten auch durch einen primären intestinalen Befall hervorgerufen werden. Ein isolierter Lymphombefall der Milz oder Leber ist auch mit den modernen bildgebenden Verfahren oft schwierig zu erkennen. Die primären Non-Hodgkin-Lymphome des Dünndarms infiltrieren bei dem „Western type" vorwiegend die distalen Dünndarmabschnitte, vor allem das terminale Ileum. Bei dem sog. Mittelmeerlymphom bzw. seinem prämalignen Vorstadium, der immunoproliferativen Erkrankung des Dünndarms (IPSID), sind hauptsächlich das obere Jejunum und Duodenum befallen. Beide Lymphomvarianten manifestieren sich am häufigsten mit abdominalen Schmerzen, Diarrhöen und Gewichtsverlust. Sie sind in der westlichen Bevölkerung aber eine Rarität.

Von den malignen soliden Tumoren war wegen seiner oft uncharakteristischen Symptome in früheren Jahren besonders das **Nierenzellkarzinom** (**Hypernephrom**) Ursache eines ungeklärten Fiebers. Diagnostische Hinweise ergeben sich bei diesem Tumor, bei dem die klinischen Leitsymptome oft fehlen, durch eine meist sehr stark beschleunigte Blutsenkungsreaktion, eine von der Metastasierung unabhängig auftretende Vermehrung der alkalischen Phosphatase und einen erniedrigten Quick-Wert bei normalen oder sogar erhöhten Faktoren der Prothrombingruppe. Häufig besteht außerdem eine ausgeprägte Hyperfibrinogenämie.

Ein **Kolonkarzinom** kann sich gelegentlich als monosymptomatisches Fieber ohne Darmsymptome manifestieren. Aus diesem Grunde empfiehlt es sich bei einem FUU ohne organische Leitsymptome besonders bei älteren Patienten, routinemäßig eine Koloskopie durchzuführen.

Letztlich können nahezu jeder solider Tumor oder Metastasen im Abdomen auch als FUU in Erscheinung treten. In einer 1989 abgeschlossenen Studie fielen hierunter ein Ovarialteratom, ein abdominales Mesotheliom, ein duodenales Leiomyosarkom und ein malignes fibröses Histiozytom (9).

Kollagen- und entzündliche Gefäßkrankheiten

Aus dieser Gruppe kommt bei einem primär ungeklärten Fieber mit Abdominalsymptomen in erster Linie eine **Polyarteriitis nodosa** in Betracht. Der Gastrointestinaltrakt ist in bis zu 50 % der Fälle befallen. Bauchschmerzen können

hier initiales Krankheitssymptom sein (2). Übelkeit, Erbrechen, Diarrhöen und intestinale Blutungen sind weitere abdominale Symptome, die durch eine Vaskulitis der darmversorgenden Gefäße bedingt sein können. Eine Vaskulitis im Bereich der Gallenblase kann sich als akute Cholezystitis manifestieren. Der Fieberverlauf ist bei dieser Erkrankung sehr unterschiedlich. Beim **systemischen Lupus erythematodes** können gastrointestinale Symptome wie abdominale Schmerzen, Diarrhöen und intestinale Blutungen in seltenen Fällen als Erstsymptome vor dem Befall anderer Organe auftreten. Die typischen serologischen Befunde lassen diese Erkrankung als Fieberursache jedoch rasch erkennen.

Eine gastrointestinale Beteiligung bei einem **Morbus Behçet** ist mit 1 % sehr selten (10). Die aphthöse Kolitis, die ein ähnliches Befallmuster wie die Crohn-Kolitis hat, ist oftmals am ausgeprägtesten im Bereich des ileozökalen Übergangs.

In wenigen Fällen treten diffuse oder im Oberbauch lokalisierte Schmerzen beim *systemischen Still-Syndrom* auf. Die Ursache ist ungeklärt.

Andere Erkrankungen

Morbus Crohn

Diese Erkrankung ist vor allem dann Ursache eines primär ungeklärten Fiebers, wenn die typischen Darmsymptome fehlen oder ganz im Hintergrund stehen, und sich die Krankheit zunächst mit extraintestinalen Organsymptomen manifestiert. Diese sind in Tab. 4.27 zusammen-

Tabelle 4.**27** Extraintestinale Manifestationen beim Morbus Crohn

Häufig	• Arthralgien, Oligoarthritis, Sakriliitis • Erythema nodosum • Iridozyklitis, Konjunktivitis • granulomatöse Hepatitis, Pericholangitis • venöse Thromboembolien
selten	• Perikarditis, Myokarditis • autoimmunhämolytische Anämie • Vaskulitis • Amyloidose

gefaßt. In erster Linie ist bei jungen Frauen mit ungeklärten niedrigfebrilen oder auch höheren Temperaturen an diese Erkrankung zu denken. Eine Koloskopie mit terminaler Ileoskopie führt hier meist am schnellsten zur Diagnose.

In etwa 5–10 % der Fälle sind ältere Patienten um das 60. Lebensjahr betroffen. In dieser Zeit liegt ein 2. Altersgipfel der Erkrankung. Abgesehen von einem häufigeren Befall des Kolons unterscheidet sich das klinische Bild nicht wesentlich von dem jüngerer Patienten. Der Morbus Crohn wird in diesen Fällen jedoch eher verkannt.

Die **extrathorakale Sarkoidose** ist häufige Ursache eines ungeklärten Fiebers, das oft in rezidivierenden Schüben mit hohen Temperaturen verläuft. Im Bereich des Abdomens können Milz, Leber sowie mesenteriale und retroperitoneale Lymphknoten betroffen sein. Diagnostisch richtungsweisend können auch andere Organsymptome sein (z. B. Arthritis, Erythema nodosum, Uveitis). Wegen der Ähnlichkeit der klinischen Symptomatik mit den extraintestinalen Manifestationen des Morbus Whipple wurde vorgeschlagen, in zweifelhaften Fällen immer auch eine PCR auf T. whippelii-DNA durchzuführen, um ggf. eine notwendige Antibiotikatherapie nicht zu verzögern.

Panniculitis mesenterialis

Als weitere, bevorzugt mit rezidivierenden Fieberschüben auftretende Erkrankung wird die mesenteriale Pannikulitis wegen ihrer Seltenheit oft erst spät erkannt (15). Das gilt vor allem für Patienten, bei denen eine gleichzeitige Hautmanifestation fehlt. Die ätiologisch ungeklärte Krankheit ist durch eine unspezifische Entzündung des mesenterialen Fettgewebes gekennzeichnet. Wahrscheinlich handelt es sich um einen autoimmunologischen Prozeß. Die mit hohem Fieber und heftigen abdominalen Schmerzen teilweise über mehrere Wochen verlaufenden Krankheitsschübe sind von Gewichtsverlust sowie häufig von Arthralgien und Myalgien begleitet. Selten wird auch eine Arthritis beobachtet. Es bestehen eine deutlich beschleunigte Blutsenkungsreaktion, eine

leichte Anämie sowie eine Leukozytose oder auch Leukozytopenie.

Den entscheidenden diagnostischen Hinweis auf die Erkrankung liefert oft die CT mit dem Befund einer mesenterialen Raumforderung. Die Diagnose kann durch eine Laparoskopie mit gezielten Biopsien aus dem entzündlich veränderten Netz gelingen. Histologisch ist der Nachweis von Schaumzellen (Lipophagen), lymphoplasmazellulären Infiltraten und einer herdförmigen Fibrose pathognomonisch. Die wichtigsten Differentialdiagnosen einer mesenterialen Raumforderung sind Lymphome, das abdominale Mesotheliom, die Tuberkulose und metastasierende Karzinome.

Beim **familiären Mittelmeerfieber** sind rezidivierende, immer nur auf wenige Tage beschränkte und selbstlimitierende Krankheitsschübe mit hohem Fieber und peritonitischen Schmerzen die diagnostischen Leitsymptome. Eine Arthritis und/oder Pleuritis können zusätzlich vorhanden sein. Bei den betroffenen Patienten mediterraner Herkunft ist diese Erkrankung eine oft lange verkannte Fieberursache (Einzelheiten → S. 68–69). Überproportional häufig wird beim familiären Mittelmeerfieber eine Cholezystolithiasis beobachtet (19), die aber nicht Ursache der abdominalen Symptomatik ist.

Ebenfalls rezidivierende, nur wenige Tage anhaltende hohe Fieberschübe kennzeichnen das seltene **Hyper-IgD-Syndrom**. Bei der Mehrzahl der beobachteten Patienten treten während der Fieberschübe uncharakteristische abdominelle Beschwerden einschließlich Diarrhöen und Erbrechen auf (4). Daneben bestehen zahlreiche andere fakultative Krankheitssymptome (u. a. Lymphknotenschwellungen, Arthralgien und Arthritiden).

Die **retroperitoneale Fibrose** ist als seltene Ursache eines ungeklärten Fiebers mit Gewichtsverlust, allgemeinem Krankheitsgefühl und abdominalen Schmerzen in Betracht zu ziehen, da die typische obstruktive Symptomatik zunächst fehlen kann. Neben den meist subfebrilen Temperaturen kommen auch hohe Fieberschübe

4

vor. Die abdominalen Krankheitssymptome richten sich nach der Lokalisation und dem Ausmaß der durch die fortschreitende Fibrosierung des retroperitonealen Fettgewebes in Mitleidenschaft gezogenen Organstrukturen. Meistens sind die großen Gefäße sowie die Nieren und ableitenden Harnwege beteiligt, selten auch das Duodenum und die Gallenwege. Die wichtigsten frühen diagnostischen Hinweise liefern die abdominale CT oder MRT.

Die meisten fieberhaften **viszeralen Thrombosen** sind Komplikationen einer okkulten entzündlichen oder malignen Grunderkrankung. Über rezidivierende Fieberepisoden mit abdominalen Schmerzen und Durchfällen im Zusammenhang mit einer idiopathischen, chronisch verlaufenden Mesenterialvenenthrombose wurde berichtet (7). In Einzelfällen können sich auch Beckenvenenthrombosen hinter einem FUU verbergen (1, 8). In den beschriebenen Fällen verschwand das Fieber nach Einleitung einer Antikoagulanzienbehandlung.

In der Bauchhöhle gelegene **Hämatome** wurden auch kürzlich wieder als sporadische Ursache eines ungeklärten Fiebers beschrieben (8). Hinweise auf okkulte intraabdominale Hämatome ergeben sich besonders nach vorausgegangenen Operationen oder Verletzungen, bei angeborenen Blutungsleiden oder unter einer Antikoagulanzienbehandlung.

Erhebliche diagnostische Probleme können sich bei einem **artifiziellen Fieber** ergeben, das als FUU nach entsprechenden Manipulationen auch mit abdominalen Symptomen verlaufen kann (z. B. durch Inokulation von kontaminiertem Material in die Bauchhöhle oder in den Darm). Dieses Krankheitsbild wird ausführlich in Kap. 10 abgehandelt.

Literatur

1 Aburahma, A.F., S. Saiedy: Deep vein thrombosis as probable cause of fever of unknown origin. West Virg.Med.J. 93 (1997) 368–370

2 Camilleri, M., C.D. Pusey, V.S. Chadwick, A.J. Rees: Gastrointestinal manifestations of systemic vasculitis. Q.J.Med. 52 (1983) 141–149

3 Dobbins III, W.O.: The diagnosis of Whipple's disease. N.Engl.J.Med. 332 (1995) 390–392

4 Drenth, J.P.H., C.J. Haagsma, J.W.M. van der Meer, and the International Hyper-IgD Study Group: Hyperimmunoglobulinemia D and periodic fever syndrome. The clinical spectrum in a series of 50 patients. Medicine 73 (1994) 133–144

5 Dwarakanath, A.D., E. Chua, J.M. Rhodes, M.J. Hershman: Inspecting the colon from inside and out to solve pyrexia of unknown origin. J.R.Soc.Med. 88 (1995) 661–662

6 Hoogkamp-Korstanje, J.A.A., J. de Koning, J. Heesemann: Persistence of Yersinia enterocolitica in man. Infection 16 (1988) 81–85

7 Kaplan, L.M., F. Graeme-Cook: A 61-year-old Cambodian woman with recurrent bouts of abdominal pain and fever. N.Engl.J.Med. 324 (1991) 613–623

8 Kazanjian, P.H.: Fever of unknown origin: Review of 86 patients treated in community hospitals. Clin.Infect.Dis. 15 (1992) 968–973

9 Knockaert, D.C., L.J. Vanneste, S.B. Vanneste, H.J. Bobbaers: Fever of unknown origin in the 1980s. An update of the diagnostic spectrum. Arch.Intern.Med. 152 (1992) 51–55

10 Kötter, I., H. Dürk, J.G. Saal, A. Eckstein, M. Zierhut, G. Fierlbeck: M. Behçet. Epidemiologie, Verlauf, therapeutische Optionen. Dtsch.Med.Wschr. 121 (1996) 382–388

11 Marshall, J.B.: Tuberculosis of the gastrointestinal tract and peritoneum. Am.J.Gastroenterol. 88 (1993) 989–999

12 Ottermann, U., S. Mravak, P.G. Kremsner, U. Bienzle, H. Mäter-Böhm, U. Sucker: Chronisch rezidivierendes Fieber als Monosymptom bei Yersinia-enterocolitica-Infektion. Dtsch.Med.Wschr. 114 (1989) 335–336

13 Rickman, L.S., W.R. Freeman, W.R. Green, S.T. Feldman, J. Sullivan, V. Russack, D.A. Relman: Uveitis caused by Tropheryma whippelii (Whipple's bacillus). N.Engl.J.Med. 332 (1995) 363–366

14 Saini, S.: Imaging of the hepatobiliary tract. N.Engl.J.Med. 336 (1997) 1889–1894

15 Sans, M., M. Varas, A. Anglada, M.E. Bachs, S. Navarro, J. Brugués: Mesenteric panniculitis presenting as fever of unknown origin. Am.J.Gastroenterol. 90 (1995) 1159–1161

16 Wehmann, T.W., V.A. Rongaus: Diverticular disease in young adults. J.Am.Osteopath. Assoc. 89 (1989) 791–793

17 Williams, R.A., S.M. Finegold: Pyogenic and amebic liver abscess and splenic abscess. In Wilson, S.E., S.M. Finegold, R.A. Williams: Intra-Abdominal Infection. McGraw-Hill, New York 1982 (pp.139–156)

18 Winkel, M., A. Kupfert, S. Kaufman, L. Giorcelli, J. Carrillo, C. Massone: Sindrome febril prolongado e infeccion de aneurisma de aorta abdominal por Salmonella enteritidis. Medicina B.Aires 55 (1995) 341–344

19 Wolff, S.M.: Familial mediterranean fever (familial paroxysmal polyserositis). In Isselbacher, K.J., E. Braunwald, J.D. Wilson, J.P. Martin, A.S. Vauci, D.L. Kasper: Harrison's Principles of Internal Medicine, 13th ed., McGraw-Hill, New York 1995 (pp.1684–1686)

Fall 13

Leitsymptome:
- rezidivierende Fieberschübe seit über 30 Jahren,
- Schmerzen im Abdomen,
- sporadisch auftretende Hautknoten.

Krankheitsentwicklung: Eine 47jährige Patientin leidet seit ihrem 14. Lebensjahr unter rezidivierenden Fieberschüben mit abendlichen Temperaturspitzen über 39°C und heftigen Schmerzen im Abdomen wechselnder Lokalisation in Verbindung mit einem allgemeinen Krankheitsgefühl. Die Fieberschübe treten durchschnittlich ein- bis zweimal jährlich auf und verlaufen jeweils über 2–5 Wochen. Gelegentlich kommt es hierbei auch zu Durchfällen und Erbrechen. Außerdem beobachtet die Patientin mitunter gegen Ende der Fieberepisoden leichte schmerzhafte Hautknoten mit Rötung und Überwärmung der Haut, die bevorzugt an den Oberschenkeln und Oberarmen auftreten und jeweils nach 4–5 Tagen ohne Residuen wieder verschwinden. In den fieberfreien Intervallen fühlt sich die Patientin gesund. Im Alter von 25 Jahren wurde eine Laparotomie wegen eines Ileus durchgeführt. Damals fanden sich kleinknotige entzündliche Veränderungen im Mesenterium. Aufgrund des histologischen Befundes wurde eine intestinale Form einer Polyarteriitis nodosa diagnostiziert, diese Diagnose jedoch später wieder revidiert. Es folgten wiederholte stationäre Untersuchungen in verschiedenen Kliniken, oft wegen eines Subileus. Hierbei bestanden im Krankheitsschub immer ausgeprägte humorale Entzündungszeichen mit maximal beschleunigter BSG und Leukozytose. Gewebsbiopsien aus Leber und Muskulatur sowie zahlreiche andere technische Untersuchungen führten zu keiner gesicherten Diagnose.

In den letzten 2 Wochen vor der jetzigen Untersuchung in unserer Klinik entwickelten sich erneut zunehmende Schmerzen im Bauchraum, verstärkt bei körperlichen Bewegungen mit Anspannung der Bauchdecken. Vorausgegangen waren 3 Monate zuvor Arthralgien mit Bewegungseinschränkung in der linken Schulter. Im weiteren Verlauf traten dann auch wieder Fieber mit langsam ansteigenden Temperaturen und ein zunehmendes Krankheitsgefühl auf.

Klinischer Aufnahmebefund: Blasse Patientin in reduziertem Allgemeinzustand. Körpergewicht 62,0 kg, Größe 165 cm. Rektale Körpertemperatur 39,4°C. Diffuser Druckschmerz des Abdomens bei gespannten Bauchdecken und deutlichem Loslaßschmerz. Keine auffälligen Hautveränderungen. Keine peripheren Lymphknotenschwellungen. Unauffälliger Herz- und Lungenbefund. Normaler klinischer Gelenkstatus. Normaler gynäkologischer Befund. Tuberkulintest schwach positiv.

Labor- und technische Basisuntersuchungen: BSG 137/143 mm; Hämoglobin 10,8 g/dl, Erythrozyten 3,79 Mio/μl; Leukozyten 8100/μl (im Fieberanstieg 14300/μl), Differentialblutbild unauffällig; Thrombozyten 551000/μl. Serumeisen 32 μg/dl, Ferritin 618 μg/l; α_2-Globuline mit 1,41 g/dl erhöht. Alle übrigen blutchemischen und serologischen Untersuchungen einschließlich Leberenzyme, Pankreasenzyme, alkalische Phosphatase, Rheumafaktor, antinukleäre Faktoren, Antikörper gegen Doppelstrang-DNS, zirkulierende Immunkomplexe, Kryoglobuline und α_1-Antitrypsin ergaben normale Befunde. Urinstatus normal, Urinkultur negativ. 6 Blutkulturen steril. Kein Nachweis von okkultem Blut im Stuhl.

Normaler Röntgenbefund der Thoraxorgane. Sonographie des Abdomens: Solitärkonkrement der Gallenblase, sonst unauffällige Bauchorgane. Echokardiogramm normal.

Differentialdiagnostische Überlegungen: Aufgrund der Symptomatik und der bisher erhobenen Befunde war bei der Patientin ein rezidivierender entzündlicher Prozeß im Abdomen mit peritonealer Beteiligung anzunehmen. Hierbei ähnelten die rezidivierenden und zeitlich limitierten Fieberschübe mit den begleitenden heftigen abdominellen Schmerzen im Wechsel mit monatelangen symptomfreien Intervallen den Symptomen des familiären Mittelmeerfiebers. Gegen dieses Leiden sprachen jedoch nicht nur die deutsche Abstammung der Patientin, sondern auch die wochenlange Dauer der Fieberepisoden im Vergleich zu den jeweils nur wenige Tage anhaltenden Krankheitsschüben beim Mittelmeerfieber. Ein Zusammenhang der Krankheitssymptome mit dem nachgewiesenen Solitärstein der Gallenblase war auszuschließen. Ebenso kamen Abszeßbildungen, eine rezidivierende Divertikulitis oder auch andere Infektionen im Bauchraum hier allein schon wegen des langen Krankheitsverlaufes kaum in Betracht. Im Hinblick auf die von der Patientin geschilderten sporadisch auftretenden Hautknoten und die auswärts zunächst als Polyarteriitis nodosa gedeuteten kleinnodulären Veränderungen im Mesenterium mußte auch an eine Pannikulitis mit vorherrschender viszeraler Beteiligung gedacht werden. Eine weitere Abklärung war hier am ehesten von einer Laparoskopie oder erneuten explorativen Laparotomie zu erwarten.

Ergänzungsuntersuchungen: Eine CT-Untersuchung des Abdomens, eine Koloskopie mit terminaler Ileoskopie sowie eine Gastroskopie mit Dünndarmbiopsie brachten keine neuen diagnostischen Gesichtspunkte. Bei einer Laparoskopie sah man ausgedehnte alte und frische entzündliche Veränderungen im teilweise verdickten Mesenterium und im großen Netz. Zugleich fanden sich die Zeichen einer peritonealen Reizung mit frischen Fibrinniederschlägen auch auf den einsehbaren Abschnitten von Leber und Milz. Die histologische Untersuchung des Biopsiematerials aus dem Mesenterium ergab Fettgewebe mit Fettgewebsnekrosen, Schaumzellen (Lipophagen), Rundzellinfiltrate und herdförmige Fibrosen entsprechend dem Befund einer viszeralen Pannikulitis.

Enddiagnosen: Viszerale Pannikulitis. Klinisch asymptomatisches Solitärkonkrement der Gallenblase.

Verlauf und Schlußbetrachtung: Bei der hier beschriebenen Patientin war die Erkennung der Pannikulitis wegen der vorherrschenden viszeralen Manifestation besonders erschwert. Einen isolierten Befall des mesenterialen Fettgewebes beobachtet man nur in seltenen Fällen.

Nach der Beschreibung der Patientin ist jedoch auch eine sporadische Mitbeteiligung des subkutanen Fettgewebes anzunehmen, obwohl diese histologisch nie gesichert wurde, und die hierbei häufig zu beobachtenden charakteristischen Dellenbildungen der Haut als Residuen der abgelaufenen Fettgewebsentzündung fehlten. Bemerkenswert ist der über 30 Jahre lange Krankheitsverlauf mit Beginn im 14. Lebensjahr. Für ein assoziiertes Grundleiden fanden sich bei der Patientin keine Anhaltspunkte. In Betracht kommen hier u. a. Kollagenosen, lymphoproliferative Erkrankungen, eine Pankreatitis oder ein Pankreaskarzinom sowie auch andere Neoplasien. Es handelt sich bei dem beschriebenen Fall damit offenbar um eine primäre oder idiopathische Form der Pannikulitis.

Unter einer Behandlung mit Glukokortikoiden klang der Krankheitsschub bei unserer Patientin rasch ab. Zugleich kam es zu einer Rückbildung der humoralen Entzündungszeichen. Auch im weiteren Verlauf ließen sich die Krankheitsschübe durch einen sofortigen Einsatz von Glukokortikoiden jeweils weitgehend supprimieren.

Fall 14

Leitsymptom:
• monosymptomatisches rezidivierendes Fieber bis 39°C.

Krankheitsentwicklung: Ein 49jähriger Patient bemerkte erstmals etwa 11 Monate vor der Untersuchung in unserer Klinik und nach der Operation eines periproktitischen Abszesses ein unregelmäßiges rezidivierendes Fieber zwischen 38° und 39°C. Hierbei wechselten die jeweils einige Tage anhaltenden Fieberepisoden nach Angaben des Patienten mit mehrtägigen fieberfreien Intervallen. Zugleich bestanden eine allgemeine Leistungsschwäche und Nachtschweiße. Das Fieber war durch wiederholte antibiotische Behandlungen nicht beeinflußbar. Die Temperaturen ließen sich nur durch Antipyretika vorübergehend senken. 3 stationäre Untersuchungen (vor allem unter dem Verdacht einer lymphoproliferativen Erkrankung oder einer Kollagenose) hatten zu keiner Klärung der Diagnose geführt. Anläßlich des letzten stationären Aufenthaltes in einer Universitätsklinik betrug die Blutsenkungsreaktion 23/42 mm. Damals wurden kontrollierte kontinuierliche Temperaturmessungen mit einer rektalen Sonde durchgeführt, bei denen kein Temperaturanstieg über 37,5°C registriert wurde. Aufgrund dieser Beobachtung wurde im ärztlichen Abschlußbericht der „dringende Verdacht auf ein Rentenbegehren durch ein vorgetäuschtes Fieber" geäußert.

Bei der 4 Wochen später durchgeführten Untersuchung in unserer Klinik klagte der Patient über eine anhaltende Beeinträchtigung des Allgemeinbefindens und nach wie vor bestehende zeitweilige Temperaturerhöhungen. Der Stuhlgang wurde als regelmäßig mit 1–2 geformten Stühlen täglich und die Miktion als unauffällig angegeben. Aus der früheren Anamnese ergaben sich eine Appendektomie im Alter von 33 Jahren und eine Cholezystektomie mit 35 Jahren wegen einer Cholezystitis mit Pankreasbeteiligung bei stenosierender Papillitis.

Klinischer Aufnahmebefund: Guter Allgemeinzustand. Körpergewicht 98,0 kg, Größe 180 cm. Rektale Körpertemperatur 37,8°C. Nicht suspekter, haselnußgroßer weicher Lymphknoten in der linken Axilla. Herz- und Lungenbefund unauffällig. Leber 1 Querfinger unter dem rechten Rippenbogen tastbar, perkutorische Leberdämpfung 13 cm. Sonst unauffälliger klinischer Befund des Abdomens. Rektaler Tastbefund ohne Besonderheiten. Tuberkulintest negativ.

Labor- und technische Basisuntersuchungen: BSG 35/66 mm; Hämoglobin 15,1 g/dl, Erythrozyten 4,77 Mio/μl; Leukozyten 8000/μl, Differentialblutbild unauffällig. Eisen 42 μg/dl, Ferritin mit 220 μg/l grenzwertig vermehrt. Übrige Laborbefunde unauffällig. Urinstatus normal. Hämokkulttest: 1 von 3 Proben positiv. Blutkulturen steril.

Normaler Röntgenbefund der Thoraxorgane. Sonographie des Abdomens: Zeichen einer Fettleber, 5 cm große rechtsseitige Nierenzyste. Normales Echokardiogramm.

Differentialdiagnostische Überlegungen: Bei einer sehr uncharakteristischen monosymptomatischen Fieberanamnese ergaben auch die bisherigen organischen Befunde keine Hinweise auf die zugrundeliegende Erkrankung. Gegen den geäußerten Verdacht eines vorgetäuschten Fiebers und für eine organische Ursache sprachen die bereits früher festgestellte und inzwischen weiter angestiegene Blutsenkungsreaktion und die Verminderung des Serumeisens. Mit dem einmaligen Nachweis von okkultem Blut im Stuhl bot sich der einzige Ansatz für gezielte Ergänzungsuntersuchungen.

Ergänzungsuntersuchungen: Eine Proktorektoskopie ergab einen unauffälligen Befund ohne Hinweis auf eine Blutungsquelle. Bei einer Koloskopie stellte sich in der linken Hälfte des Colon transversum ein schüsselförmiger Tumor mit unregelmäßiger, bei Berührung leicht blutender Oberfläche dar. Der histologische Befund entsprach einem muzinösen Adenokarzinom.

Enddiagnose: Adenokarzinom des Colon transversum.

Verlauf und Schlußbetrachtung: Nach einer Teilresektion des Colon transversum wurde die Diagnose bestätigt. Es fanden sich keine Hinweise auf Metastasen. Auch die regelmäßigen Tumornachsorgeuntersuchungen blieben inzwischen über 5 Jahre ohne Anhalt für ein Lokalrezidiv oder Fernmetastasen.

Bei dem hier beschriebenen Patienten werden die diagnostischen Schwierigkeiten bei einem anhaltenden uncharakteristischen Fieber ohne organische Leitsymptome deutlich. Erfahrungsgemäß liegen einem monosymptomatischen Fieber selten eine Infektion, sondern eher eine systemische Vaskulitis, eine Kollagenose oder ein maligner Prozeß (vor allem maligne Lymphome) zugrunde. Hier führte letztlich die einfache Untersuchung auf okkultes Blut im Stuhl zur Diagnose. Eine Kolonuntersuchung war wohl wegen fehlender entsprechender Symptome bei den auswärtigen Voruntersuchungen unterblieben. Ein fieberhafter Verlauf ist bei einem Kolonkarzinom auch ohne Metastasierung nicht ungewöhnlich. Der Fall lehrt zugleich, daß bei dem Verdacht auf ein vorgetäuschtes Krankheitssymptom große Zurückhaltung geboten ist, auch wenn zunächst ein Widerspruch zwischen einem angegebenen Symptom und dem objektiven Befund zu bestehen scheint. ◾

Fall 15

Leitsymptome:
- rezidivierende Fieberschübe bis 39°C,
- Oligoarthritis,
- Erythema nodosum.

Krankheitsentwicklung: Bei einer 29jährigen Patientin traten erstmals 3 Jahre vor der Untersuchung in unserer Klinik Fieber bis 39°C zusammen mit einem Erythema nodosum und einer Arthritis im rechten Sprunggelenk auf. Zugleich bestand ein allgemeines Krankheitsgefühl. Die Blutsenkungsreaktion war mit 100/120 mm stark beschleunigt. Wegen anhaltender Krankheitssymptome wurde die Patientin 1 Monat später in einem auswärtigen Krankenhaus untersucht und dort die Verdachtsdiagnose eines rheumatischen Fiebers bei chronischer Tonsillitis gestellt. Unter einer eingeleiteten Behandlung mit Penicillin G und Prednisolon bildeten sich alle Symptome einschließlich des Fiebers zurück. Die Patientin erhielt eine Penicillin-Dauerprophylaxe und wurde einige Monate später tonsillektomiert.

In den folgenden 2 Jahren kam es unter fortgeführter Penicillinprophylaxe zu 4 weiteren Fieberschüben mit einem Erythema nodosum, starken Arthralgien in den Hand- und Kniegelenken sowie einmalig auch zu einer mehrtägigen Episode mit breiigen Stuhlentleerungen. Mit gutem Erfolg wurde bei den Fieberepisoden jeweils zusätzlich Fluocortolon eingesetzt. Beim letzten Fieberschub, 2 Monate vor der jetzigen Untersuchung, war eine Arthritis im Grundgelenk des 5. Fingers rechts aufgetreten.

Auf Befragen gab die Patientin an, daß sie im Alter von 22 Jahren wegen anhaltender Durchfälle endoskopisch untersucht worden sei, wobei offensichtlich kein pathologischer Befund erhoben wurde. Sonst sei sie immer gesund gewesen.

Klinischer Aufnahmebefund: 165 cm große und 56 kg schwere Patientin in zufriedenstellendem Allgemeinzustand. Rektale Körpertemperatur 38,8°C. Deutlicher Druckschmerz über beiden Handgelenken, mäßiger Druckschmerz über beiden Schulter- und Kniegelenken. Diskrete Rötung und Schwellung über dem Metacarpophalangealgelenk des 5. Fingers rechts. Finger-Boden-Abstand 15 cm, Ileosakralgelenke beiderseits unauffällig. Normaler klinischer Befund des Herzens, der Lunge und des Abdomens. Rektaler Tastbefund unauffällig.

Labor- und technische Basisuntersuchungen: Es fanden sich folgende pathologischen Laborbefunde: BSG 98/122 mm, Hämoglobin 11,9 g/dl (Erythrozyten 4,08 Mio/μl), Leukozyten 12300/μl, Thrombozyten 409000/μl, α_2-Globuline 1,03 g/dl, alkalische Phosphatase 199 U/l, Immunglobulin M 420 mg/dl.

Normal waren Kreatinin, Transaminasen, Immunglobuline G, A und E, Immunelektrophorese, ACE, Komplementfaktoren und ASL. Kein vermehrter Nachweis von Rheumafaktor, antinukleären Faktoren, Doppelstrang-DNS-Antikörpern, ENA und zirkulierenden Immunkomplexen. Unauffällige serologische Befunde bei Untersuchungen auf Antikörper gegen Yersinien, Chlamydien und Brucellen. Normaler Urinbefund. Kein okkultes Blut im Stuhl nachweisbar. Mehrere Blutkulturen und eine Urinkultur blieben steril. Tuberkulintest negativ.

Normaler Röntgenbefund der Thoraxorgane, auch auf den Voraufnahmen. Unauffälliger sonographischer Befund des Abdomens, insbesondere kein Nachweis pathologischer Darmwandveränderungen. Regelrechtes Echokardiogramm.

Differentialdiagnostische Überlegungen: Nach dem bisherigen Krankheitsverlauf und den anamnestischen Angaben über eine durchgemachte Durchfallepisode sowie aufgrund des jugendlichen Alters der Patientin lag der Verdacht auf eine entzündliche Darmerkrankung mit vorwiegend extraintestinaler Manifestation nahe. Hierbei war in erster Linie an einen Morbus Crohn zu denken. Mit dieser Krankheit gut vereinbar waren besonders die stark beschleunigte Blutsenkungsreaktion, die Thrombozytose und erhöhte alkalische Phosphatase. Differentialdiagnostisch waren auch eine extrathorakale Sarkoidose und ein Morbus Whipple in Betracht zu ziehen. Für eine Erkrankung aus dem rheumatischen Formenkreis fanden sich trotz der arthritischen Symptome aufgrund der Laborbefunde keine Anhaltspunkte.

Ergänzungsuntersuchungen: Die Ösophago-Gastro-Duodenoskopie mit tiefer Duodenalbiopsie ergab keine auf einen Morbus Crohn hinweisende Veränderungen und keine PAS-positiven Makrophagen im Duodenalbiopsat. Bei der Kolo-Ileoskopie fand sich makroskopisch und histologisch der typische Befund einer Crohn-Kolitis vom Colon ascendens bis descendens ohne Beteiligung des 20 cm einsehbaren terminalen Ileums und der Analregion. Bei einer Knochenszintigraphie fanden sich in der Frühphase deutliche Aktivitätsanreicherungen im Grundgelenk des 5. Fingers rechts und in beiden Mittelfüßen. Die konventionellen Röntgenaufnahmen der betroffenen Gelenke ebenso wie eine Becken-Übersichtsaufnahme waren unauffällig.

Enddiagnose: Morbus Crohn.

Verlauf und Schlußbetrachtung: Der geschilderte Fall zeigt, wie vorherrschende klinische Symptome zu diagnostischen Fehleinschätzungen führen können. Die mit Fieber assoziierten arthritischen Symptome waren hier nicht Ausdruck einer rheumatologischen Erkrankung, sondern durch die entzündliche Darmerkrankung bedingt. Ob die vor 7 Jahren vorausgegangene Durchfallepisode bereits Erstsymptom der Erkrankung war, läßt sich nicht entscheiden. Extraintestinale Manifestationen eines Morbus Crohn treten bei Patienten mit einem Kolonbefall häufiger als bei einem Dünndarmbefall auf.

Fieber unbekannter Ursache mit Herz- und Gefäßbeteiligung

Zahlreiche Erkrankungen, die sich zunächst als Fieber unbekannter Ursache (FUU) manifestieren, verlaufen mit einer Herz- und Gefäßbeteiligung. Überwiegend handelt es sich hierbei um systemische Infektionen oder Multisystemerkrankungen aus der Gruppe der Kollagen- und entzündlichen Gefäßkrankheiten (Tab. 4.**28**). Hierbei kann die kardiale oder vaskuläre Beteiligung als diagnostisches Leitsymptom klinisch schon früh eindeutig erkennbar sein oder sich auch hinter uncharakteristischen Allgemeinsymptomen wie Abgeschlagenheit, Nachtschweiß und Gewichtsverlust verbergen. Primäre fieberhafte Herz- und Gefäßkrankheiten werden meist früh erkannt und treten nicht als ein FUU in Erscheinung.

Tabelle 4.**28** Erkrankungen mit Herz- und/oder Gefäßbeteiligung bei einem Fieber unbekannter Ursache

Infektionen
infektiöse Endokarditis
Implantat- und Katheterinfektionen
infizierte Aneurysmen
Lyme-Borreliose
Tuberkulose
Brucellose
Salmonellosen
Morbus Whipple
Q-Fieber
Psittakose
Aspergillose
Candidiasis
disseminierte Histoplasmose

maligne Krankheiten
metastasierende Tumoren

Kollagen- und entzündliche Gefäßkrankheiten
Riesenzellarteriitis
Takayasu-Arteriitis
Polyarteriitis nodosa
Wegener-Granulomatose
systemischer Lupus erythematodes
systemisches Still-Syndrom
rezidivierende Polychondritis
Morbus Behçet

andere Erkrankungen
kardiales Myxom
Sarkoidose
Morbus Crohn
familiäres Mittelmeerfieber
venöse Thromboembolien

Diagnostik

Von den technischen Verfahren gehört die **Echokardiographie** zur diagnostischen Basisuntersuchung bei Patienten mit einem Fieber unbekannter Ursache. Hierbei ist die transösophageale Untersuchung in jedem Fall zu bevorzugen, da transthorakal erhobene Befunde oft falsch negativ sind. Die transösophageale Echokardiographie erleichtert besonders auch die Erkennung einer Prothesenendokarditis. Dennoch schließt ein negativer echokardiographischer Befund eine infektiöse Endokarditis niemals aus.

Die **abdominelle Sonographie** ist ein wichtiges Screening-Verfahren zur Erfassung pathologischer Gefäßprozesse. Hierbei ist die kombinierte Untersuchung mit der Duplex-Technik oft hilfreich. Auch zur Beurteilung der peripheren Gefäße kann die Duplex-Sonographie bei Patienten mit einem FUU und gezielter Fragestellung wichtige Informationen liefern. Als diagnostisch weiterführende Verfahren kommen die **Computertomographie** (**CT**) und die **Magnetresonanztomographie** (**MRT**) in Betracht. In neuerer Zeit wird anstelle der konventionellen Angiographie zunehmend auch die MRT-Angiographie als wertvolle Untersuchung beispielsweise bei einer vermuteten Takayasu-Arteriitis oder auch zur Diagnostik einer Lungenembolie eingesetzt. **Nuklearmedizinische Verfahren**, wie die Gallium- oder Leukozytenszintigraphie, können besonders bei der Diagnose infizierter Aneurysmen oder Gefäßimplantate nützlich sein.

Biopsien haben bei der Diagnostik von Vaskulitiden einen hohen diagnostischen Stellenwert. Sie sollten in aller Regel gezielt durchgeführt werden. Eine Ausnahme bildet beispielsweise die doppelseitige Temporalisbiopsie, die bei einem zwingendem Verdacht auf eine Riesenzellarteriitis trotz klinisch unauffälliger Temporalarterien indiziert sein kann. In seltenen Fällen kann sich bei Patienten mit einem FUU auch die Indikation zu einer Perikardbiopsie stellen.

Serologische Untersuchungen sollten bei einer vermuteten Herz- oder Gefäßbeteiligung besonders Brucellen, Salmonellen, Coxiella burnetii, Chlamydia psittaci und Legionellen berücksichtigen. Bei jedem Verdacht auf eine Vaskulitis ist die Bestimmung der Anti-Neutrophilen-Zytoplasma-Antikörper (ANCA) unerläßlich, um besonders einen Morbus Wegener durch den Nachweis von c-ANCA frühzeitig zu erkennen.

Infektionen

Infektiöse Endokarditis

Diese Krankheit ist eine unverändert wichtige Differentialdiagnose bei einem ungeklärten Fieber, nicht zuletzt wegen der zunehmenden Zahl von Patienten mit Herzklappenprothesen und anderen Implantaten. Wegen ihres vielgestaltigen klinischen Erscheinungsbildes ist die infektiöse Endokarditis mit einem Chamäleon vergleichbar. Bekanntlich kann sich die Erkrankung hinter zahlreichen uncharakteristischen Beschwerden, aber auch organbezogenen Symptomen verbergen. Das Fieber verläuft mit hohen oder auch niedrigfebrilen Temperaturen. Rezidivierende Fieberschübe sind bei unbehandelten Patienten eher selten. Symptomarme Verläufe mit persistierenden niedrig- oder auch subfebrilen Temperaturen in Verbindung mit einem allgemeinen Krankheitsgefühl, Appetitlosigkeit und Gewichtsabnahme finden sich besonders bei älteren Patienten ($\rightarrow$ Kap. 8).

Die große Mehrzahl der Patienten hat ein Herzgeräusch, das durch eine vorbestehende Klappenerkrankung bedingt ist oder auch auf hämodynamische Faktoren infolge des Fiebers oder einer Anämie zurückgeführt werden kann. Ein wechselnder Geräuschcharakter und das Auftreten eines neuen Herzgeräusches sind relativ seltene klinische Befunde und werden mit 5 – 10 % bzw. 3 – 5 % der Fälle beziffert (17).

Auch die Laborbefunde sind im wesentlichen uncharakteristisch. Fast immer besteht jedoch eine ausgeprägte Blutsenkungsreaktion neben einer Anämie und einer Hypergammaglobulinämie. Eine Leukozytose findet sich nur in etwa 20 – 30 % der Fälle. Bei etwa der Hälfte der Patienten ist der Rheumafaktor vermehrt nachweisbar. Dieser Befund kann ebenso wie beispielsweise der Nachweis von zirkulierenden Immunkomplexen und verminderten Komplementfaktoren bei der Diagnostik von Patienten mit einem FUU u. U. in eine falsche Richtung weisen. Eine Zusammenstellung der diagnostischen „Fallstricke" bei der infektiösen Endokarditis findet sich in Tab. 4.**29**.

Besondere diagnostische Probleme ergeben sich bei der *kulturnegativen Endokarditis*. Diese kann verschiedene Ursachen haben (Tab. 4.**30**). In einer neueren prospektiven Studie traten nur Fälle mit einer kulturnegativen Endokarditis primär als FUU in Erscheinung (10). Die Rate der „echten" kulturnegativen Endokarditiden scheint ohne eine vorausgegangene Antibiotikatherapie und bei Einsatz auch spezieller Kulturtechniken nur noch bei etwa 5 % zu liegen (21). Bei einigen seltenen Erregern (z. B. Chlamydia psittaci, Coxiella burnetii) sind bei einem entsprechenden Verdacht serologische Untersuchungen erforderlich.

Tabelle 4.**29** Diagnostische „Fallstricke" bei der infektiösen Endokarditis

- negative oder nicht angelegte Blutkulturen
- normales Echokardiogramm
- symptomarmer Verlauf mit subfebrilen Temperaturen und uncharakteristischen Allgemeinsymptomen
- vorherrschende extrakardiale Manifestationen
- Fehlen von Geräuschbefunden oder anderen klassischen klinischen Befunden
- unspezifische serologische Befunde (z. B. Rheumafaktor-Vermehrung)

Tabelle 4.**30** Ursachen einer kulturnegativen Endokarditis (modifiziert nach W.M. Scheld u. M.R. Sande 1995)

- vorausgegangene Antibiotikabehandlung
- subakute Rechtsherzendokarditis
- murale Endokarditis (z. B. bei intrakardialen Schrittmacherelektroden oder postmyokardialen Infarktthromben)
- langsam wachsende, kulturell anspruchsvolle Erreger (z. B. Haemophilus, Actinobacillus, Cardiobacterium, Streptokokkenvarianten mit Stoffwechseldefekten, Brucella, Legionella)
- Pilzinfektionen (z. B. Candida, Aspergillus)
- obligate intrazelluläre Erreger (z. B. Coxiella burnetii, Chlamydia psittaci)
- nichtinfektiöse Endokarditis (z. B. systemischer Lupus erythematodes)

Bei Patienten mit einem parenteralen Drogenabusus ist die infektiöse Endokarditis eine häufige Erkrankung, die aber meist rasch erkannt wird (22). Bevorzugt ist die Trikuspidalklappe befallen, und es fehlt häufig ein Herzgeräusch. Als weitere klinische Besonderheit steht bei dieser Gruppe oft eine pulmonale Symptomatik mit pleuritischen Schmerzen oder emboliebedingten pneumonischen Infiltraten im Vordergrund. Außerdem sind polymikrobielle Infektionen und Endokarditisrezidive häufig. Neurologische Symptome können hier fälschlich mit toxischen Drogeneffekten verwechselt werden. Eine Ursache für (initial) negative Blutkulturen ist bei diesen Patienten eine relativ häufige antibiotische Eigenmedikation.

Bei allen Patienten mit Herzklappenprothesen oder intravasalen Implantaten ist bei einem FUU unabhängig vom Zeitpunkt des operativen Eingriffs an die Möglichkeit einer lokalen Infektion zu denken. Als seltene Ursache einer kulturnegativen Endokarditis bei einer Herzklappenprothese kommen Legionellen in Betracht. Hierbei entwickelt sich ein chronisches Syndrom mit persistierendem Fieber, Nachtschweiß, Abgeschlagenheit, Gewichtsverlust und Anämie (20).

Infektionen von **intravasalen Implantaten** oder **Kathetern** wie Gefäßprothesen, Schrittmachersonden, Liquor-Ableitungssysteme, Hämodialyse-Shunts oder Port-Systeme können als chronisch-larvierte fieberhafte Krankheiten ohne Lokalsymptome verlaufen. Als Erreger sind hier häufig koagulasenegative Staphylokokken verantwortlich. Außer einem persistierenden Fieber mit oft nur niedrigfebrilen Temperaturen kommen auch rezidivierende Fieberepisoden mit Temperaturen bis 40 °C vor. Bei längeren Verläufen finden sich häufig eine Anämie und eine Hepatosplenomegalie. Negative Blutkulturen sind bei infizierten Gefäßprothesen dann nicht selten, wenn die Infektion das Gefäßlumen noch nicht erreicht hat (19). Die Erkennung der lokalisierten Entzündung kann durch szintigraphische Verfahren gelingen.

Mögliche Ursachen einer **Perikarditis** bei einem Fieber unbekannter Ursache sind in

Tabelle 4.**31** Ursachen eines ungeklärten Fiebers bei einer Perikarditis

Tuberkulose
Brucellose
Salmonellose
Lyme-Borreliose
Q-Fieber
Psittakose
Morbus Whipple
Pilzinfektionen
metastasierende Tumoren
Polyarteriitis nodosa
Wegener-Granulomatose
systemischer Lupus erythematodes
systemisches Still-Syndrom
Sarkoidose
Morbus Crohn
familiäres Mittelmeerfieber
medikamentös induzierte Perikarditis

Tab. 4.**31** aufgelistet. In Betracht kommen zahlreiche Infektionen und nichterregerbedingte Systemerkrankungen. Selten kann auch eine *tuberkulöse Perikarditis* als einzige Manifestation einer Tuberkulose auftreten. Sie wird dann häufig zunächst verkannt. Führende Leitsymptome sind Fieber, Gewichtsverlust und Thoraxschmerzen. Die Diagnose läßt sich oft erst durch eine Perikardbiopsie sichern. Als Ursache eines ungeklärten Fiebers wird man diese Erkrankung vor allem bei Patienten aus Ländern mit einer hohen Tuberkuloseprävalenz berücksichtigen.

Weitere Infektionen

Zu den verschiedenen systemischen Infektionskrankheiten, die als FUU mit einer Herz- und/oder Gefäßbeteiligung auftreten können, zählt die **Brucellose**. Diese kann als septische Manifestationen eine Endokarditis oder auch ein mykotisches Aneurysma und Phlebothrombosen hervorrufen. Oft besteht in diesen Fällen schon seit mehreren Wochen ein ungeklärtes Fieber. Auch nichttyphöse **Salmonellen** können durch die Infektion eines vorbestehenden arteriosklerotischen (Aorten-) Aneurysmas oder durch mykotische Aneurysmen zu prolongiertem Fieber führen, das trotz einer adäquat erscheinenden Antibotikatherapie unbeeinflußt bleibt.

Selten verursachen sie eine Endokarditis und Perikarditis. Lokalisierte Salmonellenmanifestationen folgen in der Regel einer intestinalen Infektion. Sie können aber auch ohne vorherige Durchfälle auftreten. Wegen der intermittierenden Bakteriämie sind wiederholte Blutkulturen erforderlich.

Andere Infektionen, die sich in seltenen Fällen als kulturnegative Endokarditis oder auch Peri- oder Myokarditis manifestieren können, sind die **Psittakose** und das **Q-Fieber**.

Eine kardiale Manifestation findet sich häufig beim **Morbus Whipple**. Hier kommt es zu einer konstriktiven Perikarditis oder Pleuroperikarditis und marantischen Endokarditis. Die Häufigkeit einer kardialen Manifestation wird in der Literatur mit bis zu 40 – 60 % beziffert (12). Diese ohnehin seltene Erkrankung wird bei einem FUU häufig nicht in Betracht gezogen, solange keine intestinalen Symptome mit Durchfällen und den Zeichen einer Malabsorption bestehen.

Eine Myoperikarditis kann eine der frühen Organmanifestationen bei der **Lyme-Borreliose** sein. Ein nicht erinnerlicher Zeckenbiß und ein fehlendes Erythema migrans können in diesen Fällen zu diagnostischen Problemen führen.

Pilzinfektionen, wie Candida- und Aspergillusinfektionen, können eine kulturnegative Endokarditis und rezidivierende arterielle Embolien verursachen. Fast immer bestehen bei den betroffenen Patienten prädisponierende Faktoren (z. B. vorausgegangene Operationen am offenen Herzen oder seltener Herzkatheteruntersuchungen, Langzeitbehandlungen mit Antibiotika und Glukokortikoiden, parenterale Drogenapplikation, Grundleiden mit Schwächung der Immunabwehr).

Kollagen- und entzündliche Gefäßkrankheiten

Kollagenosen verursachen relativ häufig eine Perikarditis, oftmals in Verbindung mit einer Pleuritis exsudativa. Das trifft auch für den **systemischen Lupus erythematodes** zu. Außerdem können im Verlauf dieser Erkrankung eine Libman-Sacks-Endokarditis oder seltener eine Myokarditis auftreten. Auch besteht eine vermehrte Neigung zu venösen und arteriellen Thromboembolien bei einem Nachweis von Antiphospholipid-Antikörpern (Lupus-Antikoagulanzien, Kardiolipin-Antikörper). Aufgrund der charakteristischen serologischen Befunde erfüllt die Erkrankung allerdings kaum noch die Kriterien eines FUU.

Bei dem als FUU besonders häufig auftretenden **systemischen Still-Syndrom** kann es ebenfalls zu einer Perikarditis kommen. Die in der Literatur angegebene Häufigkeit schwankt zwischen 10 (23) und 37 % (14).

Bei der seltenen, fieberhaften **rezidivierenden Polychondritis** können eine Vaskulitis kleiner und großer Gefäße mit Neigung zu arteriellen Thrombosen, Aneurysmen der mittelgroßen bis großen Arterien sowie auch eine Peri- oder Myokarditis auftreten. Weiterhin können die Herzklappen beteiligt sein. Leitsymptome dieser schubweise verlaufenden Multisystemerkrankung sind die destruierenden Knorpelentzündungen, besonders im Ohr- und Nasenbereich, sowie arthritische Schübe. (Weitere Einzelheiten → S. 150).

Vaskulitiden sind als Multisystemerkrankungen häufig Ursachen eines zunächst ungeklärten Fiebers, da dieses mit einem persistierenden oder rezidivierenden Verlauf dem Auftreten von diagnostisch wegweisenden Organsymptomen lange Zeit vorausgehen kann. Neben dem Fieber prägen oft allgemeine Krankheitssymptome wie Abgeschlagenheit, Appetitlosigkeit, Gewichtsverlust sowie Arthralgien und Myalgien das klinische Bild.

Dies trifft in typischer Weise auch auf die **Riesenzellarteriitis** zu (→ Kap. 8). Die Erkrankung kann sich gelegentlich auch durch einen Myokardinfarkt mit begleitender Perimyokarditis, eine Aortitis mit Aortenaneurysma oder -dissektion oder durch einen Hirninfarkt manifestieren (18).

Takayasu-Arteriitis

Diese ist wie die Riesenzellarteriitis eine granulomatöse Vaskulitis, die vorzugsweise den Aortenbogen und seine abführenden Gefäße befällt und damit zu Minderdurchblutungen besonders im Gehirn und in den oberen Extremitäten führt. Betroffen sind in erster Linie junge Frauen. Asiaten erkranken offensichtlich wesentlich häufiger als Angehörige der westlichen Bevölkerung.

Die Takayasu-Arteriitis manifestiert sich im allgemeinen zuerst nur durch Fieber mit niedrigfebrilen oder selten auch höheren Temperaturen, Nachtschweißen, einem allgemeinen Krankheitsgefühl und Gewichtsverlust. Auch Arthralgien und Myalgien beobachtet man häufig noch vor den Gefäßsymptomen. Im weiteren Verlauf können infolge der Minderdurchblutung transitorische ischämische Attacken, eine Amaurosis oder andere neurologische Symptome sowie eine „Claudicatio" intermittens der Arme auftreten. Noch vor der Manifestation dieser Symptome können Gefäßgeräusche und/oder fehlende bzw. abgeschwächte Pulse nachweisbar sein (5). Diese, für junge Patienten atypischen Befunde sollten in Verbindung mit einem anhaltenden Fieber, humoralen Entzündungszeichen mit einer erhöhten Blutsenkungsreaktion und Anämie an die Möglichkeit einer Takayasu-Arteriitis denken lassen.

Bei der **Polyarteriitis nodosa** besteht eine nekrotisierende Vaskulitis mittelgroßer und kleiner Arterien. Wegen der initial oftmals sehr uncharakteristischen klinischen Symptomatik tritt die Erkrankung häufig als FUU auf und bereitet erhebliche diagnostische Probleme (→ Kap. 8). Herzinsuffizienz, Myokardinfarkt, Perikarditis und Hypertonie zählen zu den wichtigsten kardiovaskulären Manifestationen. Der angiographische Nachweis von Mikroaneurysmen in den kleinen und mittelgroßen Arterien (Nieren, Leber, Mesenterium) kann diagnostisch hilfreich sein. Der Befund ist jedoch unspezifisch.

Bei der **Wegener-Granulomatose** wurde aufgrund einer Untersuchung an 158 Patienten eine Perikarditis in 6 % der Fälle beschrieben (6). Die Erkennung dieser Erkrankung kann schwierig sein, wenn der wegweisende Befall des oberen oder unteren Respirationstraktes (noch) fehlt. Von großem diagnostischen Stellenwert ist die Bestimmung der ANCA mit Nachweis von c-ANCA bzw. Proteinase-3-Antikörper.

Der **Morbus Behçet** ist eine Multisystemerkrankung mit dem histopathologischen Korrelat einer leukozytoklastischen Vaskulitis. Bei 25–30 % der Patienten kommt es zu vaskulären Manifestationen in Form von Thrombophlebitiden und venösen Thrombosen, seltener auch Lungenembolien. Eine arterielle Beteiligung ist selten. Nur vereinzelt treten ein Aneurysma der Aorta oder anderer Arterien und arterielle Thrombosen auf. Fieber kann u. U. der organbezogenen Symptomatik vorausgehen und als FUU in Erscheinung treten (4). Klassisches Leitsymptom ist die rezidivierende vorzugsweise orale, aber auch genitale Aphthose. Weitere Diagnosekriterien sind die Beteiligungen von Haut, Augen und Gelenken. Spezifische „Labormarker" für einen Morbus Behçet fehlen. Als diagnostischer Hinweis kann das HLA-Antigen B51 gewertet werden.

Andere Erkrankungen

Kardiales Myxom

Dieser in aller Regel primär benigne Herztumor tritt überwiegend im linken, gelegentlich aber auch im rechten Vorhof und nur ausnahmsweise in den Ventrikeln auf. Das klinische Bild ist geprägt von den oft uncharakteristischen Symptomen einer Systemerkrankung mit Fieber, Müdigkeit, Gewichtsverlust, Arthralgien und Myalgien. Es können erythematöse Hautveränderungen und ein Raynaud-Syndrom auftreten. Auch wurden klinische und angiographische Befunde beschrieben, die mit denen einer Polyarteriitis nodosa vergleichbar sind (7). Sekundärinfektionen der Myxome mit positiven Blutkulturen können zu der Fehldiagnose einer infektiösen Endokarditis führen. Kardiale Myxome werden am ehesten übersehen, wenn klassische Leitsymptome (z. B. variable lageabhängige Herzgeräusche, paroxysmale Dyspnoe, rezidivierende Embolien) fehlen.

Die Laborbefunde sind uncharakteristisch und weisen mit einer erhöhten Blutsenkungsreaktion, einer Anämie und einer Hypergammaglobulinämie auf eine Systemerkrankung hin. Seltener bestehen eine Thrombozytopenie, eine Leukozytose oder eine Polyglobulie. Es können positive rheumaserologische Befunde sowie antimyokardiale Antikörper nachweisbar sein. Die Laborbefunde ebenso wie die unspezifischen Allgemeinsymptome hängen nicht von der Größe und der Lokalisation des Tumors ab (15). Neuere Befunde deuten darauf hin, daß die Bildung und Freisetzung von Interleukin 6 durch den Tumor bei der Ausbildung der allgemeinen Entzündungszeichen beteiligt sein könnten (16). Die diagnostisch wichtigste Primäruntersuchung ist die Echokardiographie. Ergänzende Befunde über genauen Sitz und Größe des Tumors, die für eine geplante Operation wichtig sind, bringen die CT und besonders die MRT.

Andere benigne oder maligne primäre Herztumoren sowie metastatische Absiedlungen im Perikard manifestieren sich kaum als FUU. Das gleiche gilt auch für die seltene intrakardiale Raumforderung durch Thromben.

Bei der **extrathorakalen Sarkoidose** kann eine seltene Herzbeteiligung in Form einer Kardiomyopathie oder Perikarditis bestehen. Man beobachtet eine Arrhythmie und Überleitungsstörungen. In ihrer extrathorakalen Form ist die Sarkoidose oft schwer zu erkennen. Ein rezidivierendes, meist hohes Fieber in Verbindung mit allgemeinen Krankheitssymptomen können bei dieser Multisystemerkrankung das klinische Bild beherrschen (neuere Übers. 13).

Vaskulitis, Perikarditis und Myokarditis sind als extraintestinale Manifestationen des **Morbus Crohn** sehr selten (3). Häufiger treten bei dieser Erkrankung jedoch venöse Thromboembolien auf. Beim **familiären Mittelmeerfieber** kann gelegentlich eine Perikarditis nachweisbar sein. Dieser Befund hat jedoch keine diagnostisch wegweisende Bedeutung. Leitsymptome sind die rezidivierenden, auf wenige Tage beschränkten hochfieberhaften Krankheitsepisoden mit den Zeichen einer Peritonitis und/oder Pleuritis und Arthritis bei Patienten mediterraner Herkunft.

Aneurysmen

Nichtinfizierte oder infizierte Aneurysmen sind seltene Ursachen eines ungeklärten Fiebers. Ein thorakales disseziierendes Aortenaneurysma kann mit hohem Fieber und allgemeinen Krankheitssymptomen wie Nachtschweiß und Gewichtsverlust verlaufen und wurde in der älteren Literatur als Ursache eines ungeklärten Fiebers beschrieben (11). Die Diagnose ist heute durch die Echokardiographie sowie die CT oder MRT frühzeitig zu stellen. In einer neueren prospektiven Studie waren in 2 von 199 Fällen ein Aneurysma der Femoralarterie und in einem weiteren Fall ein infiziertes abdominales Aortenaneurysma für ein FUU verantwortlich (10).

Ein vorbestehendes arteriosklerotisches Aortenaneurysma bei Patienten mit einem FUU sollte immer auch an die Möglichkeit einer arteriellen Infektion denken lassen. Als uncharakteristische Krankheitssymptome können neben Fieber eine allgemeine Schwäche, Gewichtsverlust und Myalgien über Wochen bestehen. Zeigt sich besonders bei älteren Patienten trotz einer adäquaten antibiotischen Behandlung eine persistierende Bakteriämie ohne Hinweis auf eine infektiöse Endokarditis, so ist dieser Befund immer verdächtig auf eine arterielle Infektion. Dies gilt besonders für Diabetiker.

Bei fehlenden Lokalsymptomen kann die Diagnose derartiger Infektionen schwierig sein. Wichtige Hinweise können außer der Sonographie die CT oder MRT geben. Okkulte Aneurysmainfektionen bei Patienten mit einem FUU und negativen CT- oder MRT-Befunden konnten durch die Leukozyten- oder Gallium-Szintigraphie nachgewiesen werden (2, 24).

Venöse Thromboembolien

Bei Phlebothrombosen, die zu Lungenembolien geführt haben, kann ein meist niedrigfebriles, zunächst ungeklärtes Fieber der einzige Hinweis auf das thromboembolische Ereignis sein (→ S.137). Bei der idiopathischen Mesenterialvenenthrombose ist ein auftretendes Fieber am ehesten auf die Infarzierung der betroffenen Darmanteile zurückzuführen. Selten kann eine Mesenterialvenenthrombose auch protrahiert über einen längeren Zeitraum verlaufen und rezidivierende Fieberepisoden in Verbindung mit Bauchschmerzen und Diarrhöen verursachen (8). Ohne entsprechenden klinischen Verdacht können Thrombosen im Abdomen und vor allem im kleinen Becken sowohl dem sonographischen Untersucher als auch der Schnittebene im CT zunächst entgehen.

Auch eine Bein- oder Beckenvenenthrombose kann per se unter den Zeichen eines Fiebers unbekannter Ursache in Erscheinung treten (1, 9). In den beschriebenen Fällen verschwand das Fieber wenige Tage nach Beginn einer Antikoagulanzienbehandlung.

4

Literatur

1 Aburahma, A.F., S. Saiedy: Deep vein thrombosis as probable cause of fever of unknown origin. West Virg.Med.J. 93 (1997) 368–370
2 Ben-Haim, S., J.E. Seabold, D.R. Hawes, S.A. Rooholamini: Leukocyte scintigraphy in the diagnosis of mycotic aneurysm. J.Nucl.Med. 33 (1992) 1486–1493
3 Danzi, J.T.: Extraintestinal manifestations of idiopathic inflammatory bowel disease. Arch.Intern.Med. 148 (1988) 297–299
4 Gotfried, M., H. Jutrin, M. Ravid, K. Sava: Behçet's disease preceded by fever of unknown origin. Arch.Intern.Med. 145 (1985) 1329
5 Hall, S., W. Barr, J.T. Lie, A.W. Stanson, F.J. Kazmier, G.G. Hunder: Takayasu arteriitis. A study of 32 North American patients. Medicine (Baltimore) 64 (1985) 89–99
6 Hoffman, G.S., G.S. Kerr, R.Y. Leavitt, C.W. Hallahan, R.S. Lebovics, W.D. Travis, M. Rottem, A.S. Fauci: Wegener granulomatosis: An analysis of 158 patients. Ann.Intern.Med. 116 (1992) 488–498
7 Huston, K.A., J.J. Combs Jr., J.T. Lie, E.R. Giuliani: Left arterial myxoma simulating peripheral vasculitis. Mayo Clin.Proc. 53 (1978) 752–756
8 Kaplan, L.M., F. Graeme-Cook: A 61-year-old Cambodian woman with recurrent bouts of abdominal pain and fever. Case record of the Massachusetts General Hospital. N.Engl.J.Med. 324 (1991) 613–623
9 Kazanjian, P.H.: Fever of unknown origin: Review of 86 patients treated in community hospitals. Clin.Infect.Dis. 15 (1992) 968–973
10 Knockaert, D.C., L.J. Vanneste, S.B. Vanneste, H.J. Bobbaers: Fever of unknown origin in the 1980s. An update of the diagnostic spectrum. Arch.Intern.Med. 152 (1992) 51–55
11 Mackowiak, P.A., K.M. Lipscomb, L.J. Mills, J.W. Smith: Dissecting aortic aneurysm as fever of unknown origin. J.Am.Med.Ass. 236 (1976) 1725–1727

12 Marbet, U.A., G.A. Stalder, K.E. Gyr: Whipple's disease. A multisystemic disease with changing presentation. Dig.Dis.Sci. 4 (1986) 119–121

13 Newman, L.S., C.S. Rose, L.A. Maier: Sarcoidosis. N.Engl.Med. 336 (1997) 1224–1234

14 Pouchot, J., J.S. Sampalis, F. Beaudet, S. Carette, F. Décary, M. Salusinsky-Sternbach, R.O. Hill, A. Gutkowski, M. Harth, D. Myhal, J.-L. Sénécal, C. Yeadon, J.M. Esdaile: Adult Still's disease: Manifestations, disease course, and outcome in 62 patients. Medicine 70 (1991) 118–136

15 Reynen, K.: Cardiac myxomas. N.Engl.J.Med. 333 (1995) 1610–1617

16 Saji, T., E. Yanagawa, H. Matsuura, S. Yamamoto, T. Ishikita, N. Matsuo, K. Yoshirwara, Y. Takanashi: Increased serum interleukin-6 in cardiac myxoma. Am. Heart J. 122 (1991) 579–580

17 Scheld, W.M., M.R. Sande: Endocarditis and intravascular infections. In Mandell, G.L., J.E. Bennett, R. Dolin (eds.), Principles and Practice of Infectious Diseases, 4th ed., Vol I, Churchill Livingstone, New York 1995 (pp. 740–783)

18 Sonnenblick, M., G. Nesher, A. Rosin:Nonclassical organ involvement in temporal arteriitis. Semin.Arthritis Rheum. 19 (1989) 183–190

19 Threlkeld, M.G., C.G. Cobbs: Infectious disorders of prosthetic valves and intravascular devices. In Mandell, G.L., J.E. Bennett, R. Dolin (eds.), Principles and Practice of Infectious Diseases, 4th ed., Vol I, Churchill Livingstone, New York 1995 (pp. 783–793)

20 Tompkins, L.S., B.J. Roessler, S.C. Redd, L.E. Markowitz, M.L. Cohen: Legionella prostethic-valve endocarditis. N.Engl.J.Med. 318 (1988) 530–535

21 Tunkel, A.R., D. Kaye: Endocarditis with negative blood cultures. N.Engl.J.Med. 326 (1992) 1215–1217

22 Weisse, A.B., D.R. Heller, R.J. Schimenti, R.L. Montgomery, R. Kapila: The febrile parenteral drug user: A prospective study in 121 patients. Am.J.Med. 94 (1993) 274–280

23 Yamaguchi, M., A. Ohta, T. Tsunematsu, R. Kasukawa, Y. Mizushima, H. Kashiwagi, S. Kashiwazaki, K. Tanimoto, Y. Matsumoto, T. Ota, M. Akizuki: Preliminary criteria for classification of adult Still's disease. J.Rheumatol. 19 (1992) 424–430

24 Zwas, S.T., M. Lorberboyin, M. Schechter: Occult aortic arch mycotic aneurysm of the thoracic aorta by radio gallium scintigraphy. Clin.Nucl.Med. 17 (1992) 797–799

Fieber unbekannter Ursache mit Lungen- und Pleurabeteiligung

Viele primäre Lungenerkrankungen verlaufen fieberhaft. Die wenigsten von ihnen treten jedoch als Fieber unbekannter Ursache (FUU) in Erscheinung. Insbesondere sind Infektionen der Lungen bei immunkompetenten Patienten selten Ursache eines anhaltenden und zunächst ungeklärten Fiebers. Häufiger können dagegen Lungeninfektionen bei immunsupprimierten Patienten wegen oft uncharakteristischer klinischer Symptome und atypischer Verläufe längere Zeit unerkannt bleiben ($\rightarrow$ Kap. 6).

Am ehesten sind bei einem FUU mit Lungen- und/oder Pleurabeteiligung eine Kollagenkrankheit oder Vaskulitis, eine exogen-allergische Alveolitis verschiedener Ursachen oder auch rezidivierende Lungenembolien zu erwarten. Tab. 4.**32** gibt eine Übersicht über die Krankheiten, die einem FUU mit Lungen- und/oder Pleurasymptomen zugrundeliegen können.

Tabelle 4.**32** Erkrankungen mit Lungen- und/oder Pleurabeteiligung bei einem Fieber unbekannter Ursache

Infektionen
Q-Fieber
Psittakose
Brucellose
Mykobakteriosen
Aspergillose
Candidiasis
Pneumocystis-carinii-Infektion
Kryptokokkose
Histoplasmose (Histoplasma capsulatum)

maligne Krankheiten
Bronchialkarzinom
andere metastasierende Tumoren

Kollagen- und entzündliche Gefäßkrankheiten
systemisches Still-Syndrom
systemischer Lupus erythematodes
Wegener-Granulomatose
Polyarteriitis nodosa

andere Erkrankungen
Sarkoidose
familiäres Mittelmeerfieber
Lungenembolien
exogen-allergische Alveolitis
Metalldampffieber

4

Diagnostik

Die klinischen Leitsymptome einer Lungenerkrankung – Husten, Auswurf, Dyspnoe, Einschränkung der Lungenfunktion – sind wenig charakteristisch. Insbesondere kann erfahrungsgemäß ein Husten bei hochfieberhaften Temperaturen im Rahmen verschiedenster Erkrankungen auch ohne pulmonale Beteiligung auftreten.

Von den nichtinvasiven technischen Verfahren ist die **konventionelle Röntgenuntersuchung** der Thoraxorgane bei Patienten mit einem FUU eine unverzichtbare Basisuntersuchung. Zwar liefert sie bei einer pulmonalen Erkrankung nur selten eine definitive Diagnose, doch entscheidet der Befund oft über die weitere diagnostische Strategie und den Einsatz von Ergänzungsuntersuchungen.

Die **Computertomographie (CT)** ist das empfindlichste Verfahren zum Nachweis fokaler Läsionen im Lungenparenchym. Ebenso können mit dieser Methode interstitielle Lungenveränderungen aufgedeckt werden, die sich mit der konventionellen Röntgentechnik nicht erfassen lassen. Hierbei wird die Empfindlichkeit der Methode durch eine sog. Hochauflösungs(HR)-Technik noch erhöht. Weiterhin eignet sich die CT zur Abgrenzung von thorakalen Lymphomen sowie zur Differentialdiagnostik von Pleuraerkrankungen (z. B. Differenzierung zwischen Flüssigkeit und raumfordernden Prozessen).

Die *Sonographie* kann zur Aufdeckung und Abgrenzung von Pleuraergüssen und pleuralen Abszessen herangezogen werden.

Die *Perfusionsszintigraphie,* kombiniert mit einem *Ventilationsszintigramm,* dient vorrangig zur Diagnostik von Lungenembolien. Von den anderen **szintigraphischen Verfahren** hat die *^{67}Gallium-Szintigraphie* zum Nachweis von entzündlichen und neoplastischen Gewebsveränderungen in Lunge und thorakalen Lymphknoten bisher die größte praktische Bedeutung. Der diagnostische Informationswert dieser Methode bei der Früherkennung von opportunistischen Infektionen der Lunge bei immunsuppri-

mierten Patienten wird in der Literatur allerdings kontrovers beurteilt ($\rightarrow$ Kap. 6). Weniger gebräuchlich sind für den thorakalen Bereich *^{111}Indium*- oder *^{99m}Technetium-markierte Leukozyten* und ebenso *markiertes humanes Immunglobulin G* zur Erfassung entzündlicher Prozesse.

Die diagnostische Aussagekraft der **Bronchoskopie** wird bei einem FUU mit Lungenbeteiligung besonders durch eine bronchoalveoläre Lavage mit zytologischen und bakteriologischen Untersuchungen sowie ggf. durch eine ergänzende transbronchiale Lungenbiopsie erhöht. Neben malignen Prozessen lassen sich mit diesen kombinierten Verfahren infektiöse und nichtinfektiöse (z. B. granulomatöse) Erkrankungen in Bronchien und Lungen erfassen. Eine wichtige Rolle spielt die Bronchoskopie im Rahmen der Diagnostik bei fiebernden AIDS-Patienten zum Nachweis einer Pneumocystis-carinii-Pneumonie oder anderer opportunistischen Infektionen. Bei **Sputumuntersuchungen** kann die mikroskopische Diagnostik gefärbter Ausstrichpräparate zum Nachweis von Infektionserregern (z. B. Mykobakterien, Pneumocystis carinii) diagnostisch hilfreich sein. Wegen der Kontamination mit der oropharyngealen bakteriellen Flora sind für Kulturuntersuchungen die bronchoalveoläre Spülflüssigkeit oder ein Bürstenabstrich der Bronchialschleimhaut aber sehr viel geeigneter.

Eine CT-gesteuerte **transthorakale Feinnadelaspiration** der Lunge dient der Materialgewinnung für bakteriologische, zytologische und evtl. auch histologische Untersuchungen besonders bei diffusen Lungenerkrankungen oder thoraxwandnah lokalisierten Herden. Bei pleuraler Beteiligung mit Ergußbildung ungeklärter Ursache oder raumfordernden Prozessen können eine **Pleurapunktion** oder eine (evtl. CT-geleitete) **Pleurabiopsie** diagnostisch hilfreich sein. Unter bestimmten Bedingungen (z. B. bei Verdacht auf ein Pleuramesotheliom) stellt sich auch die Indikation zu einer **Thorakoskopie**.

Die **Mediastinoskopie** ermöglicht die Biopsie von mediastinalen Lymphknoten und kann damit zur Erkennung vor allem von malignen Erkrankungen, einer Sarkoidose oder anderer granulomatösen Entzündungen beitragen. In seltenen Fällen stellt sich als ultima ratio die Indikation zu einer offenen Lungenbiopsie im Rahmen einer **Thorakotomie.**

Infektionen

Bakterielle und durch andere Erreger hervorgerufene Pneumonien werden in aller Regel schon bei der konventionellen Röntgenuntersuchung rasch erkannt und durch eine ergänzende Diagnostik differenziert. Ausnahmen bilden beispielsweise Patienten mit einer hochgradigen Granulozytopenie, bei denen entzündliche Lungenveränderungen infolge einer fehlenden oder stark eingeschränkten Entzündungsreaktion röntgenologisch nicht erfaßt werden. Ebenso verläuft eine Pneumocystis-carinii-Pneumonie bei AIDS-Kranken in der ersten Zeit häufig ohne erkennbare röntgenologische Veränderungen. Diagnostische Probleme können sich weiterhin bei infektiösen Multisystemerkrankungen mit unspezifischer Symptomatik ergeben, bei denen die Lunge nur ein fakultatives Manifestationsorgan der Infektionskrankheit ist. Das gilt beispielsweise für die Brucellose, das Q-Fieber, die Psittakose und auch Pilzinfektionen. Diese Erkrankungen manifestieren sich, besonders bei atypischen Verlaufsformen, daher gelegentlich auch als FUU.

Die **Brucellose** verläuft bei etwa bis zu 25 % der Erkrankten mit einer pulmonalen Beteiligung. Diese kann sich in verschiedener Weise manifestieren: als Bronchopneumonie oder auch in Form einer miliaren Lungenaussaat, als Lungenabszeß, Pleuraerguß oder Pleuraempyem. Daneben können bei der Erkrankung zahlreiche andere Organe betroffen sein. Einzelheiten der Brucellose als FUU sind in Kap. 4, S. 147 dargestellt.

Q-Fieber

Diese durch Coxiella burnetii hervorgerufene Infektion verläuft in der Regel akut und selbstlimitierend über 1 – 2 Wochen und gelegentlich auch asymptomatisch. Die Erkrankung beginnt vor Auftreten von Organsymptomen mit Kopf-

schmerzen, meist hohem Fieber bis zu 40 °C, Myalgien und Beeinträchtigung des Allgemeinbefindens. Der röntgenologische Lungenbefund ist sehr uncharakteristisch und diagnostisch wenig richtungsweisend. Im Gegensatz zu den anderen Rickettsiosen fehlt ein Exanthem.

Besonders bei älteren und immunsupprimierten Patienten kann die Krankheit gelegentlich protrahiert mit Fieber über 4 Wochen verlaufen und dann gelegentlich als FUU in Erscheinung treten. Bei diesen „chronischen" Formen des Q-Fiebers können mit oder ohne Lungenbefall verschiedene Organe und Organsysteme betroffen sein. Zu den wichtigsten klinischen Manifestationen zählen eine Endokarditis (evtl. mit Splenomegalie) und eine Hepatitis mit Lebervergrößerung in Form eines Virushepatitisähnlichen Bildes oder als granulomatöse Hepatitis. Seltener können sich auch neurologische und hämatologische Krankheitssymptome entwickeln (Übers. 6).

Betroffen sind vom Q-Fieber besonders Landwirte, die Kontakt mit Vieh (Kühe, Schafe, Ziegen) haben. Die Diagnose stützt sich auf den Nachweis von komplementfixierenden Antikörpern.

Psittakose (Ornithose)

Sie hat sehr unterschiedliche Manifestations- und Verlaufsformen und wird aus diesen Gründen nicht selten erst spät erkannt. Diagnostisch wegweisend ist ein bekannter Kontakt mit Papageien und Wellensittichen, die den Erreger (Chlamydia psittaci) ebenso wie andere Vogelarten (z. B. Tauben, Hühner) übertragen. Außer der Lunge als häufigstem Manifestationsort können auch andere Organe befallen sein.

Die Krankheit beginnt akut mit Schüttelfrost und Fieber bis zu 40 °C oder auch schleichend mit allmählichem Fieberanstieg. Vorherrschendes initiales Symptom sind heftige Kopfschmerzen. Als weitere klinische Leitsymptome können eine Splenomegalie, röntgenologische Lungenveränderungen, ein rosafarbenes makulöses Exanthem (ähnlich den Roseolen beim Typhus), eine Epistaxis, eine relative Bradykardie und Hämoptysen auftreten. Entsprechend dem klinischen Bild kann man verschiedene Formen unterscheiden: eine *grippöse Form* mit leichtem fieberhaftem Verlauf und Allgemeinsymptomen wie bei einem grippalen Infekt; eine *mononukleoseähnliche Form* mit Pharyngitis, Hepatosplenomegalie und Lymphknotenschwellungen; eine *typhoide Form* mit Bradykardie, gastroenterologischen Symptomen und Splenomegalie. Die pulmonale Manifestation zeigt sich durch Husten, der auch erst im späteren Krankheitsverlauf auftreten kann, Dyspnoe und meist ausgeprägten röntgenologischen Lungenveränderungen mit dichten Verschattungen vor allem in den Unterlappen.

In unbehandelten Fällen kann das persistierende oder rezidivierende Fieber bis zu 3 Wochen und selten auch über einige Monate anhalten. Als Komplikationen wurden auch entzündliche Peri-, Myo- und Endokardveränderungen, eine reaktive Arthritis sowie neurologische Störungen (z. B. Meningoenzephalitis, Kleinhirnbeteiligung, Myelitis) beobachtet (Übers. 2, 18).

Tuberkulose

In der Regel wird eine Lungentuberkulose mit radiologisch nachweisbaren Veränderungen des Lungenparenchyms rasch erkannt und erscheint daher nicht als FUU. Die entzündlichen Herde bei der postprimären exsudativen Tuberkulose sind vorzugsweise in den apikoposterioren Segmenten der Oberlappen und im apikalen Segment der Unterlappen lokalisiert. Diagnostisch entscheidend ist der Nachweis von Tuberkelbakterien im Sputum, Magensaft oder im bronchoskopisch gewonnenen Bronchialsekret bzw. in der Bronchialspülflüssigkeit. Hierbei läßt sich die Diagnose einer Tuberkulose mit Hilfe der Polymerasekettenreaktion heute sehr viel rascher sichern als mit den zeitraubenden Kulturverfahren. Serologische Tests zum Nachweis von mykobakteriellem Antigen sind nach den bisherigen Erfahrungen diagnostisch nicht sehr aussagekräftig.

Sehr viel häufiger als die Lungentuberkulose sind die chronische Miliartuberkulose ohne erkennbare Lungenparenchymveränderungen und die verschiedenen Manifestationsformen der extrapulmonalen Tuberkulose Ursache eines anhaltenden und zunächst nicht geklärten Fiebers bei immunkompetenten Patienten. Hinsichtlich der Besonderheiten einer Infektion mit Mycobacterium tuberculosis und atypischen Mykobakterien bei AIDS-Kranken sowie bei Patienten unter einer immunsuppressiven Therapie oder anderen Ursachen einer Immundefizienz wird auf das Kap. 6 verwiesen.

Große diagnostische Probleme können sich bei der **Pleuritis tuberculosa** ergeben, die bei etwa zwei Drittel der Kranken ohne radiologisch erkennbare parenchymale oder mediastinale Veränderungen auftritt. Die frühe tuberkulöse Pleuritis entwickelt sich innerhalb einiger Monate nach einer Primärinfektion vorzugsweise bei Jugendlichen und jüngeren Erwachsenen. Bei älteren Patienten ist die Pleuritis eher Komplikation einer chronischen Lungentuberkulose oder seltener einer Miliartuberkulose.

Klinische Symptome der Pleuritis tuberculosa exsudativa sind Fieber, Abgeschlagenheit, Gewichtsverlust, Dyspnoe und Pleuraschmerzen. Der Beginn kann sehr akut mit hohem Fieber oder schleichend mit sub- oder niedrigfebrilen Temperaturen und symptomarm sein. Die Tuberkulinreaktion ist bei etwa einem Drittel der Patienten zum Zeitpunkt der klinischen Erstmanifestation negativ und wird erst im weiteren Verlauf der Krankheit positiv. Die bakteriologischen Untersuchungen des lymphozytenreichen Exsudats ergeben nur in etwa 20–30 % einen positiven Befund. Durch eine Pleura-Nadelbiopsie kann die diagnostische Trefferquote bei kombinierter histologischer (Nachweis von Granulomen) und kultureller Untersuchung des Punktionsmaterials auf 50–90 % erhöht werden. Im Falle eines negativen Ergebnisses auch bei wiederholten geschlossenen Biopsien wird man bei einer ungeklärten Pleuritis exsudativa eine offene Pleurabiopsie durchführen. Nach neueren Untersuchungen sprechen ein erhöhter Adenosindesaminase- und Gamma-Interferonspiegel im Exsudat für das Vorliegen einer Tuberkulose (16).

Pilzinfektionen als Ursache eines zunächst ungeklärten Fiebers mit pulmonalen oder pleuralen Symptomen betreffen ganz überwiegend immunsupprimierte Patienten, beispielsweise infolge einer immunsuppressiven Langzeitbehandlung nach Organtransplantationen, einer HIV – Infektion, eines malignen Grundleidens oder anderer konsumierender Erkrankungen (→ Kap. 6).

Nichttuberkulöse Pleuritis exsudativa

Außer einer Tuberkulose können sich zahlreiche andere häufig fieberhaft verlaufende Krankheiten hinter einer Pleuritis exsudativa verbergen. In Betracht kommen differentialdiagnostisch außer primären entzündlichen Lungenparenchymerkrankungen vor allem entzündliche abdominelle Prozesse (z. B. subdiaphragmale oder paranephritische Abszesse), die per continuitatem zu Pleuraergüssen führen können, Tumoren, Kollagenkrankheiten und Vaskulitiden sowie verschiedene andere Grundleiden (Tab. 4.**33**).

Im Unterschied zu Transsudaten haben Pleuraexsudate einen hohen Eiweißgehalt mit über 3,0 g (Pleuraerguß/Plasma-Protein-Quotient über 0,5) und einen hohen Pleuraerguß/

Tabelle 4.**33** Ursachen eines ungeklärten Fiebers bei einer Pleuritis exsudativa

Infektionen
Tuberkulose
benachbarte entzündliche Abdominalprozesse
(z. B. Abszesse)
bakterielle parapneumonische Pleuritiden, Empyem
Pilzinfektionen

maligne Krankheiten
metastasierende Tumoren (z. B. Lunge, Mamma,
Ovarien)
Pleuramesotheliom
pleurales Lymphom

Kollagen- und entzündliche Gefäßkrankheiten
systemischer Lupus erythematodes
rheumatoide Pleuritis
systemisches Still-Syndrom
Wegener-Granulomatose

andere Erkrankungen
familiäres Mittelmeerfieber
Lungenembolien
medikamentös induzierte Pleuritis

Plasma-Laktatdehydrogenase-Quotienten von über 0,6. Ein sehr niedriger Glucosegehalt im Exsudat findet sich besonders häufig bei einer Pleuritis im Rahmen einer Kollagenkrankheit (SLE, rheumatoide Pleuritis). Hämorrhagische Ergüsse weisen am ehesten auf einen malignen Prozeß oder eine Lungenembolie hin. Pleuraempyeme mit hohem Fieber und Leukozytose treten vorzugsweise im Verlauf von Pneumonien durch aerobe Bakterien auf. Bei etwa 20 % der Patienten mit einer exsudativen Pleuritis bleibt die Ursache trotz umfangreicher Diagnostik ungeklärt.

Maligne Erkrankungen

Fieberhaft verlaufende *primäre Lungentumoren* bereiten aufgrund ihrer pulmonalen klinischen Symptome und den zur Verfügung stehenden bildgebenden und endoskopischen Verfahren in der Regel keine diagnostischen Schwierigkeiten. Als maligne Ursachen eines **Pleuraergusses** kommen in erster Linie *metastasierende Bronchus-* oder *Mammakarzinome* sowie ein *malignes Lymphom* in Betracht. Weiterhin können auch Ovarial-, Uterus-, Magen- und Kolonkarzinome mit einem Pleuraerguß assoziiert sein. Die Diagnose eines malignen Prozesses läßt sich in der Mehrzahl der Fälle durch den zytologischen Nachweis von Tumorzellen im Erguß oder durch eine Pleurabiopsie stellen. Erhöhte CEA-Werte im Pleuraexsudat weisen auf einen metastasierenden Tumor hin. Ein *Hodgkin-* oder *Non-Hodgkin-Lymphom* kann sich primär ohne gleichzeitigen Nachweis von intrathorakalen oder peripheren Lymphknotenschwellungen allein durch einen Pleuraerguß manifestieren. Meist enthält dieser Erguß eine hohe Konzentration an Laktatdehydrogenase.

Pleuramesotheliom

Die Erkennung dieses relativ selten auftretenden Tumors ist meist sehr problematisch. Betroffen sind besonders Patienten mit einer vorangegangenen Asbestexposition. Klinische Leitsymptome sind ein einseitiger Pleuraerguß, Dyspnoe, Husten und Thoraxschmerzen. Zugleich bestehen mehr oder minder stark ausgeprägte uncharakteristische Tumorzeichen mit

Gewichtsverlust, Müdigkeit und allgemeiner Leistungsschwäche. Fieber mit meist niedrigfebrilen Temperaturen tritt nur bei einer Minderheit der Kranken auf (1). Aus diesem Grund ist das Pleuramesotheliom relativ selten Ursache eines ungeklärten Fiebers.

Im Computertomogramm sind nach Entlastung des Ergusses bei einem Teil der Fälle lokale oder diffuse Pleuraverdickungen oder Plaques erkennbar. Eine Differenzierung zwischen einem Mesotheliom und einer Pleurakarzinose ist auch bei der histologischen Untersuchung oft schwierig. Im Pleurapunktat sind nur selten Mesotheliomzellen nachweisbar. Auch eine Feinnadelbiopsie ist diagnostisch meist unergiebig, und der Tumornachweis gelingt erst durch eine Thorakoskopie oder bei einer Probethorakotomie (neuere Übers. 15).

Kollagen- und entzündliche Gefäßkrankheiten

Bei den fieberhaften Erkrankungen dieser Gruppe ist die Lunge ein häufiges Manifestationsorgan. Kollagenosen verursachen vorzugsweise eine Pleuritis und interstitielle Pneumonitis mit Einschränkung der Diffusionskapazität. Bei einem *systemischen Lupus erythematodes (SLE)* ist die Lunge im Verlauf der Krankheit in über der Hälfte der Fälle mitbetroffen. Besonders im akuten Schub treten meist bilaterale Pleuraergüsse auf. Sekundäre Lungenveränderungen können sich beim SLE vor allem durch Sekundärinfektionen entwickeln. Die extrapulmonalen Symptome sowie der Nachweis von antinukleären Antikörpern und Antikörpern gegen Doppelstrang-DNA führen beim SLE meist in kurzer Zeit zur Diagnose, so daß diese Erkrankung heute kaum mehr als FUU in Erscheinung tritt.

Eine pleurale Beteiligung als *rheumatoide Pleuritis* findet sich nicht selten auch bei der rheumatoiden Arthritis und kann zu Fehlinterpretationen führen. Weiterhin können sich beim *systemischen Still-Syndrom* eine Pleuritis oder seltener auch eine interstitielle Pneumonitis entwickeln. Nach Literaturangaben wurde hier eine Pleura- und/oder Lungenbeteiligung in bis zu 25 % der Fälle beobachtet (12, 13). Einzelheiten dieser häufig als FUU auftretenden Systemerkrankung finden sich auf S. 70.

Von den systemischen Vaskulitiden verläuft die klassische *Polyarteriitis nodosa* nur selten mit einer Lungenbeteiligung. Röntgenologisch finden sich in diesen Fällen kleinherdige Veränderungen, die für bronchopneumonische Infiltrate gehalten werden können.

Wegener-Granulomatose

Bei dieser Erkrankung ist die Lunge dominierendes Manifestationsorgan. Radiologisches Substrat sind hier Rundherde mit Einschmelzungstendenz oder auch Infiltrate wie bei einer Pneumonie. Morphologische Kriterien der Wegener-Granulomatose sind eine granulomatöse Entzündung und eine nekrotisierende Vaskulitis kleiner bis mittelgroßer Gefäße sowie eine segmental nekrotisierende Glomerulonephritis.

Die biphasisch verlaufende Erkrankung manifestiert sich in der weit überwiegenden Zahl der Fälle durch nekrotisierende Granulome im oberen Respirationstrakt (Nase, Nebenhöhlen, Mundhöhle und Rachen). In der Generalisationsphase kommt es zu einem Multiorganbefall, vor allem der Lungen und Nieren (jeweils über 75 % der Fälle). Als weitere Organsysteme können vor allem Gelenke, Augen, Haut und das Nervensystem betroffen sein. Fieber trat nach den Befunden einer größeren Studie mit 158 Patienten (4) in 23 % der Fälle als Initialsymptom und in 50 % im Verlaufe der Erkrankung auf (Tab. 4.**34**).

Die Diagnostik der Wegener-Granulomatose wurde entscheidend optimiert durch die Entdeckung einer sehr starken Assoziation von antineutrophilen zytoplasmatischen Antikörpern (ANCA) zu dieser Vaskulitisform. Die c-ANCA bzw. PF3-ANCA (als „Feinspezifität") besitzen als diagnostische Marker eine hohe Spezifität für diese Erkrankung und korrelieren auch mit ihrem Aktivitätsgrad. Die übrigen Laborparameter sind mit einer BSG-Beschleunigung

Tabelle 4.**34** Häufigkeit von Organbeteiligungen und pathologischen Laborbefunden bei 158 Patienten mit einer Wegener-Granulomatose (nach G.S. Hoffmann u. Mitarb. 1992)

Nase, Nebenhöhlen, Rachen, Ohren (Sinusitis 85 %, Rhinitis 68 %)	92 %
Lungen (Pleuritis 28 %)	85 %
Nieren	77 %
Myalgien-Arthralgien/Arthritis	67 %
Augen	52 %
Haut	46 %
peripheres Nervensystem	15 %
Fieber	50 %
c-ANCA	> 90 %
BSG-Beschleunigung	80 %
Anämie	73 %
Thrombozytose	65 %

und einer Vermehrung des C-reaktiven Proteins sowie einer häufigen Leuko- und Thrombozytose uncharakteristisch.

Andere Erkrankungen

Sarkoidose

Im Gegensatz zu den extrathorakalen Verlaufsformen ohne radiologisch erkennbare Lungen- und/oder thorakale Lymphknotenbeteiligung kommt die pulmonale Sarkoidose als Ursache eines primär ungeklärten Fiebers kaum in Betracht. Eine doppelseitige symmetrische Vergrößerung der Hiluslymphknoten mit oder ohne Lungenparenchymveränderungen bei Patienten unter 40 Jahren leitet immer den Verdacht auf eine Sarkoidose. Diese läßt sich bioptisch durch den Nachweis von nichtverkäsenden epitheloidzelligen Granulomen meist rasch sichern, sofern andere Ursachen einer thorakalen Granulomatose auszuschließen sind (z. B. Aspergillose, Histoplasmose, Fremdkörperreaktionen). Häufig verläuft die thorakale Sarkoidose über viele Monate schleichend und klinisch asymptomatisch und wird erst als radiologischer Zufallsbefund entdeckt. Eine pleurale Beteiligung in Form eines einseitigen Pleuraergusses ist selten. Fieber in Verbindung mit anderen systemischen Symptomen (Abgeschlagenheit, Appetitlosigkeit, Gewichtsverlust) tritt eher bei subakut und akut verlaufenden Formen

und bei einem Multiorganbefall auf. Auch das gelegentlich mit hohem Fieber, einem Erythema nodosum, einer mono- oder häufiger polyartikulären Arthritis und ausgeprägten humoralen Entzündungszeichen verlaufende **Löfgren-Syndrom** als Sonderform der akuten Sarkoidose ist aufgrund der klinischen Symptome und der obligatorischen doppelseitigen Hiluslymphome in der Regel eindeutig zu erkennen und erscheint nicht als FUU.

Die Sarkoidose ist immer eine Ausschlußdiagnose. Es gibt keine spezifischen diagnostischen Tests. Die Aktivität des Angiotensin Converting Enzyme (ACE) im Serum ist bei der aktiven Sarkoidose zwar oft erhöht, doch ist der Befund unspezifisch. Die ^{67}Gallium-Szintigraphie ist sensitiv, aber ebenfalls für die Erkrankung nicht spezifisch. Wenig zuverlässige diagnostische Informationen liefert auch die Vermehrung von Lymphozyten mit vorherrschenden aktivierten CD4-Zellen und ein entsprechend hoher CD4/CD8-Quotient in der Bronchialspülflüssigkeit. Nachteile des spezifischen Kveim-Hauttests mit Homogenisaten aus Milz und Lymphknoten von Sarkoidose-Patienten sind die ungenügende Standardisierung und das erst nach 4–6 Wochen ablesbare Testergebnis. Auch ist dieser Hauttest nicht überall verfügbar. Eine negative Tuberkulinreaktion ist diagnostisch unzuverlässig. Zur Gewinnung von Gewebsmaterial wird bei einer thorakalen Sarkoidose wegen der größeren Ausbeute und der höheren Spezifität heute im allgemeinen der transbronchialen Lungenbiopsie der Vorzug vor der Lymphknotenbiopsie im Rahmen einer Mediastinoskopie gegeben (neuere Übers. 11).

Familiäres Mittelmeerfieber

Eine rezidivierende Pleuritis ist eines der Leitsymptome dieses Leidens, das in unregelmäßig auftretenden und jeweils 2–4 Tage anhaltenden hochfieberhaften Schüben verläuft. Die Häufigkeit der Pleurabeteiligung scheint von ethnischen Faktoren beeinflußt zu werden. So wurde nach Literaturangaben eine Pleuritis bei Armeniern (etwa 80 %) sehr viel häufiger als beispielsweise bei sephardischen Juden (etwa 40 %) beobachtet (8). Ebenso wie die Zeichen der Peritonitis treten die pleuritischen Symptome abrupt auf und verschwinden ohne Residuen innerhalb weniger Tage. Meist ist ein kleines Pleuraexsudat nachweisbar. Die Pleuritis ist gewöhnlich jeweils nur einseitig lokalisiert. Pleuritis und Peritonitis können während eines Krankheitsschubs auch gemeinsam auftreten.

Lungenembolien

Fieber ist häufiges Begleitsymptom einer Lungenembolie. Es tritt vorzugsweise bei Patienten mit einem Lungeninfarkt, aber auch ohne diesen auf. Wie verschiedene Untersuchungen gezeigt haben, können die Temperaturen anfänglich bis über 39,5°C ansteigen (10, 17). Sofern sich keine Infarktpneumonie oder eine andere Begleitinfektion entwickelt, fallen die Temperaturen rasch wieder in den niedrigfebrilen Bereich ab und liegen nach einer Woche meist wieder im Normbereich. Ein persistierendes Fieber über 38,5°, das länger als einige Tage nach dem Embolieereignis besteht, ist nicht allein auf eine unkomplizierte Lungenembolie zurückzuführen. Der pathogenetische Mechanismus der Fieberentstehung bei der Lungenembolie ohne Infarktbeteiligung ist nicht bekannt. Nicht selten und vor allem bei kleinen Embolien fehlen die klassischen klinischen Symptome, wie atemabhängige Pleuraschmerzen, Dyspnoe, Tachypnoe, Husten oder gar eine Hämoptoe. Ein Temperaturanstieg zusammen mit einem Anstieg der Pulsfrequenz sind hier oft die einzigen Hinweise auf ein thromboembolisches Ereignis.

Vor allem rezidivierende Lungenembolien können als FUU auftreten. Gefährdet sind in erster Linie langfristig bettlägerige Kranke mit Lähmungen, Verletzungen und einer Herzinsuffizienz sowie Patienten mit einer vermehrten Thromboseneigung infolge angeborener oder erworbener Gerinnungsstörungen (Tab. 4.35). In diesen Fällen wird man bei rezidivierenden oder persistierenden Temperaturerhöhungen primär ungeklärter Ursache immer auch thromboembolische Ereignisse in Betracht ziehen müssen.

Die bisher zuverlässigste nichtinvasive Methode bei der Diagnostik einer Lungenembolie ist

Tabelle 4.**35** Angeborene und erworbene thrombophile Gerinnungsstörungen

Vorwiegend angeborene Störungen
- Faktor-V-Resistenz gegen aktiviertes Protein C (APC-Resistenz)
- Protein-C-Mangel
- Protein-S-Mangel
- Antithrombin-III-Mangel
- Hyperhomozysteinämie
- Plasminogenmangel
- Heparin-Cofaktor-II-Mangel
- Dysfibrinogenämie
- hochgradiger Faktor-XII-Mangel (?)

erworbene Störungen
- Antiphospholipid-Antikörper (Lupus-Antikoagulanzien, Kardiolipin-Antikörper)
- essentielle Thrombozythämie

die kombinierte Perfusions-Ventilationsszintigraphie. Ein unauffälliges Perfusionsszintigramm schließt eine Lungenembolie mit einem prädiktiven Wert von 97 % im Vergleich zur Pulmonalisangiographie praktisch aus. Perfusionsausfälle bei normalem Ventilationsszintigramm sprechen für Lungenembolien, obwohl eine definitive diagnostische Aussage in diesen Fällen nach entsprechenden Vergleichsstudien nicht immer möglich ist (14). Am sichersten wird eine Lungenembolie nach wie vor angiographisch nachgewiesen. Die Pulmonalisangiographie ist daher in unklaren Fällen, in denen eine invasive Therapie (Lyse oder Operation) in Betracht kommt, bisher unersetzbar.

Vielversprechend erscheinen nach den bisher vorliegenden Vergleichsstudien neue, nichtinvasive Methoden, wie die Spiralcomputertomographie und die mit Gadolinium verstärkte magnetische Resonanzangiographie (3, 7). Weitere Untersuchungen werden zeigen müssen, ob diese Verfahren die Pulmonalisangiographie in Zukunft möglicherweise ersetzen können.

Mit Hilfe der transösophagealen Echokardiographie, die in letzter Zeit vermehrt bei der Diagnostik der Lungenembolie eingesetzt wird, ist ein direkter Embolienachweis nur selten möglich. Die Methode vermittelt im wesentlichen nur indirekte Zeichen einer Druckerhöhung im kleinen Kreislauf.

Exogen-allergische Alveolitis (Hypersensitivitätspneumonitis)

Diese Form einer interstitiellen Lungenerkrankung kann als rezidivierendes Fieber unbe-

Tabelle 4.**36** Beispiele einer exogen-allergischen Alveolitis

Krankheit	Antigenquelle und Antigene
Thermophile Aktinomyzeten	
Farmerlunge	modriges Heu (*Micropolyspora faeni, Thermoactinomyces vulgaris,* u. a.)
Pilzzüchterlunge	modriger Kompost (*Micropolyspora faeni, Thermoactinomyces vulgaris*)
Befeuchterlunge	kontaminierte Befeuchtungs- und Klimaanlagen (*Thermoactinomyces candidus, T. vulgaris,* u. a.)
Bagassosis	modrige Zuckerrohrrückstände (*Thermoactinomyces sacchari, T. vulgaris*)
Pilze	
Käsewäscherlunge	schimmelnder Käse (*Penicillium casei*)
Suberose (Korkstaublunge)	modriger Kork (*Penicillium sp.*)
Malzarbeiterlunge	kontaminierte Gerste (*Aspergillus clavatus* oder *A. fumigatus*)
Sägearbeiterlunge (Ahornrindenschälerkrankheit)	kontaminierte Baumrinde (*Cryptostroma corticale*)
Holzarbeiterlunge	kontaminierter Holzstaub (*Alternaria*)
Paprikaspalterlunge	modrige Paprikaschoten (*Mucor stolonifer*)
Tierprodukte	
Vogel (Tauben-)züchterlunge	Vogelfedern, -exkremente (*Tauben-, Sittich-, Hühner-, Entenproteine*)
„Laborantenalveolitis"	Laborratte (*Urin*)
Müllerlunge	verseuchtes Weizenmehl (*Sitophilus granarius*)

kannter Ursache auftreten. Die exogen-allergische Alveolitis wird als Überempfindlichkeitsreaktion durch Inhalation von meist organischen Substanzen hervorgerufen. Häufigste Antigene sind thermophile Aktinomyzeten, Pilze, Tier- und Pflanzenprodukte sowie selten auch niedermolekulare Chemikalien (z. B. Isocyanate und Anhydride). Als Antigenquellen kommen vor allem modriges Heu und Getreide, Silofutter, Hausvögel sowie Befeuchtungs- und Klimaanlagen in Betracht (Tab. 4.**36**). Weniger als 10 % der Bevölkerung, die regelmäßig mit derartigen Antigenen in Kontakt kommen, entwickeln jedoch eine exogenallergische Vaskulitis.

Wahrscheinlich in Abhängigkeit von der Expositionsstärke und -häufigkeit sowie nicht bekannten individuellen Faktoren kann die Erkrankung als akute, subakute oder chronische Form auftreten (Tab. 4.**37**). Bei der *akuten Form* kommt es in charakteristischer Weise (4–) 6–8 Stunden nach der Exposition zu Schüttelfrost, Fieber, Husten und einem allgemeinen Krankheitsgefühl. Diese Symptome klingen meist schon innerhalb von 24 Stunden wieder ab. Sie können sich bei einer Reexposition wiederholen. Die *subakute Form* manifestiert sich mit einem mehr schleichenden, über Wochen verlaufenden Symptombeginn

mit Husten und schleimigem Auswurf, zunehmender Belastungsdyspnoe, Abgeschlagenheit, Appetitlosigkeit und Gewichtsverlust. In einzelnen Fällen kann der akuten Form eine subakute folgen. Die wohl häufigste *chronische Verlaufsform* kann sich bei einer fortgesetzten Antigenexposition entwickeln und zu einer allmählich fortschreitenden, irreversiblen interstitiellen Lungenveränderung führen. Auch bei diesem Verlauf können durch Antigenfluktuationen akute Exazerbationen der Erkrankung auftreten.

Tabelle 4.**37** Diagnostische Leitsymptome bei der exogen-allergischen Alveolitis mit akutem Krankheitsschub

- charakteristische Anamnese mit zeitlich verzögertem Auftreten der akuten Krankheitssymptome (4-6–8 Std.) nach Allergenexposition,
- Fieber, Schüttelfrost, Husten, Dyspnoe, allgemeines Krankheitsgefühl,
- Lungenfunktion: Diffusionskapazität und Compliance herabgesetzt,
- röntgenologischer Lungenbefund: normal oder Zeichen einer interstitiellen Pneumonie,
- Bronchialspülflüssigkeit: Vermehrung von T-Lymphozyten mit vorherrschenden CD8-Zellen,
- humorale Entzündungszeichen (BSG, CRP, weißes Blutbild),
- Spontanremission innerhalb von 24–48 Stunden.

Nach einer akuten Antigenexposition finden sich als pathologische Laborbefunde oft eine beschleunigte BSG, ein erhöhtes C-reaktives Protein und eine geringgradige Leukozytose, jedoch in der Regel keine Eosinophilie. Der Röntgenbefund der Lungen ist bei der akuten und subakuten Form mit bilateralen, weichen konfluierenden Herden oder einer mehr retikulonodulären Zeichnung uncharakteristisch oder auch normal. Diffusionskapazität und Compliance sind während einer akuten Attacke herabgesetzt. Mit fortgesetztem Allergenkontakt entwickelt sich eine zunehmende restriktive Ventilationsstörung.

Die Diagnose stützt sich vor allem auf die Berufsanamnese und die Angaben über das typische, zeitlich verzögerte und anfallsartige Auftreten der Krankheitssymptome nach Antigenkontakt, die klinischen Befunde, die Ergebnisse der Lungenfunktionsprüfung sowie auf den Nachweis präzipitierender Antikörper (ELISA, RIA). Letztere können jedoch auch bei entsprechend exponierten Menschen nachgewiesen werden, ohne daß diese eine exogen-allergische Alveolitis entwickeln. Als weitere diagnostische Maßnahme kommen evtl. eine bronchoalveoläre Lavage (vermehrter Nachweis von T-Lymphozyten mit vorherrschenden CD8-Zellen) und ein „natürlicher" Expositionsversuch in Betracht. Nur in seltenen Fällen ist eine transbronchiale Lungenbiopsie angezeigt (neuere Übers. 5).

Metalldampffieber

Obwohl bisher nicht bewiesen, dürfte diese Erkrankung wahrscheinlich auch der Gruppe der exogen-allergischen Alveolitis zuzuordnen sein. Bei dieser Erkrankung tritt eine ähnliche klinische Symptomatik auf: 3–10 Stunden nach Inhalation von Metalloxyddämpfen kommt es zu Fieber mit Schüttelfrost, Husten, Halsschmerzen, Heiserkeit, Engegefühl in der Brust sowie zu Myalgien und einer allgemeinen Abgeschlagenheit. Zugleich können profuse Schweißausbrüche, Übelkeit und Erbrechen, ein starker Speichelfluß und eine Apathie auftreten. Die Symptomatik verschwindet 24–48 Stunden nach der Exposition und kann sich bei einer Reexposition wiederholen. Die Laborbefunde

bei einer akuten Attacke sind uncharakteristisch: oft bestehen eine mäßiggradige Leukozytose und eine Erhöhung der Laktatdehydrogenase. Der röntgenologische Lungenbefund ist in der Regel unauffällig. Bei der Lungenfunktionsprüfung kann eine Einschränkung der Diffusionskapazität und der Vitalkapazität bestehen. Die Blutgasanalyse ergibt oft eine Hypoxämie. Alle Befunde sind reversibel. Pulmonale Spätschäden wurden bisher nicht beobachtet.

Die Pathogenese des Metalldampffiebers ist nicht bekannt. Eine immunologische Reaktion wie bei der exogen-allergischen Alveolitis wird vermutet, ist aber nicht erwiesen. Das Metalldampffieber tritt besonders bei Schweißarbeiten mit verschiedenen Schwermetallen auf. Häufige Ursache ist Zinkoxyd, das bei Erhitzen von Zink oder zinkhaltigen Legierungen entsteht. Besonders gefährdet sind Arbeiter, die mit Messing-, Bronze- und Kupferarbeiten beschäftigt sind (Übers. 9).

In seltenen Fällen kann auch die Inhalation von Dämpfen, die bei der Erhitzung von Kunststoffen (vor allem Fluorkohlenwasserstoffverbindungen) entstehen, eine gleichartige akute Symptomatik als **„Kunststoffdampffieber"** auslösen.

Literatur

1 Chahinian, A.P., T.F. Pajak, J.F. Holland, L. Norton, R.M. Ambinder, E.M. Mandell: Diffuse malignant mesothelioma: prospective evaluation of 69 patients. Ann.Intern.Med. 96 (1982) 746–755

2 Crosse, B.: Psittacosis: a clinical review. J.Infect. 21 (1990) 251–259

3 Gefter, W.B., H. Hatabu, G.A. Holland, K.B. Gupta, C.I. Henschke, H.I. Palevsky: Pulmonary thromboembolism: recent developments in diagnosis with CT and MR imaging. Radiology 197 (1995) 561–574

4 Hoffmann, G.S., G.S. Kerr, R.Y. Leavitt, C.W. Hallahan, R.S. Lebovics, W.D. Travis, M. Rottem, A.S. Fauci: Wegener granulomatosis: an analysis of 158 patients. Ann.Intern.Med. 116 (1992) 488–498

5 Lopez, M., J.E. Salvaggio: Hypersensitivity pneumonitis. In Murray, J.F., J.A. Nadel (eds.): Textbook of Respiratory Medicine, 2nd ed., Vol.II. W.B. Saunders Company, Philadelphia 1994 (pp. 2018–2031)

6 Marrie, T.J.: Coxiella burnetii (Q fever). In Mandell, G.L., J.E. Bennett, R. Dolin: Principles and Practice of Infectious Diseases, 4th ed., Churchill Livingstone, New York 1995 (pp. 1727–1735)

4

7 Meaney, J.F.M., J.G. Weg, T.L. Chenevert, D. Stafford-Johnson, B.H. Hamilton, M.R. Prince: Diagnosis of pulmonary embolism with magnetic resonance angiography. New Engl.J.Med. 336 (1997) 1422–1427

8 Meyerhoff, J.: Familial mediterranean fever: report of a large family, review of the literature, and discussion of the frequency of amyloidosis. Medicine 59 (1980) 66–77

9 Mueller, E.J., D.L. Seger: Metal fume fever – a review. J.Emerg.Med. 2 (1985) 271–274

10 Murray, H.W., G.C. Ellis, D.S. Blumenthal, T.A. Sos: Fever and pulmonary thromboembolism. Am.J.Med. 67 (1979) 232–235

11 Newman, L.S., C.S. Rose, L.A. Maier: Sarcoidosis. New Engl.J.Med. 336 (1997) 1224–1234

12 Ohta, A., M. Yamaguchi, H. Kaneoka, T. Nagayoshi, M. Hiida: Adult Still's disease: Review of 228 cases from the literature. J.Rheumatol. 14 (1987) 1139–1146

13 Pouchot, J., J.S. Sampalis, F. Beaudet, S. Carette, F. Décary, M. Salusinsky-Sternbach, R.O. Hill, A. Gutkowski, M. Harth, D. Myhal, J.-L. Senécal, C. Yeadon, J.M. Esdaile: Adult Still's disease: manifestations, disease course, and outcome in 62 patients. Medicine 70 (1991) 118–136

14 The PIOPED Investigators: Value of the ventilation/perfusion scan in acute pulmonary embolism: results of the Prospective Investigation of Pulmonary Embolism Diagnosis (PIOPED). J.Am.Med.Ass. 263 (1990) 2753–2759

15 Türler, A., S.-P. Mönig, M. Raab: Problematik der Diagnosefindung und Therapie bei malignen Pleuramesotheliomen. Med.Klin. 92 (1997) 101–105

16 Valdés, L., E. San-José, D. Alvarez, A. Sarandeses, A. Pose, B. Chomón, J.M. Alverez-Dobaño, M. Salgueiro, J.R. Rodriguez Suárez: Diagnosis of tuberculous pleurisy using the biologic parameters adenosine, lysozyme and interferon gamma. Chest 103 (1993) 458–465

17 Watanakunakorn, C., F. Hayek: High fever (greater than 39°C) as a clinical manifestation of pulmonary embolism. Postgrad.Med.J. 63 (1987) 951–953

18 Yung, A.P., M.L. Grayson: Psittacosis – a review of 135 cases. Med.J.Aust. 148 (1988) 228–233

Fall 16

Leitsymptome:
- seit mehreren Monaten niedrigfebrile Temperaturen,
- progrediente Belastungsdyspnoe.

Krankheitsentwicklung: Ein 33jähriger Patient litt seit mehreren Monaten unter einer zunehmenden Belastungsdyspnoe mit deutlicher Einschränkung der körperlichen Leistungsfä-

higkeit und abendlichen Temperaturerhöhungen bis 38,8°C. Wiederholt hatte der Patient flüchtige, atemabhängige Thoraxschmerzen mit wechselnder Seitenlokalisation bemerkt. Husten oder Auswurf bestanden nicht. Erstmals vor 4 Jahren und erneut etwa 1 Jahr vor der jetzigen Untersuchung war der Patient an Pleuropneumonien erkrankt. Aus der früheren Vorgeschichte waren lediglich Frakturen beider Schlüsselbeine bekannt.

Klinischer Aufnahmebefund: Guter Allgemeinzustand. Körpergewicht 62,5 kg, Größe 168 cm. Rektale Körpertemperatur bei der Erstuntersuchung 38,0°C. Pulsfrequenz 76/min, Blutdruck 120/75 mm Hg, Atemfrequenz 14/min. Unauffälliger Herz- und Lungenbefund, insbesondere keine Herzgeräusche. Normaler peripherer venöser und arterieller Gefäßstatus. Übriger körperlicher Befund ebenfalls normal.

Labor- und technische Basisuntersuchungen: BSG 44/78 mm; Erythrozyten 4,69 Mio/μl, Hämoglobin 13,9 g/dl; Leukozyten 7200/μl, Differentialblutbild unauffällig; Thrombozyten 348000/μl. Die aktivierte partielle Thromboplastinzeit (aPTT) war mit 46,8 sec verlängert (normal 28–40 sec), der Lupus-Antikoagulans-Index im Kaolingerinnungszeit-Mischtest mit 21,7 erhöht (normal < 15). Durch ergänzende Gerinnungsanalysen (aPTT-Austauschtest mit Phospholipidverdünnungen, Plasmamischtest mit Russell-Viperngift) wurde ein Lupus-Antikoagulans gesichert. Außerdem fanden sich mit 19,3 U/l vermehrt IgG-Kardiolipin-Antikörper (normal < 9). Die übrigen blutchemischen und serologischen Laborbefunde waren normal; insbesondere kein Nachweis von antinukleären Faktoren oder anderen Autoantikörpern. Urinstatus unauffällig. Blut- und Urinkulturen steril. Tuberkulintest negativ.

Außer einer Verschwielung im rechten Sinus phrenicocostalis normaler Röntgenbefund der Thoraxorgane. Normales Elektrokardiogramm. Transthorakales Echokardiogramm unauffällig. Bei einer ergänzenden biplanen transösophagealen Echokardiographie Nachweis einer 0,8 cm großen kugelförmigen Raumforderung apexnahe im rechten Ventrikel sowie einer

1 × 1,5 cm großen Zusatzstruktur im rechtsventrikulären Ausflußtrakt.

Differentialdiagnostische Überlegungen: Die erst mit Hilfe der transösophagealen Echokardiographie nachgewiesenen rechtsventrikulären Raumforderungen ließen am ehesten multilokuläre kardiale Myxome vermuten, obwohl diese erfahrungsgemäß vorzugsweise im linken Vorhof lokalisiert sind. Mit dieser Verdachtsdiagnose waren auch die niedrigfebrilen Temperaturen und die beschleunigte Blutsenkungsreaktion vereinbar. Ungeklärt blieb damit die ganz im Vordergrund stehende progrediente Belastungsdyspnoe. Auffällig war unter den Laborbefunden der Nachweis von Antiphospholipid-Antikörpern (Lupus-Antikoagulans, IgG-Kardiolipin-Antikörper). Da diese mit einer vermehrten Thromboseneigung assoziiert sind, mußte auch die Möglichkeit von rezidivierenden Lungenembolien als Ursache der Atemnot in Betracht gezogen werden, zumal bei dem Patienten in den letzten Jahren wiederholte Pleuropneumonien aufgetreten waren.

Ergänzungsuntersuchungen: Lungenfunktionsprüfungen ergaben die Zeichen einer mittelgradigen restriktiven Ventilationsstörung sowie einer arteriellen Hypoxämie bei alveolärer Hyperventilation unter Belastungsbedingungen. Die Diffusionskapazität war nicht eingeschränkt. Bei einer Perfusionsszintigraphie wurden deutliche und teilweise keilförmige Defekte in den Mittel- und Unterlappen beider Lungen nachgewiesen. Dieser Befund entsprach bei normalem Ventilationsszintigramm multiplen Lungenembolien. Mit Hilfe der Duplex-Sonographie und phlebographisch fanden sich keine Hinweise auf frische oder ältere Thrombenbildungen in den Becken- und Beinvenen.

Vorläufige Diagnosen: 1. Verdacht auf multiple kardiale Myxome. 2. Rezidivierende Lungenembolien ohne erkennbare Emboliequelle bei Nachweis von Antiphospholipid-Antikörpern.

Verlauf: Die beschriebenen rechtsventrikulären Raumforderungen wurden operativ entfernt. Das entnommene Gewebsmaterial entsprach histologisch 2 appositionell gewachsenen Abscheidungsthromben, wobei der geschichtete Aufbau Anteile unterschiedlicher Entstehungszeitpunkte erkennen ließ. Intraoperativ zeigten weder der rechte Ventrikel noch sein Ausflußtrakt anatomische Fehlbildungen.

Unter einer oralen Langzeitbehandlung mit Phenprocoumon sind in dem bisherigen Beobachtungszeitraum von 4 Jahren keine Rezidivembolien und keine erneuten kardialen Raumforderungen mehr aufgetreten. Für die nach wie vor nachweisbaren Antiphospholipid-Antikörper fanden sich auch weiterhin weder ein Grundleiden noch andere Ursachen.

Enddiagnose: Thrombenbildungen im rechten Herzen mit rezidivierenden Lungenembolien bei einem primären Antiphospholipid-Syndrom.

Schlußbetrachtung: Beachtenswert ist bei dem beschriebenen Fall zunächst die Tatsache, daß die kardialen Raumforderungen erst mit Hilfe der biplanen transösophagealen Echokardiographie, nicht aber bei der transthorakalen Untersuchung erkannt wurden. Die primäre Entstehung der später operativ entfernten Thromben im rechten Herzen ohne intraoperativ erkennbare pathologische Veränderungen im Bereich des rechten Ventrikels und seiner Ausflußbahn ist ungewöhnlich, zumal auch die bei dem Patienten gemessene Flußgeschwindigkeit im rechtsventrikulären Ausflußtrakt normal war. Da sich aufgrund der angiologischen Untersuchungen keine Anhaltspunkte für Thrombosen im peripheren Venensystem fanden, müssen die rechtsventrikulären Abscheidungsthromben als primäre Quelle der rezidivierenden Lungenembolien angenommen werden. Zumindest als wesentliche Teilursache der Thrombenbildung sind die nachgewiesenen Antiphospholipid-Antikörper anzusehen. Sie treten bevorzugt beim systemischen Lupus erythematodes und anderen Autoimmunerkrankungen, selten aber auch bei viralen und bakteriellen Infektionen, lymphoproliferativen Erkrankungen oder im Zusammenhang mit der Einnahme von Medikamenten auf. Da Hinweise auf eine dieser bekannten Ursachen fehlen, handelt es sich bei dem Patienten offensichtlich um ein sog. primäres Antiphospholipid-Syndrom.

Fall 17

Leitsymptome:
- rezidivierende flüchtige Fieberschübe über 39°C,
- geringgradige Hepatomegalie,
- stark beschleunigte Blutsenkungsreaktion und leichte Anämie.

Krankheitsentwicklung: Bei einer 32jährigen Patientin traten in den letzten 8 Monaten vor der 1. Untersuchung in unserer Klinik rezidivierende Fieberschübe mit rektalen Temperaturen über 39°C zusammen mit uncharakteristischen Allgemeinbeschwerden auf. Die Krankheitssymptome hielten jeweils nur einige Tage an. Zahlreiche auswärts durchgeführte Untersuchungen (u. a. Sonographie und Computertomographie des Abdomens, Endoskopien des Magen-Darm-Kanals, Röntgenuntersuchungen des Thorax und der Nieren) hatten außer einer stark beschleunigten Blutsenkungsreaktion und einer leichten Anämie keinen pathologischen Befund ergeben. Wiederholte antibiotische Behandlungen sowie eine Tonsillektomie und die Extraktion eines fraglich beherdeten Molaren blieben ohne Einfluß auf die Fieberschübe. In letzter Zeit entwickelte sich eine vermehrte Mattigkeit und Appetitlosigkeit. Schon seit 2 Jahren bestanden Hypermenorrhöen. Die frühere Vorgeschichte war sonst unauffällig.

Klinischer Aufnahmebefund: (1. Untersuchung): Guter Allgemeinzustand. Körpergewicht 54,0 kg, Größe 158 cm. Normale Körpertemperatur bei der Erstuntersuchung. Keine peripheren Lymphknotenschwellungen. Leicht vergrößerte Leber, 1 Querfinger unter dem Rippenbogen zu tasten (perkutorisch ermittelter Durchmesser etwa 13 cm). Übriger klinischer Befund des Abdomens sowie des Herzens und der Lungen unauffällig. Normaler Gelenkstatus. Normaler gynäkologischer Tastbefund.

Labor- und technische Basisuntersuchungen: BSG 76/110 mm; Hämoglobin 9,1 g/dl; Erythrozyten 3,86 Mio/μl; MCH 23,7 pg; Leukozyten 7400/μl, Differentialblutbild unauffällig; Thrombozyten 513000/μl. Serumeisen mit 17 μg/dl und Ferritin mit 7 μg/l vermindert, Serumkupfer mit 330 μg/dl vermehrt. Weitere pathologische Laborbefunde: GOT 21 U/l, γ-GT 25 U/l, γ-Globuline 1,84 g/dl, α_2-Globuline 0,92 g/dl, IgG 2174 mg/dl, IgA 714 mg/dl. Alkalische Phosphatase, Immunelektrophorese, ACE und alle übrigen blutchemischen sowie immunologischen Befunde waren normal. Serologische Untersuchungen auf Antikörper gegen verschiedene Erreger (einschließlich Hepatitis-, Epstein-Barr- und Zytomegalie-Viren) ergaben negative oder unauffällige Titer. Normaler Urinbefund. Tuberkulintest negativ. Blutkulturen steril.

Normaler Röntgenbefund der Thoraxorgane. Sonographie des Abdomens: Hepatomegalie bei normaler Echostruktur der Leber ohne fokale Läsionen; fraglich vergrößerte Lymphknoten im Ligamentum hepatoduodenale; Echokardiogramm unauffällig.

Differentialdiagnostische Überlegungen: Der bisherige mehrmonatige Krankheitsverlauf mit der persistierenden stark beschleunigten Blutsenkungsreaktion und die bisher erhobenen Befunde sprachen hier eher für eine nichtinfektiöse Systemerkrankung mit Leberbeteiligung als für eine rezidivierend verlaufende erregerbedingte Entzündung. Hierbei ergaben sich bei negativen serologischen Befunden jedoch keine Anhaltspunkte für eine Erkrankung aus dem Formenkreis der Kollagenosen und Vaskulitiden. Ebensowenig bestanden bei der jungen Patientin ausreichende Hinweise auf ein malignes Lymphom oder eine andere maligne Systemerkrankung. Weitere diagnostische Informationen waren bei dem oligosymptomatischen Krankheitsbild am ehesten von einer Leberbiopsie zu erwarten. Die Eisenmangelanämie war durch die Hypermenorrhöen hinreichend erklärt. Trotz des niedrigen Serumferritins wies der gleichzeitig erhöhte Serumkupferspiegel auf eine zusätzliche entzündlich bedingte Eisenverteilungsstörung hin.

Ergänzungsuntersuchungen: Eine Beckenkammbiopsie ergab neben den Zeichen eines Eisenmangels eine leichte diffuse Marklymphozytose sowie eine geringgradige lymphozytär-epitheloidzellige Granulomatose. Bei einer Laparoskopie fanden sich auf der Leberoberfläche und ganz vereinzelt auch am Peritoneum parietale des rechten Oberbauches multiple, kleine, rundliche weiße Herde, die nach dem makroskopischen Befund am ehesten einer granulomatösen Hepatitis entsprachen. Die Milz und die übrigen einsehbaren Bauchorgane stellten sich unauffällig dar. Der histologische Befund des gewonnenen Gewebsmaterials entsprach einer granulomatösen Hepatitis ohne sichere Anzeichen für eine Sarkoidose. Bei ergänzenden serologischen Antikörperuntersuchungen fand sich kein Anhalt für eine infektiöse Ursache der granulomatösen Hepatitis. Veränderungen durch eine Sarkoidose an den Augen wurden ausgeschlossen.

Erstdiagnosen: Granulomatöse Hepatitis ohne nachweisbare Ursache. Eisenmangelanämie bei Hypermenorrhöen.

Bemerkungen und Verlauf: Die Untersuchungen der Patientin ergaben keine Hinweise auf ein infektiöses oder nichtinfektiöses Grundleiden oder andere bekannte Ursachen (z. B. chemische Noxen, medikamentös-allergische Reaktionen, Enzymdefekte) der histologisch gesicherten granulomatösen Hepatitis. Die Diagnose einer Sarkoidose war nach den histologischen und den übrigen Befunden nicht zu stellen. Nach dem Befund der Beckenkammbiopsie bestand zumindest der Verdacht, daß nicht nur die Leber, sondern auch das Knochenmark betroffen war, und es sich somit um eine systemische granulomatöse Erkrankung im Sinne einer „idiopathischen Granulomatose" bzw. eines „chronischen Granulomatose-Syndroms unbekannter Ursache" handelte. Bemerkenswert waren die nur gering erhöhten Leberenzyme und eine fehlende Vermehrung der alkalischen Phosphatase bei dem granulomatösen Leberbefall.

Unter einer Glukokortikoidbehandlung (Initialdosis 50 mg Prednisolon täglich) verschwanden die Fieberschübe, und die humoralen Entzündungszeichen bildeten sich zurück. Ebenso besserte sich unter einer Eisensubstituion die Anämie. Bei einer $1^1/_2$ Jahre nach der Erstuntersuchung durchgeführten laparoskopischen Kontrolle waren histologisch keine granulomatösen

Veränderungen der Leber mehr nachweisbar. Auch die zytologischen und histologischen Befunde einer Beckenkammbiopsie waren unauffällig. Die BSG betrug 11/20 mm. Blutbild und die übrigen Laborbefunde einschließlich Leberenzyme und ACE waren normal.

2. Untersuchung: 9 Jahre nach der Erstuntersuchung wurde die Prednisolonbehandlung (5 mg täglich) beendet. Anläßlich einer 6 Monate später bei Beschwerdefreiheit durchgeführten Röntgenkontrolle der Thoraxorgane fanden sich eine neu aufgetretene polyzyklische Hilusverbreiterung beiderseits und diskrete interstitielle Lungenveränderungen. Die CT-Untersuchung ergab bihiläre, retrokavale und paraaortale Lymphome sowie streifige Veränderungen im Lungenparenchym entsprechend dem Bild einer Sarkoidose (II). Im Rahmen einer Bronchoskopie mit transbronchialer Biopsie wurde im Lungenparenchym histologisch eine epitheloidzellige Granulomatose ohne Verkäsungen gesichert. Kulturuntersuchungen der Bronchialspülflüssigkeit auf Mykobakterien verliefen negativ. Sonographisch fanden sich zugleich vergrößerte Lymphknoten im Bereich des Ligamentum hepatoduodenale bei einer Hepatomegalie. BSG 28/60 mm, C-reaktives Protein 3,0 mg/dl. Weitere abweichende Laborbefunde: IgA-Vermehrung (650 mg/dl) und grenzwertige Erhöhung des ACE auf 58 U/l (normal < 52).

Unter einer neuerlichen Prednisolonbehandlung (initial 1 mg/kgKG) bildeten sich die röntgenologischen Lungenveränderungen und die pathologischen Laborbefunde innerhalb von 6–8 Monaten zurück. Nach dem Versuch einer Dosisreduktion des Prednisolons unter 7,5 mg täglich entwickelten sich erneute Krankheitssymptome mit multilokulären Arthralgien und Myalgien, Fieber bis 39°C, Augenbeschwerden und einem allgemeinen Krankheitsgefühl.

3. Untersuchung: Bei der erneuten Überweisung der Patientin an unsere Klinik fanden sich sonographisch wieder eine Lebervergrößerung und mehrere vergrößerte Lymphknoten im Bereich des Ligamentum hepatoduodenale. Außerdem bestanden erstmals die Zeichen einer Iridozyklitis. Die pneumologischen Untersuchungen ein-

4

schließlich Lungenfunktionsprüfungen ergaben keine sicheren Hinweise auf ein Rezidiv der pulmonalen Sarkoidose. Pathologische Laborbefunde: BSG 140/150 mm, C-reaktives Protein 13,3 mg/dl (normal bis 0,6), Hämoglobin 9,5 g/dl, Erythrozyten 3,59 Mio/μl; Leukozyten 15400/μl, davon 5 % stabkernige Neutrophile und 86 % segmentkernige Neutrophile; Thrombozyten 671000/μl. Serumeisen 13 μg/dl bei normalem Serumferritin; γ-GT 33 U/l, γ-Globuline 1,94 g/dl, α_2-Globuline 1,06 g/dl, IgA 594 mg/dl. Das ACE und das Serumkalzium waren ebenso wie die übrigen Laborbefunde normal.

Unter einer Prednisolonbehandlung mit anfänglich 1,5 mg/kgKG trat in den folgenden Monaten wieder eine Remission ein. Die Patientin wurde zuletzt noch mit 7,5 mg Prednisolon täglich behandelt und war symptomfrei.

Enddiagnose: Sarkoidose mit Multiorganbefall.

Schlußbetrachtung und Verlauf: Der beschriebene Fall zeigt eindrucksvoll, wie sich etwa 9 Jahre nach dem histologischen Befund einer granulomatösen Hepatitis unbekannter Ursache die charakteristischen Symptome einer Sarkoidose entwickelten. Hierbei waren zunächst die thorakalen Lymphknoten und die Lunge und später auch die Augen mit einer Iridozyklitis betroffen. Außerdem ist nach den Befunden bei der Erstuntersuchung anzunehmen, daß initial bereits eine Beteiligung des Knochenmarks und auch abdominaler Lymphknoten im Bereich des Ligamentum hepatoduodenale bestand. Das Angiotensin Converting Enzyme (ACE), das als diagnostisch wegweisender Parameter für eine Sarkoidose gilt, war nur im zeitlichen Zusammenhang mit der thorakalen Manifestation der Erkrankung grenzwertig erhöht, normalisierte sich mit Rückbildung der thorakalen Veränderungen und blieb auch bei dem späteren Krankheitsrezidiv normal.

Uncharakteristische Initialsymptome der Erkrankung waren hier rezidivierende Fieberschübe mit uncharakteristischen Allgemeinbeschwerden, eine Hepatomegalie und unspezifische Laborbefunde mit ausgeprägten humoralen Entzündungszeichen.

Fall 18

Leitsymptome:
- unregelmäßiges remittierendes Fieber bis 40 °C,
- rechtsseitiger Pleuraerguß.

Krankheitsentwicklung: Ein 64jähriger Patient bemerkte erstmals etwa 6 Monate vor der Untersuchung in unserer Klinik eine zunehmende Belastungsdyspnoe zusammen mit einer vermehrten Schweißneigung. Er wurde 4 Monate später aufgrund eines szintigraphischen Perfusionsausfalls in der rechten Lunge bei einem rechtsseitigen Pleuraerguß unter dem Verdacht einer Lungenembolie zunächst in ein auswärtiges Krankenhaus eingewiesen. Dort trat kurz nach der Aufnahme anhaltendes remittierendes Fieber bis 40 °C auf. Es bestanden ausgeprägte humorale Entzündungszeichen und eine mikrozytäre Anämie (BSG 92/119 mm, Leukozyten 34.500/μl mit Linksverschiebung, Erythrozyten 3,8 Mio/μl, Hämoglobin 9,3 g/dl, Eisen 16 μg/dl, Ferritin > 1500 μg/l). Die übrigen Laborbefunde ergaben einen stark erhöhten Fibrinogenspiegel (10,0 g/l) sowie Vermehrungen der α_2- und β-Globuline (1,18 bzw. 1,14 g/dl), der γ-GT (52 U/l) und der alkalischen Phosphatase (202 U/l).

Im Rahmen eines 7wöchigen stationären Aufenthaltes wurden zahlreiche technische Untersuchungen durchgeführt, die letztlich nicht zur Diagnose führten, darunter eine CT-Untersuchung des Thorax und des Abdomens, eine Bronchoskopie, eine Leukozytenszintigraphie und eine Beckenkammbiopsie. In einem leicht hämorrhagischen Pleuraexsudat waren keine Tumorzellen und keine Bakterien, insbesondere auch keine tuberkulösen Mykobakterien mit Hilfe der Polymerasekettenreaktion nachweisbar. Mehrere Blutkulturen blieben steril. Wiederholte Behandlungsversuche mit verschiedenen Antibiotika hatten keinen Einfluß auf das Fieber und die entzündlichen Laborparameter. Erst nach Einleitung einer Glukokortikoidbehandlung (initial 100 mg Fluocortolon täglich) trat eine prompte Entfieberung ein.

Der Patient wurde nach kurzem häuslichen Aufenthalt mit einer täglichen Fluocortolondosis von 50 mg an unsere Klinik zur weiteren diagnostischen Abklärung überwiesen. Er hatte in den letzten 4 Monaten insgesamt 12 kg an Gewicht verloren. Er klagte über eine allgemeine Leistungsschwäche, Atemnot bei geringen körperlichen Belastungen und rechtsseitige Thoraxschmerzen. Der Patient hatte früher keine gravierenden Erkrankungen durchgemacht.

Klinischer Aufnahmebefund: Deutlich reduzierter Allgemeinzustand. Körpergewicht 62,0 kg, Größe 168 cm. Blasse Haut und Schleimhäute. Keine peripheren Lymphknotenschwellungen. Nachschleppen der rechten Thoraxseite. Vermehrte Venenzeichnung an der rechten Brustwand. Schallverkürzung mit abgeschwächtem bis aufgehobenem Atemgeräusch über dem rechten Unter-Mittelfeld. Unauffälliger Befund des Herzens und des Abdomens. Rektale Körpertemperatur 38,3°C.

Labor- und technische Basisuntersuchungen: Die Ergebnisse der pathologischen Laborbefunde sind in Tab.4.**38** zusammengefaßt. Normale Befunde ergaben die Untersuchungen auf verschiedene Autoantikörper, die Bestimmungen des ACE sowie des CEA und weiterer Tumormarker. Eine monoklonale Gammopathie wurde

Tabelle 4.**38** Ergebnisse der pathologischen Laborbefunde (Fall 18)

Blutsenkungsreaktion (mm)	144/147
Hämoglobin (g/dl)	9,6
Erythrozyten (Mio/μl)	3,94
Leukozyten(Tsd./μl)	43,0
stabkernige Granulozyten (%)	3
segmentkernige Granulozyten (%)	94
Thrombozyten (Tsd./μl)	555
Eisen (μg/dl)	12
Ferritin (μg/l)	3060
C-reaktives Protein (mg/dl)	17,6 (normal bis 0,6)
Fibrinogen (g/l)	11,2
α_2-Globuline (g/dl)	1,40
β-Globuline (g/dl)	1,16
γ-Glutamyl-Transferase (U/l)	48
alkalische Phosphatase (U/l)	206
Tissue-Polypeptide-Antigen (U/l)	1470 (normal bis 95)

ausgeschlossen. Urinstatus normal. Tuberkulintest negativ.

Bei der Sonographie des Abdomens fanden sich – abgesehen von mehreren Leberzysten – unauffällige Bauchorgane und keine Lymphknotenschwellungen. Die Milz war normal groß. Im rechten Thoraxraum stellte sich eine Raumforderung mit farbdopplersonographisch nachgewiesenen Gefäßen dar. Hierbei bestand sonographisch der Verdacht auf eine Zwerchfellpenetration.

Differentialdiagnostische Überlegungen: Aufgrund der Vorbefunde und des bisherigen Verlaufes war eine Infektion einschließlich einer Tuberkulose als Ursache des zuletzt von anhaltendem hohen Fieber begleiteten einseitigen Pleuraergusses weitgehend auszuschließen. Auch nach dem letzten sonographischen Befund und dem erhöhten Tumormarker TPA mußte trotz des fehlenden Nachweises von Tumorzellen im Pleuraexsudat am ehesten ein maligner Prozeß vermutet werden, zumal der progrediente Gewichtsverlust auf eine schwere konsumierende Erkrankung hinwies. Hierbei kamen sowohl ein primär von der Pleura selbst ausgehender Tumor als auch eine Metastasenbildung in der Pleura in Betracht.

Ergänzungsuntersuchungen: Eine erneute Bronchoskopie ergab keinen endobronchialen Tumor. Ein Knochenszintigramm mit ^{99m}Tc-MDP war unauffällig. Eine nochmalige CT-Untersuchung mit Hochauflösungs(HR)-Technik zeigte eine deutlich knotige Pleuraverdickung von 1 cm, die die ganze rechte Thoraxseite auskleidete. Hierbei war eine Kompression des laterodorsalen Leberrandes rechts apikal erkennbar. In den basalen Abschnitten des Thorax ließen sich mäßiggradige Ergußanteile nachweisen. Der radiologische Befund war dringend verdächtig auf ein malignes Pleuramesotheliom. Es wurde eine videogesteuerte Thorakoskopie mit Probeentnahmen durchgeführt. Der histologische Befund entsprach einem epithelialen malignen Pleuramesotheliom.

Enddiagnose: Diffuses malignes Pleuramesotheliom.

4

Schlußbetrachtung: Dieser Fall veranschaulicht die bekannten Schwierigkeiten, die sich häufig bei der Diagnostik eines Pleuramothelioms ergeben. Oft wird dieser Tumor erst zu einem späten Zeitpunkt erkannt, an dem er bereits weit fortgeschritten ist. Bei einem einseitigen ungeklärten Pleuraexsudat sollte daher – zumal wenn es hämorrhagisch ist – auch bei fehlendem Nachweis von Tumorzellen im Pleuraerguß möglichst frühzeitig eine Thorakoskopie oder notwendigenfalls auch eine Thorakotomie zum Ausschluß eines malignen Prozesses erwogen werden. Auch bei dem hier geschilderten Patienten kam eine Pleurektomie oder Pleurapneumektomie wegen des fortgeschrittenen Lokalbefundes und des erheblich reduzierten Allgemeinzustandes nicht mehr in Betracht. Eine vorangegangene Asbestexposition, die als gesicherter ätiologischer Faktor bei der Entstehung eines malignen Pleuramothelioms häufig beteiligt ist, ließ sich bei unserem Patienten anamnestisch nicht sichern.

Tabelle 4.**39** Erkrankungen mit Gelenkbeteiligung bei einem Fieber unbekannter Ursache

Infektionen
Brucellose
Borreliose
Tuberkulose
Yersiniose (chronische Verlaufsform)
andere septische Arthritiden (einschl. Pilzinfektionen)
Morbus Whipple
infektiöse Endokarditis
Reiter-Syndrom

Kollagen- und entzündliche Gefäßkrankheiten
systemisches Still-Syndrom
rezidivierende Polychondritis
Polyarteriitis nodosa
Wegener-Granulomatose
Morbus Behçet
Takayasu-Arteriitis

andere Erkrankungen
Morbus Crohn
Sarkoidose
familiäres Mittelmeerfieber
Hyper-IgD-Syndrom
medikamentös induzierte Arthritis

Fieber unbekannter Ursache mit Gelenkbeteiligung

Arthralgien ebenso wie Myalgien sind uncharakteristische Begleitsymptome zahlreicher fieberhafter Erkrankungen. Dies trifft auch besonders für systemische Infektionen und nichtinfektiöse Multisystemerkrankungen zu, die sich zunächst als ein Fieber unbekannter Ursache (FUU) zeigen. Eine Arthritis ist dagegen deutlich seltener und in der Regel ein wichtiges Leitsymptom. Hierbei handelt es sich häufig nicht um Erkrankungen aus dem rheumatischen Formenkreis, sondern um systemische Grundleiden mit mehreren Organmanifestationen, wie beispielsweise beim Morbus Crohn, bei der Sarkoidose oder dem Morbus Whipple.

Eine Aufstellung über Erkrankungen, die bei einem FUU mit Gelenkbeteiligung differentialdiagnostisch in Betracht zu ziehen sind, findet sich in Tab. 4.**39**. Bei dieser Aufstellung wurden Krankheiten, die aufgrund von serologischen Tests heute meist rasch erkannt werden (z. B. systemischer Lupus erythematodes) oder Infek-

Tabelle 4.**40** Altersbezogene Differentialdiagnostik eines ungeklärten Fiebers mit Arthritis

Erwachsene <40 Jahre	Erwachsene > 40 Jahre	Erwachsene aller Altersgruppen
systemisches Still-Syndrom	Polyarteriitis nodosa	Brucellose
Morbus Crohn	Wegener-Granulomatose	Lyme-Borreliose
Sarkoidose	Morbus Whipple	Tuberkulose
Reiter-Syndrom	rezidivierende Polychondritis	Yersiniose (chron. Verlaufsform)
Morbus Behçet		Salmonellose
familiäres Mittelmeerfieber		andere septische Arthritiden (einschl. Pilzinfektionen)
Hyper-IgD-Syndrom		infektiöse Endokarditis
Takayasu-Arteriitis		medikamenteninduzierte Arthritis

Tabelle 4.**41** Differentialdiagnostische Kriterien bei Patienten mit Fieber unbekannter Ursache und Arthritis

Rezidivierende Fieberschübe	systemisches Still-Syndrom
	Morbus Crohn
	Sarkoidose
	Lyme-Borreliose
	Yersiniose (chron. Verlaufsform)
	Morbus Whipple
	familiäres Mittelmeerfieber
	Morbus Behçet
	rezidivierende Polychondritis
	Hyper-IgD-Syndrom
Fieber vor Arthritis	systemisches Still-Syndrom
	Brucellose
	Lyme-Borreliose
	Yersiniose (chron. Verlaufsform)
	infektiöse Endokarditis
	Reiter-Syndrom
Monarthritis	familiäres Mittelmeerfieber
	Tuberkulose
	Brucellose
	andere septische Arthritiden
	Pilzinfektionen

tionskrankheiten, die nur kurzzeitig mit Fieber und arthritischen Symptomen verlaufen können, nicht berücksichtigt. Gelegentlich ergeben sich schon durch das Alter des Patienten diagnostische Hinweise auf bestimmte Erkrankungen, an die bei einem FUU mit Arthritis zu denken ist (Tab. 4.**40**). Weiterhin können bestimmte Kriterien, wie rezidivierende Fieberschübe, das Auftreten des Fiebers vor Manifestation einer Arthritis oder der bevorzugte Befall jeweils nur eines Gelenkes diagnostisch hilfreich sein (Tab. 4.**41**).

Infektionen

Brucellose

Als Komplikationen dieser Erkrankung können neben den Iliosakralgelenken nicht selten auch besonders die Hüft-, Knie- und Fußgelenke als Monarthritis befallen sein. Die entzündlichen Gelenkveränderungen werden röntgenologisch erst spät erfaßt. Sie lassen sich sehr viel früher im Knochenszintigramm nachweisen.

Die Erkrankung beginnt oft schleichend mit niedrigfebrilen Temperaturen und einer Diskrepanz zwischen multiplen Beschwerden und fehlenden diagnoseweisenden objektiven Befunden. Aus diesem Grunde wird die Brucellose oft erst spät erkannt. In anderen Fällen setzt die Erkrankung einige Wochen nach der Infektion akut mit hohem Fieber und Schüttelfrösten ein. Ein wellenförmiges („undulierendes") Fieber beobachtet man eher bei unbehandelten Patienten mit protrahierten Krankheitsverläufen. Die Zugehörigkeit zu Berufen mit häufigem Viehkontakt oder eine Beschäftigung in der fleisch- und milchverarbeitenden Industrie können ebenso wie die Herkunft aus Mittelmeerländern oder ein Aufenthalt in diesen Ländern erste Hinweise auf die Erkrankung geben.

Durch eine Bakteriämie können zahlreiche Organe und Organsysteme befallen werden (Tab. 4.**42**). Hierbei ist die Spondylitis eine besonders häufige Komplikation. Eine Hepatosplenomegalie (etwa ein Drittel der Fälle) und seltenere Lymphknotenschwellungen sind schon in der Frühphase der Erkrankung zu beobachten. Bei der chronischen, länger als 1 Jahr verlaufenden Form der Brucellose können rezidivierende Fieberschübe auftreten.

Die Laborbefunde sind uncharakteristisch und daher diagnostisch nicht hilfreich. Der kulturelle Erregernachweis ist schwierig, da die Kulturen länger inkubiert werden müssen. Hierbei ist die diagnostische Treffsicherheit in Knochenmarkkulturen wahrscheinlich höher als in Blutkulturen. Inwieweit neuere Verfahren, wie die Polymerasekettenreaktion (PCR), die diagnostischen Möglichkeiten verbessern, läßt sich bisher noch nicht beurteilen. Als gebräuchlichste und einfachste serologische Methode wird nach wie vor der Agglutinationstest verwendet. Der Nachweis von nichtverkäsenden

Tabelle 4.**42** Organmanifestationen der Brucellose

- Spondylodiszitis, Sakroiliitis, Arthritis
- Milz- und Leberabszesse
- granulomatöse Hepatitis
- Urogenitalinfektionen
- Pneumonie, Pleuritis
- Endokarditis, Perikarditis
- Meningoenzephalitis, Myelitis, periphere Neuropathie

Granulomen als histologisches Substrat der Brucellose ist ein eher unspezifischer Befund und daher diagnostisch kaum verwertbar.

Borreliose

Diese durch die Spirochaeta Borrelia burgdorferi hervorgerufene Erkrankung wird wegen ihres charakteristischen klinischen Ablaufes und aufgrund der serologischen Diagnostik im allgemeinen rasch erkannt. Bei atypischen Verläufen oder beispielsweise einem fehlenden Erythema migrans (bei etwa $1/3$ der Patienten) kann sich die Borreliose in seltenen Fällen primär auch als FUU manifestieren (5, 9).

Schon in der Frühphase der Erkrankung können uncharakteristische und wechselnde Gelenkschmerzen auftreten. Eine Mono- oder Oligoarthritis, die häufig in Schüben verläuft, entwickelt sich erst später im Rahmen der disseminierten Infektion, d. h. meist erst nach Monaten. Dabei werden vor allem die großen Gelenke, bevorzugt die Kniegelenke, befallen. Die arthritischen Schübe verlaufen über Wochen bis Monate im Wechsel mit symptomfreien Intervallen. Eine Arthritis findet sich bei etwa 60 % der Patienten. In der Phase der disseminierten Infektion können zugleich die Symptome einer kardialen Mitbeteiligung (akute Perimyokarditis) und neurologische Symptome (z. B. Meningoenzephalitis, Neuritiden) auftreten. Fieber gehört zu den Frühsymptomen der Borreliose. Es kann mit hohen Temperaturen und Schüttelfrösten zusammen mit ausgeprägten allgemeinen Krankheitssymptomen verlaufen.

Gelegentlich sind bei der Lyme-Borreliose neben Kardiolipin-Antikörpern auch ein vermehrter Rheumafaktor sowie antinukleäre Faktoren nachweisbar (20). Hierdurch kann die Ursache der Arthritis u. U. verkannt werden.

Die serologische Diagnostik ist besonders wegen einer geringen Sensitivität der gebräuchlichen Verfahren in der akuten Frühphase und einer mangelnden methodischen Standardisierung problematisch. Bei zweifelhaften Befunden im ELISA, im indirekten Immunfluoreszenztest oder Immuno-Blot-Verfahren kann die PCR im Blut oder auch in der Synovialflüssigkeit durchgeführt werden (15).

Tuberkulose

Die Gelenktuberkulose bleibt oft lange Zeit unerkannt. Während in der deutschen Bevölkerung vor allem ältere Patienten betroffen sind, liegt der Erkrankungsgipfel bei den in Deutschland lebenden Ausländern zwischen dem 2. und 4. Lebensjahrzehnt. Bei etwa der Hälfte der Patienten fehlt eine pulmonale Beteiligung. Die tuberkulöse Arthritis manifestiert sich im mittleren Lebensalter gewöhnlich als afebrile oder gelegentlich subfebrile, eher indolente Monarthritis des Hüft- oder Kniegelenkes. Relativ häufig befallen ist auch ein Iliosakralgelenk. Die Gelenksymptome sind unspezifisch. Nach neueren Berichten zeigt sich bei Patienten über 60 Jahren ein anderes klinisches Bild mit ausgeprägten allgemeinen Krankheitssymptomen, dem Befall mehrerer Gelenke und periartikulären Abszeßbildungen (13). Sofern nicht bereits eine extraartikuläre Tuberkulosemanifestation erkannt ist, kann die Diagnose heute durch die hochsensitive PCR in der Synovialflüssigkeit oder im Synovialbiopsat in Verbindung mit dem histologischen Befund gestellt werden.

Seltene Ursache eines über längere Zeit ungeklärten Fiebers mit einer Arthritis ist die persistierende **Yersinia-enterocolitica-Infektion**. Die Gelenkentzündung verläuft dabei als rezidivierende oder chronische, asymmetrische Oligoarthritis. Agglutinationsreaktionen und Kulturen sind bei der chronischen Verlaufsform meist negativ.

Andere bakterielle Arthritiden manifestieren sich in der Regel nur dann als FUU, wenn ein tiefliegendes Gelenk, wie das Hüftgelenk, das Iliosakralgelenk oder bei drogenabhängigen Patienten beispielsweise auch die Symphysis pubis betroffen sind. Es besteht meist ein monoartikulärer Gelenkbefall in Verbindung mit Fieber und allgemeinen Krankheitssymptomen. Die Fieberverläufe sind unterschiedlich, Temperaturen über 39°C und Schüttelfrost jedoch selten. Nur etwa die Hälfte der Patienten hat eine initiale Leukozytose über 10 000/μl.

Diagnostische Hinweise auf eine bakterielle Arthritis können sich beispielsweise durch vorangegangene intraartikuläre Injektionen, vorbestehende Gelenkerkrankungen oder Gelenkprothesen, einen Diabetes mellitus oder besonders einen parenteralen Drogenabusus ergeben. Eine abgelaufene Gastroenteritis legt den Verdacht auf eine systemische Salmonelleninfektion nahe. Obligatorisch ist die Suche nach einem okkulten Infektionsherd. In einem kürzlich beschriebenen Fall war eine septische Coxitis initiales Leitsymptom eines perforierten Kolondivertikels (14). Neben der Knochen-Mehrphasenszintigraphie als Suchverfahren eignen sich für die Diagnostik die CT und MRT, letztere auch zum Nachweis von Ergußbildungen vor allem im Hüft- oder Iliosakralgelenk. So früh wie möglich ist aus prognostischen Gründen eine CT-gesteuerte Gelenkpunktion durchzuführen.

Eine Arthritis durch **Pilzinfektionen** ist bei immunkompetenten Patienten sehr selten. Sie verläuft typischerweise als subakute Monarthritis. Bevorzugt befallen sind die Knie-, Sprung- und Iliosakralgelenke. Die oft nur leichten Temperaturerhöhungen können dazu führen, daß ein infektiöses Geschehen zunächst nicht in Betracht gezogen wird (16). Eine systemische Candidiasis tritt besonders bei immunsupprimierten und drogenabhängigen Patienten gelegentlich auch als fieberhafte Polyarthritis in Erscheinung.

Bei einem **Morbus Whipple** sind rezidivierende Arthralgien und Arthritiden charakteristische Frühsymptome, die mit begleitenden Fieberschüben oder auch niedrigfebrilen Temperaturen den intestinalen Symptomen um Jahre vorausgehen können (19). Die reaktive *Whipple*-Arthritis ist eine nicht destruierende, wandernde Oligo- oder Polyarthritis, die alle großen und kleinen Gelenke befallen kann. Bevorzugt werden die Knie- und Sprunggelenke. Auch bei fehlenden gastrointestinalen Symptomen kann die Diagnose durch den Nachweis bakterieller DNA von Tropheryma whippelii in der Duodenalschleimhaut mit Hilfe der PCR gestellt werden.

In Einzelfällen wurde nur bei Patienten ohne vorausgegangene empirische Antibiotikatherapie eine *chronische*

Meningokokkensepsis als Ursache eines ungeklärten, rezidivierenden Fiebers mit Arthritis beobachtet (8). Die Gelenkergüsse waren steril. Zur Sicherung der Diagnose können in derartigen Fällen zahlreiche Blutkulturen notwendig sein, da diese nur selten positiv sind.

Bei der **infektiösen Endokarditis** sind Arthralgien oder Arthritiden neben Myalgien häufige und frühe Symptome, die oft dazu führen, daß die eigentliche Fieberursache nicht erkannt wird. In einer großen Studie der Mayo-Clinic fanden sich bei 44 % der Patienten mit einer Endokarditis rheumatologische Symptome. Von diesen hatten 38 % oligo- oder monoartikuläre Arthralgien und 31 % eine Oligo- oder Monarthritis (1). Die entzündlichen Gelenkveränderungen sind eher geringer ausgeprägt als bei der septischen Arthritis und die Kulturen der Synovialflüssigkeit gewöhnlich steril. Ein vermehrter Rheumafaktor ist bei etwa 50 % der Patienten mit einer länger als 6 Wochen bestehenden infektiösen Endokarditis nachweisbar. Hierbei korrelieren die Titer mit dem Grad der Hypergammaglobulinämie (18). Vermehrte antinukleäre Faktoren können ebenfalls nachweisbar sein. Die wichtigsten diagnostischen Maßnahmen sind eine transösophageale Echokardiographie und Blutkulturen.

Als reaktive Arthritis kann das **Reiter-Syndrom** in seltenen Fällen primär als FUU auftreten (9, 10). Hierbei kommt es zu einer asymmetrischen Oligo- oder Polyarthritis mit Bevorzugung der Knie-, Fuß-, Mittelfuß- und Zehengelenke sowie auch der Ellenbogen- und Fingergelenke. Häufig besteht auch eine symmetrische oder asymmetrische Sakroiliitis. Mit der Arthritis gehören als fakultative Symptome eine Urethritis, Konjunktivitis, Uveitis sowie Haut- und Schleimhautveränderungen zum Bild des Reiter-Syndroms. Dieses tritt im Anschluß an eine Infektion, vorzugsweise durch Chlamydien, Salmonellen oder Yersinien, auf. Das Fieber ist gewöhnlich geringgradig, kann aber bei sehr ausgeprägter Gelenksymptomatik auch einen intermittierenden Verlauf mit Schüttelfrost und Abgeschlagenheit haben. Diagnostische Probleme können sich bei oligosymptomatischen und chronischen Verlaufsformen ergeben. Das HLA-Antigen B27 ist in etwa zwei Drittel der Fälle nachweisbar. Die Kulturen der Synovialflüssigkeit sind steril.

4

Zur Diagnose können serologische Screening-Untersuchungen auf Antikörper gegen die genannten Erreger führen.

Kollagen- und entzündliche Gefäßkrankheiten

Das **systemische Still-Syndrom** ist bei jüngeren Patienten eine der häufigsten Ursachen eines ungeklärten Fiebers. Bei dieser Erkrankung sind Arthralgien und Arthritiden neben „septischen" Fieberschüben und einem flüchtigen Exanthem diagnostische Leitsymptome. Während Arthralgien und Myalgien in aller Regel schon beim ersten Krankheitsschub auftreten, entwickelt sich die Arthritis häufig erst später. Sie betrifft die großen und kleinen Gelenke einschließlich der zervikalen Wirbelgelenke. Am häufigsten ist eine relativ symmetrische Polyarthritis mit bevorzugtem Befall der Knie-, Hand- und Sprunggelenke. Die Metakarpophalangealgelenke sind im Gegensatz zur rheumatoiden Arthritis ausgespart. In vielen Fällen ist wenigstens ein stammnahes Gelenk (Schulter- oder Hüftgelenk) betroffen (17). Radiologisch nachweisbare Gelenkveränderungen treten bei einigen Patienten nie auf, bei anderen können sich schwere Destruktionen besonders im Hüft- und Schultergelenk entwickeln (weitere Einzelheiten S. 70).

Die sehr seltene **rezidivierende Polychondritis** ist durch eine schubweise verlaufende, destruierende Knorpelentzündung gekennzeichnet, die bevorzugt an den Ohrmuscheln und der Nase sowie an den laryngotrachealen Strukturen abläuft. Ein häufiges Initialsymptom der Krankheit ist eine Arthritis, die meist als asymptomatische und wandernde Oligo- oder Polyarthritis verschiedene große und kleine Gelenke erfassen kann. Die arthritischen Schübe verlaufen über Tage bis zu Wochen und u. U. sogar Monaten. Manifestationen an nichtknorpelhaltigen Organen betreffen das kardiovaskuläre System, die Augen, Nieren und die Haut. Nach einer neueren Sammelstatistik finden sich als Initialsymptome der Krankheit in etwa 26 % der Fälle eine Ohrmuschelchondritis, in ca. 23 % eine Oligo- oder Polychondritis und in etwa 15 % eine nasale Chondritis (11). Seltener

manifestiert sich die rezidivierende Polychondritis initial in den Augen (z. B. Konjunktivitis, Skleritis, Uveitis) oder mit einem Befall der Atemwege (z. B. Aphonie, Stridor, Dyspnoe). Hierdurch kann die Frühdiagnose erschwert werden. So tritt die Erkrankung auch als FUU am ehesten dann auf, wenn die diagnostisch richtungsweisenden chondritischen Symptome fehlen, und beispielsweise eine Arthritis mit hohem Fieber im Vordergrund steht.

Die klinische Verdachtsdiagnose kann durch den Nachweis von Antikörpern gegen Typ-II-Kollagen gestützt werden. Kürzlich wurde auch eine vermehrte Assoziation mit dem HLA-Antigen DR4 beschrieben (12). Im übrigen sind die Laborbefunde mit humoralen Entzündungszeichen uncharakteristisch. Bei einem Teil der Patienten mit einer Polychondritis besteht ein anderes Grundleiden (z. B. systemischer Lupus erythematodes, rheumatoide Arthritis).

Systemische Vaskulitiden

Ein zunächst ungeklärtes Fieber mit einer Polyarthritis ist eine häufige Frühmanifestation einer systemischen Vaskulitis. Auf die Diagnose weisen jedoch eher andere, oft erst im weiteren Krankheitsverlauf auftretende und für das jeweilige Leiden spezifischere Krankheitssymptome. Von den Vaskulitiden präsentiert sich in erster Linie die **Polyarteriitis nodosa** als FUU. Bei dieser Erkrankung tritt in etwa 20 % der Fälle frühzeitig eine episodisch verlaufende asymmetrische Polyarthritis auf, die bevorzugt die großen Gelenke der unteren Extremität erfaßt. Wandernde Arthralgien und Myalgien sind jedoch wesentlich häufigere Symptome. Die Temperatur ist überwiegend sub- oder niedrigfebril. Das Fieber kann aber auch einen septischen Charakter haben und mit ausgeprägten allgemeinen Krankheitssymptomen einhergehen. Die Diagnose ist oft schwierig zu stellen (→ Kap. 8).

Auch die **Wegener-Granulomatose** kann sich gelegentlich mit Fieber und einer Polyarthritis manifestieren, bevor die typischen Symptome der oberen und unteren Atemwege in Erscheinung treten (7). Durch den Nachweis antineutrophiler zytoplasmatischer Antikörper (c-ANCA, Proteinase-3-Antikörper) kann die Diagnose frühzeitig gestellt werden.

Ein **Morbus Behçet** ist ebenfalls nur als seltene Ursache eines ungeklärten Fiebers mit Arthritis in Betracht zu ziehen. Bei dieser Erkrankung kann in Ausnahmefällen eine seronegative, subakute oder chronische Oligoarthritis initiales Krankheitssymptom sein. Neben peripheren Gelenken sind gelegentlich auch die Iliosakralgelenke betroffen. Im Vordergrund stehen jedoch die rezidivierende orale und auch genitale Aphthenbildung mit Ulzerationen, die vaskulären Symptome sowie die Zeichen der Augen- und ZNS-Beteiligung. An diese Erkrankung ist besonders bei türkischen, griechischen oder arabischen Patienten zu denken. Der Nachweis von HLA-B51 kann ein diagnostischer Hinweis sein.

Die seltene **Takayasu-Arteriiti**s kann sporadisch als FUU auftreten (6). Typischerweise sind junge Frauen zwischen dem 20. und 30. Lebensjahr betroffen. Neben den meist sub- oder niedrigfebrilen Temperaturen mit allgemeinem Krankheitsgefühl und Gewichtsabnahme können Arthralgien und Myalgien bestehen. In Einzelfällen wurde eine symmetrische Polyarthritis beobachtet.

Bei der relativ häufig zunächst als FUU verlaufenden *Riesenzellarteriitis/Polymyalgia rheumatica* sind Gelenkschmerzen und -schwellungen ungewöhnlich. Charakteristisch sind hier vielmehr symmetrische Myalgien im Schulter- oder Beckengürtelbereich.

Andere Erkrankungen

Beim **Morbus Crohn** können rezidivierende Arthralgien und Arthritiden mit Fieber, Abgeschlagenheit und Gewichtsverlust ganz im Vordergrund der Erkrankung stehen und intestinale Symptome zunächst völlig fehlen. Oft findet sich zusätzlich ein Erythema nodosum. Die asymmetrische, wandernde Oligoarthritis beginnt meistens akut im Knie- oder Sprunggelenk und kann im weiteren Verlauf auch die kleinen Gelenke befallen. Die Arthritis ist selbstlimitierend und wird in ihrem Verlauf von den Exazerbationen und Remissionen der intestinalen Entzündung beeinflußt. Extraintestinale Manifestationen treten bevorzugt bei Patienten mit einem Dickdarmbefall auf.

Eine symmetrische oder asymmetrische Arthritis bei einem jüngeren Patienten mit einem FUU sollte immer auch an eine **Sarkoidose** denken lassen. Diagnostisch schwierig ist vor allem die Erkennung der extrathorakalen Sarkoidose. Eine Gelenkbeteiligung bei dieser Multisystemerkrankung ist häufig (etwa 25 – 50 %). Betroffen sind meist große Gelenke. Bei der Sarkoidose können außer den Gelenken fast alle Organe betroffen sein: Lungen, Lymphknoten, Leber, Milz, Haut, Augen, Nieren, Nervensystem, Herz und Gastrointestinaltrakt. Die Gelenksymptomatik kann den anderen Krankheitsmanifestationen gelegentlich um viele Monate vorausgehen. Das große Spektrum der Organmanifestationen sowie diagnostisch gelegentlich irreführende serologische Befunde (2) erschweren die diagnostische Zuordnung zu dieser Erkrankung. Mit ihren rezidivierenden Fieberschüben zählt die extrathorakale Sarkoidose daher zu den häufigsten Ursachen eines primär ungeklärten Fiebers. Das ACE ist nicht selten normal. Auch durch den histologischen Nachweis nichtverkäsender granulomatöser Organveränderungen ist die Diagnose nicht gesichert, da ursächlich auch andere Erkrankungen in Betracht kommen.

Auch bei der sog. **idiopathischen Granulomatose** können arthritische Symptome in Verbindung mit rezidivierenden Fieberschüben auftreten (4).

Für das **familiäre Mittelmeerfieber** sind kurze Attacken einer Monarthritis charakteristisch, die mit gleichförmig ablaufenden, selbstlimitierenden, hohen Fieberschüben in unregelmäßigen Intervallen wiederkehren. In seltenen Fällen ist die Arthritis über Jahre das einzige Krankheitssymptom und wird als solches erst erkannt, wenn die Zeichen der typischen Peritonitis oder Pleuritis hinzutreten. Die arthritischen Episoden mit bevorzugtem Befall der

4

Kniegelenke klingen jeweils innerhalb von 3–6 Tagen wieder ab. Selten kann die Arthritis auch über mehrere Wochen bis Monate bestehen bleiben. Chronisch-destruierende Arthropathien sind jedoch ungewöhnlich. Die Kulturen der Synovialflüssigkeit sind stets steril. Die Diagnose stützt sich auf den charakteristischen Krankheitsverlauf bei ethnologisch prädisponierten Patienten aus dem Mittelmeerraum und eine familiäre Häufung.

Bei dem erst kürzlich beschriebenen seltenen **Hyper-IgD-Syndrom** treten während der ebenfalls kurzen und rezidivierenden Fieberepisoden häufig Arthralgien und eine Arthritis auf. Bevorzugt sind die Knie- und Sprunggelenke. Mit dem Temperaturabfall sistieren auch die arthritischen Symptome. Bleibende Gelenkschäden wurden bisher nicht beschrieben (3). Als weitere Symptome und Befunde zeigen sich bei dieser ätiologisch ungeklärten Krankheit flüchtige Lymphknotenschwellungen, abdominelle Beschwerden und Hautveränderungen mit ausgeprägten humoralen Entzündungszeichen einschließlich einer Leukozytose.

Als seltene Ursache eines ungeklärten Fiebers mit Arthritis muß die Einnahme von *Medikamenten*, vorrangig von Antibiotika, berücksichtigt werden. Die medikamentöse Ursache des Fiebers wird in diesen Fällen jedoch meist früh erkannt.

Literatur

1 Churchill, M.A., J.E. Geraci, G.G. Hunder: Musculoskeletal manifestations of bacterial endocarditis. Ann.Intern.Med. 87 (1977) 754–759
2 Collins, D.A., B.E. Bourke: Systemic lupus erythematosus: an occasional misdiagnosis. Ann.Rheum.Dis. 55 (1996) 421–422
3 Drenth, J.P.H., C.J. Haagsma, J.W.M. van der Meer, and the International Hyper-IgD Study Group: Hyperimmunoglobulinemia D and periodic fever syndrome. The clinical spectrum in a series of 50 patients. Medicine 73 (1994) 133–144
4 Friedland, J.S., D.J. Weatherall, J.G.G. Ledingham: A chronic granulomatous syndrome of unknown origin. Medicine 69 (1990) 325–331
5 Gräf, P., N. Börner, M. Reichert, L.S. Weilemann, J. Meyer: Intermittierende Fieberschübe. Lyme-Erkrankung ohne Erythema chronicum migrans. Internist 29 (1988) 778–780

6 Hall, S., W. Barr, J.T. Lie, A.W. Stanson, F.J. Kazmier, G.G. Hunder: Takayasu arteritis. A study of 32 North American patients. Medicine 64 (1985) 89–99
7 Hoffman, G.S., G.S. Kerr, R.Y. Leavitt, C.W. Hallahan, R.S. Lebovics, W.D. Travis, M. Rottem, A.S. Fauci: Wegener granulomatosis: an analysis of 158 patients. Ann.Intern.Med. 116 (1992) 488–498
8 Hoffmann, R., H. Schomerus: Chronische Meningokokkensepsis als Ursache unklaren Fiebers. Internist 24 (1983) 648–651
9 Kazanjian, P.H.: Fever of unknown origin: review of 86 patients treated in community hospitals. Clin.Infect.Dis. 15 (1992) 968–973
10 Knockaert, D.C., L.J. Vanneste, S.B. Vanneste, H.J. Bobbaers: Fever of unknown origin in the 1980s. An update of the diagnostic spectrum. Arch.Intern.Med. 152 (1992) 51–55
11 Lamberts, R., U. Helmchen, W. Creutzfeldt: Rezidivierende Polychondritis. Dtsch.Med.Wschr. 114 (1989) 945–950
12 Lang, B., A. Rothenfusser, J.S. Lanchbury, G. Rau, F.C. Breedveld, A. Urlacher, E.D. Albert, H.H. Peter, I. Melcher: Susceptibility to relapsing polychondritis is associated with HLA-DR4. Arthr.Rheum. 36 (1993) 660–664
13 Linares, L.F., A. Valcarcel, J.M. Del Castillo, E. Saiz, A. Bermudez, P. Castellon: Tuberculous arthritis with multiple joint involvement. J.Rheumatol. 18 (1991) 635–636
14 Messien, M., R. Turner, F. Bunch, S. Camer: Hip sepsis from retroperitoneal rupture of diverticular disease. Orthop.Rev. 22 (1993) 597–599
15 Nocton, J.J., F. Dressler, B.J. Rutledge, P.N. Rys, D.H. Persing, A.C. Steere: Detection of Borrelia burgdorferi DNA by polymerase chain reaction in synovial fluid from patients with Lyme arthritis. N.Engl.J.Med. 330 (1994) 229–234
16 Pinals, R.S.: Polyarthritis and fever. N.Engl.J.Med. 330 (1994) 769–774
17 Pouchot, J., J.S. Sampalis, F. Beaudet, S. Carette, F. Décary, M. Salusinsky-Sternbach, R.O. Hill, A. Gutkowski, M. Harth, D. Myhal, J.-L. Senécal, C. Yeadon, J.M. Esdaile: Adult Still's disease: manifestations, disease course, and outcome in 62 patients. Medicine 70 (1991) 118–136
18 Scheld, W.M., M.R. Sande: Endocarditis and intravascular infections. In Mandell, G.L., J.E. Bennett, R. Dolin: Principles and Practice of Infectious Diseases, 4th ed., Vol I, Churchill Livingstone, New York 1995 (pp. 740–783)
19 Schmidt, R.E., J. Vogel, P.K. Schäfer, R. Gugler: Morbus Whipple: Wichtige Differentialdiagnose bei Polyarthritis und Fieber. Dtsch.Med.Wschr. 109 (1984) 906–909
20 Steere, A.C.: Lyme-Disease. N.Engl.J.Med. 321 (1989) 586–596

Fall 19

Leitsymptome:
- rezidivierende Episkleritis,
- rezidivierende Fieberschübe bis 40 °C,
- Polyarthritis,
- Ohrmuschelschmerzen.

Krankheitsentwicklung: Eine 44jährige Patientin litt seit 12 Jahren unter einer rezidivierenden Episkleritis beiderseits. In den letzten 7 Jahren traten außerdem rezidivierende Fieberschübe mit Temperaturen bis maximal 40 °C über jeweils einige Wochen sowie entzündliche Gelenkveränderungen wechselnder Lokalisation auf. Im Rahmen einer eingehenden auswärtigen stationären Untersuchung während des 1. Fieberschubs wurde bei einmaligem Nachweis von Staphylococcus aureus in wiederholt angelegten Blutkulturen eine „Septikämie bei unbekanntem Primärherd" angenommen. Weitere wiederholte klinische Untersuchungen während symptomfreier Intervalle ergaben unauffällige Befunde und keine Hinweise auf die Ursache der rezidivierenden entzündlichen Augenerkrankung und die übrigen episodenhaft auftretenden Krankheitssymptome. Neben anderen Verdachtsdiagnosen wurde in einer auswärtigen Universitätsklinik ein „inkomplettes Reiter-Syndrom" vermutet. Mit dem Ziel einer Fokussanierung erfolgten zuletzt mehrere Zahnwurzelbehandlungen und eine Radikaloperation der Kieferhöhlen.

4 Wochen vor der jetzigen Klinikeinweisung entwickelte sich ein erneuter Krankheitsschub, zunächst wieder mit den Symptomen einer beidseitigen Episkleritis. Im weiteren Verlauf traten Fieber bis knapp über 40 °C, Arthralgien in den Kiefer-, Finger-, Hand- und Fußgelenken sowie zuletzt ein fleckförmiges juckendes Exanthem auf. Außerdem klagte die Patientin bei der Aufnahmeuntersuchung über Schmerzen im Bereich der rechten Ohrmuschel bei starkem allgemeinen Krankheitsgefühl. Auf gezieltes Befragen gab die Patientin an, daß sie schon bei früheren Fieberschüben gelegentlich schmerzhafte Schwellungen an den Ohrmuscheln und einmal auch eine schmerzhafte Anschwellung mit Rötung im Bereich der Nasenspitze beobachtet habe.

Klinischer Aufnahmebefund: Blasse Patientin in reduziertem Allgemeinzustand. Körpergewicht 55,0 kg, Größe 160 cm. Rektale Körpertemperatur bei der stationären Aufnahme 40,1 °C. Generalisiertes urtikarielles Exanthem einschließlich des Gesichtes. Einzelne, bis maximal haselnußgroße, weiche Lymphknoten an beiden Halsseiten. Schmerzhafte Schwellung und Rötung des Antitragus am rechten Ohr. Schwellungen und Bewegungsschmerzen im Bereich der Sprung- und Handgelenke beiderseits. Ödematöse Weichteilschwellungen der Hand- und Fußrücken. Unauffälliger klinischer Befund des Herzens, der Lungen und des Abdomens. An beiden Augen Befund einer Conjunctivitis sicca ohne Anhalt für eine floride Episkleritis.

Labor- und technische Basisuntersuchungen: BSG 81/109 mm; Hämoglobin 10,0 g/dl, Erythrozyten 3,3 Mio/μl; Leukozyten 13300/μl, davon 4 % stabkernige Granulozyten, 79 % segmentkernige Granulozyten. Thrombozyten 853000/μl. Serumeisen 10 μg/dl, Ferritin 450 μg/l, Vermehrung der α_2-Globuline (1,50 g/dl), der alkalischen Phosphatase (513 U/l), der GPT (29 U/l) und der Gesamt-IgE (272 kU/l). Normal waren γ-GT, GOT, Kreatinin, Immunelektrophorese, Kreatininkinase, Aldolase sowie Untersuchungen auf Rheumafaktor, antinukleäre Faktoren, Doppelstrang-DNS, ENA, zirkulierende Immunkomplexe und Kryoglobuline. Serologische Untersuchungen auf Antikörper gegen zahlreiche Viren und Bakterien verliefen negativ. In 2 von insgesamt 6 angelegten Blutkulturen Nachweis von Staphylokokken mit negativem Koagulasetest (wahrscheinlich Verunreinigung). Urinstatus normal.

Differentialdiagnostische Überlegungen: Die klinische Symptomatik und die bisher erhobenen Befunde sprachen für eine schubweise verlaufende entzündliche Systemerkrankung mit Augen- und Gelenkbeteiligung. Hierbei ergaben die entsprechenden serologischen Untersuchungen keine Hinweise auf eine der bekannten und häufiger auftretenden Erkrankungen aus dem Formenkreis der Kollagenosen. Eine chronische Infektionskrankheit war allein aufgrund des langjährigen Verlaufes weitgehend auszuschließen. Besonders auffällig waren die entzündlichen Veränderungen an der rechten Ohrmuschel der Patientin, die den Verdacht auf eine Entzündung des Ohrmuschelknorpels erweckten.

Ergänzungsuntersuchungen: Eine Biopsie aus dem entzündlich veränderten Antitragus ergab den histologischen Befund einer nekrotisierenden Chondritis mit Knorpeldestruktion und Ersatz durch ein entzündliches Granulationsgewebe mit perivaskulären Zellinfiltraten, vor allem durch Plasmazellen und Lymphozyten bei einem weitgehenden Verlust der basophilen Anfärbbarkeit (Metachromasie der Knorpelmatrix). Im Serum der Patientin konnten vermehrt Antikörper gegen Typ-II-Kollagen nachgewiesen werden. Ein Befall weiterer Knorpelstrukturen, insbesondere im Bereich des Respirationstraktes, ließ sich nicht feststellen. Die Bodyplethysmographie ergab eine normale Lungenfunktion. Im ^{99m}Tc-Gelenkszintigramm fanden sich lokale Mehranreicherungen in mehreren Gelenken (vor allem beider Handgelenke und rechtes Sprunggelenk) als Hinweis auf entzündliche Gelenkveränderungen.

Enddiagnose: Rezidivierende Polychondritis.

Verlauf und Schlußbetrachtung: Unter einer Behandlung mit initial 100 mg Prednison täglich (50 mg erwiesen sich als ineffektiv) kam es zu einem prompten Fieberabfall und einer Rückbildung aller Krankheitssymptome. In den folgenden 6 Monaten wurde die Prednisondosis bei anhaltender Symptomfreiheit allmählich auf 5 mg täglich reduziert. Unter dieser Erhaltungsdosis trat innerhalb des folgenden Jahres einmalig ein erneuter leichter Episkleritisschub ohne Fieber auf. Im weiteren Verlauf kam es jedoch erneut zu wiederholten Arthritisschüben, die jeweils eine Erhöhung der Glukokortikoiddosis erforderlich machten.

Erstes und unspezifisches Leitsymptom der Erkrankung war – wie in vielen beschriebenen Fällen – die hier seit 12 Jahren schubweise auftretende Episkleritis. Als weitere charakteristische Krankheitssymptome traten in den folgenden Jahren rezidivierende Fieberschübe und eine ebenfalls schubweise verlaufende, asymmetrische seronegative Polyarthritis auf. Eine frühere Diagnose wurde im vorliegenden Fall dadurch erschwert, daß die richtungsweisenden Symptome der Chondritis ganz im Hintergrund standen und erst während des letzten Krankheitsschubs erkannt wurden.

Ätiologie und Pathogenese dieser seltenen Systemerkrankung sind bisher nicht bekannt. Neben Ohren und Nase kann besonders bei fortschreitendem Krankheitsverlauf auch der Respirationstrakt befallen werden. Eine Destruktion von Tracheal- und Bronchialknorpeln mit respiratorischer Insuffizienz und pulmonalen Infektionen ist eine der häufigsten Todesursachen der rezidivierenden Polychondritis. An weiteren Organsystemen mit nicht knorpelhaltigen Geweben können das Herz-Kreislaufsystem, das Audiovestibularorgan, mit unspezifischen Veränderungen die Haut und selten auch das Nervensystem betroffen sein. Wie auch bei dem hier beschriebenen Fall stehen die arthritischen Symptome bei dieser Erkrankung häufig ganz im Vordergrund.

Fall 20

Leitsymptome:
- mehrjährige Arthralgien und Myalgien,
- Durchfälle mit Gewichtsverlust,
- niedrigfebrile Temperaturen.

Krankheitsentwicklung: Bei einer 58jährigen Patientin traten etwa 5 Jahre vor der 1. Untersuchung in unserer Klinik Arthralgien in verschiedenen großen Gelenken und zeitweise auch flüchtige Gelenkschwellungen auf. Unter der Verdachtsdiagnose einer „seronegativen Polyarthritis" wurde die Patientin zunächst mit nichtsteroidalen Antirheumatika behandelt. Im weiteren Verlauf traten auch Myalgien sowie ein morgendliches Steifigkeitsgefühl, besonders im Bereich des Schulter- und geringer auch des Beckengürtels auf. Bei einer stationären Untersuchung in einer Rheumaklinik wurde aufgrund der klinischen Symptomatik eine „atypische Polymyalgia rheumatica" vermutet. Unter einer Prednisonbehandlung mit initial 50 mg täglich besserten sich die Arthralgien, besonders auch die Schulter- und Beckengürtelbeschwerden.

Bei der Erstuntersuchung der Patientin in unserer Klinik bestanden unter einer täglichen Prednisondosis von 7,5 mg nur noch leichtere Schmerzen in den Knie- und Handgelenken. Außerdem litt die Patientin seit einigen Monaten unter abdominellen Schmerzen wechselnder Lokalisation. Bekannt war eine familiäre Hypercholesterinämie.

Klinischer Aufnahmebefund:
(1. Untersuchung): Guter Allgemeinzustand. Körpergewicht 60,0 kg, Größe 145 cm. Rektale Körpertemperatur 37,4°C. Leichte Heberden-Arthrose einzelner Finger. Keine entzündlichen Gelenkveränderungen. Ausgeprägte Myotendinosen im Bereich des Schultergürtels und der Rückenmuskulatur. Druckschmerz im rechten Unterbauch in der Zökumregion. Übriger Befund des Abdomens, der Lungen und des Herzens unauffällig. Normaler peripherer arterieller Gefäßstatus einschließlich der Temporalarterien. Unauffälliger gynäkologischer Befund.

Labor- und technische Basisuntersuchungen:
BSG 28/60 mm; Leukozyten 20800/μl, davon 3 % stabkernige und 86 % segmentkernige Granulozyten; Thrombozyten 568000/μl; rotes Blutbild normal. Fehlender bzw. nicht vermehrter Nachweis von HLA-B27, Rheumafaktor, antinukleären Faktoren, Doppelstrang-DNS und ENA. Gesamtcholesterin 302 mg/dl. Urinstatus normal. Kein Nachweis von okkultem Blut im Stuhl.

Normaler Röntgenbefund der Thoraxorgane. Normales EKG. Sonographie des Abdomens: 3 bewegliche Gallenblasenkonkremente; kein Nachweis von Lymphomen. Echokardiogramm unauffällig.

Ergänzungsuntersuchungen:
Eine ^{99m}Tc-MDP-Knochenszintigraphie ergab Mehranreicherungen in beiden Daumensattelgelenken, im Bereich der mittleren HWS und in den distalen Interphalangealgelenken einzelner Finger, am ehesten bedingt durch degenerative Veränderungen. Kein Anhalt für entzündliche Gelenkveränderungen. Bei einer Koloskopie mit terminaler Ileoskopie wurde endoskopisch und histologisch ein normaler Schleimhautbefund erhoben. Bei einer Ösophago-Gastro-Duodenoskopie zeigten sich ausgeprägte Candidabeläge im Ösophagus und histologisch eine leichte chronische Oberflächengastritis im Antrumbereich.

Weiterer Verlauf:
Nach einer antimykotischen Behandlung der Soor-Ösophagitis wurde die Prednisontherapie mit 5 mg täglich bei weiterhin ungeklärter Diagnose fortgeführt. Die Gelenkbeschwerden waren in der Folgezeit eher rückläufig. Nach einigen Monaten kam es zu einem Symptomwandel: Es entwickelte sich eine anhaltende Appetitlosigkeit mit progredientem Gewichtsverlust, und im weiteren Verlauf traten persistierende Durchfälle mit mehrmals täglichen breiig-wässrigen Stuhlentleerungen sowie niedrigfebrilen Temperaturen bis 38,8°C, Nachtschweiße und eine zunehmende Abgeschlagenheit auf. Die Patientin wurde 9 Monate nach der 1. Untersuchung wegen dieser Symptomatik erneut an die Klinik überwiesen.

Klinischer Aufnahmebefund:
(2. Untersuchung): Deutlich reduzierter Allgemeinzustand. Körpergewicht 50,0 kg (- 10,0). Rektale Körpertemperatur 38,1°. Keine peripheren Lymphknotenschwellungen. Glossitis mit hochroter Zunge. Druckschmerz im linken Oberbauch; keine palpablen Resistenzen im Abdomen. Übrige Befunde unverändert.

Labor- und technische Basisuntersuchungen:
BSG 27/61 mm. Hämoglobin 10,6 g/dl, Erythrozyten 4,41 Mio/μl; Leukozyten 13200/μl, davon 3 % stabkernige und 79 % segmentkernige Granulozyten; Thrombozyten 530000/μl. Weitere pathologische Laborbefunde: Eisen 13 μg/dl, Albumine 3,2 g/dl, Kalium 3,6 mmol/l. Gesamtcholesterin 151 mg/dl (Abfall um die Hälfte des Vorwertes). Ferritin, TSH, freies Thyroxin sowie Prothrombinzeit und Kalzium waren normal. Urinstatus unauffällig.

Sonograpie des Abdomens: unveränderte bewegliche Gallenblasenkonkremente, keine Splenomegalie, keine Lymphknotenschwellungen. Unveränderter normaler Röntgenbefund der Thoraxorgane. Unauffälliges Echokardiogramm.

Differentialdiagnostische Überlegungen: Mit den neu aufgetretenen Symptomen Durchfälle, progredienter Gewichtsverlust und Fieber bestand der dringende Verdacht auf eine entzündliche Darmerkrankung. Hierbei wiesen die Hypalbuminämie, der starke Cholesterinabfall gegenüber dem Vorwert und auch die Eisenverminderung zugleich auf eine Malabsorption hin. Im Hinblick auf die primäre Gelenkssymptomatik war an einen Morbus Crohn, eine Yersiniose oder auch an einen Morbus Whipple zu denken. Für ein malignes Lymphom oder eine Tuberkulose mit mesenterialem Lymphknotenbefall ergaben die bisherigen Befunde keinen Anhalt. Auch eine zwischenzeitlich aufgetretene infektiöse Enteritis war bei den inzwischen schon mehrere Wochen bestehenden Durchfällen wenig wahrscheinlich.

Ergänzungsuntersuchungen: Bei zusätzlichen Laboruntersuchungen fanden sich eine vermehrte Stuhlfettausscheidung und ein pathologischer D-Xylosetest. Der bakteriologische Stuhlbefund war unauffällig. Antikörper gegen Yersinien und andere pathogene Darmkeime wurden nicht nachgewiesen. Eine Röntgenuntersuchung des Dünndarms (Sellink) ergab keinen sicheren Anhalt für eine entzündliche Dünndarmerkrankung. Bei einer erneuten Koloskopie fielen endoskopisch lediglich stippchenartige Rötungen im terminalen Ileum bei sonst normalem endoskopischen Befund auf. Biopsien aus dem Ileum und verschiedenen Kolonregionen zeigten PAS-positive Makrophagen in allen Schleimhautproben. Auch im Stroma der Duodenalschleimhaut wurden bei einer Gastro-Duodenoskopie Makrophagen mit PAS-positivem Zytoplasma nachgewiesen.

Enddiagnosen: Morbus Whipple. Klinisch asymptomatische Cholezystolithiasis. Hypercholesterinämie. Soor-Ösophagitis unter einer Glukokortikoid-Langzeitbehandlung.

Verlauf und Schlußbetrachtung: Wie in vielen Fällen mit einem Morbus Whipple waren auch bei der hier beschriebenen Patientin die polyarthritischen Beschwerden den charakteristischen Durchfällen mehrere Jahre vorausgegangen. Erst mit der klinischen Darmmanifestation traten auch allgemeine Krankheitssymptome mit Fieber in den Vordergrund. Die Erkrankung hätte möglicherweise schon bei der Erstuntersuchung erkannt werden können, wenn bei den damaligen histologischen Untersuchungen des Biopsiematerials aus Dünn- und Dickdarm eine zusätzliche PAS-Färbung durchgeführt worden wäre. Heute läßt sich die Diagnose dieser seltenen und überwiegend bei Männer mittleren Alters auftretenden Krankheit durch den spezifischen DNA-Nachweis von dem Erreger (Tropheryma whippelii) mit Hilfe der Polymerasekettenreaktion sichern.

Unter einer Behandlung mit Doxycyclin über $1\frac{1}{2}$ Jahre trat bei der Patientin eine Besserung aller Krankheitssymptome ein. Einige Monate nach Absetzen des Medikamentes kam es jedoch zu einem Rezidiv mit ausgeprägten arthritischen Symptomen und Allgemeinbeschwerden, ohne erneute Durchfälle. Eine Wiederaufnahme der antibiotischen Therapie mit Wechsel auf Trimethoprim und Sulfamethoxazol führte innerhalb von kurzer Zeit zu einer erneuten Remission. Die Behandlung wurde nach 2 Jahren beendet. Die Patientin ist seither rezidivfrei. ▬▬

Fieber unbekannter Ursache mit Rückenschmerzen

Besonders bei älteren Patienten sind Rückenschmerzen ein so häufiges Symptom, daß sie bei differentialdiagnostischen Überlegungen leicht unberücksichtigt bleiben. Dies gilt vor allem dann, wenn lokale krankhafte Veränderungen primär nicht erkennbar sind. Bei Patienten mit einem Fieber unbekannter Ursache (FUU) sollten Rückenschmerzen als mögliches diagnostisches Leitsymptom jedoch immer beachtet werden. In diesen Fällen ist eine umfassende Diagnostik im Hinblick auf mögliche infektiöse oder nichtinfektiöse Entzündungen oder neoplastische Prozesse geboten. Eine Wirbelkörperosteo-

Tabelle 4.**43** Fieber unbekannter Ursache mit Rückenschmerzen

Vertebragene und muskuläre Rückenschmerzen	Tuberkulose
	Brucellose
	andere bakterielle Spondylitiden
	Pilzinfektionen (z. B. Candida)
	maligne Lymphome
	Wirbelkörpermetastasen
	Polymyalgia rheumatica
	Reiter-Syndrom
	Morbus Bechterew
	Morbus Behçet
	Morbus Crohn
Projizierte Rückenschmerzen	Abszesse
	Urogenitalinfektionen
	infektiöse Endokarditis
	infiziertes Aortenaneurysma
	Gefäßprotheseninfektionen
	maligne Lymphome
	maligne retroperitoneale Tumoren
	Retroperitonealfibrose
	okkulte Hämatome

myelitis, Tumormetastasen oder Lymphominfiltrationen sind zwar relativ seltene Ursachen von Rückenschmerzen, sie können sich aber hinter einem ungeklärten Fieber verbergen. Bei der Differentialdiagnostik einer fieberhaften Krankheit mit Rückenschmerzen ist die klinische Erfahrung des Untersuchers in besonderem Maße gefordert. Diagnostische Fehleinschätzungen von anamnestischen Angaben oder von Befunden bei der körperlichen Untersuchung führen hier leicht zu Fehldiagnosen (Tab. 4.**43**).

Diagnostik

Von den **bildgebenden Verfahren** dient die konventionelle Röntgendiagnostik des Skelettsystems zur groben Erfassung von ossären Veränderungen. Allerdings treten die erkennbaren röntgenologischen Veränderungen bei entzündlichen und malignen Prozessen erst relativ spät auf. Bei der Osteomyelitis der Wirbelsäule sind sie erst 6 – 10 Wochen nach Beginn der klinischen Symptome erkennbar (11).

Einen hohen diagnostischen Stellenwert haben hier die **Computertomographie** (**CT**) und die **Magnetresonanztomographie** (**MRT**). Die MRT gilt gegenwärtig als das beste Verfahren zur Beurteilung des differentialdiagnostisch wichtigen Zwischenwirbelraumes, insbesondere auch bei bestehenden Wirbelkompressionsfrakturen (14). Bei normalem Zwischenwirbelraum und isoliertem Wirbelkörperbefall ist bekanntlich ein maligner Prozeß viel wahrscheinlicher als ein entzündlicher. Auch Knochenmarkinfiltrationen, eine Sakroiliitis, paravertebrale Abszedierungen und extraossäre Infiltrationen sind sehr empfindlich zu erfassen. Eine frühzeitig eingesetzte MRT relativiert im allgemeinen die hohen Kosten durch eine rasche Diagnosestellung. Die CT hat nicht zuletzt durch die Möglichkeit der gesteuerten Punktion eine große diagnostische Bedeutung.

Von den **szintigraphischen Verfahren** hat sich bei Patienten mit einem FUU besonders die *Knochenszintigraphie* mit [99m]Technetium-markierten Phosphonaten bewährt, vor allem bei Beachtung der Perfusions- und Blutpool-Phase. Die Methode eignet sich u. a. gut zur Erfassung von osteomyelitischen Prozessen der Wirbelkörper, einer floriden Sakroiliitis oder zum Nachweis von ossären Metastasen. Falschnegative Befunde können jedoch bei nur geringgradigen reparativen Knochenprozessen, osteolytischen Läsionen oder verlegten Gefäßen vorkommen. Problematisch ist der szintigraphische Nachweis einer chronischen Spondylitis. Sie wird besonders bei den szintigraphischen Verfahren mit markierten autologen Leukozyten und polyklonalem Immunglobulin nicht dargestellt. Geeigneter erscheint hier eher die [67]*Gallium-Szintigraphie* (3).

Vertebragene und muskuläre Rückenschmerzen

Infektionen

Osteomyelitis

Diese ist nach wie vor eine relativ häufige Ursache eines ungeklärten Fiebers. Die Erkrankung wird nicht selten zunächst verkannt, da Lokalsymptome fehlen können oder falsch interpretiert werden. Dies gilt sowohl für einen Befall der Wirbelsäule (13) als auch für jeden anderen Knochen (8). Am häufigsten sind Infektionen

4

mit Staphylococcus aureus. Seltener werden, vor allem bei der Osteomyelitis der Wirbelsäule, gramnegative Erreger (einschließlich Salmonellen), Mykobakterien, Brucellen und Candida nachgewiesen. Hinweise auf eine infektiöse Spondylitis können sich durch einen vorausgegangenen urologischen Eingriff oder rezidivierende Harnwegsinfekte besonders bei älteren Männern ergeben. In diesen Fällen kann sich die Infektion hämatogen über den prostatischen Venenplexus zur Wirbelsäule ausbreiten. Auch ein kürzlich erlittenes Trauma oder Paravertebralinjektionen erwecken bei einem FUU mit oder ohne entsprechende Beschwerden den Verdacht auf eine Spondylitis.

Der Fieberverlauf ist bei der Osteomyelitis uneinheitlich. Neben nur sub- oder niedrigfebrilen Temperaturen treten selten auch hohe Fieberschübe auf. In aller Regel ist die Blutsenkungsreaktion beschleunigt. Weder die Leukozytenzahl noch die osteogene alkalische Phosphatase sind gewöhnlich erhöht. Blutkulturen ermöglichen in etwa 50 % der Fälle den Erregernachweis. Geeignete bildgebende Nachweisverfahren sind neben der Knochenszintigraphie vor allem die CT in Verbindung mit einer gesteuerten Punktion und die MRT.

Tuberkulose

Die Knochentuberkulose bevorzugt die Wirbelsäule und hier besonders die thorakalen und lumbalen Abschnitte. Diagnostische Probleme ergeben sich vor allem bei

- indolentem Verlauf über Monate mit uncharakteristischen Symptomen,
- fehlendem richtungsweisenden Thoraxbefund (etwa 50 % der Patienten),
- normalem Knochenszintigramm (etwa 35 % der Patienten),
- gelegentlich fehlenden humoralen Entzündungszeichen (BSG, Leukozytenzahl).

Außer der Wirbelsäule kann im Prinzip jeder Knochen befallen sein. Gelegentlich manifestiert sich die Knochentuberkulose auch als multifokale Osteomyelitis mit diffusen Knochenschmerzen. Bei langem schleichenden Verlauf kann ein Senkungsabszeß, der bei der CT- oder MRT-Untersuchung erfaßt wird, primäres

Symptom sein,. An eine Knochentuberkulose ist vor allem bei jüngeren Patienten aus Afrika oder Asien zu denken. Bestehen keine anderen, diagnostisch leichter zugänglichen Tuberkuloseherde, so gelingt die Sicherung der Diagnose am schnellsten mit Hilfe der Polymerasekettenreaktion (PCR) im Abszeßpunktat oder im Wirbelkörperbiopsat.

Brucellose

Die bei dieser Erkrankung nicht selten auftretende Spondylitis kann in aller Regel mit Hilfe der Knochenszintigraphie früh erfaßt werden. Da der kulturelle und serologische Erregernachweis und auch die histologische Diagnosesicherung schwierig sein können, wird die Spondylitis gelegentlich zunächst nicht erkannt. Am häufigsten befallen ist die lumbale und thorakale Wirbelsäule. Richtungsweisend für die Erkrankung ist oft schon die Anamnese (Aufenthalt im Mittelmeerraum, häufiger Kontakt mit Vieh, fleischverarbeitende Berufe) und der klinische Verlauf. Die Spondylitis durch Brucella tritt in der Regel im Anschluß an die akute Krankheitsphase auf. Sofern diese nicht asymptomatisch verläuft, können über Wochen hohe Fieberschübe mit vielfältigen unspezifischen Beschwerden zusammen mit Rückenschmerzen bestehen.

Parenteraler Drogenabusus

Drogenabhängige mit parenteraler Drogenapplikation sind für Knochen- und Gelenkinfektionen besonders gefährdet. Für dieses Patientenkollektiv ergeben sich bei einem FUU und Rückenschmerzen einige Besonderheiten:

- Die klinischen Symptome der Knochen- und Gelenkinfektionen sind oft nur sehr diskret.
- Bei der Osteomyelitis der Wirbelsäule sind die sonst selten befallenen zervikalen und lumbosakralen Abschnitte bevorzugt betroffen. Relativ häufig sind auch eine infektiöse Sakroiliitis oder Coxitis.
- Viele Drogenabhängige stellen sich erst im späteren Verlauf der Krankheit vor, so daß sich bereits eine chronische Osteomyelitis oder ein paravertebraler Abszeß entwickelt haben kann.

- Ätiologisch kommen neben Staphylococcus aureus, Pseudomonas aeruginosa und Candida auch typische und atypische Mykobakterien in Betracht. Polymikrobielle Infektionen sind häufig.
- Keime in positiven Blutkulturen und der für die Knocheninfektion verantwortliche Erreger können verschieden sein. Daher ist immer eine diagnostische Nadelbiopsie anzustreben.
- Eine infektiöse Endokarditis muß als Fieberursache prinzipiell ausgeschlossen werden.

Andere Erkrankungen

Bei einem über Wochen anhaltenden Fieber mit Rückenschmerzen sind immer *Karzinommetastasen* oder ein *malignes Lymphom* in Betracht zu ziehen. *Leukämische Wirbelinfiltrationen* oder ein *multiples Myelom* werden in aller Regel frühzeitig erkannt. Gelegentlich präsentiert sich ein Myelom bei jüngeren Erwachsenen als solitäre osteolytische Knochenläsion mit normaler Serumproteinelektrophorese und negativem Knochenszintigramm. Fieber ist jedoch selten. Den richtungsweisenden Befund gibt häufig die MRT.

Vertebrale Karzinommetastasen ohne Kenntnis des Primärtumors sind selten Ursache eines ungeklärten Fiebers. Fieber und Rückenschmerzen als Initialsymptome wurden aber z. B. beim metastasierenden Prostatakarzinom beschrieben (12).

Wirbelkörperinfiltrationen durch ein **malignes Lymphom** sind oft wesentlich schwieriger nachzuweisen als Metastasen. Sie sind daher auch eher Ursache eines ungeklärten Fiebers. Diffuse großzellige oder histiozytäre Non-Hodgkin-Lymphome manifestieren sich nicht selten primär als solitäre Knochenläsion bis hin zu einer Wirbelkompressionsfraktur. Letztere kann besonders bei älteren Patienten die Diagnosestellung eines Lymphoms erheblich verzögern. Mehrspeicherungen in der Knochen- und Gallium-Szintigraphie können fehlen. Auch die CT-Befunde führen diagnostisch oft nicht weiter (15). In Abhängigkeit vom histologischen Subtyp ist der klinische Verlauf der malignen Lymphome sehr variabel und damit auch der Fiebercharakter und -verlauf. Beim Morbus Hodgkin ist ein primärer Knochenbefall eine Rarität. Meistens sind hier vergrößerte Lymphknoten und eine Splenomegalie richtungsweisend.

Die Sicherung der Diagnose ist auch oft dadurch erschwert, daß die CT-gesteuerte Feinnadelpunktion trotz großkalibriger Nadeln und zusätzlicher immunphänotypischer Untersuchungen bei Lymphomen mit komplexen morphologischen Merkmalen (z. B. bei pleomorphen und anaplastischen großzelligen Lymphomen) immer noch eine hohe Versagerquote hat (1). Im Zweifelsfall kann daher eine erneute Punktion notwendig werden.

Bei einem FUU mit Rückenschmerzen, die klinisch eine *Sakroiliitis* vermuten lassen, kommen als nichtinfektiöse Erkrankungen der Morbus Bechterew, das Reiter-Syndrom, der Morbus Behçet sowie der Morbus Crohn und seltener der Morbus Whipple in Betracht. Hierbei kann das HAL-Antigen B27 ein diagnostischer Hinweis sein.

Der **Morbus Bechterew** verläuft häufig mit sub- oder niedrigfebrilen Temperaturen in Verbindung mit Abgeschlagenheit und Gewichtsverlust. In der Literatur wurde über Einzelfälle als FUU berichtet (2, 16). Hierbei standen teilweise ungewöhnlich hohe Temperaturen mit schweren Allgemeinsymptomen oder eine einseitige Sakroiliitis im Vordergrund. Durch die MRT wird heute eine Sakroiliitis frühzeitig erfaßt und damit auch ein Morbus Bechterew im allgemeinen rasch diagnostiziert.

Auch ein **Reiter-Syndrom** wurde vereinzelt als Ursache eines ungeklärten Fiebers beschrieben (7, 8). Die hierbei häufig auftretenden Rückenschmerzen können durch eine Sakroiliitis, aber auch durch eine Arthritis der Intervertebralgelenke oder eine Entzündung im Ansatzbereich der Muskeln hervorgerufen werden. Es erscheint daher sinnvoll, bei ungeklärten Rückenschmerzen mit Fieber auch serologische Untersuchungen auf Antikörper gegen Chlamydien, Salmonellen, Yersinien und Campylobacter durchzuführen. Der **Morbus Crohn**, **Morbus**

4

Behçet und der **Morbus Whipple** als Ursachen eines ungeklärten Fiebers werden in anderen Kapiteln des Buches abgehandelt.

Oft mit Fieber verbundene Rückenschmerzen sind bei älteren Patienten eines der Leitsymptome der **Polymyalgia rheumatica**. Wenn die typischen symmetrischen Schulter- oder Beckengürtelmyalgien fehlen und statt dessen beispielsweise Nacken- oder tiefsitzende Kreuzschmerzen im Vordergrund stehen, wird die Krankheit leicht verkannt. Neben den überwiegend niedrigfebrilen Temperaturen und uncharakteristischen Symptomen einer konsumierenden Erkrankung weist auch eine stark beschleunigte Blutsenkungsreaktion auf die Erkrankung hin (Einzelheiten → Kap. 8, S. 223).

Projizierte Rückenschmerzen

In der Gruppe der nicht vertebragen oder muskulär bedingten Rückenschmerzen haben retroperitoneale Prozesse die größte klinische Bedeutung. Zu denken ist an Abszesse oder andere retroperitoneale entzündliche Raumforderungen, Tumoren und Lymphome sowie auch an okkulte Hämatome. Da diese Veränderungen sich dem sonographischen Nachweis entziehen können, sollte bei Rücken- bzw. Kreuzschmerzen mit Fieber frühzeitig eine ergänzende CT-Untersuchung veranlaßt werden. Die Fieberquelle wird dann meist früh entdeckt, so daß die nachfolgend aufgeführten Krankheiten heute nur noch selten als FUU erscheinen.

Chronische Urogenitalinfektionen verlaufen meist weitgehend symptomfrei und sind nur ausnahmsweise bei auftretenden Komplikationen (z. B. Abszeßbildung) Ursachen eines ungeklärten Fiebers. Harnwegsinfektionen mit einem persistierenden Fieber können gelegentlich dann übersehen werden, wenn Urinkulturen negativ (z. B. durch eine vorausgegangene Antibiotikatherapie) oder nur intermittierend positiv sind (z. B. bei perinephritischem Abszeß). Bei älteren Männern können gelegentlich eine chronische bakterielle Prostatitis oder ein Prostataabszeß zunächst als FUU mit Kreuzschmerzen verlaufen. Auch entzündliche Prozesse der weiblichen Genitalorgane im kleinen Becken sind gelegentlich mit anhaltendem Fieber und Kreuzschmerzen verbunden. Außerdem kann eine Urogenitaltuberkulose mit sub- oder niedrigfebrilen Temperaturen verlaufen. Sie verursacht jedoch selten Rückenschmerzen.

Arterielle Gefäßinfektionen, wie ein infiziertes Aortenaneurysma oder eine infizierte Gefäßprothese, manifestieren sich gelegentlich als FUU mit Rückenschmerzen und allgemeinen Krankheitssymptomen. Die Temperaturen sind in diesen Fällen oft nur niedrigfebril. Wegen der uncharakteristischen klinischen Symptomatik und häufig negativer Blutkulturen kann die Erkennung einer arteriellen Gefäßinfektion sehr schwierig sein.

Retroperitonealfibrose

Fieber ist ein nicht sehr häufiges und zugleich wenig bekanntes Symptom bei dieser ohnehin seltenen Erkrankung. Sie kann als idiopathische Form mit unbekannter Ursache der Fibrose oder als sekundäre retroperitoneale Fibrose nach entzündlichen oder tumorösen Prozessen auftreten. Für die idiopathische Form wurden u. a. Zusammenhänge mit der Einnahme von Medikamenten (besonders Methysergid, Ergotamin und Nikotinsäure) beschrieben.

Die initialen Beschwerden sind unspezifisch. Zu den führenden frühen Symptomen zählen tiefliegende Rückenschmerzen, gastrointestinale Beschwerden und Gewichtsverlust. Bei einem bestehenden Fieber sind die Temperaturen meist nur niedrigfebril. Die typischen obstruktiven Krankheitszeichen können erst nach Wochen oder sogar Monaten auftreten. Bei einem Patienten, bei dem sich die Krankheit als FUU mit hohen Temperaturen bis 39° manifestierte, bestanden zusätzlich Arthralgien, Lymphknotenschwellungen und eine Splenomegalie (4). Die Laborbefunde sind unspezifisch. Häufig bestehen eine stark erhöhte Blutsenkungsreaktion und eine Anämie. Seltener finden sich eine Thrombo- und Leukozytose mit Eosinophilie und eine Hypergammaglobulinämie. Ein pathologisches Urinsediment weist auf die Nierenbeteiligung durch eine Ureterobstruktion hin.

Der sonographische Nachweis setzt eine große Erfahrung des Untersuchers voraus. In den frühen Stadien hat die Computertomographie eine vorrangige Bedeutung. Die Untersuchung muß sowohl die subphrenische Region als auch das gesamte kleine Becken mit einschließen, damit auch atypische Lokalisationen erfaßt werden können. Bei einem radiologisch zweifelhaften Befund sichern letztlich nur tiefe Biopsien bei einer explorativen Laparotomie die Diagnose.

Von den intrathorakalen Erkrankungen, die mit Fieber und Rückenschmerzen einhergehen, kommt auch die **infektiöse Endokarditis** in Betracht. Rückenschmerzen sind bei dieser Erkrankung ein wenig bekanntes Symptom. Nach einer Studie der Mayo-Clinic bestanden diese ohne Nachweis einer Spondylitis oder Discitis bei 23 % der Patienten mit einer Endokarditis und waren damit ein überraschend häufiges Symptom. In 5 weiteren Fällen wurde als Ursache der Rückenschmerzen eine lumbale Discitis nachgewiesen (5). Dieses Ergebnis unterstreicht die Bedeutung von Blutkulturen und einem transösophagealen Echokardiogramm auch bei Patienten mit Rückenschmerzen und einem FUU. In der älteren Literatur wurde auch ein *disseziierendes thorakales Aortenaneurysma* als Fieber unbekannter Ursache mit Rückenschmerzen beschrieben (10). Aortendissektionen werden jedoch heute durch die modernen bildgebenden Verfahren in der Regel frühzeitig erkannt. Auch verlaufen sie meist nicht über längere Zeit mit Fieber.

Literatur

1 Aisenberg, A.C., M. Ozdemirli: A 52-year-old man with back pain, fever, and abnormal imaging studies. N.Engl.J.Med. 335 (1996) 115–122
2 Barbado, F.J., J.J. Vasquez, J.M. Peña, F. Arnachlich, J. Ortiz-Vasquez: Pyrexia of unknown origin: changing spectrum of diseases in two consecutive series. Postgrad.Med.J. 68 (1992) 884–887
3 Becker, W.: The contribution of nuclear medicine to the patient with infection. Eur.J.Nucl.Med. 22 (1995) 1195–1211
4 Byrd, W.E., R.E. Hunt, R. Burgess: Retroperitoneal fibrosis as a cause of fever of unknown origin. West. J.Med. 134 (1981) 357–361
5 Churchill, M.A., J.E. Geraci, G.G. Hunder: Musculoskeletal manifestations of bacterial endocarditis. Ann.Intern.Med. 87 (1977) 754–759
6 Hall, S., W. Barr, J.T. Lie, A.W. Stanson, F.J. Kazmier, G.G. Hunder: Takayasu Arteritis. A study of 32 North American patients. Medicine 64 (1985) 89–99
7 Kazanjian, P.H.: Fever of unknown origin: review of 86 patients treated in community hospitals. Clin.Infect.Dis. 15 (1992) 968–973
8 Knockaert, D.C., L.J. Vanneste, S.B. Vanneste, H.J. Bobbaers: Fever of unknown origin in the 1980s. An update of the diagnostic spectrum. Arch.Intern.Med. 152 (1992) 51–55
9 Levine, D.P., J.D. Sobel: Infections in intravenous drug abuser. In Mandell, G.L., J.E. Bennett, R. Dolin: Principles and Practice of Infectious Diseases, 4th ed., Vol II, Churchill Livingstone, New York 1995 (pp. 2696–2709)
10 Mackowiak, P.A., K.M. Lipscomb, L.J. Mills, J.W. Smith: Dissecting aortic aneurysm of fever of unknown origin. J.Am.Med.Ass. 236 (1976) 1725–1727
11 McCowin, P.R., D. Borenstein, S.W. Wiesel: The current approach to the medical diagnosis of low back pain. Orthop.Clin.North Am. 22 (1991) 315–325
12 Nakamura, J., R. Papac, R. Ward: Fever as initial manifestation of prostatic carcinoma. Urology, 19 (1982) 72–74
13 Ringe, J.-D., M. Heller, G. Klose: Staphylokokkenspondylitis – Ursache seit 24 Jahren rezidivierender Fieberschübe. Dtsch.Med.Wschr. 108 (1983) 1680–1683
14 Smith, A.S., S.I. Blaser: Infectious and inflammatory processes of the spine. Radiol.Clin.North Am. 29 (1991) 809–827
15 Smith, K.Y., S.F. Bradley, C.A. Kauffman: Fever of unknown origin in the elderly: lymphoma presenting as vertebral compression fractures. J.Am.Geriatr.Soc. 42 (1994) 88–92
16 Winckelmann, G., A. Lütke, J. Löhner: Über 6 Monate bestehendes rezidivierendes Fieber ungeklärter Ursache. Dtsch.Med.Wschr. 107 (1982) 1003–1007

4

Fall 21

Leitsymptome:
- Kreuzschmerzen,
- unregelmäßiges Fieber,
- Gewichtsverlust.

Krankheitsentwicklung: Ein 44jähriger nigerianischer Patient litt seit 6 Monaten unter anhaltenden, auch nächtlichen Kreuzschmerzen, die sich nur jeweils vorübergehend durch Diclofenac bessern ließen. Zugleich entwickelte sich in dieser Zeit eine allgemeine Mattigkeit, und es trat ein unregelmäßig rezidivierendes Fieber bis knapp 39°C auf. Hierbei wurden Malariaanfälle nach Angaben der behandelnden Ärzte ausgeschlossen. Schon seit etwa 1 Jahr hatte der früher stark übergewichtige Patient angeblich ohne strenge diätetische Maßnahmen an Gewicht verloren. Wiederholte, in Nigeria durchgeführte Untersuchungen führten nicht zur Klärung des Beschwerdebildes. Der Röntgenbefund der Wirbelsäule war unauffällig.

Bei der Untersuchung in unserer Klinik klagte der Patient nach wie vor über eine allgemeine Abgeschlagenheit und Kreuzschmerzen mit zeitweilig pseudoradikulärer Schmerzausstrahlung in den rechten Oberschenkel. Der Patient litt schon seit 2 Jahren unter einer chronischen rezidivierenden Bronchitis. Es wurden in den letzten Monaten wiederholte antibiotische Behandlungen durchgeführt, die keinen Einfluß auf das unregelmäßige Fieber hatten. Bis vor 5 Jahren war der Patient starker Zigarettenraucher. Bekannte Krankheiten: labile arterielle Hypertonie; Glaucoma chronicum congestivum.

Klinischer Aufnahmebefund: Nicht sehr krank wirkender Patient. Gewicht 80,0 kg, Größe 173 cm. Normaler klinischer Herz- und Lungenbefund. Blutdruck 160/90 mm Hg, Pulsfrequenz 72/min. Nabelhernie bei sonst unauffälligem Befund des Abdomens. Klopfschmerz über der unteren Brust- und oberen Lendenwirbelsäule. Flexion der Wirbelsäule leicht eingeschränkt. Normaler Tastbefund der Prostata. Tuberkulintest positiv.

Labor- und technische Basisuntersuchungen: Die Ergebnisse der pathologischen Laborbefunde sind in Tab. 4.44 wiedergegeben. Normal waren Erythrozyten- und Leukozytenzahl mit Differentialblutbild, Prothrombinzeit (Quick-Wert), Bilirubin, Pankreasenzyme, Rheumafaktor, antinukleäre Faktoren und HLA-B27. Keine monoklonale Gammopathie bei der Immunfixation. Blutkulturen steril. Urinstatus normal. Kein Nachweis von okkultem Blut im Stuhl.

Röntgenbefund der Thoraxorgane unauffällig. Echokardiogramm normal. Sonographie des Abdomens: Unauffälliger Befund der Leber, der Gallenblase und -wege sowie der übrigen Bauchorgane bei normal großer Milz. Röntgenbefund der Lendenwirbelsäule: Unschärfe der Grund- und Deckplatten zwischen LWK 1 und

Tabelle 4.**44** Ergebnisse der pathologischen Laborbefunde

Blutsenkungsreaktion (mm)	40/77
Hämoglobin (g/dl)	13,0
Eisen (μg/dl)	32,0
Ferritin (μg/l)	385
Gesamteiweiß (g/dl)	9,8
γ-Globuline (g/dl)	2,9
IgG (mg/dl)	2829
IgA (mg/dl)	725
Glutamat-Pyruvat-Transaminase (U/l)	86
Glutamat-Oxalacetat-Transaminase (U/l)	43
γ-Glutamyl-Transferase (U/l)	183
alkalische Phosphatase (U/l)	419

2 mit Usurierungen bei deutlicher Verschmälerung des zugeordneten Zwischenwirbelraumes. Unregelmäßige Sklerosierungen des LWK 2.

Differentialdiagnostische Überlegungen: Die seit mehreren Monaten bestehenden Kreuzschmerzen und der pathologische Röntgenbefund der oberen Lendenwirbelsäule bei umschriebenem Klopfschmerz in diesem Bereich ließen einen lokalisierten Krankheitsprozeß im Bereich des 1. und 2. LWK vermuten. Hierbei sprach die Verschmälerung des zugehörigen Zwischenwirbelraumes als Hinweis auf eine Mitbeteiligung der Bandscheibe eher für eine infektiös-entzündliche als für eine maligne oder andere aseptische Ursache. Im Hinblick auf die nigerianische Herkunft des Patienten kamen hierbei differentialdiagnostisch in erster Linie eine Brucellose oder eine Tuberkulose, dagegen bei der mehrmonatigen Anamnese und den übrigen Symptomen weniger eine Salmonellose oder eine andere Infektion in Betracht. Für die Vermehrung der Leberenzyme zusammen mit der alkalischen Phosphatase bot sich zunächst keine befriedigende Erklärung. Für eine medikamentöse cholestatische Hepatopathie fanden sich anamnestisch keine Anhaltspunkte, zumal die medikamentösen Behandlungen längere Zeit zurücklagen. Ebensowenig ergaben die bisher vorliegenden Befunde Hinweise auf eine zusätzliche Erkrankung der Gallenblase oder des Pankreas als Ursache eines möglichen extrahepatischen Cholestasesyndroms. Am ehesten war eine Mitbeteiligung der Leber im Rahmen des Grundleidens anzunehmen.

Ergänzungsuntersuchungen: Kein serologischer Nachweis von Brucella-Antikörpern. Im Knochenszintigramm zeigte sich eine homogene pathologische Mehranreicherung im 1. und 2. LWK bei sonst unauffälligem Skelettsystem. Die Magnetresonanztomographie ergab das Bild einer Spondylodiscitis mit Destruktion der Bandscheibe L1/L2, Defektbildungen in den angrenzenden Wirbelkörpern und Ausbildung eines raumfordernden paravertebralen Weichteilgewebes mit Einengung des Spinalkanals von dorsal her bis zu 50 %. Es wurde eine CT-gesteuerte Stanzbiopsie des Discitisbereiches durchgeführt. Der histologische Befund entsprach einer produktiven und verkäsenden tuberkulösen Spondylodiscitis. Im Biopsiematerial wurde bei der Kulturuntersuchung Mycobacterium tuberculosis nachgewiesen. Eine CT-Untersuchung des Thorax ergab keinen Anhalt für tuberkulöse Lungenherde oder Lymphome. Im Sputum waren nur Keime der Mundflora und keine Mykobakterien nachweisbar. Bei einer neurologischen Konsiliaruntersuchung wurde ein unauffälliger neurologischer Status ohne Anzeichen einer lumbalen Wurzelläsion oder einer anderen neurogenen Schädigung erhoben.

Enddiagnose: Spondylodiscitis tuberculosa.

Verlauf und Schlußbetrachtung: 3 Monate nach Beginn einer antituberkulösen Chemotherapie waren die Blutsenkungsreaktion, die Leberenzyme und die alkalische Phosphatase ebenso wie die übrigen pathologischen Laborparameter normal. Die MRT-Kontrolle der Wirbelsäule zeigte eine deutliche Rückbildung des raumfordernden Weichteilprozesses. Die medikamentöse Therapie wurde nach 9 Monaten beendet. Die letzte MRT-Untersuchung 5 Jahre nach der Diagnosestellung ergab eine Konsolidierung mit Gibbusbildung ohne Entzündungszeichen.

Der beschriebene Fall zeigt den typischen schleichenden Verlauf einer Wirbelsäulentuberkulose. Fieber mit eher niedrigfebrilen Temperaturen kann hier auch fehlen. Wie auch bei unserem Patienten ergibt eine frühe konventionelle Röntgenuntersuchung der Wirbelsäule häufig einen unauffälligen Befund, so daß die Diagnosefindung erschwert und verzögert wird. Für weitere tuberkulöse Herde ergaben die hier durchgeführten Untersuchungen keinen Anhalt. Letztlich nicht eindeutig geklärt blieb die Vermehrung der Leberenzyme und der alkalischen Phosphatase als Hinweis auf eine direkte oder indirekte Mitbeteiligung der Leber. Die Normalisierung der Befunde innerhalb von 3 Monaten unter der antituberkulösen Behandlung spricht gegen eine Zweitkrankheit. Möglicherweise hätte eine Biopsie der normal großen und sonographisch unauffälligen Leber einen spezifischen granulomatösen Befall des Organs und damit eine Klärung des biochemischen Cholestasesyndroms erbracht.

4

5 Fieber unbekannter Ursache bei hospitalisierten Patienten

von Hanne Hawle

Definition und diagnostische Besonderheiten

Zunehmend mehr hospitalisierte Patienten benötigen postoperativ oder aus anderen Gründen eine besondere Überwachung und Behandlung. Wenn sie ein Fieber unbekannter Ursache (FUU) entwickeln, so unterscheidet sich dieses in vieler Hinsicht von einem „klassischen" FUU. Daher haben Durack und Street (6) für diese Patienten eine eigene Definition unter der Bezeichnung „nosokomiales" FUU vorgeschlagen. Diese kennzeichnet ein Fieber von 38,3 °C oder höher bei bereits hospitalisierten, akut behandlungsbedürftigen Patienten, die bei der Einweisung noch keine Infektion hatten oder entwickelten, dessen Ursache trotz einer angemessenen 3tägigen Diagnostik nicht geklärt werden konnte. Hierbei schließt die Diagnostik eine mindestens 2tägige Inkubationszeit mikrobiologischer Kulturen ein.

Zur Definition ist anzumerken, daß es erfahrungsgemäß stationäre Patienten gibt, für die auch Körpertemperaturen unter 38,3 °C ein afebriler Zustand sind. Besonders bei älteren Patienten manifestiert sich beispielsweise auch die infektiöse Endokarditis nicht selten mit subfebrilen Temperaturen. Von daher hat es sich bei stationären Patienten bewährt, von der individuellen Temperaturkurve auszugehen und nach oben hin abweichende Meßwerte als Fieber zu bewerten, auch wenn sie nicht über 38,3 °C hinausgehen.

Patienten mit einem nosokomialen FUU sind eine sehr heterogene Gruppe, sowohl hinsichtlich ihrer internistisch oder chirurgisch zu behandelnden Krankheiten als auch ihres Alters. (Kinder und immunsupprimierte Patienten werden in diesem Kapitel nicht berücksichtigt.)

Viele Betroffene sind ältere multimorbide Patienten. Fast alle Patienten haben schwere Grunderkrankungen, die bereits diagnostiziert sind und oft komplexer Behandlungsmethoden einschließlich einer Vielzahl von Medikamenten bedürfen. In vielen Fällen werden oder wurden die vorausgegangenen Behandlungen auf Intensivstationen durchgeführt. Häufig sind invasive diagnostische Maßnahmen oder ein operativer Eingriff dem Fieber vorangegangen. Diese Situation bedingt oft mehrere gleichzeitig in Frage kommende Fieberursachen. Die Komplexität der Differentialdiagnosen bei meist schwerkranken Patienten ist ein typisches Problem eines zunächst ungeklärten nosokomialen Fiebers. Seine diagnostische Abklärung erfordert in besonderem Maß klinische Erfahrung und eine uneingeschränkte interdisziplinäre Kooperationsbereitschaft.

Das für ein nosokomiales FUU verantwortliche Krankheitsspektrum ist breit. Es müssen sowohl Komplikationen der zugrundeliegenden Erkrankung als auch des stationären Aufenthalts im weitesten Sinne berücksichtigt werden (6).

Als Fieberursache kommen in erster Linie Infektionen in Betracht. Die wichtigste Differentialdiagnose ist ein Arzneimittelfieber. Auch thromboembolische Komplikationen, besonders rezidivierende Lungenembolien sind von großer Bedeutung. In Ausnahmefällen wird man auch ein selbstinduziertes oder vorgetäuschtes Fieber in Erwägung ziehen müssen. Dagegen fehlen maligne Erkrankungen sowie Kollagen- und entzündliche Gefäßkrankheiten weitgehend, es sei denn, es handelt sich um die Grunderkrankung des Patienten. Eine Checkliste über die Krankheiten, die einem nosokomialen FUU zugrunde liegen können, gibt Tab. 5.**1**.

Tabelle 5.1 Checkliste: Ursachen eines ungeklärten nosokomialen Fiebers (in alphabetischer Reihenfolge)

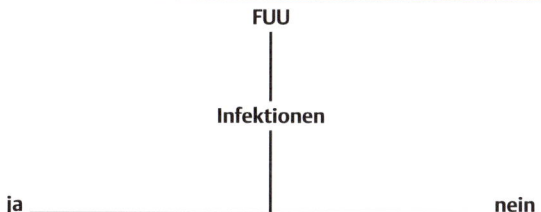

FUU

Infektionen

ja ——————————————————— nein

ja	nein
• Abszesse	• Arzneimittelfieber
• Clostridium-difficile-Infektion	• Lungenembolien
• dekubitusassoziierte Infektionen	• Phlebothrombosen
• Fisteln	• reaktivierte Grundkrankheit
• Harnwegsinfektionen	• schwere Hämolyse
• Implantatinfektionen	• selbstinduziertes Fieber
• infektiöse Endokarditis	• steinlose Cholezystitis
• infizierte Hämatome	• tiefliegende große Hämatome
• intraluminale Katheterinfektionen	• „zentrales Fieber"
• intravasale Katheterinfektionen	
• Meningitis	
• operationsbedingte Infektionen	
• Pneumonie	
• primäre Bakteriämie	
• reaktivierte Grundkrankheit	
• Sinusitis	
• suppurative Thrombophlebitis	
• systemische Candidiasis	
• tiefliegende Wundinfektionen	
• transfusionsassoziierte Infektionen	

5

Diagnostisches Vorgehen

Bei Patienten mit einem nosokomialen FUU fehlen häufig diagnostisch wegweisende Leitsymptome, oder sie können von den Patienten nicht angegeben werden. Nicht selten sind sie auch durch die ganz im Vordergrund stehende Grundkrankheit oder eine bereits eingeleitete empirische Antibiotikatherapie überdeckt. Fiebersenkende Analgetika können darüber hinaus ein nosokomiales FUU verschleiern oder die diagnostischen Überlegungen irritieren. Gleichzeitig ist die Vielzahl der möglichen direkten und indirekten Fieberursachen in hohem Maße verwirrend (z. B. Grunderkrankung, invasiver Eingriff, intravasale Katheter, maschinelle Beatmung, Medikamente). Um die diagnostische Komplexität strukturieren zu können, ist es erfahrungsgemäß hilfreich, sich zunächst über folgende Aspekte Klarheit zu verschaffen:

- Art und Dauer der zugrundeliegenden Erkrankung(en) mit ihren potentiellen Komplikationen, insbesondere prädisponierenden Faktoren für eine erhöhte Infektanfälligkeit;
- Art und Dauer der durchgeführten Maßnahmen (einschließlich der medikamentösen Therapie) mit ihren potentiellen Komplikationen;
- Art und Dauer der stationären Unterbringung mit ihren potentiellen Problemkeimen.

Diese „anamnestischen" Überlegungen sind der Anfang eines schrittweisen systematischen Vorgehens (Abb. 5.1). Dringlichkeit, Ausmaß und Art der Diagnostik müssen sich nach der Schwere der Erkrankung und dem klinischen Zustand des Patienten richten. Dies gilt auch für die Entscheidung zu einer empirischen Antibiotikatherapie.

Bei der engmaschig zu wiederholenden **körperlichen Untersuchung** ist besonderes Augenmerk auf Lungen, Abdomen und Harnwege, die Haut, Katheterpunktionsstellen, Wunden, das ehemalige Operationsgebiet und die Nasennebenhöhlen zu richten. Auf Intensivstationen ist die körperliche Untersuchung z. B. durch Notfallsituationen anderer Patienten, Apparate, Infusionsschläuche und Verbände auf vielfältige Weise behindert. Oft ist eine begrenzte Untersuchung in mehreren Etappen nicht zu vermeiden. Für eine adäquate Begutachtung müssen alle Verbände und Pflaster – sofern möglich – entfernt werden, was eine Koordination mit dem Pflegepersonal verlangt. Das Wissen um die von pflegerischer Seite beobachteten Symptome kann in seiner diagnostischen Bedeutung bei einem Intensivpatienten mit einem nosokomialen FUU nicht hoch genug eingeschätzt werden!

Das diagnostische Konzept eines nosokomialen FUU beinhaltet weiterhin, zunächst alle vorhandenen Labordaten und Befunde von technischen Untersuchungen, die bisher zu keiner Fieberdiagnose führten, noch einmal kritisch durchzusehen. Erst dann sollte man sich auf möglichst neue diagnostische Möglichkeiten konzentrieren. Ein radiologisches Konsil mit einer Serienbegutachtung aller vorhandenen Röntgenbilder ist bei jedem Patienten mit einem nosokomialen FUU zu veranlassen. Weitere Fachkonsile richten sich nach der individuellen Situation des Patienten. Im nächsten Untersuchungsschritt wird die neue Verdachtsdiagnose durch gezielte Nachweisverfahren bestätigt, oder es werden geeignete Suchverfahren für neue Verdachtsdiagnosen veranlaßt (Abb. 5.**1**).

Die **Labordiagnostik** konzentriert sich zunächst auf die *Infektionsparameter* im weitesten Sinne wie Blutbild, Serumproteinelektophorese, C-reaktives Protein (CRP), Ferritin, Elastase, Zeichen für Verbrauchskoagulopathie. Aus Erfahrung gibt ein wenigstens einmal manuell differenziertes Blutbild oft wichtige diagnostische Hinweise (z. B. toxische Granulation, unreife Vorstufen, atypische Lymphozyten, Fragmentozyten). Der neue Infektionsparameter Procalcitonin (PCT) hat sich in ersten klinischen Studien als sensitiver Parameter für schwere, systemische, bakterielle und pilzbedingte Infektionen

herausgestellt. Im Gegensatz zum CRP ist das PCT nach einem Operationstrauma nicht oder nur kurzfristig erhöht (20). Ein diagnostischer „Fallstrick" sind normale PCT-Werte bei gekapselten Abszessen.

Den 2. Schwerpunkt der Labordiagnostik bilden umfangreiche *mikrobiologische Nachweisverfahren*. Neben Blut- und Urinkulturen sowie Stuhluntersuchungen auf Clostridium-difficile-Toxin sollte jede verdächtige Körperflüssigkeit kulturell untersucht werden (z. B. Bronchialsekret, Drainageflüssigkeiten, Liquor, Abstriche). Im Fall einer Antibiotikatherapie sind die frühestens 12 Stunden nach Beginn einer Antibiotikapause abgenommen Kulturen oft sehr informativ. Gleichzeitig muß bei einem positiven Erregernachweis die Frage, ob es sich hierbei um eine Kolonisation oder um einen klinisch relevanten, für das FUU verantwortlichen Befund handelt, beantwortet werden. Unter diesem Aspekt wird die Entnahme von Blut für Kulturen über einen liegenden Katheter kontrovers diskutiert. Aus Erfahrung ist bei einem solchen Vorgehen die zusätzliche Blutentnahme aus einer anderen Vene unverzichtbar. Arterielle Blutkulturen bieten keine diagnostischen Vorteile. Die diagnostische Treffsicherheit von Knochenmarkkulturen bei immunkompetenten Patienten mit einem nosokomialen FUU ist gering, sofern nicht der klinische Verdacht auf eine Miliartuberkulose besteht (14).

Unter den **bildgebenden Verfahren** ist der hohe diagnostische Stellenwert *sonographischer Untersuchungsmethoden* (einschließlich Echokardiographie, Farbdoppler und transrektaler Sonographie) hervorzuheben. In praktischer Hinsicht ist von großem Vorteil, daß sie einschließlich der gesteuerten Punktion am Intensivbett durchgeführt werden können. Im Gegensatz zu den meisten anderen Verfahren können hier Kontrolluntersuchungen erfahrungsgemäß diagnostisch sehr informativ sein, besonders wenn
- ein unvoreingenommener oder erfahrener Untersucher sie ausführt oder
- pathologische Veränderungen wie beispielsweise Leberabszesse vorliegen, die sich erst im Verlauf von einigen Tagen demarkieren.

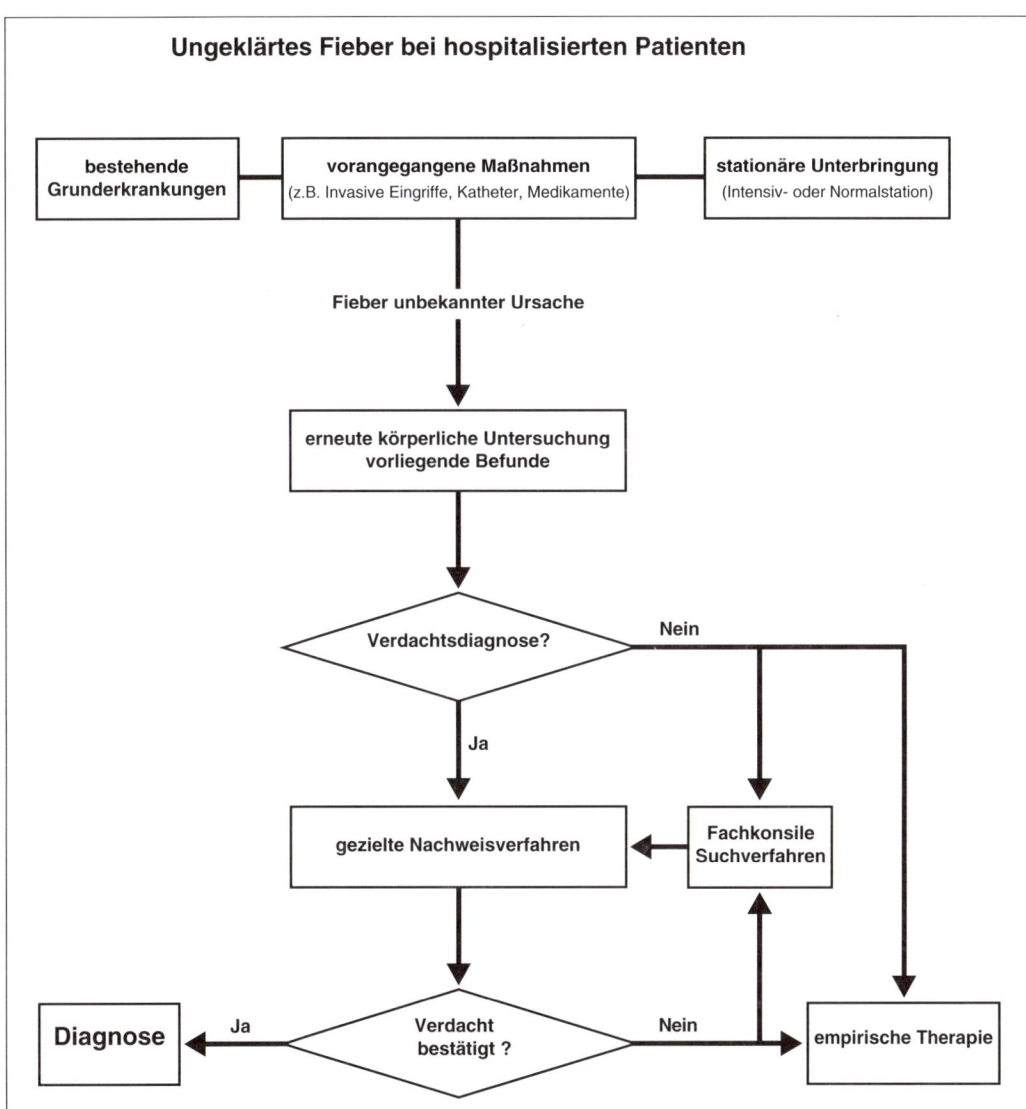

Abb. 5.**1** Diagnostische Strategien bei einem nosokomialen Fieber unbekannter Ursache.

Hinzuweisen ist auf die Notwendigkeit einer transösophagealen Echokardiographie bei Verdacht auf eine infektiöse Endokarditis.

Häufig erweist sich die frühzeitige kombinierte Anwendung der abdominalen Sonographie und der *Computertomographie (CT)* als diagnostisch entscheidend. Auf diese Weise können z. B. intraabdominelle Sepsisherde mit einer Zuverlässigkeit von etwa 95 % ausgeschlossen werden. Auch viszerale und Beckenvenenthrombosen

sind heute durch diese bildgebenden Verfahren oft erkennbar. Die Untersuchungsdauer hat sich seit der Einführung der *Spiral-CT* verkürzt.

Die *hochauflösende Computertomographie (HR-CT) der Lunge* zeigt gelegentlich beeindruckende diskrepante Befunde zu der unverzichtbaren, aber diagnostisch oftmals nicht weiterführenden *Thorax-Übersichtsaufnahme*. Dies gilt besonders für Pilzpneumonien, interstitielle Lungenprozesse und Bronchiektasen.

Die *kraniale CT* ist bei vielen Intensivpatienten mit einem unklarem Fieber eine unverzichtbare Basisuntersuchung. Hierbei wird auch gelegentlich eine auf der *konventionellen Röntgenaufnahme der Nasennebenhöhlen* nicht darstellbare Sinusitis entdeckt.

Die *Magnetresonanztomographie (MRT)* stellt sich immer mehr als ein sehr informatives Verfahren auch für Patienten mit einem nosokomialen FUU heraus. Wichtige Indikationen betreffen das ZNS, die Wirbelsäule, das kleine Becken und die Gefäße. So ist neueren Daten zufolge die MRT-Angiographie ein hochsensitives nichtinvasives Verfahren zum Nachweis von Lungenembolien (16). Allerdings verfügt nicht jede Klinik über diese Methode, schon gar nicht über eine Ausstattung zur Untersuchung beatmeter Patienten.

Von den *szintigraphischen Verfahren* hat vor allem die Perfusionsszintigraphie in Kombination mit der Ventilationsszintigraphie als initiale Untersuchung bei Verdacht auf eine Lungenembolie größere Bedeutung. Andere szintigraphische Methoden einschließlich der Gallium-, Leukozyten- und Granulozytenantikörper-Szintigraphie kommen, wenn überhaupt, meist erst spät zum Einsatz. Eine gewisse Ausnahme stellt die vermutete Infektion einer implantierten Prothese dar.

Unter den **invasiven Untersuchungen** nimmt die *Bronchoskopie* einschließlich der *bronchoalveolären Lavage (BAL)*, insbesondere bei beatmeten Patienten mit einem nosokomialen FUU, eine diagnostische Sonderstellung ein. Sie kommt hier nicht nur frühzeitig, sondern oft auch als Suchverfahren zur Anwendung.

Die *diagnostische Laparoskopie* wird bei fieberhaften chirurgischen Krankheitsbildern bislang eher selten durchgeführt. Diese Methode hat aber besonders bei der Abklärung unklarer gynäkologischer Prozesse einen hohen Stellenwert.

Die wichtigsten bildgebenden und invasiven Untersuchungsverfahren zur Abklärung eines nosokomialen FUU sind in Tab. 5.2 in einer Stufendiagnostik angeordnet. Die einzelnen diagnostischen Schritte hängen u. a. ganz wesentlich davon ab, ob es sich um einen fiebernden Patienten auf einer Normal- oder Intensivstation handelt.

Tabelle 5.**2** Stufendiagnostik bei Patienten mit nosokomialem Fieber unbekannter Ursache (bildgebende und invasive Verfahren)

I. initiale Suchverfahren
Röntgenaufnahme des Thorax
Sonographie des Abdomen
Farb-Doppler-Untersuchung der Gefäße
Echokardiographie (transösophageal)
Röntgenaufnahme der Nasennebenhöhlen*
CT-Schädel*

II. zusätzliche Suchverfahren
CT-Abdomen
HR-CT-Thorax*
MRT (bei diagnostisch hinweisenden Befunden)
Perfusions-/Ventilationsszintigraphie
Gallium-Szintigraphie
Bronchoskopie, bronchoalveoläre Lavage*
Liquoruntersuchung*

III. weitere, eher selten eingesetzte Suchverfahren
Leukozytenszintigraphie
Knochenszintigraphie
Laparoskopie (bei diagnostisch hinweisenden Befunden)

* vorzugsweise bei intubierten oder komatösen Intensivpatienten

Empirische Therapien sind insbesondere bei intensivpflichtigen Patienten mit einem FUU oft indiziert. *Ein nicht ansprechendes Fieber spricht entweder für eine inadäquate Therapie, eine Fehldiagnose oder für mehrere Fieberursachen.* Alle nicht lebensnotwendigen Medikamente sollten spätestens dann abgesetzt werden, um Hinweise auf ein möglicherweise zugrundeliegendes Arzneimittelfieber zu erhalten. Selbst bei Intensivpatienten ist eine wenigstens vorübergehende Antibiotikapause fast immer möglich.

Ursachen eines ungeklärten Fiebers

Viele der sich hinter einem nosokomialen FUU verbergenden Krankheiten kommen sowohl bei internistischen als auch chirurgischen Patienten vor und werden hier aufgeführt. Die darüber hinaus zu beachtenden Fieberursachen speziell bei postoperativen Patienten und bei Problempatienten (Patienten mit Polytrauma, Verbrennungen, bekannten Implantaten, malignen Tu-

Tabelle 5.**3** Verdachtsdiagnosen eines ungeklärten Fiebers in Abhängigkeit der durchgeführten Maßnahme

Maßnahme	Verdachtsdiagnosen
Antibiotika (einschl. Prophylaxe)	Arzneimittelfieber, Clostridium-difficile-Infektion, systemische Pilzinfektion*
Blasenkatheter, Nephro-, Ureterostoma	Harnwegsinfekt, abszedierende Pyelonephritis, infizierte intraluminale Katheter
Endoskopie mit Biopsie	nosokomiale Infektion (z. B. Pneumonie), gedeckter Abszeß oder Fisteln (selten)
Immobilisation	Lungenembolie, Phlebothrombosen, evtl. dekubitusassoziierte Infektionen (z. B. Septikämie, Osteomyelitis)
intravasale Katheter	katheterassoziierte Bakteriämie, suppurative Thrombophlebitis, Endokarditis, systemische Candidiasis*
Intubation/Beatmung	Pneumonie, Sinusitis
parenterale Ernährung	Katheterinfektion, suppurative Thrombophlebitis, systemische Candidiasis, steinlose Cholezystitis*, Septikämie durch kontaminierte Lösungen
Prothesenimplantation u. intravasale Implantate	Prothesen- u. Implantatinfektionen
Transfusionen	CMV-, Hepatitis-, HIV-Infektion (selten)

* besonders bei langer Anwendung

moren und nach Splenektomie) werden S. 174 und S. 175 behandelt.

Maßgeblich für die differentialdiagnostischen Überlegungen ist die klinische Erfahrung, daß es sich auch bei einem nosokomialen FUU in den meisten Fällen um eine häufige Erkrankung bzw. um eine häufige Komplikation mit ungewöhnlicher klinischer Manifestation handelt. Die Kenntnis von seltenen oder ungewöhnlichen Fieberursachen ist vor allem dann wichtig, wenn die initiale Abklärung erfolglos geblieben ist. Oft ist es hilfreich, sich an einer entsprechenden Checkliste zu orientieren (Tab. 5.**1**). Darüber hinaus kann man auch über die besondere Beachtung der durchgeführten Maßnahmen zu einer 1. Verdachtsdiagnose gelangen (Tab. 5.**3**).

Infektionen

Bei jedem unter stationären Bedingungen auftretenden FUU sind **nosokomiale Infektionen** vorrangig als Fieberursache in Betracht zu ziehen, wenngleich sich nur ein kleiner Teil der nosokomialen Infektionen als FUU manifestiert. Definitionsgemäß werden nosokomiale Infektionen während oder als Folge eines stationären Aufenthaltes erworben. Für die meisten Infektionen, die ab dem 3. Aufnahmetag auftreten, kann ein nosokomialer Infektionsmodus angenommen werden. Nach den Ergebnissen zahlreicher Studien sind nur 4 verschiedene Erkrankungen für die Mehrzahl aller nosokomialen Infektionen verantwortlich: 40–50 % sind Harnwegsinfektionen, 25–30 % sind Wundinfektionen, 15–20 % sind Pneumonien und 5–7 % sind Bakteriämien, meist im Zusammenhang mit einem liegenden zentralen Katheter.

Hervorzuheben ist, daß ältere Patienten ein grundsätzlich erhöhtes Risiko für alle nosokomialen Infektionen haben. Diese manifestieren sich mit weniger lokalen Befunden und mehr diffusen Symptomen (7). Beginnende Verwirrtheit, Appetitlosigkeit, Lethargie oder ein Sturz in Verbindung mit einem unklaren Fieber können erste Anzeichen einer Infektion sein.

Die meisten **Harnwegsinfektionen** werden rasch erkannt. Nur wenige präsentieren sich als nosokomiales FUU. Dies gilt aber in besonderem Maße für Harnwegsinfektionen mit einer Parenchymbeteiligung einschließlich para- oder intranephritischer Abszeßbildungen. Da-

5

Tabelle 5.**4** Diagnostische „Fallstricke" bei Harnwegsinfektionen

- intermittierend positive Urinkulturen (z. B. bei paranephritischem Abszeß)
- Harnwegsinfektionen mit niedriger Keimzahl in der Urinkultur
- Nachweis von 2 und mehr Bakterienstämmen in einer Urinkultur (z. B. bei Blasendivertikel, paranephritischem Abszeß)
- negative Urinkulturen (z. B. durch Harnleiterobstruktion der infizierten Niere)
- falschpositive Urinkultur (bei asymptomatischer bakterieller Kolonisation)

hingehend besonders gefährdet sind Diabetiker. Urinkatheter haben sich als wichtigster Risikofaktor für die Entwicklung einer Harnwegsinfektion herausgestellt. Sedierende Medikamente können die Blasenentleerung beeinträchtigen und auf diese Weise das Auftreten einer Infektion begünstigen. Die wichtigsten diagnostischen „Fallstricke" bei Harnwegsinfektionen sind in Tab. 5.4 zusammengefaßt. Fehlt bei Patienten mit liegendem Blasenverweilkatheter eine mikroskopisch nachweisbare Pyurie, so ist die positive Urinkultur sehr viel eher ein Hinweis auf eine Kolonisation der unteren Harnwege als auf die zugrundeliegende Fieberursache (2).

Sind **nosokomiale Pneumonien** die Ursache eines ungeklärten Fiebers, können die konventionellen Röntgen-Thoraxbefunde in der Regel nicht eindeutig als pneumonische Infiltrate interpretiert werden. Das trifft sehr häufig für beatmete Patienten, aber auch für ältere Patienten auf Normalstationen zu. Bei intubierten Patienten kann eine notwendige Veränderung der Respiratoreinstellung, ohne daß eine Flüssigkeitsüberlastung, ein Verrutschen des Tubus oder ein Pneumothorax vorliegt, ein diskretes Zeichen einer Pneumonie sein. Die hochauflösende (HR-) CT ist oftmals sehr hilfreich. Blutkulturen sind bei nosokomialen Pneumonien meistens negativ (19). Ein nicht gelöstes Problem ist die Differenzierung zwischen dem kausalen Erreger und kontaminationsbedingten Befunden. Bei quantitativer Auswertung ist die bronchoalveoläre Lavage der Methode mit dem gedeckten Mikrobürstenabstrich wahrscheinlich überlegen, da bei gleicher Spezifität eine deutlich höhere Sensitivität erreicht wird (4). Mehrfachinfektionen können ebenfalls auf diese Weise nachgewiesen werden.

Meduri u. Mitarb. (17) konnten für beatmete Patienten mit Fieber, pulmonalen Infiltraten und klinischen Zeichen einer Pneumonie zeigen, daß häufig mehr als eine Fieberursache nachgewiesen werden kann, und daß die Patienten nicht immer eine Pneumonie haben. Von 67 infektiösen Fieberursachen waren 19 Pneumonien, 12 Sinusitiden und 36 andere Infektionen, davon allein 15 katheterassoziierte Infektionen.

Infizierte intravasale Katheter haben sich zu einer bedeutenden nosokomialen Fieberursache bei den betroffenen Patienten entwickelt und sollten bei den differentialdiagnostischen Überlegungen eines zunächst ungeklärten Fiebers eingehend berücksichtigt werden. Die wichtigsten auslösenden Erreger sind koagulasenegative Staphylokokken, Staphylococcus aureus, Enterokokken und Candida spezies. Lokale Entzündungszeichen im Bereich der Punktionsstelle oder des subkutanen Kathetertunnels fehlen oft. Die häufigen venenkatheterassoziierten Bakteriämien durch koagulasenegative Staphylokokken haben einen eher chronisch schleichenden Verlauf. Gewöhnlich besteht nur ein mäßig hohes Fieber mit Schüttelfrostepisoden. Die klinische Diagnosestellung ist in diesen Fällen oft schwierig. Ein weiteres diagnostisches Problem entsteht, wenn die in der Regel positiven Blutkulturen negativ sind, z. B. unter einer Antibiotikatherapie. Von daher ist die Rückführung eines ungeklärten Fiebers auf einen infizierten intravasalen Katheter meistens eine Ausschlußdiagnose.

Eine seltene Komplikation intravasaler Katheter ist die *suppurative Thrombophlebitis.* Assoziierte Bakteriämien und septische Thromboembolien sind häufig. Ist eine zentrale Thoraxvene betroffen, überschattet die Sepsis jeglichen Lokalbefund. Ein persistierendes Fieber nach Entfernen eines infizierten Venenkatheters sollte an eine suppurative Thrombophlebitis denken lassen. Neben Blutkulturen sind die bildgebenden Verfahren (z. B. MRT, CT, Leukozytenszintigraphie) die wichtigsten diagnostischen Maßnahmen. Die Feinnadelaspiration des betroffenen Venenabschnittes kann die Diagnose gelegentlich sichern.

Andere Fieberursachen einer **nosokomialen Bakteriämie** sind eher seltener. Eine *infektiöse Endokarditis* muß ausgeschlossen sein (→ unten). Bei einer *polymikrobiellen Bakteriämie* bestehen oft gastrointestinale, hepatobiläre oder urogenitale Streuherde. Sie kommt außerdem postoperativ, bei abdominellen Abszessen oder auch bei einem Dekubitus vor. In seltenen Fällen kann der Nachweis mehrerer Bakterien in den Blutkulturen ein wichtiger Anhaltspunkt für ein selbstinduziertes Fieber sein. *Kontaminierte Infusionslösungen* sind als eine seltene Bakteriämieursache zu berücksichtigen. Klebsiella, Enterobacter, Serratia, Pseudomonas cepacia, Citrobacter freundii und Flavobacterium-Spezies können z. B. in 5 %igen Dextroselösungen wachsen, nicht jedoch Proteus, Pseudomonas aeruginosa, Staph. aureus, E. coli oder Acinetobacter. Candida können über kontaminierte parenterale Ernährungslösungen oder durch eine Katheterinfektion in die Zirkulation gelangen. Bei der *primären Bakteriämie* ist definitionsgemäß kein Infektionsherd im Körper nachweisbar. In diesen Fällen werden die Patienten in der Regel über einen Zeitraum von 2 – 4 Wochen antibiotisch behandelt (2).

Die **infektiöse Endokarditis** manifestiert sich in den wenigsten Fällen durch ein wechselndes oder neu auftretendes Herzgeräusch. Persistierende niedrig- oder subfebrile Temperaturen oder ein unregelmäßiges, meist nicht über 39 °C hinausgehendes Fieber können das klinische Bild dominieren. Rezidivierende Fieberschübe sind eher untypisch, es sei denn, die Patienten wurden antibiotisch behandelt. In diesen Fällen sind oft spezielle Inkubationsverfahren und damit eine enge Zusammenarbeit mit dem Labor erforderlich. Als nosokomiale kulturnegative Endokarditiserreger sind Legionellen und Candida zu berücksichtigen (vorzugsweise bei Patienten mit Herzklappenprothesen, nach Operationen am offenen Herzen und langen intravenösen Antibiotikatherapien). Die transösophageale Echokardiographie sollte zur Diagnose führen.

Ein kleiner Teil der Endokarditisfälle, nach Schätzungen etwa 4 – 19 %, tritt infolge einer Bakteriämie durch medizinische Manipulationen auf (5). Die Häufigkeit einer Bakteriämie bzw. die relative Häufigkeit einer dadurch induzierten Endokarditis beträgt nach dentalen und periodontalen Eingriffen etwa 80 – 90 %, nach einer Tonsillektomie etwa 30 – 40 %, nach urologischen Manipulationen einschließlich Prostataresektionen 10 – 50 % und nach gastrointestinalen Endoskopien etwa 10 %. Bei Diabetikern ist das Risiko 2 – 3mal höher. Das Intervall zwischen der medizinischen Maßnahme und dem Auftreten der Endokarditissymptome ist kurz: in einigen Fällen nur 1 – 2 Tage, im Median 1 – 2 Wochen. Danach wird ein entsprechender Zusammenhang unwahrscheinlich.

Gelegentlich entwickeln stationäre Patienten ein persistierendes oder rezidivierendes FUU unter der antibiotischen Therapie einer infektiösen Endokarditis. Neben einem Medikamentenfieber kommen zahlreiche andere Fieberursachen in Betracht (Tab. 5.**5**).

Bei jedem antibiotisch behandelten Patienten mit einem nosokomialen FUU ist eine **Clostridium-difficile-Infektion** auszuschließen. Diese kann in seltenen Fällen nur mit Fieber auftreten (8). Meistens kommt es jedoch zu einer abdominalen Symptomatik mit oder ohne Diarrhö. Typischerweise beginnt das Fieber zwischen dem 4. und 9. Behandlungstag, kann aber auch noch nach Absetzen des Antibiotikums auftreten. Fälle nach einer Antibiotikaeinmalgabe sind ebenfalls bekannt. In einer prospektiven Studie konnte darüber hinaus auch ein nosokomialer Infektionsmodus (erkrankte Bettnachbarn, Hände des medizinischen Personals) nachgewiesen werden (15). Dies ist bei diagnostisch schwierigen Fieberfällen zu berücksichtigen. Die Diagnose wird durch den Nachweis von Clostridium-difficile-Toxin im Stuhl bestätigt. Der Befund bei der Rektosigmoidoskopie variiert von einer diffusen Rötung bis hin zur pseudomembranösen Kolitis.

Die **Sinusitis** ist eine wichtige Ursache eines anhaltend ungeklärten, antibiotikarefraktären Fie-

5

Tabelle 5.**5** Differentialdiagnosen eines ungeklärten Fiebers unter antibiotischer Behandlung einer infektiösen Endokarditis

- Arzneimittelfieber
- inadäquate Antibiotikatherapie einschl. Resistenzentwicklung und Superinfektion
- Myokardbeteiligung oder metastatische Abszeßbildung(en) (vorwiegend bei Staphylococcus aureus)
- rezidivierende viszerale oder pulmonale Embolien
- mehrere Fieberursachen z. B. Katheterinfektion, Clostridium-difficile-Infektion, Pneumonie
- Reaktivierung einer fieberhaften Grunderkrankung
- Fehldiagnose

bers bei Patienten mit nasotrachealer Intubation (11, 22). Besonders Langzeitintubationen begünstigen eine entsprechende Entwicklung. Eitrige nasale Absonderungen können lange fehlen. In den meisten Fällen bestätigt die konventionelle Röntgenaufnahme der Nasennebenhöhlen oder die CT die Diagnose.

Abszesse, **Fisteln** und **infizierte Hämatome** können als nosokomiales FUU in Erscheinung treten. Hieran wird man in erster Linie bei operierten oder schwer verletzten Patienten mit einem unklaren Fieber denken. In seltenen Fällen kann es sich jedoch auch um Komplikationen invasiver diagnostischer oder therapeutischer Maßnahmen (z. B. Koloskopie, Kürettage, Bronchoskopie, frustrane Kavakatheter- und Intubationsversuche) oder um eine exazerbierte, als Fieberursache zunächst unerkannt gebliebene Grunderkrankung (z. B. Fisteln beim Morbus Crohn) handeln.

Als seltene Ursache eines nosokomialen FUU sind **transfusionsbedingte Infektionen**, besonders eine Zytomegalievirus- (CMV-)Infektion in Erwägung zu ziehen. Diese Komplikation kommt praktisch nur bei lange stationär behandelten oder zwischenzeitlich wieder aufgenommenen, transfundierten Patienten in Frage. Durch die hochsensitive Polymerasekettenreaktion (PCR) oder den Antigenämietest kann in derartigen Fällen auch die CMV – Infektion schnell diagnostiziert werden. Symptomatische Verläufe einer *CMV – Infektion* mit einem Fieberverlauf wie bei einer Sepsis werden besonders bei Patienten mit einer beeinträchtigten Abwehrlage, z. B. nach einer Operation eines malignen Tumors oder einer Splenektomie, beobachtet. Atypische Lymphozyten im peripheren Blutausstrich in Verbindung mit einer ansteigenden alkalischen Phosphatase legen den Verdacht auf eine CMV-Hepatitis nahe. Reaktivierte CMV – Infektionen (z. B. durch Stress) lösen keine spezifische IgM-Antwort aus (24). Bei völlig unklarer diagnostischer Situation ist als Rarität an eine transfusionsbedingte *Malaria* als Fieberursache zu denken.

Zunehmend mehr schwerkranke hospitalisierte Patienten sind Risikopatienten für eine **disse-**

Tabelle 5.**6** Prädisponierende Faktoren für eine disseminierte Candidiasis

- länger andauernde Antibiotikatherapien
- länger andauernde Kortikosteroidtherapien
- länger liegende zentralvenöse Katheter mit oder ohne parenterale Ernährung
- ausgedehnte Herz- und Bauchoperationen
- ausgedehnte Verbrennungen
- Neutropenie
- eine das Immunsystem schwächende Grundkrankheit (einschl. Diabetes mellitus)

minierte Candidiasis. In erster Linie sind jedoch immunsupprimierte Patienten betroffen. Die frühzeitige Diagnosestellung, die für das Überleben der Patienten entscheidend ist, stellt eine medizinische Herausforderung dar. Ein FUU zählt zu den führenden klinischen Manifestationen. Typischerweise bestehen zunächst kaum Lokalbefunde. Von daher ist das Vorhandensein ein oder mehrerer prädisponierender Faktoren oft der erste „diagnostische Hinweis" (Tab. 5.**6**). Disseminierte Candidainfektionen können fast jedes Organ und nicht selten mehrere Organe betreffen. Die häufigste Ursache von Candidaämien ohne weitere systemische Manifestationen sind wahrscheinlich intravasale Katheter (21).

Die Diagnosestellung stützt sich auf den klinischen Verdacht, bildgebende Verfahren (Sonographie, CT, MRT), Blutkulturen und Biopsien. Candidaantigen und -antikörperuntersuchungen haben derzeit noch eine geringe Sensitivität. Hervorzuheben ist der hohe diagnostische Stellenwert der HR-CT der Lunge zum frühzeitigen Nachweis der Candidapneumonie bei unauffälligen oder unspezifischen konventionellen Röntgen-Thoraxbefunden. Eine bewährte Routinemaßnahme ist die ophthalmologische Untersuchung unter der Fragestellung einer Candida-Endophthalmitis, da dieser Befund häufig mit einem viszeralen Organbefall korreliert.

Andere Erkrankungen

Ein **Arzneimittelfieber** zählt zu den häufigsten nichtinfektiösen Ursachen eines ungeklärten nosokomialen Fiebers und ist damit eine obligate Differentialdiagnose. Das Krankheitsbild wird ausführlich in Kap. 10 besprochen. Hauterscheinungen und eine Eosinophilie fehlen bei vielen Patienten. Häufig ähnelt der prinzipiell sehr variable Fieberverlauf dem einer Sepsis und führt damit oft zu umfangreichen (retrospektiv unnötigen) diagnostischen Maßnahmen und empirischen Antibiotikatherapien. Ein unerwarteter Fieberanstieg unter einer begonnenen medikamentösen Therapie, insbesondere bei Besserung der primären Krankheitssymptome, ist immer verdächtig auf ein Arzneimittelfieber.

Fieber ist ein relativ häufiges Begleitsymptom einer **Lungenembolie**. Vor allem rezidivierende Lungenembolien können als zunächst ungeklärtes Fieber bei stationären Patienten in Erscheinung treten. In vielen Fällen sind mehrere Risikofaktoren wie hohes Alter, vorangegangener, größerer operativer Eingriff und längere Immobilisation kombiniert. Das Fieber ist uneinheitlich. Während anfänglich Temperaturen von über 39,5 °C vorkommen, überwiegt im weiteren Verlauf ein niedrigfebriles Fieber. Bei einer unkomplizierten Lungenembolie liegen die Temperaturen meist nach 1 Woche wieder im Normbereich (18). Der pathogenetische Mechanismus der Fieberentstehung bei der Lungenembolie ohne Infarktbeteiligung ist unbekannt. Besonders bei intensivpflichtigen Patienten mit einem nosokomialen FUU, bei denen alles darauf ausgerichtet ist, eine okkulte nosokomiale Infektion nachzuweisen, wird an die Möglichkeit von Lungenembolien als Fieberursache oft zunächst nicht gedacht. Als seltene Ursache sind rechtskardiale Thromben bei Patienten mit Verweilkathetern oder Schrittmachersonden zu berücksichtigen.

Fieber ist gelegentlich das einzige klinische Symptom einer **Phlebothrombose** (1, 10, 28). Bei den in der Literatur beschriebenen Fällen von sowohl Becken- als auch Beinvenenthrombosen, die sich als klassisches FUU präsentierten, war letztlich das „Ansprechen" des Fiebers auf die Antikoagulantientherapie diagnostisch ausschlaggebend. Die Sonographie als Farb-Doppler-Untersuchung, CT mit Kontrastmittel und MRT sind die wichtigsten nichtinvasiven Nachweismethoden. Dabei muß der Untersucher auf den verdächtigten Gefäßbezirk besonders hingewiesen werden, um subtile Veränderungen nicht zu übersehen.

Meist nur leichte Temperaturerhöhungen werden auch bei der **Resorption größerer Hämatome** in Körperhöhlen beobachtet.

Die **steinlose Cholezystitis** ist zwar relativ selten, manifestiert sich jedoch besonders häufig als nosokomiales FUU. Lokalbefunde können fehlen. Kennzeichnend für diese Krankheit ist, daß sie als Komplikation einer anderen schweren Grunderkrankung oder eines operativen Eingriffs auftritt. Ein erhöhtes Risiko besteht z. B. nach schweren Traumen und Verbrennungen, postoperativ besonders nach orthopädischen und größeren abdominellen Eingriffen, nach langer parenteraler Ernährung, nach schweren bakteriellen Gallenblasenentzündungen oder bei Patienten mit einem Diabetes mellitus. Für die Erkennung ausschlaggebend ist ein entsprechender Verdacht. Der sonographische oder computertomographische Befund eines „Gallenblasenhydrops" kann auf die Diagnose weisen.

In seltenen Fällen können bei hospitalisierten Patienten **schwere Hämolysen**, z. B. durch erworbene irreguläre Isoantikörper oder durch bekannte hereditäre Erythrozytendefekte auftreten und die Ursache meist hoher Fieberschübe sein. Hierbei kommt es zur Freisetzung von endogenen Pyrogenen aus den geschädigten Erythrozyten. Wegweisender Laborbefund ist das Haptoglobin.

Ein sog. **„zentrales Fieber"**, bei dem es sich pathophysiologisch um eine Hyperthermie handelt, wird man differentialdiagnostisch vor allem dann in Erwägung ziehen, wenn die Körpertemperaturen sehr hoch sind (über 40,5 °C). Neben Erkrankungen des zentralen Nervensystems mit Läsionen des Hypothalamus treten diese Hyperthermien auch nach ausgedehnten Operationen, Schädelhirntraumen und Verbrennungen auf. Diagnostisch verwertbar ist das mangelnde Ansprechen der erhöhten Körpertemperaturen auf Prostaglandinsynthesehemmer.

5

Führen alle diese Überlegungen zu keiner Diagnose, muß auch an „exotische" Ursachen gedacht werden. Als ungewöhnliche Ursache eines **selbstinduzierten Fiebers** ist die Thermostatverstellung einer Dekubitusmatraze beschrieben (9).

Besondere Aspekte bei operierten Patienten

Bei Patienten mit einem FUU in der postoperativen Phase schließen die differentialdiagnostischen Überlegungen die bisher beschriebenen Erkrankungen ein (→ Checkliste, Tab. 5.1). Nochmals hervorzuheben sind hierbei thromboembolische Komplikationen. Gleichzeitig müssen die speziellen operativen und postoperativen Komplikationen, die als FUU verlaufen können, besondere Beachtung finden. Das aktuelle Konsil mit dem chirurgischen Kollegen hinsichtlich intraoperativer Besonderheiten bei dem betreffenden Patienten einerseits und spezifischer Komplikationen bei der Operation andererseits hat dabei einen hohen diagnostischen Stellenwert. Zu berücksichtigen ist weiterhin, daß gerade ein operativer Eingriff und die postoperative Phase einen erheblichen Stressfaktor darstellen, unter dem vorbestehende Grunderkrankungen akut exazerbieren können.

Tabelle 5.**7** Postoperative Fieberursachen in Abhängigkeit des Zeitintervalls zwischen Operation und Fieberbeginn

⋮	intraabdominale Abszesse, infizierte Implantate, Hämatome ·········→
⋮	oberflächl. u. tiefe Wundinfektionen, Pneumonien, Lungenembolien, Harnwegsinfektionen ········→
⋮	Venenkatheterinfektionen, Phlebothrombosen →
⋮	frühe pulmonale Komplikationen ········→

OP 2   3   4   5   6   > 8   Tage

In der frühen postoperativen Phase läßt das Zeitintervall zwischen dem operativen Eingriff und dem Auftreten des Fiebers gewisse Rückschlüsse auf die Fieberursache zu (Tab. 5.7). Bei einem FUU nach der 1. postoperativen Woche ist dieses Kriterium jedoch wenig aussagefähig.

Bei der **körperlichen Untersuchung** ist vor allem auf geringste Veränderungen im ehemaligen Operationsgebiet zu achten, die oft nur in Kenntnis der möglichen Operationskomplikationen wahrgenommen werden. Alle diesbezüglichen Auffälligkeiten gehören erfahrungsgemäß zu den wichtigsten diagnostischen Wegweisern. So können beispielsweise bei wenig auffälligen oberflächlichen Wundverhältnissen Reiben und Instabilität des Sternums nach Herzoperationen erste Hinweise auf eine Osteomyelitis als Fieberursache sein.

Werden unter den bildgebenden Verfahren **nuklearmedizinische Untersuchungen** eingesetzt, so ist zu berücksichtigen, daß alle derzeit verfügbaren Tracer bis etwa 6 Wochen postoperativ einen „uptake" im Operationsgebiet im Sinne eines reparativen entzündlichen Geschehens zeigen. Damit kann die klinisch entscheidende Frage der Infektion im Operationsgebiet durch diese Methoden allein oft nicht beantwortet werden. Falschpositive Anreicherungen in nichtinfizierten perivaskulären Hämatomen müssen ebenfalls bedacht werden (z. B. bei der Leukozyten- oder Granulozytenantikörper-Szintigraphie).

Spezielle Ursachen eines ungeklärten Fiebers in der postoperativen Phase

Nosokomiale oberflächliche **Wundinfektionen** manifestieren sich kaum als FUU, können aber ein wichtiger Hinweis auf tiefer gelegene Infektionen sein. Letztere werden klinisch oft nicht gleich bemerkt und können zunächst als FUU verlaufen. Wegen der besonderen Gefährdung dieser Patienten bis hin zum Multiorganversagen bei zu spät einsetzender Therapie kann eine Maximaldiagnostik indiziert sein. Die Art der Infektion wird durch den operativen Eingriff bestimmt. In diesem Rahmen kann nur auf eine Auswahl typischer erregerbedingter und nicht erregerbedingter Ursachen eines ungeklärten postoperativen Fiebers hingewiesen werden.

Bei einem FUU nach einem **abdominellen Eingriff** sind bei einer relativ großzügigen und frühzeitigen Indikationsstellung zur Sonographie und CT subphrenische und andere intraabdominale Abszesse eine eher seltene Ursache eines ungeklärten Fiebers. Abszesse können sich jedoch erst im Verlauf von Tagen demarkieren und somit erst durch eine Kontrolluntersuchung erfaßt werden. Lokalsymptome ebenso wie eine ausgeprägte Leukozytose und ein „septisches" Fieber können fehlen. Eine eher seltene Differentialdiagnose sind intraabdominale infizierte oder größere, nichtinfizierte *Hämatome*. Ebenfalls eine seltene fieberhafte Komplikation ausgedehnter Oberbaucheingriffe ist die *Mesenterialvenen-* oder *Pfortaderthrombose* (26). Fieber, Übelkeit und Diarrhöen können das klinische Bild beherrschen.

Wegen der hohen Mortalität durch Wundinfektionen im Bereich von **Gefäßprothesen** muß bei einem FUU im postoperativen Verlauf diese Diagnose stets in Betracht gezogen werden. Ungeachtet mehrerer zur Verfügung stehender bildgebender Verfahren ist die prognostisch entscheidende, frühzeitige Diagnosestellung oft schwierig. In einer prospektiven Studie zum Nachweis von Wundinfektionen nach gefäßrekonstruierenden Eingriffen konnte mit der Granulozytenantikörper-Szintigraphie eine höhere Sensitivität gegenüber der CT erzielt werden (27). Auch die MRT hat sich als ein Verfahren mit hoher Treffsicherheit erwiesen.

Ein anhaltendes postoperatives Fieber nach **gelenkprothetischem Ersatz** bietet ähnliche diagnostische Schwierigkeiten. Die Prothesenlockerung kann das einzig faßbare Symptom darstellen. CT und MRT sind die führenden bildgebenden Verfahren. Positive (quantitativ ausgewertete) Kulturen von aspirierter Flüssigkeit aus dem prothetischen Gelenkspalt oder von der Knochen-Zement-Grenzfläche sichern die Diagnose (13).

Nach **gynäkologischen Eingriffen** kann ein nosokomiales FUU die einzige Manifestation einer Beckenvenenthrombose sein. Anhaltende, oft hohe Fieberschübe, die nicht auf Antibiotika ansprechen, in Verbindung mit einem unauffälligen körperlichen Untersuchungsbefund sollten an diese Diagnose denken lassen.

Nach **Herzoperationen** sind eine Mediastinitis und Sternumosteomyeltis schwere Komplikationen. Bei protrahierten oder rezidivierenden Fieberschüben bis in die 2. oder 3. postoperative Woche ist ein Postperikardiotomie-Syndrom in Betracht zu ziehen. Shapira und Mitarbeiter (23) konnten bei Patienten mit einem *kryokonservierten allogenen Aortenklappentransplantat* signifikant häufiger ein postoperatives FUU beobachten als bei Patienten mit mechanischen oder xenogenen Prothesen. Kennzeichnend für dieses FUU ist das Auftreten zwischen dem 4. und 6. postoperativen Tag, das Fehlen anderer Symptome und Befunde, insbesondere Zeichen einer Infektion, und der nach 24–48 Stunden selbstlimitierende Verlauf. Die Ursache bleibt derzeit ungeklärt (!), möglicherweise handelt es sich um eine frühe, leichte Abstoßungsreaktion.

Problempatienten

Patienten mit **Polytrauma** sind durch offene Frakturen, ischämisches Gewebe, in Notfallsituationen gelegte Venenkatheter, maschinelle Beatmung, Transfusionen, lange Intensivzeiten, Antibiotika- und Kortikosteroidtherapien und evtl. Operationen maximal infektionsgefährdet. In Abhängigkeit der verletzten Körperregionen müssen okkulte Infektionen in fast allen Organen als Ursache eines ungeklärten Fiebers in Betracht gezogen werden. Hierzu zählen auch Menigitiden und intrazerebrale Abszesse durch Fistelbildungen oder durch aufsteigende Infektionen bei *Schädelhirntauma*. Unter klinischen Bedingungen ist es vor allem bei beatmeten Patienten oft nicht einfach, diese Diagnose rechtzeitig zu stellen. Hervorzuheben ist der Befund einer Otitis media als wichtiger Hinweis auf eine okkulte Sinusitis (3). Gleichzeitig besteht ein hohes Risiko für fast alle nichtinfektiösen

5

Ursachen eines nosokomialen FUU (z. B. Phlebothrombosen, Lungenembolien, posttraumatisches Herzsyndrom, Medikamentenfieber, steinlose Cholezystitis, Hämatome).

Bei Patienten mit schweren **Verbrennungen** haben mykotische Wundinfektionen in den letzten Jahren deutlich zugenommen (29). Damit ist bei einem nosokomialen FUU die disseminierte Candidiasis Teil der differentialdiagnostischen Überlegungen. Die suppurative Thrombophlebitis stellt bei Verbrennungspatienten ein besonderes Problem dar. In Anbetracht fehlender Lokalbefunde wird man gelegentlich erst durch eine septische Lungenembolie oder eine Pneumonie auf eine solche aufmerksam. Weiterhin sind z. B. intraabdominale Abszesse infolge einer Stromschädigung viszeraler Organe als Ursache eines ungeklärten Fiebers zu berücksichtigen.

Stationäre Patienten mit bekannten künstlichen **Implantaten** wie Gefäß-, Gelenk- oder Herzklappenprothesen, Liquorableitungssystemen, Schrittmachersonden, Hämodialyse-Shunts, CAPD-Kathetern oder Portsystemen sind durch hämatogene Implantatinfektionen im Rahmen einer aktuellen Bakteriämie potentiell gefährdet. Da diese Infektionen in vielen Fällen zunächst ohne lokale Symptome verlaufen, sind sie bei einem nosokomialen FUU immer und vorrangig zu berücksichtigen. Blutkulturen zählen zu den wichtigsten diagnostischen Maßnahmen. Negative Blutkulturen können jedoch z. B. bei infizierten Gefäßprothesen vorkommen, wenn die Infektion das Gefäßlumen noch nicht erreicht hat (25). Von daher sind die bildgebenden Verfahren (Sonographie, CT, MRT, Szintigraphie) oft entscheidend.

Bei Patienten mit **malignen Tumoren** (ohne Neutropenie) ist besonderes Augenmerk auf okkulte tumorbedingte Obstruktionen als Ursache eines anhaltenden, antibiotikarefraktären Fiebers zu richten. Systemische Pilzinfektionen sind besonders nach langen Antibiotika- und Glukokortikoidbehandlungen oder bei therapierefraktären Grunderkrankungen zu erwägen. Ein Tumorfieber tritt meistens bei malignen Lymphomen auf, aber auch bei fortgeschrittenen, meist ausgedehnt hepatisch metastasierten soliden Tumoren. Es sistiert in der Regel bei Ansprechen des Tumors auf die Chemotherapie. Weitere in Betracht zu ziehende Fieberursachen sind ein Medikamentenfieber, Lungenembolien, eine Strahlenpneumonitis und eine medikamentös induzierte Cystitis.

Nach einer **Splenektomie** können lebensbedrohliche septische Infektionen auftreten, die als OPSI-Syndrom (**o**verwhelming **p**osts**p**lenectomy **i**nfection syndrome) zusammengefaßt werden. Das Risiko für dieses Syndrom ist in den ersten 2 Jahren nach der Splenektomie besonders erhöht, bleibt aber lebenslänglich bestehen. Entwickeln diese Patienten ein FUU, muß daher frühestmöglich mit einer breiten parenteralen Antibiotikatherapie begonnen werden (12).

▬▬ Literatur

1 Aburahma, A. F., S. Saiedy, P. A. Robinson, J. P. Boland, D. J. Cottrell 4th, C. Stuart: Role of venous duplex imaging of the lower extremities in patients with fever of unknown origin. Surgery 121 (1997) 366–371

2 Caplan, E. S.: Fever following surgery and nonsurgical trauma. In Mackowiak, P.: Fever: Basic Mechanisms and Management, 2nd ed., Lippincott-Raven Publishers, Philadelphia 1997 (pp 375–381)

3 Christensen, L., S. Schaffer, S. E. Ross: Otitis media in adult trauma patients: incidence and clinical significance. J. Trauma. 31 (1991) 1543–1547

4 Dalhoff, K., J. Braun, K.-J. Wießmann, H. Hollandt, R. Marre: Bronchoskopische Pneumoniediagnostik mit quantitativer Keimzahlbestimmung. Dtsch. Med. Wschr. 115 (1990) 1459–1465

5 Durack, D. T.: Prevention of infective endocarditis. N. Engl. J. Med. 332 (1995) 38–44

6 Durack, D. T., A. C. Street: Fever of unknown origin – reexamined and redefined. Curr. Clin. Top. Infect. Dis. 11 (1991) 35–51

7 Garibaldi, R. A., A. Brenda: Infections in the elderly. Am. J. Med. 81 (Suppl 1A) (1986) 53–58

8 Isaac, B., M. Burke: Unexplained fever associated with diseases of the gastrointestinal tract. In Isaac, B., S. Kernbaum, M. Burke: Unexplained Fever. CRC Press, Boca Raton, Florida 1991 (pp 101–123)

9 Janeira, L.F., D. Kaufman, S. Reddy, B. Weiner: Iatrogenic factitious fever in an elderly hospitalized patient. N. Engl. J. Med. 317 (1987) 55

10 Kazanjian, P. H.: Fever of unknown origin: Review of 86 patients treated in community hospitals. Clin. Infect. Dis. 15 (1992) 968–973

11 Knodel, A. R., J. F. Beekman: Unexplained fevers in patients with nasotracheal intubation. J. Am. Med. Ass. 248 (1982) 868–870

12 Kribben, A., M. Uppenkamp, U. Heemann, H.-G. Höffkes, P. Meusers: Postsplenektomie-Sepsis (OPSI-Syndrom) Dtsch. Med. Wschr. 120 (1995) 771–775

13 Lew, D. P., F. A. Waldvogel: Osteomyelitis. N. Engl. J. Med. 336 (1997) 999–1007

14 Marsh de, R. W., M. Paul, T. Siddique, W. Noyes: Bone marrow culture for diagnosis of mycobacterial and fungal infections in febrile patients. J. Florida Med. Ass. 78 (1991) 357–360

15 McFarland, L. V., M. E. Mulligan, R. Y. Y. Kwok, W. E. Stamm: Nosocomial aquisition of clostridium difficile infection. N. Engl. J. Med. 320 (1989) 204–210

16 Meaney, J. F. M., J. G. Weg, T. L. Chenevert, D. Stafford-Johnson, B. H. Hamilton, M. R. Prince: Diagnosis of pulmonary embolism with magnetic resonance angiography. N. Engl. J. Med. 336 (1997) 1422–1427

17 Meduri, U., G. L. Maudline, R. G. Wunderink, K. V. Leeper, C. B. Jones, E. Tolley, G. Mayhall: Causes of fever and pulmonary densities in patients with clinical manifestations of ventilator-associated pneumonia. Chest 106 (1994) 221–235

18 Murray, H. W., G. C. Ellis, D. S. Blumenthal, T. A. Sos: Fever and pulmonary thromboembolism. Am. J. Med. 67 (1979) 232–235

19 Rankin, J. A.: Role of bronchoalveolar lavage in the diagnosis of pneumonia. Chest 95 (1989) 187–189

20 Reith, H. B., S. Kaman, U. Mittelkötter, W. Kozuscheck: Monitoring of infectious and septic courses with procalcitonin – a new diagnostic parameter? Clin. Int. Care 7 (Suppl.I) (1996) 37–38

21 Rex, J. H., J. E. Bennet, A. M. Sugar, P. G. Pappas, C. M. van der Horst, J. E. Edwards, R. G. Washburn, W. M. Scheld, A. W. Karchmer, A. P. Dine, M. J. Levenstein, C. D. Webb: A randomized trial comparing Fluconazole with Amphotericin B for the treatment of candidaemia in patients without neutropenia. N. Engl. J. Med. 331 (1994) 1325–1330

22 Seiden, A.: Sinusitis in the critical care patient. New Horizons 1 (1993) 261–270

23 Shapira, O. M., J. D. Fonger, K. Reardon, R. J. Shemin: Unexplained fever after aortic valve replacement with cryopreserved allocrafts. Ann. Thorac. Surg. 60 (1995) S151–155

24 Tegtmeier, G. E.: Cytomegalovirus infection as a complication of blood transfusion. Semin. Liver Dis. 6 (1986) 82–95

25 Threlkeld, M. G., C. G. Cobbs: Infectious disorders of prosthetic valves and intravascular devices. In Mandell, G.L., J.E. Bennett, R. Dolin: Principles and Practice of Infectious Diseases, 4th ed., Vol I, Churchill Livingstone, New York 1995 (pp 783–793)

26 Trey, C., C. C. Compton: Fever three weeks after an operation for pancreatic cancer. Case records of the Massachusetts General Hospital. N. Engl. J. Med. 322 (1990) 318–325

27 Venz, S., M. Cordes, W. Hepp: (123-J)-anti-NCA95 Antikörper in der Diagnostik bakterieller Wundinfektionen nach prothetischem Gefäßersatz. VASA 23 (1994) 138–144

28 Weingarden, S. I., D. S. Weingarden, J. Belen: Fever and thromboembolic disease in acute spinal cord injury. Paraplegia 26 (1988) 35–42

29 Yurt, R. W.: Burns. In Mandell, G.L., J.E. Bennett, R. Dolin: Principles and Practice of Infectious Diseases, 4th ed., Vol II, Churchill Livingstone, New York 1995 (pp. 2761–2765)

Fall 22

Leitsymptome:
- persistierendes Fieber bis 39,9°C bei Meningismus,
- wechselnde neurologische Symptomatik.

Krankheitsentwicklung: Eine 53jährige Frau wurde 1 Woche vor der Aufnahme in die Klinik von ihrem Hausarzt wegen eines insulinpflichtigen Diabetes mellitus zunächst in das örtliche Krankenhaus eingewiesen. Die Blutzuckerwerte waren seit einem nächtlichen Sturz auf die rechte Körperseite 14 Tage zuvor ambulant nicht mehr einstellbar. Kurz vor dem Sturz wurde die Diagnose einer diabetischen Polyneuropathie gestellt. Der Diabetes war seit 6 Jahren bekannt.

Während des stationären Aufenthaltes wurde die Patientin wegen starker Schmerzen im Bereich der röntgenologisch unauffälligen Lendenwirbelsäule und der rechten Schulter zusätzlich mit Diclofenac per os und Piritramid intravenös behandelt. Einen Tag vor der Verlegung in die Klinik traten eine zunehmende Kraftminderung und starke Schmerzen in beiden Armen auf. Die Patientin entwickelte Fieber von 38,8°C und wurde zunehmend apathisch, ohne daß sich Hinweise auf ein diabetisches Koma oder eine Laktatazidose fanden. Es erfolgte die Verlegung auf die Intensivstation der Klinik.

Klinischer Aufnahmebefund: 69,0 kg schwere und 160 cm große, somnolente Patientin in stark reduziertem Allgemeinzustand. Rektale Körpertemperatur 39,2°C. Meningismus. Pupillen isokor, Lichtreaktionen und Cornealreflex seitengleich, keine Paresen, keine pathologischen Reflexe. Regelmäßige Pulsfrequenz von 140/min, Blutdruck 140/70 mm Hg, 3. Herzton. Über beiden Lungen basal vereinzelte trockene Rasselgeräusche. Leber 14 cm in der Medioklavikularlinie, Milz nicht tastbar. Liegender Blasenkatheter. Reizloser peripherer venöser Zugang.

Labor- und technische Basisuntersuchungen:

Blutsenkungsreaktion 110/120 mm n.W., Hämoglobin 9,3 g/dl, Erythrozyten 2,67 Mio/μl; Leukozyten 17100/μl, davon 18% Stabkernige, 71% Segmentkernige, 7% Lymphozyten, Thrombozyten 138000/μl, Retikulozyten 1/00. C-reaktives Protein 38 mg/dl, Blutzucker 259 mg/dl, Harnstoff 94 mg/dl, Kreatinin 1,8 mg/dl, Gesamteiweiß 4,8 g/dl, Bilirubin gesamt 1,7 mg/dl, Bilirubin direkt 1,2 mg/dl, alkalische Phosphatase 238 U/l, γ-Glutamyl-Transferase 35 U/l, Cholinesterase 1 U/ml, Ferritin 1.729 ug/dl, Thromboplastinzeit als Quick-Wert 70%, Antithrombin III 75%. Im Urinstatus (bei Dauerkatheter) Glukose, Eiweiß, Leukozyten 3fach positiv, in der Urinkultur Proteus mirabilis und Staphylococcus aureus. In den Blutkulturen kein Keimnachweis.

Im Liquor 298/3 Zellen, davon 84% Segmentkernige, Glukose 237 mg/dl, Eiweiß 198 mg/dl, keine oligoklonalen Banden. In der Kultur Nachweis von Staphylococcus aureus. Die weitere Entwicklung der Zellzahl im Liquor ist in Tab. 5.**8** wiedergegeben.

Tabelle 5.**8** Liquorzellzahl im Verlauf

1. Tag	2. Tag	8. Tag	12. Tag	17. Tag	35. Tag
298/3	1856/3	928/3	703/3	410/3	111/3

Auf der Thoraxaufnahme Nachweis eines kleinen Infiltrates rechts basal. Korrekte Lage des zentralen Venenkatheters. Unauffällige Notfall-CT des Schädels.

Klinischer Verlauf:

Unter der Verdachtsdiagnose einer Meningoenzephalitis wurde umgehend eine empirische Therapie mit Penicillin, Ampicillin, Ceftizoxim und Gentamycin sowie Aciclovir eingeleitet. Die Patientin entwickelte binnen Stunden einen septischen Schock. Sie wurde beatmungspflichtig, weitere 12 Stunden später anurisch und mußte hämofiltriert werden. Nach Eintreffen des mikrobiologischen Li-

quorbefundes mit Nachweis von Staphylococcus aureus wurde die Therapie antibiogrammgerecht auf Flucloxacillin und Gentamycin umgestellt. Die Patientin entfieberte am 3. stationären Tag. Der Bewußtseinszustand besserte sich nur zögernd bei mit einer sehr langsamen Reduktion der Zellzahl im Liquor (Tab.5.**8**).

Am 9. stationären Tag kam es zu einem unerwarteten Fieberanstieg bis 39,9°C, nachdem das septische Geschehen beherrscht und die Patientin extubiert war. Nach der Austestung waren die Staphylokokken auf die gegebenen Antibiotika weiterhin empfindlich. Bei anhaltend hohem Fieber verschlechterte sich der neurologische Befund in den folgenden Tagen, die Patientin wurde wieder somnolent. Die Blutzuckerwerte entgleisten erneut.

Differentialdiagnostische Überlegungen I:

In Anbetracht des klinisch-neurologischen Verlaufs wurden Hirnabszesse vermutet. Differentialdiagnostisch mußten okkulte nosokomiale Infektionen einschließlich einer Postintubations-Sinusitis ausgeschlossen werden. Ein Medikamentenfieber war in Anbetracht der ausgeprägten Entzündungszeichen weniger wahrscheinlich.

Ergänzungsuntersuchungen I:

Auf der Röntgen-Kontrollaufnahme des Thorax waren keine pneumonischen Infiltrate nachweisbar. Bei der abdominellen Sonographie ergab sich außer verwaschenen Nierenstrukturen nach akutem Nierenversagen kein pathologischer Befund bei insgesamt eingeschränkter Beurteilbarkeit wegen Adipositas. In der transthorakalen Echokardiographie waren keine endokarditischen Vegetationen darstellbar. Im kranialen CT zeigten sich keine Abszesse oder Hinweise auf eine Sinusitis maxillaris. Trotz nur diskreter Druckempfindlichkeit wurde der Jugulariskatheter gezogen, mikrobiologisch war die Katheterspitze steril. Mehrere Blut- und Urinkulturen waren negativ.

Weiterer klinischer Verlauf:

Die antibiotische Therapie wurde auf Fosfomycin und Cefuroxim umgestellt. Der Fieberverlauf mit Temperaturen über 39°C blieb unbeeinflußt. Die neurologische

Symptomatik war fluktuierend. Am 17. Aufnahmetag stieß man bei der Lumbalpunktion auf Eiter.

Differentialdiagnostische Überlegungen II:
In Erinnerung an den nunmehr 6 Wochen zurückliegenden Sturz und den erheblichen Schmerzmittelverbrauch wurde (erst jetzt) an die Möglichkeit eines paravertebralen Hämatoms gedacht, das sich zwischenzeitlich bei dem wiederholt entgleisten Diabetes und den invasiven intensivmedizinischen Maßnahmen infiziert haben könnte.

Ergänzungsuntersuchungen II:
In der noch am gleichen Tag notfallmäßig durchgeführten CT der Lendenwirbelsäule zeigte sich bei durch Bewegungsartefakte eingeschränkter Bildgebung hinter L4 diskret Luft intradural, die auf die vorangegangene Lumbalpunktion zurückgeführt wurde. Ein Abszeß war jedoch nicht nachweisbar. Im MRT hingegen konnte ein paravertebraler Abszeß kaudal L4 mit Verbindung zum Liquorkanal erfaßt werden.

Weiterer klinischer Verlauf:
Am 18. stationären Tag erfolgte die neurochirurgische Abszeßausräumung mit Instillation von Gentamycin in die Abszeßhöhle. Die systemische Antibiotikatherapie wurde auf Vancomycin und Ceftriaxon umgestellt. Daraufhin besserte sich der neurologische Befund der Patientin zusehends. Im Abszeßmaterial war kulturell Staphylococcus aureus nachweisbar, histopathologisch ergaben sich keine Anhaltspunkte für eine zusätzliche Pilzinfektion. Es bestand jedoch weiterhin Fieber bis 38,9°C. Nach Auftreten eines Exanthems 6 Tage später wurde ein Arzneimittelfieber angenommen. Vertretbar erschien, Ceftriaxon abzusetzen, was jedoch keinen Einfluß auf das Fieber hatte.

Diffentialdiagnostische Überlegungen III:
Bei erneut angestiegenem C-reaktiven Protein wurde die Diagnose eines Arzneimittelfiebers als Fieberursache wieder verworfen. Die Patientin war inzwischen eine Hochrisikopatientin für ein breites Spektrum an okkulten nosokomialen Infektionen einschließlich einer disseminierten Candidiasis geworden. Differentialdiagnostisch

in Erwägung gezogen wurden auch eine Osteomyelitis im Bereich des Abszesses sowie ein Abszeßrezidiv.

Ergänzungsuntersuchungen III:
In den folgenden Untersuchungen fanden sich keine Hinweise auf eine disseminierte Candidiasis, Abszesse oder eine Endokarditis: Röntgenaufnahme des Thorax, Hochauflösungs-CT-Thorax, Sonographie und CT des Abdomens, CT-Schädel und transösophageale Echokardiographie und ophthalmologische Untersuchung. Die ^{99m}Technetium-Pertechnetat-Knochenszintigraphie zeigte eine diffuse Mehranreicherung im operierten Areal und über dem rechten Iliosakralgelenk. In der MRT waren ein weiterer Abszeß von L5 bis zu den kaudalen Sakralsegmenten darstellbar, außerdem Signalstörungen in den angrenzenden Wirbelkörpern und eine rechtsseitige Sakroiliitis. Mehrere, nach einer Antibiotikapause abgenommene Blut- und Urinkulturen blieben steril.

Weiterer klinischer Verlauf:
Die Patientin wurde am 27. stationären Tag nochmals neurochirurgisch operiert. Intraoperativ fand sich überwiegend nekrotisches Material, mikrobiologisch und histologisch konnten keine Erreger nachgewiesen werden. Wegen der anzunehmenden Knochen- und Gelenkbeteiligung in der unmittelbaren Umgebung des Abszesses wurde die antibiotische Therapie durch Clindamycin ergänzt. Hierunter kam es zu einer deutlichen klinischen Besserung und allmählichen Entfieberung, so daß die Patientin am 38. stationären Tag von der Intensivstation verlegt werden konnte. Eine 2 Monate später durchgeführte Kontroll-MRT zeigte eine weitgehende Befundnormalisierung. Die Patientin war fieberfrei und in einem zufriedenstellenden Allgemeinzustand.

Enddiagnosen:
- Bakterielle Meningitis (Staphylococcus aureus) mit septischem Schock bei paravertebralem Abszeß rechts und Liquorfistel.
- Verdacht auf Begleitspondylitis LWK 3/LWK 4 und Sakroiliitis rechts.
- Diabetes mellitus, Typ IIb, insulinpflichtig.
- Diabetische Polyneuropathie.

Schlußbetrachtung: Dieser Fall zeigt die diagnostischen Schwierigkeiten bei einem nosokomialen FUU. Typischerweise waren es letztlich Komplikationen, die dem Fieber zugrunde lagen. Es ist kritisch zu hinterfragen, ob bei genauerer Beachtung der Anamnese der paravertebrale Abszeß als Ursache des anhaltenden Fiebers und des untypischen Meningitisverlaufes nicht hätte früher diagnostiziert werden können. Wie oft unter intensivmedizinischen Bedingungen wurde auch hier die diagnostisch ausschlaggebende MRT wegen des hohen organisatorischen Aufwands (Transport einer intensivpflichtigen Patientin) erst sehr spät durchgeführt.

6 Fieber unbekannter Ursache bei immunsupprimierten Patienten

von Hanne Hawle

Die Zahl immunsupprimierter Patienten ist in den letzten Jahren deutlich angestiegen. In der Onkologie und Rheumatologie haben intensive Chemotherapien und langanhaltende immunsuppressive Behandlungen eine starke Verbreitung erfahren. Organ- und Knochenmarktransplantationen werden zunehmend häufiger durchgeführt. Zugleich haben auch die HIV-Infektionen deutlich zugenommen. Von daher werden in zunehmendem Maße auch Ärzte außerhalb der spezialisierten Zentren mit medizinischen Problemen immunsupprimierter Patienten konfrontiert. Die Abklärung eines Fiebers unbekannter Ursache (FUU) bei diesen Patienten erfordert ein eigenes Konzept.

Wegen der Potenz von Erregern, in kürzester Zeit lebensbedrohliche Infektionen zu entwickeln, hat die frühzeitige Erkennung von Infektionskrankheiten als zugleich häufigste Fieberursache die größte Bedeutung. Dabei ist für das Überleben des immunsupprimierten Patienten neben einer möglichst raschen Identifizierung des auslösenden Erregers eine schnelle Therapieeinleitung entscheidend. Abgesehen von Fieber können jedoch durch den Immundefekt charakteristische Infektionszeichen fehlen. Die subjektiven Beschwerden und die objektiven Befunde bei der körperlichen Untersuchung sind ungeachtet einer bereits fortgeschrittenen Infektion oft nur sehr diskret oder atypisch. Aus diesem Grund ist bei stark immunsupprimierten Patienten z. B. ein ungeklärter fieberhafter Husten nicht nur Indikation zur konventionellen Röntgen-Thoraxuntersuchung, sondern auch zu einer Hochauflösungs(HR)-CT der Lungen und/oder zur bronchoalveolären Lavage.

Die akute Gefährdung der Patienten erfordert nicht nur eine raschere Untersuchungsabfolge als bei nicht immunsupprimierten Kranken, sondern zugleich auch den frühen Einsatz von invasiven und anderen diagnostischen Verfahren, die schnellstmöglich zum spezifischen Erregernachweis führen können. In Anbetracht der raschen Entwicklung molekularbiologischer Methoden ist für eine aktuelle, sachgerechte Diagnostik und deren Befundinterpretation eine uneingeschränkte interdisziplinäre Zusammenarbeit mit den Mikrobiologen gefordert. Weitere Voraussetzungen für die erfolgreiche Abklärung eines FUU bei immunsupprimierten Patienten sind die Beachtung jeden Details bei dem Patienten und vor allem eine große Erfahrung bezüglich der Invasivität diagnostischer Maßnahmen und der zunächst empirisch einzuleitenden medikamentösen Therapie. Hierbei kann eine Kontaktaufnahme mit einem spezialisierten Zentrum in bestimmten Situationen sehr hilfreich sein.

Die Kriterien eines FUU nach der klassischen Definition sind für immunsupprimierte Patienten aus verschiedenen Gründen nicht anwendbar. Als Alternative haben Durack u. Street daher für neutropenische Patienten und Kranke mit einer HIV-Infektion spezielle Definitionen vorgeschlagen, die vielen aktuellen Studien jedoch nicht zugrundeliegen (Einzelheiten zu den Definitionen → Kap. 1).

Die ursächlich in Betracht kommenden Erreger und Krankheiten und damit auch das diagnostische Vorgehen bei einem FUU immunsupprimierter Patienten hängt wesentlich von der jeweiligen Störung des Immunsystems ab. In der folgenden Übersicht wird die Diagnostik eines ungeklärten Fiebers bei neutropenischen, allogen transplantierten und HIV-infizierten Patienten besprochen. Außerdem wird auf die dia-

6

gnostischen Besonderheiten bei Patienten, die unter einer Glukokortikoidtherapie Fieber entwickeln, kurz eingegangen.

Neutropenische Patienten

Spezifischer Immundefekt und diagnostische Besonderheiten

Bei Patienten mit einer Neutropenie ($<$ 1000 Granulozyten/μl) betrifft der Immundefekt die unspezifische zelluläre Abwehrfunktion. Das Infektionsrisiko und das Risiko für schwere Infektionen hängen von der Tiefe, Dauer und Geschwindigkeit der entstehenden Neutropenie ab (3, 18). Fieber ist hier oft das einzige Symptom einer schweren Infektion.

Eines der Hauptprobleme ist die hohe Frühletalität durch diese Infektionen, wenn nicht beim Auftreten von Fieber sofort, d. h. noch ohne Kenntnis des Erregers, eine breite empirische Antibiotikatherapie eingeleitet wird. In dieser Situation bleiben mindestens 50 % aller Fieberepisoden ätiologisch ungeklärt. Diese werden als Fieber unbekannter Ursache (FUU) bezeichnet, auch wenn das Fieber letztlich unter antimikrobieller Therapie sistiert. Treffender wäre von daher die Bezeichnung Infektion unbekannter Ursache (22). Bei etwa 50 % der Fieberepisoden gelingt der Infektionsnachweis im weiteren Verlauf: zu jeweils $^1/_3$ klinisch (ohne Erregernachweis), mikrobiologisch (ohne nachweisbare Organmanifestation) oder klinisch und mikrobiologisch. Insofern bleiben neutropenische Patienten mit einem FUU auch nach Therapiebeginn bis zur endgültigen Entfieberung eine kontinuierliche diagnostische Herausforderung, insbesondere wenn abzusehen ist, daß die Neutropenie länger andauern wird.

Zugrundeliegendes Erreger- und Krankheitsspektrum

Initial muß jedes neutropenische FUU als infektbedingt angesehen werden. Die häufigsten Erreger sind Bakterien und Pilze (Tab. 6.1). Viren und Protozoen sind eher selten. Endogene und nosokomiale Keime stellen eine besondere Ge-

Tabelle 6.1 Typische Erreger bei einem Fieber unbekannter Ursache in der Neutropenie

- Staphylococcus aureus
- Staphylococcus epidermidis
- Streptococcus viridans
- Enterokokken
- Enterobakterien
- Pseudomonas
- Legionellen (selten)
- Candida
- Aspergillus
- Pneumocystis carinii (selten)
- Herpes simplex-Viren (selten)

fährdung dar. Für das Spektrum der Infektionserreger sind außerdem Art und Stadium der (Tumor-)Erkrankung sowie die eingesetzten Medikamente ausschlaggebend. Fiebernde neutropenische Tumorpatienten haben z. B. ein höheres Risiko für Infektionen durch Candida und Enterobakterien als HIV-infizierte Patienten mit vergleichbar schweren Neutropenien (29). Der Grund hierfür ist wahrscheinlich die Mukositis durch die zytotoxische Chemotherapie.

Wesentlichen Einfluß auf das Erregerspektrum hat auch die Dauer der febrilen Neutropenie. Unter den mikrobiologisch dokumentierten Infektionen in einer 1994 veröffentlichten großen Therapiestudie (21) dominierten bis zum 5. Tag bakterielle Infektionen (52 % grampositive Bakterien, 40 % gramnegative Bakterien, 8 % Pilze), danach pilzbedingte Infektionen, am häufigsten durch Candida und Aspergillen (52 % Pilze, jeweils 23 % grampositive und gramnegative Bakterien, 2 % andere). Zweit- und Mehrfachinfektionen werden mit zunehmender Neutropeniedauer häufiger. Bakteriämien und Fungämien können koexistieren, wobei die Bakteriämie die oft schwieriger nachzuweisende Pilzinfektion überschattet, die sich dann als persistierendes oder rezidivierendes Fieber nach empirisch erfolgreich behandelter Bakteriämie manifestieren kann.

Nach den Ergebnissen großer Studien über Chemotherapie-induzierte Neutropenien sind unter den in Tab. 6.2 aufgeführten Krankheiten eine Sepsis, Pneumonien und katheterassoziierte Infektionen die häufigsten Fieberursachen.

Tabelle 6.**2** Typische Ursachen eines ungeklärten Fiebers bei einer Neutropenie

- Sepsis
- Pneumonie
- katheterassoziierte Infektionen
- Hautinfektionen
- perianaler Abszeß
- neutropenische Kolitis
- invasive pulmonale Aspergillose
- hepatolienale Candidiasis

Mit Abstand folgen abdominale und perianale Infektionen.

Fiebernde neutropenische Patienten sind am stärksten durch eine perakute gramnegative **Sepsis** gefährdet, durch die sie innerhalb kürzester Zeit zu Tode kommen können. Daher wird jedes neutropenische Fieber initial wie eine solche behandelt. Eine grampositive Sepsis gefährdet die Patienten in der Regel nicht in den ersten Tagen. Sie wird ungeachtet des hohen Fiebers oft relativ gut toleriert. Blutkulturen sind immer noch die führende diagnostische Maßnahme. Die wichtigsten Differentialdiagnosen sind Pneumonien, die erfahrungsgemäß kein so hohes Fieber hervorrufen, Katheterinfektionen und disseminierte Candidainfektionen.

Unter klinischen Bedingungen kann es sehr schwer oder sogar unmöglich sein, eine **Pneumonie** bei neutropenischen Patienten frühzeitig zu erkennen. Ein Auskultationsbefund und/oder ein Infiltrat auf der Thorax-Übersichtsaufnahme können fehlen (8). Umgekehrt kann eine radiologische Befundverschlechterung im Wiederanstieg der Leukozyten Ausdruck einer (nunmehr wieder möglichen) Entzündungsreaktion sein und ist somit nicht notwendigerweise als ein neu aufgetretenes oder zunehmendes Infiltrat zu bewerten. Eine Pneumonie läßt sich hier oft nur durch die Hochauflösungs(HR)-CT der Lungen oder die bronchoalveoläre Lavage (BAL) diagnostizieren.

Die HR-CT hat eine höhere Sensitivität gegenüber kleinen, auf der konventionellen Thoraxaufnahme nicht darstellbaren Infiltraten und eine hohe Spezifität für pilzbedingte Lungeninfektionen (10). Der klassische Befund einer Pilzpneumonie in der HR-CT gilt derzeit als diagnostisch beweisend, auch wenn die BAL negativ ist. Wichtigster Aspekt der BAL ist neben dem spezifischen Nachweis typischer Pneumonieerreger (z. B. *Staphylococcus aureus, Streptococcus viridans, Pseudomonas, Candida, Aspergillus*) die Aufdeckung seltener Keime (z. B. *Pneumocystis carinii, Legionellen*), die durch die empirische Antibiotikatherapie nicht abgedeckt sind.

- *Pneumocystis carinii-Pneumonien* sind besonders nach Medikamenten mit hoher pulmonaler Toxizität (z. B. Bleomycin, Cyclophosphamid, Methotrexat) oder nach längeren hochdosierten Kortikosterobehandlungen in Betracht zu ziehen (5).
- *Legionellen-Pneumonien* treten vorzugsweise dann auf, wenn das Trinkwasser des Krankenhauses kontaminiert ist. Das fehlende Ansprechen auf Penicilline, Cephalosporine und Aminoglykoside kann ein diagnostischer Hinweis sein.
- *CMV-Pneumonien* kommen außer bei einer zusätzlichen Immunsuppression (z. B. nach einer Knochenmarktransplantation) bei neutropenischen Patienten nur vereinzelt vor (19). Die Diagnostik stützt sich auf den Antigenämietest (im Leukozytenanreicherungsverfahren) oder die PCR.
- Sofern nicht ein niedrigmalignes Non-Hodgkin-Lymphom (z. B. Haarzelleukämie) besteht oder eine längere Glukokortikoidbehandlung vorausging, ist auch die *Tuberkulose* bei neutropenischen Patienten eine seltene Fieberursache (32). Die PCR hat keine höhere Sensitivität als die kulturellen Batec- oder Isolatorverfahren, ein positives Resultat steht jedoch schneller zur Verfügung.

Katheterassoziierte Infektionen werden am häufigsten durch Koagulase-negative Staphylokokken verursacht, daneben auch durch Staphylococcus aureus, Corynebacterium jeikeium, Acinetobacter, Pseudomonas und Candida. Im Zusammenhang mit Kathetertunnelinfektionen sind in seltenen Fällen neutropenieuntypische, rasch wachsende Mykobakterien (M. chelonei und M. fortuitum) oder der Pilz Malassezia furfur beschrieben (29). Ein unauffälliger Lokalbefund ist nicht ungewöhnlich. Bei einem Subklaviakatheter können leichte Mißempfindungen

6

im Schulterblatt bis zur Unmöglichkeit, auf der Seite des Katheters liegen zu können, wichtige diagnostische Hinweise sein. Katheterassoziierte Infektionen sind oft ein schwieriges diagnostisches Problem, besonders wenn Blutkulturen wiederholt negativ bleiben, bedeuten aber in der Regel keine therapeutische Notfallsituation.

Bei einem neutropenischen FUU mit abdominellen Symptomen und anhaltenden Durchfällen ist eine **neutropenische Kolitis** zu erwägen. Die neutropenische Kolitis befällt das Zökum, weniger das distale Kolon. Eine gramnegative Bakteriämie wird häufig beobachtet. Die wichtigste Differentialdiagnose ist die schwere Clostridium-difficile-Kolitis.

Nach länger anhaltender febriler Neutropenie ebenso wie nach langfristiger antibiotischer Therapie wird eine Pilzinfektion durch Candida oder Aspergillen als Fieberursache immer wahrscheinlicher ($\rightarrow$ Tab. 6.3). **Invasive Mykosen** sind derzeit eines der wichtigsten Probleme bei Patienten mit protrahierten Neutropenien. Bei der disseminierten Candidainfektion kann prinzipiell jedes Organ befallen werden. Invasive Aspergillosen manifestieren sich meistens als Pneumonie. Häufig besteht kein septischer Fieberverlauf. Erfahrungsgemäß ist es wichtig, gerade bei einem nicht sehr hohen, protrahiert verlaufenden Fieber unter „guter" Antibiotika-

Tabelle 6.**3** Diagnostische Hinweise auf eine invasive Mykose bei neutropenischen Patienten mit einem FUU unter Antibiotikatherapie

- persistierendes Fieber über 1 Woche
- rezidivierendes Fieber nach 1 Woche oder später
- persistierendes oder rezidivierendes Fieber im Wiederanstieg der Neutrophilen (V.a. hepatoliale Candidiasis)
- persistierende oder neu aufgetretene Lungeninfiltrate
- noduläres Exanthem, subkutane Knoten (V.a. Candida)
- nasale Ulzerationen mit schwarzem Schorf (V.a. Aspergillus)
- zusätzliche Risikofaktoren (z.B. intensive Antibiotika, lange Hospitalisation, therapierefraktäre Grunderkrankung).

therapie und einem (zunächst) nicht schwer krank wirkenden Patienten an eine invasive Mykose zu denken.

Blutkulturen sind bei der invasiven Aspergillose nahezu immer negativ. Bei der disseminierten Candidainfektion können sie positiv sein (in weniger als 50 % der Fälle), sofern es sich nicht um eine chronisch verlaufende hepatoliale Candidiasis handelt.

Die *hepatoliale Candidiasis* ist durch ein persistierendes oder rezidivierendes Fieber im Wiederanstieg der Neutrophilen charakterisiert. Häufig bestehen abdominelle Beschwerden und eine Erhöhung der alkalischen Phosphatase. Die Sonographie, CT oder MRT zeigen typische fokale Läsionen in Leber und Milz. Andere Organe, z. B. die Nieren, können mitbefallen sein. Der kulturelle Pilznachweis aus Biopsien gelingt nicht immer, auch wenn das Myzel histologisch erkennbar war. Das Fieber spricht auf die antimykotische Therapie nur sehr zögerlich an, und es dauert oft (unter Therapie) mehrere Monate, bis sich die Leber- und Milzläsionen zurückgebildet haben.

Nichtinfektiöse Fieberursachen

Über 90 % der Fieberepisoden stark neutropenischer Patienten werden durch potentiell lebensbedrohliche Infektionen verursacht (42). Damit sind nichtinfektiöse Krankheiten seltene Ursachen eines FUU in der Neutropenie. In Betracht kommen eine *zytostatikainduzierte Pneumonitis* (z. B. durch Bleomycin, Cyclophosphamid, Me-

Tabelle 6.**4** Differentialdiagnostische Überlegungen bei neutropenischen Patienten mit persistierendem oder rezidivierendem FUU unter Antibiotikatherapie

- inadäquate Serum- oder Gewebsspiegel der Antibiotika, z. B. bei Katheterinfektion, Weichteilinfektion
- Resistenzentwicklung unter Antibiotikatherapie
- bakterielle Zweitinfektion (durch Antibiotikatherapie nicht abgedeckt)
- nichtbakterielle Ursache (Pilze, Viren, Protozoen)
- nichtinfektiöse Ursache (selten), z. B. zytostatikainduzierte Pneumonitis, Sweet-Syndrom

thotrexat), eine *Strahlenpneumonitis, Lungenblutungen*, ein *Arzneimittelfieber, Transfusionsreaktionen*, ein *Sweet-Syndrom* und ein *Tumorfieber*. Sie werden differentialdiagnostisch meist erst dann berücksichtigt, wenn das Fieber unter der empirischen antimikrobiellen Therapie persistiert oder rezidiviert (Tab. 6.**4**). Bei ihrer Früherkennung können dem Patienten jedoch unnötige Antibiotika- und Antimykotikagaben erspart bleiben. Den Erfahrungen von Chang u. Mitarb. (7) zufolge spricht eine Entfieberung unter dem Naproxentest (3malige Gabe von jeweils 375 mg Naproxen im Abstand von 12 Stunden) mit hoher Wahrscheinlichkeit für ein Tumorfieber.

Diagnostisches Vorgehen

Die Abklärung des neutropenischen FUU muß unverzüglich erfolgen und kann sich initial auf eine Minimaldiagnostik beschränken. Erst nach Erfolglosigkeit der eingeleiteten Antibiotikatherapie ist eine weitergehende apparative Diagnostik erforderlich. Die Infektgefährdung der Patienten und eine mögliche Thrombopenie können besondere Risiken darstellen. Kenntnisse über die eigenen institutionellen Keimentwicklungen sind unerläßlich.

Vor Beginn der Antibiotikatherapie sind anamnestisch schwerpunktmäßig das Stadium der Grunderkrankung, die durchgeführte Chemotherapie sowie die prophylaktischen Medikationen zu erfassen. Die wichtigsten weiteren Maßnahmen sind eine komplette körperliche Untersuchung unter besonderer Beachtung subtiler Veränderungen im Bereich der entsprechenden Prädilektionsstellen (Lunge, Haut, Katheterinsertions- und -punktionsstellen, Oropharynx und Perianalregion), die Röntgen-Thoraxuntersuchung und eine umfassende Materialgewinnung für mikrobiologische Untersuchungen. Hierzu zählen Blutkulturen zum Nachweis pathogener Keime, eine Urinkultur sowie Abstriche und Punktionsmaterialien von verdächtigen Arealen bei der körperlichen Untersuchung. Bei einem zentralen Venenkatheter sollte Blut für Kulturen aus jedem Lumen und zusätzlich aus einer peripheren Vene abgenommen werden.

Unter der antibiotischen/antimykotischen Therapie ist eine tägliche, sorgfältige körperliche Untersuchung unbedingt notwendig. Dabei können insbesondere Befunde an der Haut als Ausgangsherd wie auch Zielorgan einer Sepsis auf den verantwortlichen Erreger hinweisen. *Thoraxübersichtsaufnahmen* und *mikrobiologische Untersuchungen* werden bei erfolgloser Antibiotikatherapie in Abständen von wenigen Tagen wiederholt und entsprechend der klinischen Situation kurzfristig durch weitere Untersuchungen ergänzt. Im Vergleich zur *HR-CT der Lungen* und der *BAL* kommen die *Sonographie, CT* und *MRT des Abdomens* aufgrund der zahlenmäßig viel geringeren intraabdominellen Infektionen weniger häufig zum Einsatz.

Organ- und knochenmarktransplantierte Patienten

Spezifischer Immundefekt und diagnostische Besonderheiten

Der wichtigste Immundefekt bei Patienten nach der Transplantation solider Organe ist die beeinträchtigte T-Zell-Immunität als Folge der eingesetzten Immunsuppressiva zur Unterdrückung von Abstoßungsreaktionen. (Zusätzlich können meist passager z. B. eine Neutropenie durch die Gabe von Cyclophosphamid und Azathioprin oder eine B-Zell-Suppression durch Glukokortikoide auftreten). Das Risiko einer Infektion steigt mit dem Grad und der Dauer der Immunsuppression. Auch bei niedriger Erhaltungsdosis können Infektionen vom typischen klinischen Bild abweichen oder folgenschwerer verlaufen.

Patienten nach einer allogenen Knochenmarktransplantation sind besonders infektgefährdet, da das eigene Immunsystem durch die Konditionierungstherapie vor der Transplantation vollständig zerstört wurde und sich das Immunsystem des Spenders im Empfängerorganismus erst über Monate neu entwickeln muß. Ein zusätzliches Infektionsrisiko besteht auch bei diesen Patienten durch eine immunsuppressive Therapie zur Verhinderung der GvHD („graft-versus-host-disease"). Bei fehlender GvHD hat sich das Abwehrsystem nach etwa 2 Jahren wie-

6

der konstituiert, bei den meisten Patienten kann die Immunsuppression innerhalb des 1. Jahres abgesetzt werden. Demgegenüber muß bei Empfängern eines soliden Organs in der Regel eine lebenslange Immunsuppression zur Verhinderung der Transplantatabstoßung erfolgen.

Von großer Bedeutung für die differentialdiagnostischen Überlegungen bei jedem fiebernden Transplantationspatienten ist der Zeitpunkt des Fiebereintritts nach der Transplantation. Hervorzuheben ist die Änderung des Erregerspektrums im Posttransplantationsverlauf, wonach sich eine frühe, mittlere und späte Posttransplantationsphase abgrenzen lassen (Tab. 6.5 und 6.8). Infektionsquellen sind der Empfänger selbst (Reaktivierung latenter Infektionen durch die immunsuppressive Therapie), das transplantierte Organ oder die Umgebung. Ausmaß und Dauer der therapeutischen Immunsuppression haben einen wesentlichen Einfluß auf die Häufigkeit der Infektion und dem Schweregrad ihrer klinischen Manifestationen. Ein typisches und zugleich schwerwiegendes Problem bei einem unklaren Fieber nach der Transplantation eines soliden Organs ist die Differentialdiagnose: Infektion oder fieberhafte Abstoßungsreaktion. Letztere ist bei diesen Patienten die häufigste nichtinfektiöse Fieberursache.

Transplantation solider Organe

Die Fieberursachen bei den verschiedenen Arten von Organtransplantationen sind im wesentlichen gleich. Sie unterscheiden sich jedoch bezüglich der postoperativen infektiösen Komplikationen entsprechend der Art des operativen Eingriffs und der postoperativen Behandlung.

Die Ursache eines Fiebers bei Patienten nach einer Organtransplantation ist zu Beginn häufig unklar. Dies gilt besonders für Fieberepisoden unter hochdosierter immunsuppressiver Therapie. Einzelbeobachtungen zufolge können sich die in Tab. 6.5 aufgeführten Infektionen fast alle hinter einem zunächst ungeklärten Fieber verbergen. Nach Ho u. Dummer (16) sind jedoch nur relativ wenige Erreger/Krankheiten für die meisten „Fieber unbekannter Ursache" (FUU) verantwortlich. Die Autoren definieren als FUU ein länger als 7 Tage anhaltendes Fieber ohne positive mikrobiologische Kulturen oder einen nachweisbaren Infektionsherd und führen als wichtigste Ursachen an:

- Virusinfektionen durch CMV oder gelegentlich EBV,
- systemische Toxoplasmose,

Tabelle 6.5 Zeitlicher Ablauf von Infektionen und nichtinfektiösen Fieberursachen nach der Transplantation solider Organe

	frühe Phase (< 1 Monat)	mittlere Phase (1 – 6 Monate)	späte Phase (> 6 Monate)
vorherrschende Erreger	*gewöhnliche Bakterien, Pilze*	*Viren, opportunistische Erreger*	*opportunistische oder gewöhnliche Erreger*
Bakterien	*Staphylokokken Pseudomonas Enterobakterien u. a.*	*Listerien Nokardien (Mykobakterien) (endemisch Legionellen)*	*Listerien Nokardien (Mykobakterien)*
Viren		*CMV EBV Hepatitisviren*	*(CMV) Varizellen*
Pilze	*Candida*	*Aspergillus*	*Aspergillus Kryptokokken*
Protozoen		*Pneumocystis carinii Toxoplasma gondii*	*Pneumocystis carinii*
nichtinfektiöse Krankheiten	Transplantatabstoßung Hypersensitivitätsreaktion Lungenembolie	Transplantatabstoßung Hypersensitivitätsreaktion lymphoproliferative Erkrankungen	lymphoproliferative Erkrankungen

- Pneumocystits-carinii-Pneumonie mit normaler Röntgenaufnahme des Thorax,
- tiefgelegene Abszesse,
- disseminierte Candidiasis.

Diese Ursachen werden im folgenden bevorzugt berücksichtigt. Anzumerken ist, daß die CMV-Infektion durch die Entwicklung neuer diagnostischer und therapeutischer Konzepte in letzter Zeit nur noch selten als FUU in Erscheinung tritt.

Fieberursachen in der frühen Posttransplantationsphase

Während des 1. Monats nach der Transplantation sind mehr als 80 % der Fieberepisoden auf Infektionen zurückzuführen (31). Über 95 % dieser Infektionen sind postoperative Infektionen durch Bakterien und Pilze. Daneben kommen in erster Linie die Transplantatabstoßung, ein Fieber im Zusammenhang mit der Gabe von antilymphozytären Antikörpern und Lungenembolien als Fieberursachen in Betracht.

Die postoperativen Infektionen von immunkompetenten Patienten unterscheiden sich weniger durch ihre Mikrobiologie als durch ihre höhere Komplikationsrate. Eine Übersicht über die wichtigsten Erreger und deren klinische Manifestationen nach den verschiedenen operativen Eingriffen gibt Tab. 6.**6**.

Abszesse entstehen fast ausnahmslos im unmittelbaren oder angrenzenden Operationsgebiet. Ein persistierendes oder auch rezidivierendes Fieber ist nicht selten das einzige Symptom.

Die Leukozytose und wegweisende Lokalbefunde können unter der anfänglich hochdosierten immunsuppressiven Kombinationstherapie (z. B. mit Ciclosporin, Azathioprin, Prednisolon) fehlen. Durch die hohe Sensitivität der modernen bildgebenden Verfahren (Sonographie, CT, MRT) werden Abszesse heute im allgemeinen relativ früh erkannt. Die Diagnose kann jedoch manchmal erst durch Verlaufskontrollen gestellt werden.

Die **disseminierte Candidiasis** tritt häufig als ein FUU in Erscheinung. Typischerweise bestehen zunächst kaum lokalisierbare Befunde. Die prognostisch entscheidende, frühzeitige Diagnosestellung ist unverändert schwierig. Bevorzugt betroffen sind lang intensivpflichtige Patienten mit intravasalen Kathetern und länger dauernden Antibiotikatherapien. Lebertransplantierte Patienten sind besonders gefährdet. Im Rahmen der Dissemination kann fast jedes Organ befallen werden. Die Diagnose stützt sich vor allem auf den klinischen Verdacht, Blutkulturen, bildgebende Verfahren (Sonographie, CT, MRT) und auf Gewebebiopsien. Candida-Antikörper- und Candida-Antigen-Untersuchungen haben derzeit noch eine geringe Sensitivität (9).

Fieber ist häufig das einzige frühe Zeichen einer **Transplantatabstoßung**. Die Abgrenzung einer fieberhaften Abstoßungsreaktion von einer Infektion ist eines der schwierigsten Probleme mit weitreichenden therapeutischen Konsequenzen in den ersten 3 – 4 Monaten nach der Transplantation. Die Diagnose wird durch die Transplantatbiopsie bestätigt.

Tabelle 6.**6** Typische Erreger und klinische Manifestationen in der frühen Phase nach der Transplantation solider Organe (modifiziert nach Schrappe u. Salzberger, 1995)

Operation	Nierentransplantation	Herztransplantation	Lebertransplantation
Erreger	Enterobakterien Pseudomonas	Staphylokokken Pseudomonas Mykoplasmen Candida	Enterobakterien Enterokokken Anaerobier Candida
Krankheiten	Wundinfektion Harnwegsinfekte	Wundinfektion Pneumonie Mediastinitis Sternumosteomyelitis	Wundinfektion Cholangitis Hepatitis Abszesse

Die Behandlung mit antilymphozytären Antikörpern, wie dem monoklonalen Antikörper OKT3, oder Antilymphozytenglobulin kann eine fieberhafte **Hypersensitivitätsreaktion** auslösen. Bis zu 14 Tagen nach der Gabe von Antilymphozytenglobulin können die Patienten auch Symptome der Serumkrankheit entwickeln (Fieber, starke Arthralgien, Arthritiden, Exantheme, Übelkeit, Lymphadenopathie, Proteinurie). Diese kann gelegentlich zunächst als FUU verlaufen. Arzneimittelfieber ist in der frühen Posttransplantationsphase sehr selten.

Lungenembolien gehen häufig mit Fieber einher. Vor allem bei kleineren Embolien ist ein Temperaturanstieg zusammen mit einer Steigerung der Pulsfrequenz oft der einzige Hinweis auf ein thromboembolisches Ereignis. In der diagnostischen Situation, in der sich alles darauf konzentriert, eine pulmonale Infektion nachzuweisen, kann es vorkommen, daß der Verdacht auf diese nichtinfektiöse Erkrankung zunächst nicht gestellt wird.

Fieberursachen in der mittleren Posttransplantationsphase

Zwischen dem 1. und 6. Monat nach der Transplantation treten Virusinfektionen (z. B. durch *CMV, EBV, Hepatitisviren*) und Infektionen durch andere intrazelluläre opportunistische Erreger (z. B. *Pneumocystis carinii, Toxoplasma gondii, Listeria monocytogenes, Nocardia asteroides, Aspergillus spezies*) häufig auf (31). Am Erregerspektrum zeigen sich die Folgen einer anhaltenden therapiebedingten Suppression der T-Zell-Immunität. Abstoßungsreaktionen und deren Behandlung mit antilymphozytären Antikörpern sind zunächst weiterhin für einen kleinen Teil der Fieberepisoden verantwortlich. Neu zu berücksichtigen sind die EBV-assoziierten lymphoproliferativen Syndrome.

Fiebernde Patienten, die zwischenzeitlich wegen einer akuten Abstoßungskrise mit Antilymphozytenglobulin oder OKT3 behandelt werden mußten, haben häufiger disseminierte CMV-Erkrankungen, Pneumocystis-Infektionen und EBV-induzierte lymphoproliferative Erkrankungen.

Die **CMV-Infektion** führen nach Transplantation zu verschiedenen klinischen Manifestationen unterschiedlichen Schweregrades, die als CMV-Syndrom zusammengefaßt werden (Tab. 6.7). Im Gegensatz zu immunkompetenten Patienten sind eine Lymphadenopathie und eine Splenomegalie hier sehr ungewöhnlich. Fieber, Leukozytopenie und Thrombozytopenie sind die häufigsten Symptome (35). In diesen Fällen kann die Abgrenzung zur Transplantatabstoßung sehr schwierig sein. Abstoßungsreaktion und CMV-Infektion können aber auch zusammen vorkommen. Dies muß berücksichtigt werden, wenn die fieberhafte Abstoßungsreaktion intensiv immunsuppressiv behandelt wird.

Besonders gefährdet hinsichtlich einer schweren CMV-Erkrankung sind seronegative Empfänger mit dem Transplantat eines seropositiven Spenders (Primärinfektion unter Immunsuppression). Ein höheres Risiko besteht auch bei seropositiven Patienten nach der Therapie mit Antilymphozytenantikörpern (4). Hervorzuheben ist der bevorzugte Befall des transplantierten Organs.

Die wichtigste diagnostische Maßnahme ist die Überwachung von Transplantationspatienten mit Hilfe der neuen, schnellen und hochsensitiven Nachweisverfahren wie dem Antigenämietest oder der PCR.

Bei gesicherter und therapierter CMV Infektion und einem persistierenden Fieber ist zu berücksichtigen, daß Superinfektionen durch Bakterien, Pilze oder Pneumocystis carinii eine konstante Bedrohung für diese Patienten darstellen.

Tabelle 6.7 Klinische Manifestationen der fieberhaften CMV-Infektion nach der Transplantation (CMV-Syndrom)

leichte Verlaufsformen	schwere Verlaufsformen
atypische Lymphozytose	interstitielle Pneumonie
Leukozytopenie	Hepatitis
Thrombozytopenie	Kolitis, Gastritis, Ösophagitis
Arthralgien	Infektion des transplantierten Organs
Myalgien	Retinitis (Spätmanifestation)
	Enzephalitis

Eine **Pneumocystis-carinii-Pneumonie** kann auch bei normaler Röntgenaufnahme des Thorax bestehen und dadurch als Fieberursache zunächst nicht erkannt werden. Zu eruieren ist, ob eine antimikrobielle Prophylaxe regelrecht durchgeführt wurde. Die bronchoalveoläre Lavage ermöglicht in der Regel die Diagnosestellung.

Prinzipiell ist jede erregerbedingte **Pneumonie** bei transplantierten Patienten in dieser Phase als potentiell lebensbedrohlich anzusehen. Bei persistierendem Fieber unter der meist eingeleiteten empirischen Antibiotikatherapie sind neben den bereits genannten Erregern auch *Nokardien, Legionellen, Aspergillen, gramnegative Enterobakterien, Mykobakterien* sowie das *Varizellen-Zoster*- oder *Respiratory-syncytial-Virus* in Erwägung zu ziehen. Die frühzeitige bronchoskopische Materialgewinnung und die Hochauflösungs-CT sind die wichtigsten diagnostischen Maßnahmen, um eine spezifische Therapie so rasch wie möglich einleiten zu können.

Extrapulmonale oder *disseminierte Tuberkulosen* müssen als Ursache eines ungeklärten Fiebers mit berücksichtigt werden, sie sind aber, sofern keine Exposition vorliegt, nicht sehr häufig (16).

Die **systemische Toxoplasmose** manifestiert sich bei Transplantationspatienten durch ein persistierendes Fieber ohne erkennbare Infektionsherde oder durch einen zerebralen, myokardialen oder pulmonalen Krankheitsprozeß. Besonders gefährdet sind Patienten nach Herztransplantationen, bei denen die Toxoplasmose eine Abstoßungsreaktion vortäuschen kann. Da unter der immunsuppressiven Therapie häufig keine typische Antikörperreaktion stattfindet, ist die serologische Diagnostik problematisch. Die definitive Diagnosestellung gelingt bei diesen Patienten oft nur durch den histologischen Nachweis der Tachyzoiten oder durch die PCR.

ZNS-Infektionen stellen ebenfalls immer potentiell lebensbedrohliche Komplikationen dar, wenn nicht frühzeitig eine spezifische Therapie erfolgt. Die meisten ZNS-Infektionen treten in der mittleren Transplantationsphase auf. Da z. B. bei der Listerien-Meningitis meningitische Zeichen völlig fehlen können, ist bei einem unklaren Fieber mit Kopfschmerzen eine neurologische Abklärung einschließlich Schädel-CT oder -MRT und Lumbalpunktion indiziert. Nokardieninfektionen führen eher zu Hirnabszessen, eine Menigitis ist selten.

EBV-Infektionen können als **lymphoproliferatives Syndrom** schon ab dem 2. Monat nach der Transplantation, aber auch noch lange danach auftreten. Hierbei handelt es sich um eine EBV-induzierte polyklonale B-Zell-Proliferation, die in eine monoklonale B-Zell-Proliferation übergehen kann. Dementsprechend kann die Erkrankung vom mononukleoseähnlichen Syndrom bis hin zum aggressiven B-Zell-Lymphom mit ausgedehntem Organbefall und unklarem Fieber in Erscheinung treten. Neben serologischen Hinweisen auf eine primäre oder reaktivierte EBV-Infektion können meistens EBV-DNA oder EBV-nukleäres Antigen (EBNA) in den Tumoren/Lymphomen nachgewiesen werden (37). Bevorzugt betroffen sind Patienten mit intensiven immunsuppressiven Behandlungen, die zu T-Zell-Depletionen führen; in einigen Fällen kann eine geringere Immunsuppression zur Remission führen.

Fieberursachen in der späten Posttransplantationsphase

Mehr als 6 Monate nach der Transplantation ist der wichtigste determinierende Faktor für die Art der Infektion der Immunstatus des Patienten. Die meisten Transplantatempfänger haben ein gut funktionierendes Transplantat und benötigen nur eine minimale immunsuppressive Erhaltungstherapie. Wenn diese Patienten Fieber bekommen, wird dies tendenziell durch die gleichen Infektionen wie in der übrigen Bevölkerung hervorgerufen (31). Demgegenüber sind transplantierte Patienten mit beeinträchtigter Transplantatfunktion und weiterhin notwendiger, hochdosierter immunsuppressiver Therapie unverändert Hochrisikopatienten für opportunistische Infektionen. Die Erreger sind die gleichen wie in der mittleren Phase zuzüglich *Cryptococcus neoformans. CMV-Infektionen* können gelegentlich noch nach einigen Jahren auftreten. Eine wichtige, wenn auch seltene Differentialdiagnose eines FUU in der späten Post-

6

transplantationsphase sind hochmaligne *Non-Hodgkin-Lymphome*.

Bei der subakuten **Kryptokokkenmeningitis** kann Fieber als einziges initiales Symptom auftreten. Typisch sind bitemporal betonte Kopfschmerzen. Zur Diagnose führen der kulturelle Erregernachweis und das Kryptokokkenantigen im Liquor, ein richtungsweisender Befund kann das Serum-Kryptokokkenantigen sein.

Für die hochmalignen **Non-Hodgkin-Lymphome** nach der Transplantation ist ein häufiger extranodaler Befall charakteristisch. Fast jedes Organ einschließlich des Transplantats kann infiltriert werden, bevorzugt jedoch der Gastrointestinaltrakt und das zentrale Nervensystem. Überwiegend handelt es sich hierbei um die schon erwähnten EBV-assoziierten B-Zell-Lymphome.

Allogene Knochenmarktransplantation

Der zeitliche Ablauf häufig auftretender Infektionen nach der Knochenmarktransplantation ist in Tab. 6.8 zusammengefaßt. Während der ersten 30 Tage nach der allogenen Knochenmarktransplantation (KMT) sind die schwere und lange Neutropenie zusammen mit der ausgeprägten Mukositis die Hauptrisikofaktoren für Infektionen durch Bakterien und Pilze. Die vorherrschenden Erreger entsprechen denen neutropenischer Patienten (S.182). Das diagno-

stische Vorgehen bei einem FUU folgt den auf S.185 beschriebenen Prinzipien.

Anschließend ist das Auftreten einer akuten und später einer chronischen „graft-versus-host-disease" (GvHD) der wichtigste Risikofaktor für infektiöse Komplikationen. Nach überwundener Neutropenie, aber noch stark beeinträchtigter zellulärer und humoraler Immunität (ab dem 30. Tag nach der KMT) sind die wichtigsten Fieberursachen Virusinfektionen, besonders durch *CMV*, Pilzinfektionen durch *Aspergillus* und *Candida* und die idiopathische interstitielle Pneumonie. Da die CMV-Erkrankung eine der wesentlichsten Bedrohungen für allogen transplantierte Knochenmarkempfänger darstellt, werden diese Patienten heute diesbezüglich engmaschig überwacht, z.B. mit dem Antigenämietest (Nachweis des viralen Tegumentprotein pp 65 in Blutleukozyten mit Hilfe monoklonaler Antikörper). Dadurch kann die akute CMV-Infektion vor Auftreten der CMV-Erkrankung nachgewiesen und frühzeitig therapiert werden (präemptive Therapie). Seither werden die gefürchteten CMV-Pneumonien in der Frühphase fast nicht mehr gesehen. Das EBV-assoziierte lymphoproliferative Syndrom wird insbesondere bei der allogenen Nichtverwandten- (Fremdspender) KMT oder der Transplantation von T-Zell-depletiertem Knochenmark beobachtet.

Mit der beginnenden Erholung der zellulären und humoralen Immunität nimmt nach dem

Tabelle 6.8 Zeitlicher Ablauf häufig auftretender Infektionen nach Knochenmarktransplantation

	frühe Phase (< 30 Tage)	**mittlere Phase** (30–120 Tage)	**späte Phase** (> 120 Tage)
vorherrschende Erreger	*Bakterien, Pilze* (wie in Neutropenie)	*Pilze, Viren*	*bekapselte Bakterien, opportunistische Erreger*
Bakterien	*Staphylococcus epidermidis Enterobakterien u. a.*	(seltener)	*Pneumokokken Hämophilus*
Viren	*Herpes simplex*	CMV Varizellen	CMV Varizellen
Pilze	*Candida Aspergillus*	Candida Aspergillus	Aspergillus
Protozoen			*Pneumocystis carinii**

* in anderen Phasen wegen allgemein durchgeführter antibiotischer Prophylaxe extrem selten

100. Tag die Häufigkeit von Fieber und Infektionen ab, sofern nicht eine immunsuppressive Therapie wegen einer chronischen GvHD erforderlich ist. Diese führt zu fortbestehenden Immundefekten und damit zu einer anhaltenden Infektgefährdung. Als Fieberursache müssen vorrangig Infektionen durch *bekapselte Bakterien* (Pneumokokken, Hämophilus), aber auch durch *CMV, Listerien, Nokardien* und *Pneumocystis carinii* in Betracht gezogen werden. Diese Infektionen sind als potentiell lebensbedrohliche Komplikationen anzusehen. Von daher ist weiterhin eine umgehende Therapieeinleitung neben der möglichst raschen Erregeridentifizierung für das Überleben der Patienten mit einer aktiven GvHD entscheidend.

Diagnostisches Vorgehen

Die meisten lebensbedrohlichen Infektionen treten bei Empfängern von soliden Organtransplantaten innerhalb der ersten 3–4 Monate nach der Transplantation auf. Bei nierentransplantierten Patienten konnte gezeigt werden, daß in diesem Zeitraum die meisten Fieberepisoden vorkamen (27). Transplantationspatienten, die weiterhin eine intensive Immunsuppression benötigen, bleiben auch danach Hochrisikopatienten für schwere, potentiell lebensbedrohliche Infektionen. Bei einem zunächst unklaren Fieber verlangen diese Situationen daher neben einer unverzüglichen, umfassenden Diagnostik in der Regel auch eine empirische Antibiotikatherapie. Wenn hier die fieberhaften infektiösen Komplikationen therapeutisch nicht zu beherrschen sind, dann in vielen Fällen wegen einer zu spät begonnenen Therapie und nicht wegen eines unbekannten Erregers.

Anamnestisch ist vor allem zu klären, ob zwischenzeitlich eine Änderung der immunsuppressiven Therapie erfolgte und welche antimikrobielle Prophylaxe regelrecht durchgeführt wurde. Beispielsweise sind unter einer Prophylaxe mit Trimethoprim-Sulfamethoxazol neben der Pneumocystis-carinii-Pneumonie auch Infektionen durch Listeria monocytogenes und Nocardia asteroides weniger wahrscheinlich. Wichtig ist auch die Frage nach Reisen und einer evtl. Tuberkuloseexposition.

Die **körperliche Untersuchung** konzentriert sich in der frühen Phase nach der Transplantation solider Organe auf das ehemalige Operationsgebiet, Punktionsstellen von Kathetern, die Lunge, und nach der Knochenmarktransplantation auf die gleichen Prädilektionsstellen wie bei neutropenischen Patienten. Später ist besonders auf diskrete neurologische Befunde zu achten.

In der **Labordiagnostik** ist bei Blutkulturen darauf zu achten, daß bestimmte Verdachtsdiagnosen wie Infektionen durch *Mycoplasma hominis, Listeria monocytogenes, Nocardia asteroides* oder *Legionellen* dem Mikrobiologen unbedingt mitgeteilt werden, damit Spezialtechniken eingesetzt werden können. Von größter Bedeutung sind die neu entwickelten CMV-Nachweisverfahren (Antigenämietest, PCR). Bei beiden Verfahren schließt ein negatives Ergebnis eine aktive CMV-Infektion praktisch aus. Umgekehrt hat ein positiver Befund, vor allem im Antigenämietest, einen positiven Vorhersagewert für eine klinisch relevante Infektion (35) und verlangt den Beginn einer präemptiven Therapie. Die Bestimmung von Procalcitonin, das bei systemischen bakteriellen, pilzbedingten und parasitären Infektionen erhöht ist, nicht jedoch bei Virusinfektionen und wahrscheinlich auch nicht bei Abstoßungsreaktionen, könnte eine differentialdiagnostisch wichtige Entscheidungshilfe werden. Die serologische Diagnostik ist durch die Immunsuppression eingeschränkt bzw. bei knochenmarktransplantierten Patienten zunächst überhaupt nicht aussagefähig.

Unter den **bildgebenden** und **invasiven Untersuchungen** haben neben der *Thorax-Übersichtsaufnahme* die *Hochauflösungs(HR)-CT der Lungen* und die *bronchoskopische Materialgewinnung* einen hohen Stellenwert. Frühzeitig zum Einsatz kommen auch die *Lumbalpunktion* und die *Schädel-CT* oder *-MRT*. Zu den diagnostisch informativen Untersuchungen zählt auch die (von einem erfahrenen Untersucher durchgeführte) *Biopsie* des transplantierten Organs. Andere Untersuchungen wie die *abdominale CT* oder die *Koloskopie* werden fakultativ ergänzt. Die *augenärztliche Untersuchung* gehört mit zur diagnostischen Abklärung des fiebern-

6

den Transplantationspatienten (CMV-Retinitis, Toxoplasmose-Chorioretinitis, Candida-Endophthalmitis).

HIV-infizierte Patienten

Spezifischer Immundefekt und diagnostische Besonderheiten

Der Immundefekt HIV-infizierter Patienten beruht vor allem auf der fortschreitenden Verminderung und Funktionsstörung der CD4-positiven T-Lymphozyten in Verbindung mit funktionellen Störungen der Makrophagen und Monozyten. Fallen die CD4-Werte unter $200/\mu l$ im Blut (fortgeschrittenes Stadium), steigt das Risiko für fast alle opportunistischen Infektionen, aber auch für maligne Lymphome deutlich an. Klinisch treten unspezifische oder atypische Krankheitsmanifestationen zunehmend in den Vordergrund.

Vorliegende Studien belegen, daß sich HIV-infizierte Patienten mit einem FUU im fortgeschrittenen Krankheitsstadium befinden und häufig bereits AIDS haben. Die angegebenen medianen CD4-Werte liegen oft deutlich unter $100/\mu l$. In vielen Studien wird auch für diese Patientengruppe als FUU ein länger als 3 Wochen bestehendes Fieber über 38,3 °C definiert, dessen Ursache nach einer 1wöchigen stationären Diagnostik (oder nach einer angemessenen ambulanten Diagnostik) nicht geklärt werden konnte.

Es ist gut dokumentiert, daß für die Mehrzahl dieser zunächst ungeklärten Fieberepisoden nur wenige opportunistische Infektionen verantwortlich sind. Typisch für ein HIV-assoziiertes FUU ist der hohe Anteil an zugrundeliegenden Tuberkulosen und Infektionen durch atypische Mykobakterien. Da die Therapie dieser und der anderen in Frage kommenden opportunistischen Infektionen häufig sehr eingreifend und mit einer hohen Nebenwirkungsrate behaftet ist, ist eine gesicherte Diagnose extrem wichtig. Zahlreiche Studien zeigen, daß bei 85–90 % der HIV-infizierten Patienten mit FUU eine definitive Diagnose gestellt werden kann (2, 14, 20, 23, 24, 28).

Nicht selten bestehen bei einem FUU dieser Patienten mehrere Erkrankungen gleichzeitig, besonders Mehrfachinfektionen. Hier kann es extrem schwierig oder unmöglich sein, die für das FUU verantwortliche Hauptursache zu entdecken.

Viele fiebernde HIV-infizierte Patienten stehen unter einer antimikrobiellen Behandlung, z. B. mit Trimethoprim-Sulfamethoxazol zur Prophylaxe einer Pneumocystis-carinii-Pneumonie. Hierzu ergeben sich die folgenden Überlegungen: Die prophylaktische Therapie macht das Auftreten der Pneumocystis-carinii-Pneumonie weniger wahrscheinlich, aber nicht unmöglich. Unter dieser Therapie können schleichende oder atypische Krankheitsverläufe vorkommen. Die prophylaktische Therapie kann ein Arzneimittelfieber hervorrufen und somit gelegentlich selbst für ein FUU verantwortlich sein. Umgekehrt ist keine oder eine nicht regelrecht durchgeführte medikamentöse Prophylaxe ein erster Hinweis auf eine Pneumocystis-carinii-Pneumonie als Fieberursache.

Häufige Ursachen eines ungeklärten Fiebers

Retrospektiven und prospektiven Studienergebnissen zufolge sind Infektionen in 80–85 % der Fälle die Ursache eines HIV-assoziierten FUU. Die Tuberkulose und Infektionen durch atypische Mykobakterien sind zusammen für etwa die Hälfte der Fieberepisoden verantwortlich. Mit Abstand folgt die Pneumocystis-carinii-Pneumonie (Tab. 6.**9**).

Epidemiologische Besonderheiten haben einen nennenswerten Einfluß auf die Häufigkeiten. So wurde in einer spanischen Studie (24) eine vis-

Tabelle 6.**9** Häufigste Ursachen eines ungeklärten Fiebers bei HIV-infizierten Patienten (Sammelstatistik mit 258 Patienten aus europäischen Ländern nach 2, 14, 20, 23)

Tuberkulose	28 %
Mycobacterium avium-Komplex-Infektion	22 %
Pneumocystis-carinii-Pneumonie	6 %
maligne Lymphome	5 %

zerale Leishmaniose bei 14 % der HIV-infizierten Patienten mit einem FUU diagnostiziert, während die Erkrankung in einer vergleichbaren englischen Studie (23) gar nicht vorkam. Außerhalb von Endemiegebieten ist die Erkrankung sicher eine seltene Ursache eines ungeklärten Fiebers.

Die HIV-Infektion erhöht das Risiko für die Reaktivierung einer latenten **Tuberkuloseinfektion**, aber auch für eine rasch fortschreitende Primärinfektion im Rahmen kleinerer Tuberkuloseepidemien in der Umgebung (1). Die klinischen Manifestationen der Tuberkulose bei HIV-infizierten Patienten sind vom Krankheitsstadium abhängig. Die wichtigsten Kennzeichen der Tuberkulose im AIDS-Stadium sind in Tab. 6.**10** zusammengestellt. Intrathorakale Lymphome sind ein Schlüsselbefund und gleichzeitig ein wichtiges differentialdiagnostisches Kriterium zur Abgrenzung der Pneumocystis-carinii-Pneumonie. Häufig kommen Mittel- und Unterlappeninfiltrate oder diffuse Infiltrate vor. Ein diagnostischer Fallstrick können normale Röntgen-Thoraxbefunde bei aktiver pulmonaler Tuberkulose sein, worauf Miller u. Mitarb. (23) besonders hinwiesen. In einer New Yorker Studie fand sich diese Befundkonstellation in 21 % der Fälle mit CD4-Werten unter 200/μl (15).

Mehr als die Hälfte der Tuberkulosen sind extrapulmonale Formen, gewöhnlich gleichzeitig mit einer Lungenbeteiligung. Mehr als $^1/_3$ der extrapulmonalen Tuberkulosen sind Miliartuberkulosen. HIV-infizierte Patienten mit extrapulmonaler Tuberkulose haben oft Fieber bis 40 °C im Vergleich zu den meist niedrigfebrilen Temperaturen bei HIV-negativen Patienten (34).

Tabelle 6.**10** Typische Merkmale der Tuberkulose im AIDS-Stadium

- persistierendes Fieber und uncharakteristische Krankheitssymptome
- atypische Röntgenbefunde des Thorax
- extrapulmonale Erkrankung in > 50 % der Fälle
- Granulome oft nicht nachweisbar
- Vorkommen multiresistenter Mycobacterium-tuberculosis-Stämme

Tabelle 6.**11** Klinische Hinweise auf eine disseminierte Mycobacterium-avium-Komplex-Infektion

- weit fortgeschrittenes Stadium der HIV-Infektion (mittlerer CD4-Wert < 60/μl)
- Fieber, Nachtschweiß, Gewichtsabnahme (häufigste Symptome)
- Hepatosplenomegalie, Lymphadenopathie, Knochenmarkinfiltration, Dünndarmbefall, extrahepatischer Verschluß
- Anämie (oft transfusionsbedürftig), erhöhte alkalische Phosphatase

Häufige Befunde sind eine generalisierte Lymphadenopathie, Hepatosplenomegalie, Anämie, Leukopenie und pathologische Leberwerte. An mögliche Multiresistenzen ist zu denken, wenn ein FUU unter tuberkulostatischer Therapie auftritt oder persistiert.

Die Diagnosestellung gelingt am ehesten durch invasive Verfahren (bronchoalveoläre Lavage, Knochenmarkbiopsie, Leberbiopsie, Lymphknotenbiopsie), aber auch durch Blutkulturen. Die PCR hat gegenüber den kulturellen Batec- oder Isolatorverfahren den Vorteil eines schnelleren Ergebnisses, aber keine höhere Sensitivität (12).

Disseminierte Mycobacterium-avium-Komplex(MAC)-Infektionen, bestehend aus M. avium und M. intracellulare, treten erst auf, wenn die zelluläre Immunkompetenz in erheblichem Ausmaß geschädigt ist. Dies ist der Hauptrisikofaktor für diese Infektion (17). Bei CD4-Werten deutlich unter 100/μl muß diese Infektion als Ursache eines ungeklärten Fiebers vorrangig berücksichtigt werden. Begleitende Infektionen sind häufig und erschweren die eindeutige Zuordnung der Symptome.

Am häufigsten manifestiert sich die Erkrankung mit einem persistierenden oder intermittierenden Fieber, Nachtschweiß, Gewichtsverlust und einer schweren Anämie (Tab. 6.**11**). Treten zusätzlich noch Bauchschmerzen und Durchfälle auf, ist die Wahrscheinlichkeit einer disseminierten MAC-Infektion hoch, ungeachtet dessen, daß es sich hierbei um häufige Symptome bei AIDS-Patienten handelt (17). Die gastrointe-

6

stinalen Symptome können durch die Hepatosplenomegalie, die abdominellen Lymphome oder die ausgedehnten Darmwandinfiltrationen verursacht werden. Prinzipiell kann fast jedes Organ befallen sein. Da Bakteriämien für die disseminierte MAC-Infektion sehr charakteristisch sind, haben Blutkulturen im Batec- oder Isolatorverfahren einen hohen diagnostischen Stellenwert (Sensitivität > 95 %, positiver Befund nach 5 – 12 Tagen (41)). Oftmals gelingt die Diagnosestellung bei Patienten mit einem FUU jedoch erst durch die Knochenmark-, Leber- oder Lymphknotenbiopsie.

Bei der **Pneumocystis-carinii-Pneumonie** können subfebrile Temperaturen oder ein anhaltendes Fieber mit völlig unspezifischen Beschwerden den typischen Symptomen um Wochen vorausgehen. Trotz normaler Übersichtsaufnahme des Thorax, alveoloarterieller Sauerstoff-Partialdruckdifferenz und normaler Serum-LDH kann in der bronchoalveolären Lavage Pneumocystis carinii nachweisbar sein (38, 40). Da die Prognose der Pneumocystis-carinii-Pneumonie ganz wesentlich von der frühzeitigen Diagnosestellung abhängt, wird man bei einem HIV-positiven Patienten mit FUU diese Erkrankung primär in Erwägung ziehen müssen und eine bronchoalveoläre Lavage veranlassen. Dies gilt insbesondere für Patienten, die schon einmal eine Pneumocystis-carinii-Pneumonie durchgemacht haben, in letzter Zeit ohne Prophylaxe waren oder unter einer Prophylaxe mit Pentamidin stehen.

Pneumocystis-carinii-Pneumonien unter Pentamidininhalationen können besonders atypische und protrahierte klinische Verläufe haben und als Ursache eines ungeklärten Fiebers zunächst nicht erkannt werden (14, 23, 33). In diesen Fällen sind eine gezielte Lavage aus dem Oberlappen, Immunfluoreszenz- und PCR-Untersuchungen unbedingt notwendig (32). Bei Patienten unter Pentamidininhalation kann auch die seltene disseminierte Pneumocystis-carinii-Infektion vorkommen.

HIV-assoziierte **maligne Lymphome** sind fast ausschließlich hochmaligne Non-Hodgkin-Lymphome. Sehr charakterisitisch ist die häufi-

Tabelle 6.12 Typische Merkmale der HIV-assoziierten Non-Hodgkin-Lymphome

- überwiegend hochmaligne B-Zell-Lymphome
- oft disseminiertes Krankheitsstadium bei Diagnosestellung
- oft primär extranodaler Befall (z. B. Gastrointestinaltrakt, ZNS)
- Befall sonst selten betroffener Organe (Leber, Lunge, Rektum, Ductus choledochus, Weichteile)
- primär zerebrale Lymphome erst im weit fortgeschrittenen Stadium der HIV–Infektion (medianer CD4-Wert < 40/μl)

ge extranodale Organinfiltration, die nahezu jedes Organ betreffen kann (Tab. 6.12). Neben einem ungeklärten Fieber können unspezifische Symptome wie Schmerzen, ein Subileus oder eine Panzytopenie Hinweise auf lymphombedingte Komplikationen sein. Die wichtigste Differentialdiagnose des primär zerebralen Lymphoms ist die wesentlich häufigere (und häufiger mit Fieber einhergehende) *zerebrale Toxoplasmose.*

Seltene Ursachen eines ungeklärten Fiebers

Die Krankheiten, die in vielen Studien in weniger als 5 % der Fälle als Ursache eines HIV-assoziierten ungeklärten Fiebers nachgewiesen wurden, sind in Tab. 6.13 aufgelistet. Von den Infektionen manifestieren sich die disseminierte

Tabelle 6.13 Seltene Ursachen eines ungeklärten Fiebers bei HIV-infizierten Patienten

- disseminierte CMV-Infektion
- viszerale Leishmaniose (ausgenommen Endemiegebiete)
- zerebrale Toxoplasmose
- disseminierte Kryptokokkose
- bakterielle Pneumonien
- Sinusitis
- disseminierte Salmonellose
- pulmonale Aspergillose
- disseminierte Histoplasmose (ausgenommen Endemiegebiete)
- HIV-Infektion (umstritten)
- disseminierte Kaposi-Sarkome
- Medikamentenfieber
- selbstinduziertes oder vorgetäuschtes Fieber

CMV-Infektion, die viszerale Leishmaniose und die zerebrale Toxoplasmose vergleichsweise noch am häufigsten als FUU. Demgegenüber sind z. B. ein Medikamentenfieber, ein selbstinduziertes oder vorgetäuschtes Fieber (2, 23) oder ein disseminiertes Kaposi-Sarkom (23, 30) meist nur in Einzelfällen für ein FUU verantwortlich.

Die wichtigsten Manifestationen der **disseminierten CMV-Infektion** bei HIV-positiven Patienten betreffen den Gastrointestinaltrakt und die Retina und nicht – wie bei transplantierten Patienten – die Lunge. Hier kann das Zytomegalievirus zwar oft zusammen mit anderen Erregern isoliert werden, eine genuine CMV-Pneumonie ist jedoch sehr selten (6). Neben Gastroenteritiden ist die CMV-Infektion in vielen Fällen für die AIDS-assoziierte Cholangitis, steinlose Cholezystitis und Pankreatitis verantwortlich. An diese Diagnosen ist bei einem FUU trotz fehlender organbezogener Leitsymptome zu denken. Die PCR oder der Antigenämietest, die komplette gastroenterologische Endoskopie, in einigen Fällen einschließlich der endoskopisch retrograden Cholangio-Pankreatikographie (ERCP), und die augenärztliche Untersuchung sind die wichtigsten diagnostischen Maßnahmen.

Die **viszerale Leishmaniose** ist bei HIV-positiven Patienten aus Endemiegebieten oder nach entsprechenden Reisen eine stets zu berücksichtigende Ursache eines ungeklärten Fiebers (2, 24). Zu den Endemiegebieten zählen der gesamte Mittelmeerraum, Indien, Afrika sowie Zentral- und Südamerika. Bei den meisten HIV-Infizierten manifestiert sich die viszerale Leishmaniose mit prolongiertem Fieber, einer Hepatosplenomegalie und einer Panzytopenie. Die Knochenmarkbiopsie ist hierbei oft die einzige positive Nachweismethode. In Anbetracht atypischer Verlaufsformen mit Befall von Lunge, Pleura oder oberem Verdauungstrakt (26) sollten bei diesen Patienten alle entnommenen Proben auf Leishmania-Formen hin untersucht werden.

Bei der **zerebralen Toxoplasmose** wie auch der **Kryptokokkenmeningitis** kann ein meist niedrigfebriles Fieber das dominierende Symptom sein. Entscheidend sind ein hohes Verdachtsmoment und die Veranlassung einer Lumbalpunktion, Schädel-CT und/oder -MRT. Die CT ist bei der Kryptokokkenmeningitis meistens unauffällig. Wenn sich die Kryptokokkeninfektion weiter ausbreitet, ist die Prostata ein bevorzugter Ort für eine persistierende Infektion (6).

Die **Histoplasmose** ist in Europa sehr selten, da der Erreger in unseren Breiten nicht endemisch ist. Ist jedoch ein auch Jahre zurückliegender Aufenthalt in einem Endemiegebiet (mittlerer Westen der USA, Zentral- und Südamerika, Karibik, Asien, Afrika) eruierbar, muß die disseminierte Form als Fieberursache berücksichtigt werden. Die klinischen Symptome sind unspezifisch. Zu den häufigsten zählen Fieber und Gewichtsverlust, weitere sind Diarrhöen, Delir, Hepatosplenomegalie, Lymphadenopathie, Panzytopenie und pathologische Leberwerte (39). Etwa die Hälfte der Patienten mit nachgewiesener disseminierter Histoplasmose hat einen pulmonalen Befall. Fehlen jegliche Lokalbefunde, sind Blut- und Knochenmarkausstriche und -kulturen und der Antigennachweis im Radioimmunassay aus Urin oder Serum diagnostisch wegweisend.

Die **HIV-Erkrankung** selbst als Ursache für ein FUU verantwortlich zu machen wird kontrovers diskutiert. Nach Miller u. Mitarb. (23) sollte ein FUU bei diesen meist schwer immunsupprimierten und damit maximal infektgefährdeten Patienten nicht auf die HIV-Infektion zurückgeführt werden.

Diagnostisches Vorgehen

Bei HIV-infizierten Patienten mit FUU fehlen meist wegweisende Befunde auf eine zugrunde liegende Erkrankung, die eine zielgerichtete Diagnostik ermöglichen könnten. Bestehen organbezogene Symptome wie vergrößerte Lymphknoten oder Diarrhöen, wird ihr diagnostischer Wert durch das häufige Vorkommen im fortgeschrittenen Stadium der HIV-Infektion oft relativiert. Meistens müssen daher mehrere diagnostische Verfahren zum Einsatz kommen, deren Reihenfolge sich am Spektrum der häu-

6

figsten Fieberursachen orientiert – unter zusätzlicher Berücksichtigung der epidemiologischen Besonderheiten in dem jeweiligen Einzugsbereich. War bereits eine opportunistische Infektion vorausgegangen, ist ein Rezidiv auszuschließen.

Anders als bei Patienten mit einem „klassischen" FUU gelingt bei einem HIV-assoziierten FUU trotz unspezifischer Symptome und Befunde die Diagnosestellung häufig erst durch invasive Verfahren. Diese kommen frühzeitig zum Einsatz, wann immer dies dem Patienten zugemutet werden kann.

Prädilektionsstellen für opportunistische Infektionen sind Lunge, Gastrointestinaltrakt und Gehirn, so daß auf Symptome, die auf diese Organe hinweisen, bei der **Anamnese** und der **körperlichen Untersuchung** ganz besonders zu achten ist. Risikofaktoren, Kontakte zu anderen Personen mit einer Tuberkulose sowie vorausgegangene opportunistische Infektionen und Art der medikamentösen Prophylaxe sind zu erfassen. Ebenso wichtig ist eine detaillierte Reiseanamnese, da sich hierdurch das differentialdiagnostische Krankheitsspektrum erweitern kann (Leishmaniose, Histoplasmose). Nach einer Hepatosplenomegalie, vergrößerten Lymphknoten und pathologischen Augenhintergrundbefunden (CMV-Retinitis) ist gezielt zu suchen.

In der **Labordiagnostik** haben die verschiedenen Methoden zum Nachweis von typischen und atypischen Mykobakterien (Kulturen im Batec- oder Isolatorverfahren, PCR, Färbemethoden und histologische Untersuchungen) einen hohen Stellenwert. Entsprechende Untersuchungen sind z. B. in allen Gewebsbiopsaten durchzuführen. Grundsätzlich zählen Blutkulturen auf Mykobakterien zu den diagnostisch hilfreichsten Untersuchungen. Viele Medikamente und antivirale Substanzen zur Behandlung von opportunistischen Infektionen sind myelosuppressiv und/oder hepatotoxisch. Dies ist bei der Befundinterpretation zu berücksichtigen.

Unter den **invasiven** und **bildgebenden Verfahren** ist bei HIV-infizierten Patienten mit einem

FUU der hohe diagnostische Stellenwert der *Knochenmarkbiopsie* und der *Leberbiopsie* hervorzuheben. In einer kürzlich veröffentlichten Studie (11) konnte durch die Knochenmarkbiopsie in 22 von 69 Fällen (32 %) die Fieberursache nachgewiesen werden (MAC-Infektion, Histoplasmose, Lymphom, Tuberkulose). Bei der Leishmaniose ist die Knochenmarkbiopsie häufig die einzige positive Nachweismethode. Die *bronchoalveoläre Lavage* ist in Anbetracht des hohen Anteils pulmonaler Erkrankungen (einschließlich der pulmonalen Mehrfachinfektionen) eine weitere, oft zur Diagnose führende Untersuchung – und zwar unabhängig von der Röntgenaufnahme des Thorax. Diese ist bei HIV-infizierten Patienten mit einem FUU oft besonders schwierig zu interpretieren und aufgrund der häufig unspezifischen Befunde meist keine echte diagnostische Entscheidungshilfe (23).

Die *thorakale CT* hat vor allem durch den Nachweis intrathorakaler Lymphome als typischem Befund der pulmonalen Tuberkulose einen höheren diagnostischen Stellenwert als die *abdominale CT* (2). Die *kraniale CT oder MRT* sind (ebenso wie die *Lumbalpunktion*) nur bei einem kleinen Anteil der Patienten diagnostisch wegweisend. Die diagnostische Wertigkeit der *Gallium-Szintigraphie* bei einem HIV-assoziierten FUU wird kontrovers beurteilt. Während die Methode teilweise überhaupt nicht eingesetzt wurde (2) oder als ein Verfahren von geringer diagnostischer Aussage eingestuft wird (24), betonen andere Autoren ihre wichtige Rolle als Suchverfahren, insbesondere für AIDS-assoziierte pulmonale Erkrankungen (23, 25).

▬ **Glukokortikoidtherapie**

Unter der Therapie mit Glukokortikoiden entsteht ein pathophysiologisch komplexer Immundefekt. Glukokortikoide bewirken eine Abnahme der Monozyten und der T-Lymphozyten (hauptsächlich der CD4-positiven Helferzellen) im peripheren Blut und eine Funktionsstörung der noch verbliebenen Zellen. Die Neutrophilen sind quantitativ vermehrt, gleichzeitig aber in ihrer Funktion beeinträchtigt. Die frühe Aktivierung der B-Zellen wird gehemmt, woraus eine

Verminderung der Immunglobuline im Plasma bei langfristiger Einnahme resultiert (13, 36).

Nach den Ergebnissen einer großen Metaanalyse von plazebokontrollierten Prednisonstudien hängt das Infektionsrisiko unter Glukokortikoiden von der Dosis und der Therapiedauer, aber offensichtlich auch von der Grunderkrankung ab (36). Die Infekthäufigkeit war nicht erhöht, wenn die Prednisontagesdosis unter 10 mg oder die kumulative Prednisondosis unter 700 mg lag.

Typische Erreger und klinische Manifestationen

Unter den Erregern, für die eine erhöhte Anfälligkeit durch die Glukokortikoidtherapie angenommen wird, dominieren fakultativ oder obligat intrazelluläre Keime (32). Die typischen Erreger und klinischen Manifestationen sind in Tab. 6.**14** aufgeführt. Bei einem zunächst ungeklärten Fieber wird man besonders Augenmerk auf das Aufflackern einer Tuberkulose richten. Eine seltene, aber lebensbedrohliche Fieberursache ist die Aspergillenpneumonie oder Aspergillensinusitis. Dahingehend gefährdet sind z. B. auch Asthmapatienten mit topischer Glukokortikoidbehandlung. Die wichtigste nichtinfektiöse Differentialdiagnose mit weitreichenden therapeutischen Konsequenzen ist die Exazerbation der Grunderkrankung.

Tabelle 6.**14** Typische Erreger und klinische Manifestationen unter Glukokortikoidtherapie (modifiziert nach Schrappe, 1995)

Staphylokokken
Salmonellen
Mykobakterien
Candida
Aspergillus
Kryptokokken
Pneumocystis carinii

Pneumonie
Tuberkulose
Gastroenteritis
intraabdominale Abszesse
Osteomyelitis

Diagnostisches Vorgehen

Glukokortikoide können die Fieberreaktion erheblich modifizieren. Gleichzeitig sind organbezogene Leitsymptome häufig maskiert. Von daher müssen auch subfebrile Temperaturen und trivial erscheinende Symptome wie z. B. Bauchschmerzen ernst genommen und sorgfältig abgeklärt werden. Die Indikation zur erweiterten bildgebenden Diagnostik (z. B. Röntgenaufnahmen der Nasennebenhöhlen, CT-Abdomen, Hochauflösungs-CT der Lungen, Knochenszintigraphie) ist großzügig zu stellen, ebenso zur Gastroskopie, Bronchoskopie und Echokardiographie. Die serologische Diagnostik ist wegen der supprimierten Antikörperbildung problematisch.

Literatur

1 Barnes, P.F., A.B. Bloch, P.T. Davidson, D.E. Snider: Tuberculosis in patients with human immunodeficiency virus infection. N.Engl.J.Med. 324 (1991) 1644–1650

2 Bissuel, F., C. Leport, C. Perronne, P. Longuet, J.-L. Vilde: Fever of unknown origin in HIV-infected patients: a critical analysis of a retrospective series of 57 cases. J.Intern.Med. 236 (1994) 529–535

3 Bodey, G.P., M. Buckley, Y.S. Sathe, E.J. Freireich: Quantitative relationships between circulating leukocytes and infection in patients with acute leucemia. Ann.Intern.Med. 64 (1966) 328–340

4 Boland, G.J., R.J. Hene, C. Ververs, M.A. de-Haan, G.C. de-Gast: Factors influencing the occurence of active cytomegalovirus (CMV) infections after organ transplantation. Clin.Exp.Immunol. 94 (1993) 306–312

5 Browne, M.J., S.M. Hubbard, D.L. Longo, R. Fisher, R. Wesley, D.C. Ihde, R.C. Young, P.A. Pizzo: Excess prevalence of pneumocystis carinii pneumonia in patients treated for lymphoma with combination chemotherapy. Ann.Intern.Med. 104 (1986) 338–344

6 Chaisson, R.E., P.A. Volberding: Clinical manifestations of HIV-infection. In Mandell, G.L., J.E. Bennett, R. Dolin: Principles and Practice of Infectious Diseases, 4th ed., Vol I, Churchill Livingstone, New York 1995 (pp 1217–1253)

7 Chang, J.C., H. B. Hawley: Neutropenic fever of undetermined origin (N-FUO): Why not use the Naproxen test? Cancer Invest. 13 (1995) 448–450

8 Donowitz, G.R., C. Harman, T. Pope, F.M. Stewart: The role of the chest roentgenogram in febrile neutropenic patients. Arch.Intern.Med. 151 (1991) 701–704

9 Edwards, J.E., jr.: Candida spezies. In Mandell, G.L., J.E. Bennett, R. Dolin: Principles and Practice of Infectious Diseases, 4th ed., Vol II, Churchill Livingstone, New York 1995 (pp 2289–2306)

6

10 Eiff von, M., M. Zühlsdorf, M. Hesse, R. Schulten, J. van de Loo: Pulmonary fungal infections in patients with hematological malignancies – diagnostic approaches. Ann.Hematol. 70 (1995) 135–141

11 Engels, E., P.W. Marks, P. Kazanjian: Usefulness of bone marrow examination in the evaluation of unexplained fever in patients affected with human immunodeficiency virus. Clin.Infect.Dis. 21 (1995) 427–428

12 Forbes, B.A., K.E. Hicks: Direct detection of mycobacterium tuberculosis in respiratory specimens in a clinical laboratory by polymerase chain reaction. J.Clin.-Microbiol. 31 (1993) 1688–1694

13 Frey, F.J., R.F. Speck: Glukokortikoide und Infekt. Schweiz.Med.Wschr. 122 (1992) 137–146

14 Genné, D., J.-P. Chave, M.-P. Glauser: Fièvre d'origine indéterminée dans un collectif de patients HIV positifs. Schweiz.Med.Wschr. 122 (1992) 1797–1802

15 Greenberg, S.D., D. Frager, B. Suster, S. Walker, C. Stavropoulos, A. Rothpearl: Active pulmonary tuberculosis in patients with AIDS: spectrum of radiographic findings (including a normal appearance). Radiology 193 (1994) 115–119

16 Ho, M., J.S. Dummer: Infections in transplant recipients. In Mandell, G.L., J.E. Bennett, R. Dolin: Principles and Practice of Infectious Diseases, 4th ed., Vol II, Churchill Livingstone, New York 1995 (pp 2709–2716)

17 Horsburgh, C.R.: Mycobacterium avium complex infection in the acquired immunodeficiency syndrome. N.Engl.Med. 324 (1991) 1332–1338

18 Hughes, W.T., D. Armstrong, G.P. Bodey, R. Feld, G.L. Mandell, J.D. Meyers, P.A. Pizzo, S.C. Schimpff, J.L. Shenep, J.C. Wade, L.S. Young, M.D. Yow: Guidelines for the use of antimicrobal agents in neutropenic patients with unexplained fever. J.Infect.Dis. 161 (1990) 381–396

19 Klastersky, J.: Febrile neutropenia. Support Care Cancer 1 (1993) 233–239

20 Knobel, H., A. Supevia, M. Salvado, J.L. Gimeno, J.L. Lopez-Colomes, P. Sabalis, L. Drobnic, A. Diez: Fiebre de origen desconocido en pacientes con infeccion por el virus de la immunodeficienza humana. Estudio de 100 casos. Rev.Clin.Esp. 196 (1996) 349–353

21 Link, H., G. Maschmeyer, P. Meyer, W. Hiddemann, W. Stille, M. Helmerking, D. Adam: Interventional antimicrobial therapy in febrile neutropenic patients. Ann.Hematol. 69 (1994) 231–243

22 Meyer, P.: Diagnostik und Therapie bei Neutropenie und Fieber. In Heizmann, W.R., G. Ehninger: Infektionen bei abwehrgeschwächten Patienten. Wiss.Verl.-Ges., Stuttgart 1991, S. 141–147

23 Miller, R.F., A.D. Hingorami, N.M. Foley: Pyrexia of undetermined origin in patients with human immunodeficiency virus infection and AIDS. Intern.J.STD & AIDS 7 (1996) 170–175

24 Miralles, P., S. Moreno, M. Pérez-Tascón, J. Cosín, M.D. Díaz, E. Bouza: Fever of uncertain origin in patients infected with the human immunodeficiency virus. Clin.Infect.Dis. 20 (1995) 872–875

25 Palestro, C.J.: The current role of Gallium imaging in infection. Semin.Nucl.Med. 24 (1994) 128–141

26 Pearson, R.D., A. de Queiroz Sousa: Leishmania species: visceral (Kala-Azar), cutaneous and mucosal leishmaniasis. In Mandell, G.L., J.E. Bennett, R. Dolin: Principles and Practice of Infectious Diseases, 4th ed., Vol II, Churchill Livingstone, New York 1995 (pp 2428–2432)

27 Peterson, P.K., H.H. Balfour, D.S. Freyd, R.M. Ferguson, R.L. Simmons: Fever in renal transplant recipients: Causes, prognostic significance and changing patterns at the University of Minnesota Hospital. Am.J. Med. 71 (1981) 345–351

28 Pieroni, G., J. Lino, J. Masci, P. Nicholas: Fever of unknown origin in AIDS (Abstract Th.B.540) In Program and Abstracts of the 6th International Conference of AIDS, Vol I, San Francisco 1990 (p 257)

29 Pizzo, P.A.: Management of fever in patients with cancer and treatment-induced neutropenia. N.Engl. J.Med. 328 (1993) 1323–1332

30 Riera, M., J. Altes, F. Homar, G. Picco, A.Salas, M. Leyes, C. Cifuentes, A. Artigues, C. Villalonga: Fiebre de origen desconocido en pacientes con infeccion por el HIV. Enferm.Infecc.Microbiol.Clin. 14 (1996) 581–585

31 Rubin, R.H., J.A. Fishman: Fever in the immunocompromised patient. In Mackowiak, P.A.: Fever: Basic Mechanism and Management, 2nd ed., Lippincott-Raven Publishers, Philadelphia 1997 (pp 383–400)

32 Schrappe, M., B. Salzberger: Fieber bei immunsupprimierten Patienten. Internist 36 (1995) 162–169

33 Sepkowitz, K.A., E.E. Telzak, M. Carrow, D. Armstrong: Fever among outpatients with advanced human immunodeficiency virus infection. Arch.Intern.Med. 153 (1993) 1909–1912

34 Shafer, R.W., D.S. Kim, J.P. Weiss, J.M. Quale: Extrapulmonary tuberculosis in patients with human immunodeficiency virus infection. Medicine (Baltimore) 70 (1991) 384–397

35 Stamminger, T.: Zytomegalievirus-Infektionen nach der Transplantation. Dtsch.Ärztebl. 94 (1997) A 168–173

36 Stuck, A.E., Ch. E. Minder, F.J. Frey: Risk of infectious complications in patients taking glucocorticosteroids. Rev.Infect.Dis. 11 (1989) 954–963

37 Thomas, J.A., N.A. Hotchin, M.J. Allday, P. Amlot, M. Rose, M. Yacoub, D.H. Crawford: Immunohistology of Epstein-Barr virus-associated antigens in B cell disorders from immunocompromised individuals. Transplantation 49 (1990) 944–953

38 Weber, R., M. Opravil, K. Bloch, R. Speich, H. Shang Linnenberg, H. Kuster, M. Kägi, P. Jaquier, J. Eckert, E.W. Russi, W. Siegenthaler, R. Lüthy: Pneumocystis-carinii-Pneumonie bei HIV-Infektion: bessere Prognose durch frühe Diagnose. Dtsch.Med.Wschr. 115 (1990) 1619–1623

39 Wheat, L.J., P.A.C. Connolly-Stringfield, R.L. Baker, M.F. Curfman, M.E. Eads, K.S. Israel, S.A. Norris, D.H. Webb, M.L. Zeckel: Disseminated histoplasmosis in the acquired immunodeficiency syndrome: clinical findings, diagnosis and treatment, and review of the literature. Medicine (Baltimore) 69 (1990) 361–374

40 White, D.A., M.K. Zaman: Medical management of AIDS patients: pulmonary disease. Med.Clin.N.Am. 1 (1992) 19–44

41 Woods, G.L.: Disease due to the mycobacterium avium complex in patients infected with human immunodeficiency virus: diagnosis and susceptibility testing. Clin.Infect.Dis. 18 (1994) (Suppl. 3) 227–232
42 Young, L.S.: Fever and septicemia. In Rubin, R.H., L.S. Young: Clinical Approach to Infection in the Compromised Host, 3rd ed., Plenum Medical, New York 1994 (pp 67–104)

Fall 23

Leitsymptome:
- persistierendes Fieber bei myeloischer Leukämie,
- Haut- und tiefergelegene Weichteilabszesse im Halsbereich.

Krankheitsentwicklung: Bei einer 41jährigen Patientin wurde 18 Monate vor der jetzigen stationären Aufnahme in einem anderen Krankenhaus eine akute myeloische Leukämie (FAB-Klassifikation M4) diagnostiziert. Nach 2 Kursen einer Polychemotherapie mit Prednisolon, Cytarabin und Daunorubicin konnte eine Vollremission erzielt werden.

Die jetzige stationäre Aufnahme erfolgte wegen eines Rezidivs der akuten myeloischen Leukämie. Unter den initial durchgeführten Untersuchungen betrafen die wichtigsten pathologischen Befunde die Laborwerte: Leukozyten 11100/μl, davon 95 % Blasten, Hämoglobin 8,6 g/dl, Thrombozyten 50000/μl, Laktatdehydrogenase 549 U/l, γ-Glutaryl-Transferase 86 U/l, alkalische Phosphatase 265 U/l. Das Knochenmark war hochgradig durch Zellen einer akuten myelomonozytären Leukämie infiltriert.

Die Patientin erhielt eine Polychemotherapie mit Mitoxantron, Cytarabin und Etoposid sowie eine selektive orale Darmdekontamination mit Cotrimoxazol und Polymyxin B.

Fieberverlauf in der Neutropenie: Am 5. Tag (nach Chemotherapiebeginn) bei Leukozytenzahlen von 800/μl trat erstmals Fieber bis 38,8 °C auf. Die körperliche Untersuchung war bis auf zahlreiche Petechien unauffällig. Die Übersichtsaufnahme des Thorax war normal. Unter empirischer Gabe von Ceftazidim und Flucloxacillin entfieberte die Patientin 3 Tage später und blieb an den folgenden 4 Tagen fieberfrei. Die zuvor abgenommenen Blutkulturen waren negativ.

Am 13. Tag trat erneut Fieber bis 38,8 °C auf. Die Leukozyten waren inzwischen auf 400/μl abgefallen, das C-reaktive Protein auf 7,2 mg/dl angestiegen. Zusätzlich bestand eine schwere, substitutionspflichtige Thrombozytopenie unter 10000/μl, ohne daß es zu gravierenden Blutungskomplikationen kam. Bei der körperlichen Untersuchung und der Röntgen-Thoraxuntersuchung ergaben sich keine richtungsweisenden Befunde. Die Patientin erhielt zusätzlich Roxithromycin. Nach 3tägiger erfolgloser Therapie wurde die Antibiotikakombination auf Imipenem und Amikacin unter Beibehaltung von Roxithromycin umgestellt. Auch hierunter kam es zu keiner Entfieberung. Keine der zahlreichen Blutkulturen erbrachte einen Erregernachweis. Am 18. Tag ergab sich röntgenologisch kein sicherer Hinweis auf ein Infiltrat.

Differentialdiagnostische Überlegungen: Bei dem nunmehr seit einer Woche persistierenden, auf breite antibiotische Abdeckung nicht ansprechenden FUU ohne organbezogene Symptome oder Befunde und ohne mikrobiologischen Erregernachweis mußte jetzt vorrangig an eine Pilzinfektion gedacht werden. Die vorangegangene lange Neutropeniephase (13 Tage) sprach zusätzlich für diese Diagnose.

Ergänzungsuntersuchungen: Am 19. Tag waren bei der Hochauflösungs-CT des Thorax diffuse Infiltrate in beiden Lungen darstellbar und damit der typische Befund einer diffusen Pilzpneumonie gegeben. Daraufhin wurde umgehend eine bronchoalveoläre Lavage durchgeführt und zusätzlich Amphotericin B gegeben. In der Lavage konnten kulturell Candida albicans nachgewiesen werden. Serologisch war der Candida albicans-Titer mit 1:320 (HAT) grenzwertig.

Weiterer Fieberverlauf nach überwundener Neutropenie: Die Patientin entfieberte 2 Tage später. Nach einem fieberfreien Intervall von 4 Tagen wurden alle Antibiotika abgesetzt, die

6

antimykotische Therapie wurde fortgeführt. 3 Tage später trat erneut Fieber bis 38,8°C auf. Unter der Verdachtsdiagnose einer bakteriellen Zweitinfektion wurde Ceftizoxim gegeben. Röntgenologisch waren Infiltrate in der linken Lunge sowie im rechten Lungenunterfeld nachweisbar.

Am 28. Tag stieg das Fieber auf 39,4°C an. Bei der klinischen Untersuchung fielen mehrere kleine Haut- und tiefergelegene Abszeßbildungen links zervikal auf. Unter sonographischer Kontrolle wurde der größte Herd punktiert und die Antibiotikatherapie auf Clindamycin und Ceftazidim umgestellt. Das C-reaktive Protein war auf 25 mg/dl angestiegen. Das Ergebnis der Feinnadelpunktion war eine suppurative Lymphadenitis mit kulturellem Nachweis von Candida albicans. Daraufhin wurde die antimykotische Therapie mit Fluconazol fortgeführt.

Aufgrund des klinischen Verlaufs war trotz fehlender abdomineller Symptome nunmehr eine hepatolienale Candidiasis wahrscheinlich. Am 33. Tag ergab die Computertomographie eine Hepatosplenomegalie mit disseminierten Herden in Leber und Milz. In den laparoskopisch durchgeführten Leber- und Milzpunktionen konnten histologisch Hefepilze und kulturell Candida albicans nachgewiesen werden.

Abschließender Verlauf: Unter alleiniger Gabe von Fluconazol traten noch bis zum 46. Tag niedrigfebrile Temperaturen bis 38,6°C auf, dann entfieberte die Patientin endgültig.

Nach 5monatiger Fluconazoltherapie waren bei der Kontroll-Computertomographie die fokalen Läsionen in Leber und Milz deutlich rückläufig, aber noch nachweisbar. In erneuten, laparoskopisch entnommenen Leber- und Milzbiopsaten konnte nur Narbengewebe nachgewiesen werden, Erreger waren nicht erkennbar, und die Kulturen blieben negativ.

Enddiagnosen: 1. Rezidiv einer akuten myeloischen Leukämie. 2. Chronisch-disseminierte Candidiasis mit Befall von Lunge, Lymphknoten, Haut, Leber und Milz.

Schlußbetrachtung: Dieser Fall zeigt die klassische Situation eines neutropenischen Patienten mit einem FUU. Nachdem sich das Fieber 2 Wochen ätiologisch nicht klären ließ, war in der beginnenden Regeneration erstmals eine Pilzpneumonie darstellbar und im weiteren Verlauf ein bei der körperlichen Untersuchung erhobener Hautbefund bzw. dessen Punktionsergebnis richtungsweisend für das Vorliegen einer disseminierten Candidiasis. Typisch ist auch das nur sehr zögerliche Ansprechen des Fiebers auf die antimykotische Therapie.

7 Fieber unbekannter Ursache nach Auslandsaufenthalt

von Jörg Niebel und Thomas Löscher

Epidemiologie

Reise- und tropenmedizinische Aspekte haben bei der Abklärung von Fieber unbekannter Ursache (FUU) an Bedeutung gewonnen, da die Inzidenz importierter Krankheiten als Folge des globalen Anstiegs von internationaler Migration und Tourismus zugenommen hat. Das Symptom Fieber gehört zu den häufigsten während und nach Tropenaufenthalten auftretenden Krankheitserscheinungen. Die Erstmanifestationen des Fiebers treten bei knapp 40 % der Patienten bereits im Ausland auf (34). Der Großteil fieberhafter Erkrankungen zeigt dabei einen akuten limitierten Verlauf. Ursächlich sind meist Infektionen des Magen-Darm- oder oberen Respirationstraktes beteiligt. Bei den potentiell bedrohlich verlaufenden Akuterkrankungen steht die Malaria tropica ganz im Vordergrund. Persistierendes oder chronisch rezidivierend verlaufendes Fieber ist wesentlich seltener und eher bei zunehmender Reisedauer, insbesondere bei Langzeitaufenthalten zu erwarten.

Die häufigste Ursache chronischen Fiebers in den Tropen ist bei unverändert hoher Prävalenz von > 200 pro 100 000 Einwohner (BRD 16/100 000) die Tuberkulose (6, 35). Für den Tropenrückkehrer spielt die Tuberkulose eine nur untergeordnete Rolle, an erster Stelle steht die Malaria. Die wichtigsten Ursachen eines ungeklärten Fiebers nach Tropenaufenthalt sind in Tab. 7.1 aufgezeigt.

Das relative Erkrankungsrisiko für typische Tropenkrankheiten beim Tropenreisenden ist in Tab. 7.2 beschrieben. Chronisch febrile Erkrankungen wie Leishmaniose, Trypanosomiasis, Filariose, Tuberkulose oder Melioidose sind dabei ausnahmslos im niedrigen bis sehr niedrigen Risikobereich. Häufig übersehen wird die Tatsache, daß konventionelle Fieberursachen bei Tropenrückkehrern statistisch im Vordergrund stehen. Nach einer Untersuchung an insgesamt 3408 febrilen Tropenrückkehrern fanden sich nur bei 448 (13 %) der Patienten tropentypische Ursachen (26). Unter diesen war die Malaria mit einem Erkrankungsanteil von 50 % die wichtigste (Tab. 7.3). Für das chronisch protrahierte Fieber mögen andere Zahlen gelten, prinzipiell ist aber von ähnlichen Relationen auszugehen. In jedem Fall ist auch bei protrahiertem Fieber eine nicht tropenspezifische wie auch nichtinfektiöse Fieberursache zu bedenken.

Diagnostische Strategien

Diagnostik, Vorgehen und Abklärung von anhaltendem Fieber nach Tropenrückkehr unterscheiden sich nicht grundsätzlich von der Strategie bei Patienten ohne Reisevorgeschichte. Einige Besonderheiten sind aber zur Erkennung tropenspezifischer Erkrankungen herauszustellen.

Die **Anamneseerhebung** sollte genauen Aufschluß über Reiseroute und -dauer ergeben, vorausgegangene Impfungen sowie eine exakte

Tabelle 7.1 Ursachen eines ungeklärten Fiebers bei Tropenrückkehrern

- Malaria
- Amöbiasis
- Leishmaniose
- Filariose
- Brucellose
- Tuberkulose

Tabelle 7.**2** Relatives Erkrankungsrisiko bei Tropenreisenden (modifiziert nach Liles u. van Voorhis (21))

hohes Erkrankungsrisiko	mittleres Erkrankungsrisiko	niedriges Erkrankungsrisiko	sehr niedriges Erkrankungsrisiko
Reisediarrhö (ETEC)	Campylobacter-Enteritis, Salmonellosen, Shigellosen	Typhus / Paratyphus, Leptospirose, Tuberkulose, Rickettsiosen	Rickettsiose, Melioidose, Cholera
Infektion des oberen Respirationstraktes	Dengue-Fieber, Hepatitis A	HIV, Hepatitis B	Poliomyelitis, Gelbfieber, hämorrhagisches Fieber, japanische Encephalitis
virale Gastroenteritis (Norwalk agent, Rota-Viren)	Lambliasis, Malaria (ohne Prophylaxe)	Ascariasis, Schistosomiasis, Strongyloidiasis, Leishmaniose, Amöbiasis, Malaria (mit Prophylaxe)	Filariose, Echinokokkose, Paragonomiasis,
			Trypanosomiasis

Erhebung der medikamentösen Prophylaxe berücksichtigen. Auch länger zurückliegende Tropenaufenthalte sollten erfaßt werden, um mögliche Spätmanifestationen einer Malaria, Amöbiasis oder Helminthose nicht zu übersehen. Die Frage „unde venis" setzt geoepidemiologische Kenntnisse voraus. So ist die Wahrscheinlichkeit einer Malaria nach einem Türkeiurlaub gering zu veranschlagen, hingegen nach einer Kenyareise hoch. Bei unregelmäßiger Einnahme der Malariaprophylaxe ist das Risiko erhöht. Andererseits ist keine Malariaprophylaxe 100 %ig wirksam, die Ausbreitung resistenter Erreger in Afrika, Südostasien und Südamerika im übrigen fortschreitend.

Tabelle 7.**3** Fieberursachen beim Tropenrückkehrer (modifiziert nach Nothdurft (26))

tropenspezifische Diagnose	Häufigkeit	
	n	%
Malaria	224	6,6
akute Hepatitis	76	2,1
Typhus/Paratyphus	48	1,4
invasive Amöbiasis/Leberabszeß	39	1,1
Akutphase bei Wurminfektion	26	0,8
Arbovirosen (z. B. Dengue-Fieber)	22	0,6
viszerale Leishmaniose	13	0,4
Gesamt	448	13,2

Febrile Patienten: n = 3.408

Die Verbreitung der Leishmaniose im Mittelmeerraum wird vielfach übersehen. Hohe Inzidenzraten von Typhus/Paratyphus in Peru, Indien, Nepal, Pakistan und Indonesien sind bemerkenswert (21). Die Wirksamkeit der Schluckimpfung gegen Typhus liegt bei 70 – 90 %, mitigierte Verläufe können dabei die Krankheit maskieren.

Reiseart und Reisecharakter sollten erfragt werden, die besondere Exposition bei Abenteuerreisen, aber auch als Entwicklungshelfer ist hervorzuheben. Sexualkontakte, Tierkontakte, Umgebungsinfektionen, Genuß von ungereinigtem Wasser und Eiswürfeln, Genuß von Rohmilch, ungeschälten Früchten, ungekochtem Gemüse, Salaten und rohen bzw. ungegarten Fleisch- und Fischgerichten oder Meeresfrüchten sind ebenso von Bedeutung wie Baden in Süßgewässern, Barfußlaufen, Bißverletzungen, Insektenstiche oder stattgefundene medizinische Behandlungen vor Ort (Injektionen, Transfusionen).

Mit Kenntnis der genauen Reisezeiten und Inkubationszeiten sind weitere Rückschlüsse möglich. So wird sich eine Malaria frühestens 7 Tage nach Exposition, andererseits eine Arbovirose wie z. B. Dengue-Fieber, nicht später als 2 Wochen nach Tropenrückkehr manifestieren.

Die wichtigsten Inkubationszeiten febriler Importerkrankungen sind in Tab. 7.**4** gezeigt.

Das Fieberprofil – Kontinua bei Typhus/Paratyphus, doppelgipfliges Fieber bei Dengue-Fieber, 2- bzw. 3-Tagesfieber bei Malaria tertiana oder quartana, remittierende Temperaturen bei Rückfallfieber, undulierendes oder rezidivierendes Fieber bei Brucellose oder Leishmaniose – kann Hinweise geben, ist jedoch häufig wegen interferierender Medikamente nicht hilfreich.

Bei der gründlichen **körperlichen Untersuchung** sollte nach Exanthemen und anderen Hauterscheinungen wie Mikroembolien und Roseolen, Erythema migrans oder Eschar („Brandschorf" bei Rickettsiosen) gefahndet werden. Die besondere diagnostische Bedeutung von Lymphadenopathie, Spleno- oder Hepatomegalie ist zu unterstreichen. Ein Meningismus, ein Erschütterungsschmerz der Leber oder eine umschriebene Bauchresistenz müssen gezielt weiter abgeklärt werden. Eine digitale Untersuchung der Prostata beim Mann ist ebenso notwendig wie die gynäkologische Untersuchung der Frau.

Die **Laboruntersuchungen** sollten primär begrenzt sein und lediglich die wichtigsten Basisinformationen vermitteln, ggf. aber später gezielt ergänzt werden.

Das mögliche **Erregerspektrum** beim febrilen Tropenrückkehrer ist heterogen und umfaßt Viren, Bakterien, Pilze, Protozoen und Helmin-

then. Von besonderer Bedeutung und Dringlichkeit ist die Malariadiagnostik, die bei jedem unklaren Fieber nach Aufenthalt in Malariagebieten unverzüglich durchgeführt werden muß. Das Anlegen von Bakterienkulturen aus Blut und Stuhl sollte regelhaft erfolgen, nach klinischem Bild ggf. auch von Sputum, Urin oder Liquor. Eine parasitologische Stuhluntersuchung ist ebenso obligat. Ergänzende serologische Untersuchungen zur Abklärung von FUU sollten gezielt und symptomorientiert erfolgen, z. B. auf Brucellose, Leptospirose, Leishmaniose, Amöbiasis, Schistosomiasis, Trypanosomiasis oder Filariose. Das Asservieren einer Serumprobe ist für spätere Vergleichsuntersuchungen ratsam. Bei positiver HIV-Serologie muß zusätzlich nach speziellen opportunistischen Erregern wie z. B. Mycobacterium avium-intracellulare gefahndet werden.

Plasmodien, Babesien, Trypanosomen und Mikrofilarien sowie Borrelien werden durch Blutausstrich bzw. dicken Tropfen mit Färbung nach Giemsa oder Wright nachgewiesen. Neuere molekularbiologische Methoden wie z. B. die Polymerasekettenreaktion (PCR) stehen zur Verfügung. Ihre Indikation ist im Einzelfall zu erwägen, insbesondere bei Viruskrankheiten und bei schwer anzüchtbaren Erregern wie Mykobakterien, Borrelien, Coxiella, Ehrlichia oder Bartonella. Falschpositive wie falschnegative Ergebnisse der PCR sind jedoch möglich.

Ein Mendel-Mantoux-Test mit späterer Verlaufskontrolle kann bei Miliartuberkulose hilf-

7

Tabelle 7.**4** Inkubationszeiten febriler Importerkrankungen (modifiziert nach Markwalder (24))

kurz (1–7 Tage)	mittel (8–21 Tage)	lang (> 21 Tage)
Arbovirosen (Dengue-Fieber u. a.)	Arbovirosen (Dengue-Fieber u. a.)	Virus-Hepatitis, AIDS
virale Encephalitis	virale Encephalitis	
bakterielle Encephalitis	Typhus abdominalis	
Borreliose	Leptospirose	Tuberkulose
Rickettsiose	Brucellose	Brucellose
Diphtherie	Rickettsiose	
Trichinose	Malaria	Malaria
	Trypanosomiasis rhodesiense	Trypanosomiasis gambiense
		Bilharziose
		Filariose
		viszerale Leishmaniose

Tabelle 7.**5** Tropenrückkehrer: persistierendes Fieber (modifiziert nach Pichler u. Mitarb. (27))

normale oder gering erniedrigte Leukozytenzahl	erhöhte Leukozytenzahl
Brucellose	pyogene Infektion
Tuberkulose	Borreliose (Rückfallfieber)
Malaria	Amöbenabszeß
Leishmaniose	Schistosomiasis
Trypanosomiasis	Filariose
Toxoplasmose	

reich sein. Bioptisch gewonnene Materialien von Leber, Knochenmark, Haut, Darm u. a. sollten neben konventioneller histologischer Aufarbeitung bei entsprechendem klinischen Verdacht auch nach Brown-Brenn auf Bakterien, nach Ziehl-Neelsen/Auramin auf Mykobakterien, mit Methenaminsilber oder PAS auf Pilze und nach Dieterle oder Whartin auf Legionella, Bartonella, Ehrlichia u. a. Bakterien gefärbt werden. Gleichzeitig sind aerobe/anaerobe Kulturen anzulegen, ggf. mit speziellen Zusätzen unter Einschluß von Pilznährböden. Zudem können spezielle Anreicherungs- und Kulturverfahren zum Nachweis von Parasiten erforderlich sein. Wünschenswert ist die direkte Besprechung zwischen Kliniker und Tropenmediziner bzw. Mikrobiologen.

Ein pragmatisches Arbeitsschema zur Abklärung chronischen Fiebers beim Tropenrückkehrer berücksichtigt das Verhalten der Leukozyten (27). Es werden eine Gruppe mit normaler bzw. erniedrigter Leukozytenzahl und eine Gruppe mit Leukozytose unterschieden (Tab. 7.**5**). Die weitere Abklärung erfolgt dann gezielt auf die in Frage kommenden Erkrankungen.

▬ Klinische Leitsymptome

Spezifische klinische Symptome und Befunde können bei der diagnostischen Abklärung unklaren Fiebers hilfreich sein. Die Kenntnis solcher Symptome wird daher zu zielgerichteter Diagnostik führen. Während kurzfristiges **Fieber** und **Hautexanthem** häufig angetroffen werden, ist das protrahierte Fieber seltener von Hautexanthemen begleitet. Zu denken ist an Roseolen beim Typhus, Mikroembolien bei

Endokarditis, Erythem/Urtikaria beim Katayama-Fieber, Knotenbildung und Hautveränderungen bei Onchozerkose sowie ödematöse oder urtikarielle Schwellungen bei lymphatischen Filariosen und Loiasis. Die kutanen Primäraffekte an der Parasiteneintrittsstelle bei Chagas- und Schlafkrankheit sind im Fieberstadium meist abgeheilt. Die Manifestation einer Strongyloidiasis mit protrahiertem Fieber und Larva migrans (Larva currens) ist am ehesten beim immunsupprimierten Patienten zu beobachten. Ein rezidivierendes Erysipel sollte klinisch erkannt werden ebenso wie das Erythema chronicum migrans. Das Hautexanthem bei Syphilis (Stadium II) kann vielfältig in Erscheinung treten, typisch ist die Beteiligung von Handflächen und Fußsohlen. Differentialdiagnostisch ist an eine Rickettsiose, insbesondere Fleckfieber zu denken.

Das Erregerspektrum bei Tropenrückkehrern mit **Fieber** und **Myalgie** umfaßt Viren, Rickettsien, Bakterien und Parasiten. Stärkste Glieder- und Muskelschmerzen sind typisch für das Dengue-Fieber, das auch als „Knochenbrecherfieber" bezeichnet wurde, sowie für einige andere Arbovirosen. Heftige Muskelschmerzen werden auch bei Fleckfieber, Zeckenbißfieber, Leptospirose und Trichinose beobachtet, ein persistierendes chronisches Fieber ist allerdings nicht typisch. Bei dem kombinierten Auftreten von protrahiertem Fieber und Myalgien sind in erster Linie die Malaria, die Leishmaniose sowie die Chagas- und Schlafkrankheit zu bedenken.

Häufiger klinischer Befund bei unklarem Fieber ist eine **Hepatosplenomegalie**. Unter den viralen Erkrankungen durch Hepatitisviren, CMV,

EBV, HIV und Dengue-Virus ist ein FUU die Ausnahme. Hingegen kann ein FUU vorliegen bei Malaria, viszeraler Leishmaniose, Brucellose und Fleckfieber; klinisch im Vordergrund steht dabei die Splenomegalie. Ein protrahiertes Fieber kann auch beim Typhus, Q-Fieber und Rückfallfieber vorliegen, hierbei ist die kombinierte Organvergrößerung von Leber und Milz typisch.

Eine **generalisierte Lymphadenopathie** wird bei EBV- und HIV-Infektionen, Dengue-Fieber bei afrikanischer Schlafkrankheit und akuter Schistosomiasis gefunden. Sie tritt weniger regelhaft bei Brucellose, Leptospirose, Melioidose sowie Toxoplasmose und viszeraler Leishmaniasis auf.

Häufiger Befund beim Tropenrückkehrer kann eine wechselnd ausgeprägte **Eosinophilie** sein. Eine Eosinophilie mit flüchtigen Lungeninfiltraten oder juckendem Hautausschlag ist typisch für die initiale Migration der Larvenstadien bei Ascariasis, Strongyloidiasis und Hakenwurmkrankheit. Bei Patienten mit protrahiertem unklaren Fieber sind in erster Linie die Filariosen, Schistosomiasis sowie die Strongyloidiasis beim immunsupprimierten Patienten zu bedenken. Lange Inkubation und Präpatenzzeiten der Filariosen sind dabei differentialdiagnostisch zu berücksichtigen. Die Eosinophilie bei Tuberkulose und Brucellose ist nicht regelhaft und ggf. nur mäßigen Grades. Erwähnt sei das idiopathische Hypereosinophilie-Syndrom, wegen seiner hohen Eosinophilenzahl gelegentlich fälschlich auch als „eosinophile Leukämie" bezeichnet. Charakteristisch ist das Fehlen einer tropenspezifischen Ursache. Beteiligung des ZNS, von Lunge und insbesondere Herz stehen klinisch im Vordergrund, bei knapp 50 % findet sich eine Hepatosplenomegalie. Fieber als Leitsymptom wird nur bei 12 % der Patienten gefunden.

Spezielle Erreger

Viren

Virusinfektionen sind in der Regel von limitierter Dauer und kommen daher als Ursache eines ungeklärten Fiebers nur selten in Betracht. Auch die Dauer eines hämorrhagischen Fiebers bei Arbovirose wie Dengue-, Krim-, Kongo-, Lassa- oder Ebola-Fieber ist begrenzt (18). Ebenso werden Hantaa-Virusinfektionen nur selten eine Fieberdauer von 3 Wochen überschreiten. Protrahiertes viralbedingtes Fieber kann allerdings bei immunsupprimierten Patienten bei Infektion durch ein Virus der Herpesgruppe auftreten, insbesondere durch CMV oder EBV. In der Regel handelt es sich aber um eine endogene reaktivierte Infektion und nicht um eine tropenspezifische erworbene Infektion. Das akute Initialstadium einer HIV-Infektion nach ungeschütztem Sexualkontakt oder Transfusion von kontaminiertem Blut verläuft zeitlich begrenzt als akutes mononukleoseähnliches Bild.

Bakterien

Die wichtigsten bakteriellen Erkrankungen bei protrahiertem Fieber nach Tropenrückkehr sind Tuberkulose, Brucellose, Leptospirose und Q-Fieber. Daneben sind die Syphilis, Rückfallfieber, das Wolhynische Fieber und die Melioidose zu bedenken (Tab. 7.**6**).

Hinsichtlich **Tuberkulose** besteht vor allem bei Langzeitaufenthalt wie bei Entwicklungshelfern oder Missionaren oder medizinischem Personal mit engem Kontakt zur einheimischen Bevölkerung ein erhöhtes Risiko. Bei unklarem Fieber und Verdacht auf Tuberkulose sind zumeist extrapulmonale Erkrankungsformen wie Miliartuberkulose, Peritoneal-, Meningeal- oder Knochentuberkulose in Betracht zu ziehen. Leitsymptome der Miliartuberkulose sind hohes Fieber mit schwerem Krankheitsbild und Gewichtsabnahme. Klinisch liegt häufig eine Splenomegalie vor, laborchemisch sind hohe Senkungsbeschleunigung, leichtgradige Anämie und Granulozytopenie bemerkenswert, häufig auch erhöhte Transaminasen und alkalische Phosphatase (14). Bei Vorliegen eines kleinnodulären miliaren Lungenbildes drängt sich der Verdacht auf eine Miliartuberkulose auf. Ein blander Röntgenbefund schließt umgekehrt eine Miliartuberkulose nicht aus, ist doch ein zeitlich verzögertes Auftreten des miliaren Röntgenbildes durchaus möglich (14). Eine höhere Sensitivität der Erkennung von miliaren

Tabelle 7.**6** Protrahiertes Fieber nach Tropenrückkehr: bakterielle Ursachen

Krankheit	Erreger	Nachweisverfahren
Tuberkulose	Mycobacterium tuberculosis Mycobacterium bovis	Kultur, Färbung, PCR
Brucellose	Brucella abortus, suis, melitensis, ovis, canis	Kultur, PCR, Serologie (falsch positive Serologie bei Cholera, Tularämie, Yersiniose, unsichere Erfassung von Brucella canis)
Melioidose	Pseudomonas pseudomallei	Kultur, Färbung (Serologie)
Leptospirose	Leptospira interrogans Serotyp canicola, icterohaemorrhagica, pomona, grippothyphosa	Kultur (Fletcher, EMJH-Medium) Serologie, PCR
Syphilis	Treponema pallidum	Dunkelfeldmikroskopie, Serologie
Rückfallfieber	Borrelia recurrentis u. a. Borrelia spp.	Blutausstrich (Serologie)
Q-Fieber	Coxiella burneti	Serologie, PCR
Wolhynisches Fieber	Bartonella quintana (Rochalimaea)	Kultur (Lysis/Zentrifugationstechnik), PCR
Yersiniose	Yersinia enterocolitica	Kultur, Serologie, PCR

Lungenherden scheint durch das CT gegeben. Der Erregernachweis aus Sputum gelingt nur selten. Die Diagnose wird meist als Gewebediagnose gestellt, bei miliarem Röntgenbild durch Lavage und transbronchiale Biopsie, bei negativem Röntgenbild durch Leber- oder Beckenkammbiopsie. Die Trefferquote bei der Leberpunktion ist unabhängig von der Präsenz pathologisch erhöhter Transaminasen oder alkalischer Phosphatase.

Eine **Meningealtuberkulose** ist bei hohem Fieber, Kopfschmerz, Meningismus, Verwirrtheit und neurologischem Herdbefund zu bedenken. Rasche Änderung des Bewußtseins mit Entwicklung von Stupor und Koma ist möglich. Etwa $3/4$ der Patienten weisen ein miliares Röntgenbild auf. Eine Hyponatriämie kann Ausdruck einer begleitenden inadäquaten ADH-Sekretion sein (13). Im CT- oder MR-Bild sind mögliche Tuberkulome wie eine basale Arachnitis erkennbar. Die Differentialdiagnose umfaßt insbesondere die Kokzidioidomykose und Histoplasmose (8). Die Diagnose wird durch Untersuchung des Liquors gestellt. Initial ist eine Pleozytose mit überwiegend Granulozyten, später mit Lymphozyten typisch, das Protein ist gering vermehrt, die Glukose erniedrigt. Die positive

Färbung des Sediments auf säurefeste Stäbchen gelingt bei etwa $1/3$ der Patienten, die Positivrate steigt bei wiederholter Punktion (13). In mikroskopisch negativen Fällen können PCR-Methoden wesentlich zu einer schnelleren Initialdiagnostik beitragen.

Für die **Peritonealtuberkulose** sind chronische Bauchschmerzen mit Fieber und Gewichtsabnahme typisch, meist liegt eine seröse exsudative Entzündung vor. In 25–83 % bestehen Hinweise auf eine Lungentuberkulose, die Diagnose wird durch Laparoskopie gestellt (2). Das Peritonealexsudat ist färberisch selten, kulturell in 25 % positiv. Die Bestimmung der Adenosindeaminase-Aktivität von Aszitesflüssigkeit kann hilfreich sein (10).

Die **Brucellose** ist weltweit verbreitet, insbesondere aber im Mittelmeerraum, Nordafrika und Mittel- wie Südamerika zu finden. Mit Befall des retikuloendothelialen Systems (RES) und begleitendem Fieber ähnelt die Brucellose dem Typhus. Klinisch stehen unklares Fieber – gelegentlich als undulierendes Fieber (Febris undulans) – Kopf- und Rückenschmerzen sowie schweres allgemeines Krankheitsgefühl im Vordergrund. Daneben werden auch organbezogene Manifestationen wie Spondylitis, Osteomyelitis, selten Endokarditis oder Meningitis gesehen. Laborchemisch sind Anämie, Granulozytopenie, Thrombozytopenie bei variabler Blutkörperchensenkungsgeschwindigkeit auffällig. Der Erregernachweis aus dem Blut schwankt zwischen 15 und 70 %, die Ausbeute von Knochenmarkkulturen kann höher liegen (12). Eine genügend lange Bebrütungsdauer von wenigstens 30 Tagen ist zu beachten. Neuerdings werden auch PCR-Techniken eingesetzt. Serologisch steht ein Agglutinationstest zur Verfügung. Seine Sensitivität ist aber bei Infektion durch B. canis eingeschränkt (38). Eine verbesserte Diagnose ist in diesen Fällen durch kombinierte Anwendung von kulturellem Nachweis, PCR-Technik, serologischer Untersuchung und ggf. Biopsie von Lymphknoten, Leber, Knochenmark mit Detektion von Granulomen oder Abszessen möglich (13).

Differentialdiagnostisch abzugrenzen ist das **Q-Fieber**. Unter den Organmanifestationen können Pneumonie, Hepatitis, Endokarditis oder ZNS-Beteiligung vorliegen. Ursache für ein anhaltendes Fieber sind auch gelegentliche Infektionen von Gefäß- oder Klappenprothesen bzw. von Aneurysmen. Ein 4facher Titeranstieg der KBR ist für das Q-Fieber beweisend.

Prinzipiell ähnlich mit unklarem Fieber und unspezifischen Allgemeinbeschwerden verlaufen das Rückfallfieber und Wolhynische Fieber. Beim **Rückfallfieber** durch Borrelia recurrentis treten rezidivierende Fieberschübe mit einer Dauer von 2–3 Tagen und einer Frequenz bis 12mal jährlich auf. Zwischen den Fieberschüben besteht ein 1wöchig freies Intervall. Ausgeprägte Muskel- und Gelenkschmerzen, Lichtempfindlichkeit und Husten sind klinisch bemerkenswert. In etwa 30 % der Fälle wird eine begleitende Meningitis gefunden. Am Ende des 1. Krankheitsschubes wird ein flüchtiges petechiales makuläres Exanthem gesehen. Borrelia recurrentis wird im Fieberschub durch Ausstrich oder dicken Tropfen nachgewiesen, die Weil-Felix-Reaktion (Proteus OXK) kann positiv ausfallen, ihr diagnostischer Wert ist aber wegen variabler Antigene verschiedener Stämme begrenzt (33).

Beim **Wolhynischen Fieber** treten Schüttelfrost und rezidivierende Fieberschübe von etwa 5tägiger Dauer auf, in der Regel etwa 3–8 Schübe. Abzugrenzen ist eine Krankheitsform mit Kontinua-Fieber über 2–6 Wochen. Klinisch dominieren Kopf- und Gliederschmerzen, Retroorbitalschmerz und konjunktivale Injektion. Wie beim Rückfallfieber besteht deutliche Leukozytose (22). Der Erreger Bartonella quintana wird durch spezielle Kulturtechniken (Lysis/Zentrifugationstechnik) oder PCR erfaßt (29).

Eine **Leptospirose** wird sich in der Regel nicht als unklares Fieber manifestieren. Die Erkrankung hat einen 2phasigen Verlauf mit initial etwa 7tägiger septischer Phase und nachfolgend 2- bis 3wöchiger immunologischer Phase. Gelbsucht, Nierenversagen, Myokarditis und Hämorrhagien kennzeichnen das klinische Bild. Der Erreger wird initial im Blut, dann im Liquor oder Urin nachgewiesen.

Eine **Syphilis Stadium II** kann ursächlich für ein protrahiertes Fieber sein. Die Organbeteiligung umfaßt insbesondere Haut und Schleimhäute, Lymphknoten und ZNS sowie Nieren und Gastrointestinalsystem. Dunkelfeldmikroskopie, Serologie und Biopsie mit Silberfärbung oder spezifischer Immunfluoreszenz sichern die Ätiologie.

Die **Melioidose** ist eine seltene, vorwiegend in Südostasien auftretende Erkrankung. Der Erreger wird in oberflächlichen Gewässern, besonders von Reisfeldern und Plantagen gefunden. Personen wie Reisfeldarbeiter sind besonders betroffen. Klinisch werden eine akute pulmonale oder akute septikämische Form unterschieden. Als rezidivierend, chronisch eitrige Infektion mit Beteiligung von Herz, Lunge, Leber, Milz und Lymphknoten, aber auch Hirn- und Knochenbeteiligung kann sie als FUU in Erscheinung treten. Der Erregernachweis durch Kultur und Färbung kann schwierig sein, der Hämagglutinationstest ist hilfreich, die Sensitivität allerdings niedrig. Bei Emigranten aus Südostasien mit rezidivierenden Lungenentzündungen und Fieber sollte Melioidose bedacht werden, ebenso wie bei ehemaligen Vietnamsoldaten (19).

7

Pilze

Die oberflächlichen und subkutanen Mykosen spielen keine Rolle als Ursache protrahierten unklaren Fiebers. Hingegen sind systemische Mykosen, insbesondere die Histoplasmose, Kokzidioido- und Parakokzidioidomykose sowie Blastomykose und Kryptokokkose zu bedenken (Tab. 7.**7**).

Die **Histoplasmose** tritt in gemäßigten wie tropischen Zonen auf, sie ist vornehmlich eine Erkrankung der neuen Welt, insbesondere der USA. Die Lungenhistoplasmose ähnelt einer primären Lungentuberkulose. Sie tritt am häufigsten als banaler Infekt der Atemwege mit pneumonischem Infiltrat in Erscheinung. Trotz scheinbarer Begrenzung und gutartigem Verlauf kann es zu Dissemination mit miliarer Streuung kommen. Nach etwa 3 Wochen ist das akute Stadium ausgeheilt, als Residuen können multiple Verkalkungsherde der Lunge vorliegen.

FUU bei Histoplasmose ist eher Ausdruck einer chronisch pulmonalen Infektion mit Bronchiektasen, Abszessen und Kavernen (11). Bei Immundefizienz wie beim Säugling oder bei AIDS mag das Bild der progressiven disseminierten Histoplasmose mit chronischem Fieber, Gewichtsabnahme, Anämie und Leukopenie sowie schwerer Allgemeinbeeinträchtigung auf-

treten (36). Differentialdiagnostisch ist bei einer pulmonalen Histoplasmose in erster Linie an die Tuberkulose zu denken, bei disseminierter Erkrankung an Leishmaniose, Miliartuberkulose und Kokzidioidomykose. Die Diagnose wird durch Nachweis von Histoplasma capsulatum in Blut, Sputum oder Urin bzw. aus bioptischem Material wie Leber, Knochenmark oder Lymphknoten gestellt.

Die **Kokzidioidomykose** ist ebenfalls eine respiratorische Infektion. Sie tritt vorwiegend im Südwesten der USA auf, selten in Mittel- und Südamerika.

Das klinische Spektrum umfaßt die inapparente milde Infektion der oberen Atemwege, die primäre Lungeninfektion mit hämorrhagisch eitrigem Husten, bronchopneumonischem Röntgenbild, teilweise mit Kavernenbildung und hohem protrahierten Fieber. Die Lungeninfektion ebenso wie die seltenere Dissemination mit generalisierter Pilzaussaat kann als FUU imponieren (1). Die Diagnose wird durch Erregernachweis aus Sputum, Eiter, Kultur auf Sabouraud-Agar und ergänzendem Tierversuch gestellt. Daneben stehen eine KBR sowie ein Fluoreszenzinhibitionstest und Hauttest zur Verfügung (32).

Tabelle 7.**7** Protrahiertes Fieber nach Tropenrückkehr: Pilzerkrankungen

Krankheit	Vorkommen	klinisches Bild	Diagnose
Histoplasmose (*Histoplasma capsulatum*)	USA	chron. pulmonale Infektion, disseminierte Infektion	Kultur, Färbung (Giemsa, Silber-Grocott), Serologie
Kokzidioidomykose (*Coccidioides immitis*)	USA, Mittel-/Südamerika	chron. pulmonale Infektion, disseminierte Infektion	Kultur, Färbung (Gomori-Silber, HE), Serologie, Hauttest
Parakokzidioidomykose (*Blastomyces brasilienses*)	Mittel- u. Südamerika	Haut-/Schleimhautinfektion mit sek. Generalisation	Kultur, Serologie, Hautbiopsie
Blastomykose (*Blastomyces dermatitidis*)	Mexiko, Nordamerika	pulmonale Infektion, disseminierte Infektion	Kultur, Biopsie mit Färbung nach GMS, PAS, Serologie
Kryptokokkose (*Cryptococcus neoformans*)	weltweit	pulmonale Infektion, disseminierte Infektion beim Immunsupprimierten	Kultur, Färbung (Silberfärbung) Latextest, Tuschepräparat

Bei der **nordamerikanischen Blastomykose** kann wiederum eine primäre Hautinfektion von primärer Lungeninfektion unterschieden werden. Die chronisch-progressive Pulmonalerkrankung mit oder ohne extrapulmonale Beteiligung kann mit FUU einhergehen, meist bestehen aber nur subfebrile Temperaturen. Häufigste extrapulmonale Manifestation sind die Hautinfektion, gefolgt von Knochen- und Urogenitalinfektion. Histologisch finden sich Mikroabszesse, Riesenzellen, Verkäsung mit produktiv-zirrhotischer Verlaufsform (30). Der Pilznachweis erfolgt durch Gomori-Silber-Färbung im Gewebe, aber auch mikroskopisch im Nativpräparat sowie durch Kultur.

Eine weitere systemische Pilzinfektion mit Neigung zur Dissemination mit primärer Lungeninfektion und sekundärer Beteiligung von Meningen, Haut und anderen Organen ist die **Kryptokokkose**. Die Erkrankung ist weltweit verbreitet. Disseminierte Erkrankungsformen sind insbesondere bei zellulärer Immundefizienz wie AIDS, beim Lymphom, nach Organtransplantation oder hochdosierten Steroiden zu bedenken. Beim immungesunden Patienten wird die Kryptokokkose kaum Ursache eines anhaltenden unklaren Fiebers sein.

Protozoen

Die **Malaria** ist unverändert eines der wichtigsten Gesundheitsprobleme der Tropen. Nach Schätzungen der WHO erkranken jährlich etwa 200–300 Mio. Menschen bei einem Anteil von etwa 2 Mio. letalen Verläufen. Die Malaria ist auch die wichtigste Importkrankheit und häufigste tropenspezifische Ursache bei einem Fieber nach Tropenrückkehr (Tab. 7.**8**). Ursachen der mangelnden Malariaerkennung sind Fehleinschätzungen durch Erwartung typischer periodischer Fieberattacken, Verkennung atypischer Malariasymptomatik mit Husten, Gastrointestinalbeschwerden, Ikterus und zentralnervöser Symptomatik. Weitere Fehler sind der Verzicht auf Wiederholung von Ausstrich und dicken Tropfen trotz persistierenden Fiebers, Ausstrichdiagnostik durch den ungeübten Untersucher, nicht erhobene Reiseanamnese, Unkenntnis von Spätrezidiven der Malaria. Die Diagnose kann außerdem erschwert sein durch sehr niedrige bzw. schwankende Parasitämie. Dies ist gelegentlich auch bei komplizierter Malaria tropica als Folge der Sequestration von Plasmodien im Kapillarbett möglich. Klinische Hinweise, die an Malaria denken lassen, sind Fieber, Schüttelfrost, Milztumor, Granulozytopenie und Thrombozytopenie sowie positive

Tabelle 7.**8** Protrahiertes Fieber nach Tropenrückkehr: Protozoonosen

Krankheit	Vorkommen	Erreger	Inkubation	Diagnose
Malaria	Mittel-/Südamerika, tropisches Afrika, Nahost, Indien, Südostasien, Ozeanien	*Plasmodium vivax, ovale, malariae, falciparum*	12 Tage bis > 1 Jahr 20–50 Tage 8–30 Tage	Ausstrich, dicker Tropfen
Babesiose	Südamerika, Afrika, Südosteuropa, USA (Nordostküste)	*Babesia microti, bovis, divergens u. a.*	7–42 Tage	Ausstrich/dicker Tropfen Knochenmarkbiopsie (Tupfpräparat)
Leishmaniose (Kala Azar)	tropisches Afrika, mittlerer Osten, Mittelmeerraum, Indien, Mittel-/Südamerika	*Leishmania donovani, infantum, chagasi, tropica*	3–6 Monate	Knochenmarkbiopsie (Tupfpräparat, Kultur) Serologie
Amöbiasis	weltweit, gehäuft in tropischen Zonen	*Entamoeba histolytica*	> 21 Tage, bis Jahre	Serologie, ggf. Biopsie
Trypanosomiasis	West-, Zentral- u. Ostafrika	*Trypanosoma gambiense, rhodesiense*	20–30 Tage 5–15 Tage	Ausstrich, dicker Tropfen, Anreicherungsverfahren, Serologie

7

Reiseanamnese. Das Malariarisiko ohne Prophylaxe steigt deutlich an, umgekehrt schließt eine sorgfältige Chemoprophylaxe die Malaria nicht aus.

Die Malariainfektion wird sich in der Regel nicht als FUU manifestieren. Berücksichtigt man die Definition FUU als „ungeklärtes Fieber trotz 1wöchiger intelligenter diagnostischer Abklärung", werden mittels wiederholtem Ausstrich und dickem Tropfen die weitaus meisten Malariafälle erkannt sein. Auch sehr niedrige oder schwankende Parasitämieraten sollten bei regelmäßigem, mindestens 12stündigem Ausstrich über 7 Tage erkannt werden.

Ein Fieberrezidiv kann nach ungenügend therapierter Malaria auftreten. Im Blut sind dann wieder Plasmodien nachweisbar (Rekrudeszenz). Davon abzugrenzen ist der echte Rückfall (relapse) über ruhende hepatozelluläre Parasitenstadien (Hypnozoiten), die bei Plasmodium vivax und ovale auftreten (17). Spätrezidive können gelegentlich auch bei Plasmodium malariae auftreten, der genaue Pathomechanismus dieser Spätmanifestation ist aber nicht bekannt. Alle genannten Fieberrezidive werden wie üblich durch Blutausstrich/dicker Tropfen diagnostiziert.

Auch an die Möglichkeit einer späten Erstmanifestation der Malariainfektion nach vorausgegangener Prophylaxe ist zu denken. Nach Untersuchungen des Center for Disease Control 1990 traten die Erstsymptome einer Malariainfektion bei 26 von 602 Tropenreisenden erst nach 12 Monaten oder später nach Tropenrückkehr auf (5). Bei Plasmodium vivax lag dieser Anteil bei 6%, bei Plasmodium malariae bei 12% und bei Plasmodium falciparum immerhin noch bei 1,4%.

Eine sehr seltene Verlaufsform der Malaria, die sich als FUU manifestiert, ist das tropische Splenomegalie-Syndrom (TSS). Es handelt sich um eine Plasmodium-falciparum-Infektion mit uncharakteristischem, über Monate andauernden Fieber, Hepatosplenomegalie, Anämie und hohen Antikörpertitern gegen Plasmodium falciparum sowie erhöhte IgM- und Kryoglobulin-

spiegel. Der Parasitennachweis fällt in der Regel negativ aus. Ursächlich hierfür scheint eine Destruktion der Parasiten in den Zellen des RES von Milz und Leber. Für diese Annahme spricht der günstige Verlauf unter einer Antimalariatherapie.

Im Gegensatz zur Malaria ist die **Babesiose** eine ausgesprochen seltene Erkrankung, aber mögliche Ursache eines ungeklärten Fiebers nach Auslandsaufenthalt. Ihre Erkennung kann schwierig sein. Die Erreger werden durch Zeckenbiß, selten durch Transfusion übertragen. Babesia microti wurde vor allem in den Nordoststaaten der USA als Erreger der Babesiose aufgedeckt (7). Das klinische Bild umfaßt unregelmäßiges Fieber mit Schüttelfrost, hämolytische Anämie mit Ikterus, Muskel- und Gliederschmerzen. Erkrankungen durch andere, weltweit bei verschiedenen Tierarten verbreitete Babesien sind sehr selten. Sie betreffen vorwiegend splenektomierte Patienten und verlaufen besonders schwer. Der Erreger kann durch Blutausstrich/dicken Tropfen nachgewiesen werden. Wegen niedriger Parasitendichte ist die Diagnose aber häufig erschwert. Die Serologie (IFA gegen B. microti) kann ergänzend hinzugezogen werden, bei aktiven Infektionen werden Titer von > 1024 gemessen (16).

Die **viszerale Leishmaniose (Kala-Azar)** – geoepidemiologisch insbesondere im Mittelmeerraum, Afrika, mittleren Osten, China und Südamerika verbreitet – ist bei unklarem Fieber als weitere wichtige Ursache in Betracht zu ziehen. Ein initial monosymptomatisches Fieber nach Mittelmeerreise kann Ausdruck einer viszeralen Leishmaniose sein. Die Erkrankung präsentiert sich mit hohem Fieber, häufig mit 2gipfliger Tageskurve, langsam zunehmendem Milztumor, Anämie, Leukopenie und Thrombopenie. Extreme Senkungsbeschleunigung und erhöhtes Serum-IgG sind bemerkenswert. Eine Lymphadenopathie kann auftreten. Die Inkubationszeit liegt in der Regel bei 3–6 Monaten, kann jedoch Jahre betragen.

Die Differentialdiagnose umfaßt Krankheiten mit febriler Splenomegalie, insbesondere Malaria, Typhus, Miliartuberkulose, Brucellose, Lymphom und bakterielle Endokarditis. Der Erregernachweis erfolgt am besten im Knochenmarkpunktat mit Zytologie, Histologie und Kultur (37). Verschiedene serologische Methoden wie Immunfloreszenztest und ELISA mit hoher Sensitivität und Spezifität stehen zur Verfügung (31). Bei immunkomprimierten Patienten wie z. B. Patienten mit AIDS sind jedoch zum Teil keine Antikörper nachweisbar.

Das Spektrum der Infektion durch **Entamoeba histolytica** umfaßt den asymptomatischen Zystenausscheider, die Amöbenkolitis bis Dysenterie und Amöbenulkus sowie den Leberabszeß, selten auch den pleuropulmonalen, peritonealen oder Hirnabszeß. Bei FUU ist in erster Linie die Amöbenabszeßkrankheit zu bedenken. Der Leberabszeß betrifft zumeist den rechten Leberlappen. Klinisch ist der Erschütterungsschmerz typisch, kann aber auch fehlen. Die Diagnose stellt sich aus der Konstellation Fieber, Lebererschütterungsschmerz, Leukozytose, positive Amöbenserologie und bildliche Darstellung durch CT oder Sonographie. Die Stuhlproben auf Amöben sind meist negativ, der fehlende Nachweis spricht aber nicht gegen das Vorliegen einer extraintestinalen Amöbiasis. Mit bildlicher Darstellung und positiver Amöbenserologie wird der Leberabszeß heute leicht erkannt und kaum Ursache eines FUU sein.

Hingegen kann sich die beginnende extraintestinale Infektlokalisation als unklares Fieber mit uncharakteristischem klinischen Bild und noch fehlendem sonographischen Leberbefund präsentieren. Amöbenabszesse anderer Lokalisation, wie z. B. von Lunge oder Perikard, sind schwieriger erkennbar. Die Inkubationszeit des Amöbenabszesses ist variabel, Spätmanifestationen oder Spätrezidive nach Jahren sind möglich (28).

Das Erkrankungsrisiko des Tropenreisenden für **Trypanosomiasis** ist gering. So wurden in der Schweiz von 1977–1995 lediglich 3 Fälle von afrikanischer Schlafkrankheit registriert (3). Die Trypanosomiasis ist aber als seltene Ursache eines ungeklärten Fiebers in Betracht zu ziehen. Nach dem Stich durch eine infizierte Tsetsefliege entwickelt sich zwischen 5 und 15 Tagen als Primärläsion der Trypanosomenschanker mit entzündlich knotiger Schwellung von mehreren cm Durchmesser und regionaler Lymphadenopathie. Die Läsion ist im Frühstadium meist abgeheilt, häufig auch nicht erinnerlich. Die ostafrikanische Schlafkrankheit hat einen akuteren Verlauf mit hohem rekurrierenden Fieber, Kopfschmerzen und frühzeitigem Befall des ZNS bzw. der serösen Häute. Bei westafrikanischer Schlafkrankheit sind flüchtiger initialer Hautausschlag, Lymphadenopathie und remittierendes Fieber von chronischem Verlauf und langsam entwickelnde Meningoenzephalitis typisch. Beide Erkrankungsbilder können als FUU in Erscheinung treten. Laborchemisch sind hoher IgM-Spiegel im Serum sowie zerebrospinaler Flüssigkeit charakteristisch. Die Diagnose wird durch Erregernachweis aus Blut, Lymphknotenaspirat oder Liquor gestellt (25). Die Blutausstriche bei Trypanosomiasis gambiense sind insbesondere im chronischen Stadium häufig negativ, eine Untersuchung des Nervenwassers ist bei Verdacht auf Trypanosomiasis unerläßlich.

Die Blutuntersuchung sollte möglichst während eines Fieberschubes mit Ausstrich und dickem Tropfen bzw. auch mit Anreicherungsverfahren durch Zentrifugation zur verbesserten Erregerausbeute erfolgen (20). Die Immundiagnostik (IFA, ELISA, CATT) kann den Parasitennachweis nicht ersetzen, sollte aber Anlaß zu intensiviertem Erregernachweis sein. An die Trypanosomiasis ist bei protrahiertem Fieber mit Lymphadenopathie, Kopfschmerzen, Krampfanfällen und positiver Reiseanamnese zu denken (15).

Helminthen

Die wichtigsten Helminthosen mit protrahiertem Fieber sind Filariosen und Schistosomiasis (Tab. 7.**9**). Bei der Echinokokkose besteht in der Regel ohne Sekundärinfektion oder Zystenperforation kein Fieber. Die Strongyloidiasis kann sich beim Immunsupprimierten als Hyperinfektionssyndrom mit protrahiertem Fieber manifestieren, verläuft aber beim Immungesunden meist ohne Fieber. Die Symptomatologie der Toxokariasis (viszerale Larva migrans) hängt vom Ausmaß der aufgenommenen Toxo-

7

Tabelle 7.**9** Protrahiertes Fieber nach Tropenrückkehr: Helminthosen

Krankheit	Vorkommen	Erreger	Inkubation	Diagnostik
lymphatische Filariosen	Südostasien, tropische Länder	*Brugia malayi, timori* *Wuchereria bancrofti*	5 – 15 Monate	Direktmikroskopie des Blutes, Anreicherungsverfahren, Serologie
Schistosomiasis	Schwarzafrika, Südamerika, Ostasien, Laos, Kambodscha, Thailand, Schwarzafrika, naher Osten	*Schistosoma mansoni* *Schistosoma japonicum* *Schistosoma mekongi* *Schistosoma haematobium*	2 – 6 Wochen	Eiernachweis in Stuhl oder Urin, Gewebebiopsie, Serologie

karaeier und sekundärer Migration der Toxokaralarven ab. Ein protrahiertes chronisches Fieber ist ungewöhnlich, Bauchschmerzen, Husten und akutes Fieber mit begleitender Eosinophilie können auftreten.

Unter den **Filariosen** können sich insbesondere die lymphatischen Filariosen durch **W. bancrofti, Brugia malayi** und **timori** mit rezidivierenden Fieberschüben manifestieren. Das Fieber entsteht dabei durch Übertritt der Mikrofilarien aus dem Gewebe ins Blut mit charakteristischer Periodik, häufig mit nächtlich auftretenden Fieberschüben und Schüttelfrost. Eine begleitende Lymphangitis/Lymphadenitis zeigt eine charakteristische retrograde Ausbreitung der Lymphangitis. Die Fieberschübe dauern über ca. 3 – 7 Tage. Bei rezidivierenden nächtlichen Fieberschüben, Epididymitis/Orchitis oder Lymphadenitis und anamnestischem Aufenthalt in einem Endemiegebiet sollte gezielte Filariendiagnostik erfolgen.

Eine klinische Erkrankung tritt meist nur bei intensivem Befall auf, die Krankheitsentwicklung ist bei Präpatenzzeiten von wenigstens 7 Monaten protrahiert, die Fieberschübe können Jahre nach Verlassen des Infektgebietes auftreten.

Brugia malayi ist in Südostasien und Indonesien verbreitet, W. bancrofti findet sich in den meisten tropischen Ländern. Die Erreger werden durch blutsaugende Insekten (Moskitos, Fliegen) übertragen. Ihr Nachweis erfolgt durch mikroskopische Untersuchung von Zitratblut oder dicken Tropfen, noch besser mittels Anreiche-

rungsmethoden (Lysis/Zentrifugation, Membranfiltration). Die Filarienserologie ist durch breite Kreuzreaktion belastet, hohe Titer bei Reisenden sind aber diagnostisch wertvoll und sollten weiter abgeklärt werden (9). Eine Eosinophilie kann in den Spätstadien fehlen.

Die **Schistosomiasis** ist mit einer schätzungsweisen Zahl von 200 Mio. Infizierten von globaler Bedeutung und die wichtigste Wurmkrankheit überhaupt. Die Erkrankung kann sich in seltenen Fällen im Frühstadium als FUU manifestieren. Die wesentlichen Erreger sind Schistosoma haematobium als Ursache der Blasenbilharziose sowie S. mansoni und japonicum als Ursache der Darmbilharziose, seltener auch durch S. intercalatum und S. mekongi. Im Frühstadium, etwa 4 – 6 Wochen nach Eindringen der Zerkarien in die Haut kann sich ein *Katayama-Syndrom* mit allgemeiner Abgeschlagenheit, Glieder-, Kopf- und Bauchschmerzen sowie Fieber entwickeln. Eine begleitende blutige Diarrhö kann auftreten. Typisch sind erythematöse bis urtikarielle Hautveränderungen (4). Das Katayama-Syndrom wird bei nichtimmunen Individuen wie Tropenreisenden, nicht aber bei Einheimischen gefunden. Ein protrahierter oder rezidivierender Verlauf des Katayama-Syndroms ist möglich, initial werden Eosinophilie und parasitologische Urin-/Stuhlbefunde negativ ausfallen. Meist besteht eine ausgeprägte Bluteosinophilie, der Fiebertypus kann der langsamen Entwicklung einer Kontinua wie bei Typhus oder Brucellose, bei anderen einem akuten Fieber mit Schüttelfrost wie bei Sepsis oder Malaria entsprechen (4).

Das Spätstadium der Blasenbilharziose ist durch rezidivierende Hämaturie, obstruktive Uropathie und Blasenkarzinom gekennzeichnet, das Spätstadium der Darmbilharziose durch hepatolienalen Befall mit allen Folgen der portalen Hypertension. Fieber in diesen Stadien ist meist Ausdruck einer Sekundärinfektion (23).

Die Diagnose einer Schistosomiasis wird durch Eiernachweis im Urin oder Stuhl, bei negativem Befund durch bioptische Untersuchung aus Blasen- oder Kolonschleimhaut gestellt. Die Immundiagnostik wird für epidemiologische Zwecke herangezogen, sie kann aber einziger diagnostischer Hinweis auf Schistosomiasis während der Präpatenzzeit mit noch fehlender Eierausscheidung sein.

Literatur

1 Ampel, N.M., C.C. Dols, J. N. Galgiani: Coccidioidomycosis during HIV infection. Results of a prospective study in a coccidioidal endemic area. Am. J. Med. 94 (1993) 235–240

2 Bastani, B., M.R. Sheriatzadek, F. Dehdetsi: Tuberculous peritonitis: report of 30 cases and review of the literature. Q. J. Med. 56 (1985) 549–557

3 Brandl, W., F. Dankwa, J. Junghanss: Ostafrikanische Schlafkrankheit bei schweizerischen Tropenreisenden. Schweiz. Med. Wschr. 120 (1990) 1348–1352

4 Center for Disease Control and Prevention: Schistosomiasis in US Peace Corps Volunteers Malawi 1992. Morb. Mort. Weekly Rep. 42 (1993) 464–470

5 Center for Disease Control: Malaria Surveillance Annual Summary 1990

6 Center for Disease Control: Tuberculosis in developing countries. Morb. Mort. Weekly Rep. 39 (1990) 561–563

7 Dammin, G.J., A. Spielman, J.L. Benach: The rising incidence of clinical Babesia microti infection. Hum. Pathol. 12 (1981) 398–400

8 Dube, M.P., P.D. Hotom, R.A. Larsen: Tuberculous meningitis in patients with and without HIV infection. Am. J. Med. 93 (1992) 520–524

9 Eberhard, M.L., P.J. Lammie: Laboratory diagnosis of filariasis. Clin. Lab. Med. 11 (1991) 977–1010

10 Fernandes-Rodriguez, C.M., B.S. Perez-Arguellas, L. Ledo: Ascites adenosine deaminase activity is decreased in tuberculous ascites with low protein content. Am. J. Gastroenterology 86 (1991) 1500–1003

11 Goodwin R.A., F.T. Owens, J.D. Snell: Chronic pulmonary histoplasmosis. Medicine 55 (1976) 413–452

12 Gotuzzo, E., C. Carillo, J. Guerra: An evaluation of diagnostic methods for brucellosis: the value of bone-marrow culture. J. Inf. Dis. 153 (1986) 122–125

13 Herman, L., H. de Ridder: Identification of brucella species by using the polymerase chain reaction. Appl. Environm. Microbiol. 58 (1992) 2099–2101

13a Kennedy, D.H., R.J. Fallon: Tuberculous meningitis. J. Am. Med. Ass. 241 (1979) 264–268

14 Kim, J.H., A.A. Langston, A.A. Gallis: Miliary tuberculosis: epidemiology, clinical manifestations, diagnosis and outcome. Rev. Infect. Dis. 12 (1990) 583–590

15 Komba, E., M. Odiit, D.B. Mbulamberi: Multicenter evaluation of an antigen-detection ELISA for the diagnosis of Tr. brucei rhodesiense sleeping sickness. Bull. WHO 70 (1992) 57–61

16 Krause, P.J., S.R. Telford, R. Ryan: Geographical and temporal distribution of babesial infection in Connecticut. J. Clin. Microbiol. 29 (1991) 1–4

17 Krotoski, W.A.: The hypnozoite and malaria relapse. Progr. Clin. Parasitol. 1 (1989) 1–19

18 Lee, J.S., B.Y. Cho, M.C. Lee: Clinical features of serologically proven Korean hemorrhagic fever patients. Seoul J. Med. 21 (1980) 163–168

19 Leelarasamee, A., S. Bovomkitti: Melioidosis: Review and update. Rev. Infect. Diseases 11 (1989) 413–425

20 Levine, R.A., S.C. Werdlow, C.L. Patton: Detection of hematoparasites using quantitative buffy coat analysis tubes. Parasitol. Today 5 (1989) 132–134

21 Liles, W.C., W.C. van Voorhis: Travel-acquired illnesses associated with fever. In Jong, E.C., R. Mc Mullen: The Travel and Tropical Medicine Manual, Saunders Company, Philadelphia 1995 (pp. 203–234)

22 Liu, W.: Trench fever: a resumée of the literature and a note on some obscure phases in the disease. Chinese Med. J. 97 (1984) 179–190

23 Mahmoud, A.A.F.: Schistosomiasis, an overview. Immun. Invest. 21 (1992) 383–390

24 Markwalder, K., Ch. Hatz, P.A. Raeber: Der Tropenrückkehrer in der Praxis. Schweiz. Med. Wschr. 125 (1995) 163–170

25 Van Marvienne, N., D. Le Ray: Diagnosis of African and American trypanosomiasis. Brit. Med. Bull. 41 (1985) 156–161

26 Nothdurft, H.D., F. v. Sonnenburg, T. Löscher: Importierte Infektionen bei Tropenreisenden. Mittlg. Österr. Ges. Tropenmed. Parasitol. 14 (1992) 223–230

27 Pichler, H., E. Wallis, G. Seiberl: Differentialdiagnose des Status febrilis beim Tropenrückkehrer. Acta Medica Austriaca 19 (1992) 56–58

28 Reed, S.L., A.I. Braude: Extraintestinal disease: clinical syndroms, diagnostic profile and therapy. In J.J. Ravdin (ed.): Amebiasis: Human Infection by E. histolytica. Churchill Livingstone, New York 1988 (pp. 511–532)

29 Ralman, D.A.: Isolation of Rochalimaea species. N. Engl. J. Med. 328 (1993) 1422–1423

30 Sarosi, G.A., S.F. Davis: Blastomycosis. Am. Rev. Resp. Dis. 120 (1979) 911–938

31 Scott, I.M., W.G. Scheffler, H.W.Ghalib: A rapid and simple test of reactive visceral leishmaniasis. Am. J. Trop. Med. Hyg. 44 (1991) 272–277

32 Smith, C.E., M.T. Saito: Serologic reactions in coccidioidomycosis. J. Chron. Dis. 5 (1957) 571–576

33 Southern, P.M., J.P. Sanford: Relapsing fever: a clinical and microbiologic review. Medicine 48 (1969) 129–149

7

34 Steffen, R., M. Rickenbach, U. Wilhelm: Health problems after travelling to developing countries. J. Infect. Dis. 156 (1987) 84–91

35 Sudre, P., G. ten Dam, A. Kochi: Tuberculosis: a global overview of the situation today. Bull. WHO 70 (1992) 149–159

36 Wheat, L.J., P.A. Connolly-Stringfield, R.L. Baker: Disseminated histoplasmosis in the AIDS-syndrome: clinical findings, diagnosis and treatment, and review of the literature. Medicine (Baltimore) 69 (1990) 361–374

37 WHO: Report of the informed meeting in the chemotherapy of visceral leishmaniosis. UNDP/WHO Special Program for Research and Training in Tropical Diseases. Nairobi, Kenya 1982

38 Zuerlein, T.J., P.W. Smith: The diagnostic utility of the febrile agglutinin tests. J. Am. Med. Ass. 254 (1980) 1211–1214

Fall 24

Leitsymptome:
- rezidivierendes Fieber,
- uncharakteristische abdominelle Beschwerden,
- Gewichtsabnahme.

Anamnese: Seit ca. 6 Wochen bestand bei einem 16jährigen Schüler unregelmäßiges, mäßiggradiges Fieber (Temperatur nicht gemessen) über jeweils 1–3 Tage mit z. T. mehrtägigen fieberfreien Intervallen sowie Appetitlosigkeit, Müdigkeit, trockener Husten und Gewichtsabnahme von 5 kg. Röntgenaufnahmen der Lunge und der Nasennebenhöhlen waren unauffällig. Mehrfache antibiotische Behandlungsversuche waren ohne Einfluß auf die Beschwerden. In den letzten 4 Tagen täglich 2–3 Fieberanstiege bis über 39°C, dazwischen Temperaturen unter 37°C, keine Schüttelfröste oder Schweißausbrüche. Zudem wechselnde Schmerzen im Oberbauch beidseits. In der Vorgeschichte keine wesentlichen Erkrankungen, während der letzten Monate (im Winter) jedoch häufig grippale Erkrankungen mit Husten und Fieber. Bisher keine Tropenaufenthalte. Die Familie besitzt eine Ferienwohnung auf Mallorca und verbringt dort jeden Sommer mehrere Wochen, zuletzt vor 8 Monaten.

Klinischer Aufnahmebefund: Blasser, krank wirkender Patient in reduziertem Allgemein- und Ernährungszustand (174 cm, 42 kg). Temperatur 39,6°C (rektal), RR 90/60 mm Hg, Puls 112/min regelmäßig, Herz und Lungen unauffällig, Abdomen weich, keine Resistenzen, mäßiggradiger Druckschmerz im gesamten Oberbauch, Leber 13 cm in der MCL, Milz 2 QF unter dem Rippenbogen tastbar, keine auffälligen Lymphknoten.

Labor- und technische Basisuntersuchungen: Hb 9,9 g/dl, Leukozyten 2200/μl, Thrombozyten 72000/μl, LDH 628 U/l, Leberenzyme und harnpflichtige Substanzen normal, CRP 17 mg/l, Rheumafaktor positiv, IgG 26 g/l. Mehrfache Kulturen von Blut, Stuhl, Sputum und Knochenmark negativ; serologisch kein Hinweis auf Hepatitis A–C, EBV, Zytomegalie oder Brucellose.

Normaler Röntgenbefund der Thoraxorgane. Bei der Sonographie des Abdomens Leber- und Milzvergrößerung. Echokardiogramm unauffällig.

Differentialdiagnostische Überlegungen: FUU mit Hepatosplenomegalie und Panzytopenie ließ zunächst vor allem an eine Hämoblastose denken. Die Knochenmarkbiopsie erbrachte jedoch keinen Anhalt für eine Leukämie oder sonstige hämatologische Systemerkrankung. Weitere wichtige Differentialdiagnosen waren eine Miliartuberkulose, eine Endocarditis lenta und eine juvenile rheumatische Erkrankung (z. B. Still-/Felty-Syndrom).

Ergänzungsuntersuchungen: Aufgrund der häufigen Aufenthalte auf Mallorca wurde schließlich auch an die Möglichkeit einer in dieser Region vorkommenden viszeralen Leishmaniose gedacht. Die daraufhin veranlaßte Leishmanioseserologie war hoch positiv (IFT 1:256); bei der nochmaligen Durchmusterung der Knochenmarkausstriche fanden sich an mehreren Stellen Makrophagen mit multiplen, intrazytoplasmatisch gelegenen amastigoten Formen von *Leishmania donovani*, ca. 1–3 μm große rund ovale Einzeller mit Zellkern und kleinerem Kinetoplast (scheinbare Doppelkernigkeit) sowie auch vereinzelt freiliegende Erreger.

Diagnose: Viszerale Leishmaniose (Kala-Azar).

Verlauf und Schlußbetrachtung: Nach Einleitung einer parenteralen Chemotherapie mit Natriumstibogluconat kam es nach 3 Tagen zur Entfieberung. Am Ende der 3wöchigen Therapie war der Patient beschwerdefrei, die Hepatosplenomegalie war bereits weitgehend zurückgebildet, die Panzytopenie bestand nicht mehr.

Bei FUU mit Panzytopenie und Hepatosplenomegalie sollte stets auch an eine viszerale Leishmaniose gedacht werden, die nicht nur in den Tropen, sondern bereits auch im Mittelmeergebiet vorkommt. Dabei ist zu beachten, daß die Inkubationszeit sehr variabel ist und mehr als ein Jahr betragen kann. Da die Zahl der Erreger im Knochenmark oft nur gering ist, kann sie leicht übersehen werden. Die Leishmanioseserologie hat jedoch eine hohe diagnostische Aussagekraft, allerdings nicht bei Immunkompromittierten.

Fall 25

Leitsymptome:
- unregelmäßiges Fieber mit Schüttelfrösten,
- Kopfschmerzen.

Anamnese: Ein 33jähriger, aus Südafrika stammender Geschäftsmann erkrankte gegen Ende eines 2monatigen beruflichen Aufenthaltes in Zimbabwe und Sambia (vorwiegend in Städten) mit rezidivierendem Fieber zwischen 37,5 und 38,5°C (axillär), das unregelmäßig auftrat, über 2–3 Tage anhielt mit 1- bis mehrtägigen fieberfreien Intervallen; dabei relatives Wohlbefinden. 3 Wochen nach Einreise in Deutschland und insgesamt 4wöchigem Verlauf begab sich der Patient in ärztliche Behandlung, da seit 2 Tagen mehrfach Schüttelfröste mit Schweißausbruch und ein anhaltender Frontalkopfschmerz aufgetreten waren.

Der Patient nahm zum Zeitpunkt der Vorstellung noch eine Malaria-Chemoprophylaxe mit Chloroquin (300 mg Base, 2× wöchentlich) und Proguanil (2× 100 mg täglich) ein, entsprechend der Empfehlung, diese noch bis zu 4 Wochen nach Rückkehr aus einem Malariagebiet fortzuführen. Die Einnahme erfolgte auch während des Afrikaaufenthaltes regelmäßig. Bis auf eine Malariaerkrankung vor 3 Jahren (Art der Malaria nicht erinnerlich) sind keine Vorerkrankungen bekannt.

Klinischer Aufnahmebefund: Patient in gutem Allgemein- und Ernährungszustand, Temperatur 38,2°C (rektal), RR 120/80 mm Hg, Puls 84/min regelmäßig, Herz und Lungen unauffällig, Abdomen weich, keine Resistenzen, Nierenlager beidseits druckschmerzhaft, Leber 11 cm in der MCL, Milz am Rippenbogen tastbar und vermehrt konsistent, keine vergrößerten Lymphknoten, neurologische Untersuchung unauffällig.

Labor- und technische Basisuntersuchungen: Hb 11,8 g/dl, Leukozyten 3700/μl, Thrombozyten 112000/μl, LDH 324 U/l, GOT 39 U/l, GPT 43 U/l, Kreatinin 1,5 mg/dl, Urinstatus: Leukozyten 20/μl, Erythrozyten 15/μl, Eiweiß ++; Kultur von Blut, Stuhl und Urin negativ; Blutausstrich und Dicker Tropfen: kein Nachweis von Malaria oder anderen Blutparasiten.

Normaler Röntgenbefund des Thorax. Sonographisch vergrößerte Milz. Echokardiogramm unauffällig.

Differentialdiagnostische Überlegungen: Bei FUU nach Aufenthalt in Malariagebieten ist auch bei regelrecht durchgeführter Chemoprophylaxe immer an eine Malaria zu denken. Weitere, im Zusammenhang mit dem vorausgegangenen Afrikaaufenthalt differentialdiagnostisch zu erwägende Erkrankungen sind Typhus/Paratyphus, Brucellose und viszerale Leishmaniose. Fieberhafte Initialstadien bei Wurminfektionen (z. B. Schistosomiasis) waren hier aufgrund der fehlenden Bluteosinophilie unwahrscheinlich.

Ergänzungsuntersuchungen: In mehrfach über 5 Tage wiederholten Blutausstrichen und Dicker Tropfen konnten keine Malariaparasiten nachgewiesen werden. Allerdings waren bereits am Aufnahmetag zirkulierende Antigene von *Plasmodium falciparum* (HRP II – ELISA) nach-

7

weisbar. Die Malariachemoprophylaxe wurde daher abgesetzt. Die Malaria-Serologie (Antikörpernachweis) war ebenfalls positiv (IFT *P. falciparum* 1:256, IFT *P. vivax* 1:64). Die serologischen Untersuchungen hinsichtlich Hepatitis A–C, EBV, Brucellose und Leishmaniose waren negativ. 6 Tage nach Absetzen der Chemoprophylaxe konnten Trophozoiten (Ringformen) von *P. falciparum* im Ausstrich nachgewiesen werden (Parasitämie 2 ‰).

Diagnose: Malaria tropica bei Teilresistenz unter Chemoprophylaxe.

Verlauf und Schlußbetrachtung: 3 Tage nach Behandlung mit Mefloquin war der Patient entfiebert und parasitenfrei. Sämtliche pathologischen Befunde hatten sich nach einer Woche normalisiert. Solche protrahiert und ohne hohes Fieber bzw. Fieberschübe verlaufende Malariaerkrankungen sind am ehesten bei Infektionen durch teilresistente Erreger unter Chemoprophylaxe oder bei teilimmunen Patienten zu erwarten. Parasiten können hier über einen längeren Zeitraum so spärlich vorhanden sein, daß der mikroskopische Nachweis schwierig ist oder nicht gelingt. Hier kann es erforderlich sein, die Chemoprophylaxe unter entsprechender Überwachung vorzeitig abzusetzen. Neue empfindliche Methoden zum Nachweis von Plasmodien-Antigenen können bei derartig niedrigen Parasitämien hilfreich sein. Der Nachweis von Antikörpern ist demgegenüber weniger aussagekräftig, da diese bei aktueller Infektion oft erst verzögert gebildet werden und bei Semiimmunen (z. B. in Malariagebieten Aufgewachsene) bzw. nach früher durchgemachter Malaria längere Zeit persistieren können. ▬

Fall 26

Leitsymptome:
- unregelmäßiges Fieber,
- Kopfschmerzen, Übelkeit, Benommenheit.

Anamnese: Ca. 5 Wochen nach Rückkehr von einem Urlaub in der Südtürkei traten bei einem 52jährigen Verwaltungsangestellten wechseln-de Fieberzustände auf mit über mehrere Tage anhaltender Kontinua (Temperaturen bis 40 °C) und mehrtägigen Intervallen mit subfebriler Temperatur. Zudem bestanden Husten mit weißlichem Auswurf sowie Schwindelzustände und eine depressive Verstimmung. Nach einer Krankheitsdauer von 4 Wochen wurde der Patient wegen Verdacht auf Meningitis aufgrund seit 2 Tagen zunehmender Kopfschmerzen, Übelkeit und Benommenheit eingewiesen.

Klinischer Aufnahmebefund: Kranker, benommen wirkender, örtlich und zeitlich jedoch orientierter Patient mit ausgeprägtem Herpes labialis, Temperatur 39,8 °C (rektal), RR 110/60 mm Hg, Puls 92/min regelmäßig; feinblasige RGs über beiden Lungen; Abdomen weich, kein Druckschmerz oder Resistenzen, Leber 2 QF unter dem Rippenbogen tastbar, Milz nicht tastbar. Keine vergrößerten Lymphknoten, kein Meningismus, normale Pupillenreaktionen.

Labor- und technische Basisuntersuchungen: Hb 12,4 g/dl, Leukozyten 4200/μl, Thrombozyten 495000/μl, LDH 384 U/l, Bilirubin 2,7 g/dl, GOT 45 U/l, GPT 63 U/l, Kreatinin 1,45 mg/dl. Sputum-, Stuhl- und Urinkulturen negativ.

Die Oberbauchsonographie zeigte eine homogene Vergrößerung von Leber (14 cm in der MCL) und Milz (13 × 6 cm). Röntgenaufnahme des Thorax und Echokardiogramm unauffällig.

Differentialdiagnostische Überlegungen: Aufgrund der Symptome wurde zunächst unter dem Verdacht einer Meningoenzephalitis eine Therapie mit Ceftriaxon und Aciclovir begonnen, obwohl die Liquoruntersuchung keine wesentlichen pathologischen Befunde ergab (15 Leukozyten/μl, Protein, Glukose und Laktat im Normbereich, Direktpräparat und Kultur negativ). Insbesondere aufgrund des vorausgegangenen Türkeiurlaubs war differentialdiagnostisch auch an Typhus abdominalis zu denken (Kontinua, Benommenheit). An weiteren infektiösen Ursachen waren Tuberkulose, Endokarditis, Brucellose, Yersiniose und viszerale Leishmaniose zu erwägen.

Ergänzungsuntersuchungen: Ein kraniales Computertomogramm war unauffällig. Bei den veranlaßten mikrobiologischen Untersuchungen ergab sich eine hoch positive Brucelloseserologie (Agglutination 1:320, IgG-ELISA 1:80, IgM-ELISA positiv). In 2 von insgesamt 6 Blutkulturen konnte *Brucella melitensis* angezüchtet werden.

Diagnose: Brucellose (Malta-Fieber).

Verlauf und Schlußbetrachtung: Nach Einleitung einer Behandlung mit Doxycyclin 200 mg und Rifampicin 900 mg täglich entfieberte der Patient innerhalb von 5 Tagen, und es kam zu einer raschen Besserung des Allgemeinzustandes und zur Normalisierung der pathologischen Befunde.

Bei FUU mit einem anhaltenden oder rezidivierenden Fieberverlauf sollte differentialdiagnostisch stets auch an eine Brucellose gedacht werden, insbesondere nach Aufenthalten in Gebieten, wo die Brucellose noch häufig vorkommt. Zusätzliche Befunde wie Begleithepatitis, Splenomegalie oder andere Organmanifestationen (z. B. Knochen- oder Gelenkbeteiligung) sind sehr variabel. Nicht selten klagen die Patienten über depressive Verstimmung oder Benommenheit, ohne daß eine ZNS-Beteiligung nachzuweisen ist. Um Rezidive zu vermeiden, ist eine ausreichend lange Behandlung erforderlich (in der Regel 6 Wochen).

7

8 Fieber unbekannter Ursache bei älteren Patienten

von Günther Winckelmann

Besondere Aspekte beim fiebernden älteren Patienten

Ältere Menschen mit einem Fieber unbekannter Ursache (FUU) unterscheiden sich von jüngeren Patienten durch einige Besonderheiten (Tab. 8.1). Diese müssen bei der Diagnostik beachtet werden:

- Meist liegt einem anhaltenden Fieber bei älteren Patienten eine schwerwiegende und u. U. lebensbedrohende Krankheit zugrunde. Zugleich ist eher mit gravierenden Komplikationen im Krankheitsverlauf zu rechnen.
- Die Krankheitssymptome sind häufig uncharakteristisch. Nicht selten besteht ein monosymptomatisches Fieber ohne organhinweisende Leitsymptome.
- Alte Menschen fiebern im allgemeinen weniger hoch. Dadurch können „subfebrile" Temperaturen leicht falsch bewertet werden. Eine Einschränkung der febrilen Reaktion kann besonders bei gebrechlichen und schwachen älteren Patienten dazu führen, daß Infektionen afebril verlaufen. Nach den Mitteilungen in der neueren Literatur ist bei etwa 20–30 % alter Menschen mit einer aus-

bleibenden oder verminderten Fieberreaktion auch bei schweren Infektionen zu rechnen. Als mögliche Ursachen kommen neben einer eingeschränkten Wärmebildung und Wärmekonservierung auch quantitative und qualitative Veränderungen der pyrogenen Zytokine und andere Störungen der normalen Thermoregulation in Betracht (15). Die in der älteren Literatur vertretene Auffassung, daß die normalen Körpertemperaturen bei alten Menschen grundsätzlich niedriger sind als bei jungen, trifft nach neueren Untersuchungen wahrscheinlich nur für die oral gemessenen Temperaturen zu. Die rektalen Temperaturen unterscheiden sich zwischen den verschiedenen Altersgruppen nicht signifikant (8). Unter Berücksichtigung entsprechender Untersuchungen kann man aber davon ausgehen, daß wiederholt gemessene rektale Temperaturen von 37,5°C oder höher bei älteren Menschen als fieberhaft anzusehen sind (15).

- Ältere Menschen neigen eher zu okkulten Infektionen als jüngere.
- Bestehende Grundleiden oder Begleitkrankheiten können die Fieberursache verdecken. So bleiben beispielsweise rezidivierende Lungenembolien als Ursachen wiederholt auftretender Fieberschübe u. U. längere Zeit unerkannt, wenn bei dem betroffenen Patienten zugleich eine chronische obstruktive Lungenerkrankung besteht. Umgekehrt kann ein interkurrent aufgetretener fieberhafter Infekt z. B. eine Endokarditis oder eine andere schwerwiegende Erkrankung maskieren.
- Ältere Patienten nehmen häufiger und regelmäßiger Medikamente ein. Diese können das Krankheitsbild beeinflussen oder selbst Ursache des Fiebers sein.

Tabelle 8.1 Besonderheiten bei älteren Menschen mit einem Fieber unbekannter Ursache

- oft lebensbedrohende Fieberursache
- uncharakteristische Krankheitssymptome
- häufig monosymptomatisches Fieber ohne organbezogene Leitsymptome
- verminderte febrile Reaktion
- Neigung zu okkulten Infektionen
- zusätzliche Grundleiden oder Begleitkrankheiten
- häufige Medikamenteneinnahme

Diagnostik

Für das diagnostische Vorgehen bei älteren Patienten mit einem FUU gelten grundsätzlich die gleichen Regeln wie für jüngere Altersgruppen. Dennoch ergeben sich hier einige besondere Gesichtspunkte. So wird man ältere Menschen über 65 Jahre eher unter stationären Bedingungen untersuchen. Das gilt vor allem für schwache und gebrechliche Kranke und jene, die wegen schon bestehender Grundleiden (z. B. Herzinsuffizienz, insulinbedürftiger Diabetes mellitus) ohnehin besonders gefährdet sind. Da alte Menschen ihre Krankheitsentwicklung und aktuellen Krankheitssymptome oft nicht präzise schildern können, empfiehlt es sich, bei der Anamneseerhebung nahe Familienangehörige oder andere Personen aus der unmittelbaren Umgebung der Patienten zuzuziehen, um alle relevanten Informationen vollständig aufzunehmen. Besonders wichtig ist bei älteren Kranken die Erfassung aller eingenommenen Medikamente. Die Körpertemperaturen sollten wegen der erwähnten eher falsch niedrigen oralen Temperaturen bei älteren Menschen immer rektal gemessen werden.

Bei der *körperlichen Untersuchung* ist auf potentielle Eintrittspforten für Infektionserreger zu achten. Aussehen und Palpationsbefund der Temporalarterien verdienen wegen der Häufigkeit der Riesenzellarteriitis besondere Aufmerksamkeit. Wiederholungen der körperlichen Untersuchung sind vor allem auch wegen möglicher Veränderungen des Auskultationsbefundes am Herzen geboten. Bei bettlägerigen Patienten wird man nach klinischen Anzeichen für eine tiefe Venenthrombose suchen.

Von den *technischen Untersuchungen* haben die wenig belastenden bildgebenden Verfahren eine vorrangige Bedeutung. Hierbei eignen sich Sonographie des Abdomens, Echokardiographie, Computertomographie, Magnetresonanztomographie und die Gallium-Szintigraphie vor allem zur Erfassung von entzündlichen und neoplastischen Prozessen. Um eine Endokarditis als Fieberursache nicht zu übersehen, sollte die Echokardiographie bei einem FUU wegen der höheren Sensitivität und Spezifität transösopha-geal durchgeführt werden. Die Computertomographie und Magnetresonanztomographie ebenso wie die Gallium-Szintigraphie wird man bei älteren Fieberpatienten wegen ihres diagnostischen Informationswertes eher früher anwenden als bei jüngeren. Routinemäßig sollte bei einem anhaltenden ungeklärten Fieber auch die Koloskopie eingesetzt werden, sofern die Untersuchung dem Patienten zuzumuten ist. Ebenso sind routinemäßige mikrobiologische Untersuchungen auf Mykobakterien angezeigt. Besteht der Verdacht auf eine Miliartuberkulose, so kann eine Knochenmarkuntersuchung zur Sicherung der Diagnose führen.

Wenn bei einem monosymptomatischen Fieber keine organleitenden Symptome bestehen, die eine zielgerichtete Diagnostik ermöglichen, muß sich die diagnostische Strategie an dem bekannten Spektrum der häufigsten Fieberursachen bei älteren Patienten ausrichten. In diesen Fällen ist bei einer stark beschleunigten Blutsenkungsreaktion nach unserer Auffassung eine beidseitige Temporalisbiopsie auch dann indiziert, wenn die Temporalarterien unauffällig erscheinen. Größere, invasive diagnostische Eingriffe sollten bei älteren Patienten möglichst vermieden werden. Bei den von Esposito u. Gleckman referierten Patienten wurde in mehr als der Hälfte der Fälle mit einer entzündlichen oder malignen Erkrankung die Diagnose erst durch eine explorative Laparotomie gesichert (10). Dieser Eingriff ist aufgrund der verbesserten diagnostischen Technik heute nur noch in Ausnahmefällen erforderlich.

Diagnostische Kategorien

Das Spektrum der einem FUU bei älteren Patienten zugrundeliegenden Krankheiten unterscheidet sich von dem jüngerer Altersgruppen. Bestimmte Krankheiten treten bei Menschen über 65 Jahren bevorzugt auf. Sie sind in Tab. 8.2 aufgelistet. Es dominieren die infektiöse Endokarditis, die Tuberkulose, Neoplasien und entzündliche Gefäßkrankheiten. Dagegen fehlen in diesem Spektrum Erkrankungen wie das systemische Still-Syndrom, der systemische Lupus erythematodes, das familiäre Mittel-

8

Tabelle 8.**2** Häufige Ursachen eines anhaltenden unge-klärten Fiebers bei älteren Patienten

---

infektiöse Endokarditis
extrapulmonale Tuberkulose
Abszesse

maligne Lymphome
solide Karzinome

Riesenzellarteriitis/Polymyalgia rheumatica
Polyarteriitis nodosa

rezidivierende Lungenembolien (besonders bei bettlä-gerigen Patienten)

---

meerfieber, der Morbus Crohn, gutartige Lymphknotenerkrankungen, ein selbstinduzier-tes oder vorgetäuschtes Fieber und die vegeta-tive Hyperthermie (3, 7, 11, 13).

Es gibt bisher nur wenige Studien mit Angaben über die relative Häufigkeit der wichtigsten Krankheitsgruppen und Krankheiten als Fieber-ursachen bei älteren Patienten (2, 10, 13). In Tab. 8.**3** sind die diagnostischen Kategorien und die häufigsten zugrundeliegenden Krank-heiten aus einer älteren Literaturübersicht und einer neueren Studie bei Patienten im Alter

über 65 Jahre zum Vergleich dargestellt. Nach der Literaturübersicht von Esposito u. Gleckman (10), die aus verschiedenen Patientenstudien aus den Jahren zwischen 1961 und 1978 zusam-mengestellt wurde, überwiegen deutlich die In-fektionen. Vorherrschend sind in dieser Gruppe Abszesse, die infektiöse Endokarditis und die Tuberkulose. Mit etwa gleichen Anteilen folgen die Neoplasien mit überwiegend malignen Lymphomen und die Gruppe der Kollagen- und entzündlichen Gefäßkrankheiten. Auffal-lend hoch ist hier der Prozentsatz an Patienten mit einer Riesenzellarteriitis. Zahlenmäßig an der Spitze stehen in der 4. gemischten Gruppe die Lungenembolien.

In der Studie von Knockaert u. Mitarb. (13) do-minieren die Kollagen- und Gefäßkrankheiten und mit ihnen ebenfalls die Riesenzellarteriitis. In der Gruppe der Infektionen finden sich ver-gleichsweise nur wenige Patienten mit einer Endokarditis oder Abszessen. In beiden Studien ist der Anteil der ungeklärt gebliebenen Fälle im Vergleich zu den Studien mit allen Altersgrup-pen auffällig niedrig.

Tabelle 8.**3** Diagnostische Kategorien bei älteren Patienten (≥ 65 J.) mit einem Fieber unbekannter Ursache (Literatur-übersicht im Vergleich)

	Esposito u. Gleckman (1978) n = 111	Knockaert u. Mitarb. (1993) n = 47
Infektionen (%)	**41** (36,9)	**12** (12,5)
Abszesse	20	2
Endokarditis	9	1
Tuberkulose	9	6
andere	3	3
maligne Erkrankungen (%)	**26** (23,4)	**6** (12,8)
maligne Lymphome	15	1
solide Tumoren	11	3
andere	–	2
Kollagen- u. entzündliche Gefäßkrankheiten (%)	**28** (25,2)	**14** (29,8)
Riesenzellarteriitis	18	8
Polyarteriitis nodosa	6	1
Wegener-Granulomatose	–	2
andere	4	3
andere Krankheiten (%)	**10** (9,0)	**9** (19,1)
Lungenembolien	5	2
andere	5	7
ungeklärt (%)	**6** (5,4)	**6** (12,8)

Infektionen

Infektiöse Endokarditis

Besonders bei älteren Patienten ist die subakute infektiöse Endokarditis eine relativ häufige und oft verkannte Ursache eines anhaltenden Fiebers. Neuere Studien haben gezeigt, daß mehr als die Hälfte aller Patienten mit dieser Erkrankung älter als 60 Jahre sind (4, 21). Blutkulturen können durch vorausgegangene antibiotische Behandlungen oder durch ungewöhnliche Erreger, die spezielle Kulturbedingungen erfordern, negativ sein. Ebenso ist ein fehlender Nachweis von Klappenvegetationen besonders bei transthorakaler Anwendung der Echokardiographie nicht ungewöhnlich. Zur Erkennung bzw. zum Ausschluß einer infektiösen Endokarditis bei einem ungeklärten Fieber haben sich nach neueren Untersuchungen die kürzlich aufgestellten diagnostischen Kriterien nach Duke als hoch sensitiv und spezifisch erwiesen (12).

Die infektiöse Endokarditis verläuft bei älteren Patienten oft mit niedrigfebrilen oder subfebrilen Temperaturen. Ein allgemeines Krankheits- und Schwächegefühl mit Gewichtsverlust, Verwirrtheit und anderen uncharakteristischen Symptomen können einzige Anzeichen der Infektion sein. Schüttelfröste treten bei älteren Patienten seltener auf. Ein Herzgeräusch kann fehlen oder nicht genügend beachtet werden, zumal ein Sklerosegeräusch über der Aorta bei alten Menschen kein ungewöhnlicher Befund ist. Ebenso werden Änderungen des Geräuschcharakters oft nicht wahrgenommen, da eine Endokarditis wegen der uncharakteristischen Symptomatik nicht häufig genug in Betracht gezogen wird. Neurologische Begleitsymptome oder Folgekomplikationen können eine primäre neurologische Erkrankung oder auch beispielsweise die neurologische Manifestation einer Polyarteriitis nodosa vortäuschen.

Hinsichtlich der Häufigkeit einzelner klinischer Symptome und Befunde bei der infektiösen Endokarditis unterscheiden sich ältere von jüngeren Patienten. Vor allem sind Fieber und Schüttelfröste ebenso wie eine Tachykardie weniger häufige klinische Symptome bei Patienten über 60 Jahre. Auch sind ein neu aufgetretenes oder ein in seinem Charakter verändertes Herzgeräusch in dieser Altersgruppe seltener festzustellen als bei jüngeren Patienten. Häufiger beobachtet man bei älteren Menschen mit einer infektiösen Endokarditis eine Hypotension und eine Verwirrtheit (20). Die Erkrankung ist bei älteren Patienten auch mit einer höheren Mortalität belastet und wird häufiger übersehen (4, 6, 20). Wegen der besonderen Gefährdung ist bei schwerkranken älteren Patienten mit einem klinischen Endokarditisverdacht auch bei noch ausstehendem Kulturbefund oder negativen Blutkulturen eine empirische antibiotische Behandlung angezeigt.

Eine infektiöse Endokarditis wird man besonders bei den nachfolgenden prädisponierenden Faktoren in Betracht ziehen:

- vorausgegangene Eingriffe mit potentieller transienter Bakteriämie,
- vorbestehende Herzklappenveränderungen einschließlich Mitralklappenprolaps und Aortenklappensklerose,
- künstliche Herzklappen und andere Fremdkörperimplantate (z. B. Schrittmacher),
- rheumatisches Fieber in der Vorgeschichte.

Tuberkulose

Unter den Infektionen hat die Tuberkulose als Ursache eines anhaltenden Fiebers bei älteren Patienten eine vorrangige Bedeutung. Sie tritt hier meist durch eine Reaktivierung einer früher durchgemachten Infektion auf. Begünstigende Faktoren für die endogene Reaktivierung sind neben der altersbedingten verminderten Immunabwehr u. a. ein Diabetes mellitus oder andere resistenzschwächende Grundleiden, Alkoholabusus oder auch eine immunsuppressive Behandlung. Im Alter verläuft die Tuberkulose nicht selten als miliare Form mit Aussaat in Nieren, Leber, Milz, Skelettsystem oder Meningen. Besonders bei fehlender Lungenbeteiligung können sich erhebliche diagnostische Schwierigkeiten ergeben (18). Die klinischen Symptome wie ein allgemeines Krankheitsgefühl, Appetitlosigkeit, Gewichtsverlust und Fieber sind uncharakteristisch. Der Tuberkulintest ist bei der Tuberkulose im Alter diagnostisch meist nicht sehr hilfreich. Röntgenologisch können

8

das typische miliare Bild oder auch andere frische Lungenveränderungen fehlen. Allenfalls weisen alte fibröse oder verkalkte Herde auf einen früher durchgemachten Infekt hin. Bei einem entsprechenden Verdacht empfiehlt es sich, ergänzend zur konventionellen Röntgenaufnahme des Thorax eine Computertomographie mit Hochauflösungs(HR)-Technik durchzuführen. Der Nachweis einer Miliartuberkulose mit einer disseminierten Organaussaat gelingt noch am ehesten durch Biopsien und Kulturen von Leber und Knochenmark. Bei Patienten mit anhaltenden Kopfschmerzen oder anderen hirnorganischen Symptomen ist eine Liquoruntersuchung angezeigt.

Andere Infektionen

Abszesse sind dank der modernen bildgebenden Verfahren heute sehr viel seltener Ursachen eines ungeklärten Fiebers. Das zeigt auch der Vergleich der beiden referierten Studien in Tab. 8.3. Lokalsymptome ebenso wie eine ausgeprägte Leukozytose und septisches Fieber können bei älteren Patienten fehlen, so daß der Verdacht auf eine Abszeßbildung primär nicht besteht. Hinweise auf einen Abszeß ergeben sich z. B. durch vorausgegangene chirurgische Eingriffe, eine rezidivierende Divertikulitis, eine Kolitis oder obstruktive Harnwegserkrankungen. Besonders bei älteren Männern ist bei einem persistierenden oder rezidivierenden FUU immer auch an eine **Urogenitalinfektion** zu denken.

Die früher häufig als FUU in Erscheinung getretenen hepatobiliären Infektionen werden heute mit Hilfe der verbesserten technischen Diagnostik in aller Regel frühzeitig erkannt. Eher seltene Ursachen eines ungeklärten Fiebers im Alter sind Zytomegalie- oder Epstein-Barr-Virusinfektionen, eine Salmonellose, Nasennebenhöhlen-Infektionen oder eine Brucellose.

Maligne Erkrankungen

Maligne Lymphome

Ähnlich wie die Abszesse sind auch maligne Lymphome im Abdomen mit Hilfe der Sonographie und der Computertomographie in der Re-gel gut zu erfassen, so daß sie heute im Vergleich zu früheren Jahren sehr viel seltener als Fieber unbekannter Ursache in Erscheinung treten. Differentialdiagnostische Probleme können sich bei einer seltenen isolierten Lokalisation in der Milz ergeben. Auch muß bei einem malignen Lymphom mit einer primär extranodalen Manifestation (z. B. Haut, Skelett, Magen-Darm-Trakt, Nasennebenhöhlen) gerechnet werden (17). Die klinischen Symptome sind ebenso wie der Fieberverlauf meist uncharakteristisch. Das trifft auch für das Hodgkin-Lymphom zu, das eher selten mit einem charakteristischen Pel-Ebstein-Fiebertyp assoziiert ist.

Nierenzellkarzinom (Hypernephrom)

Vor der inzwischen verbreiteten Anwendung der Sonographie und Computertomographie zählte das Nierenzellkarzinom unter den soliden Tumoren zu den häufigsten Ursachen eines zunächst ungeklärten Fiebers. Die klassische Trias – Hämaturie, Flankenschmerz und palpabler Tumor – wird hier oft vermißt. Diagnostische Hinweise auf ein Nierenzellkarzinom geben eine oft hochgradig beschleunigte Blutsenkungsreaktion sowie von einer Metastasierung unabhängig auftretende biochemische Veränderungen mit Erhöhung der alkalischen Phosphatase, einem stark erhöhten Plasmafibrinogenspiegel und einer Verminderung des Quick-Wertes bei normalen oder sogar erhöhten Gerinnungsfaktoren der Prothrombingruppe.

Kolonkarzinom

Auch bei diesem Tumor kann Fieber erstes uncharakteristisches Leitsymptom der malignen Erkrankung sein. Sofern keine Blutungen, neu aufgetretene Stuhlunregelmäßigkeiten oder andere organbezogene Symptome bestehen, kann die Fieberursache leicht verkannt werden. In einer retrospektiven Untersuchung zeigten sich etwa bei jedem 10. Patienten mit einem kolorektalen Karzinom ungeklärte Fieberepisoden als Erstsymptom. Als Ursache des Fiebers wurden hier in erster Linie vorübergehende Bakteriämien vermutet, die von der Kolonflora im Bereich des Tumors ausgehen. Außerdem wurden perikolische Abszesse, eine Penetration des Tumors in Nachbarorgane und Tumornekrosen für das Fieber verantwortlich gemacht (1).

Andere Erkrankungen

Riesenzellarteriitis/Polymyalgia rheumatica

Obwohl die Riesenzellarteriitis heute allgemein rascher erkannt wird als in früheren Jahren, ist sie nach wie vor eine der häufigsten Ursachen eines anhaltenden ungeklärten Fiebers bei Patienten in höherem Alter. Das gilt besonders für jene oligosymptomatischen Verlaufsformen, bei denen Leitsymptome wie die symmetrischen Myalgien, Schläfenkopfschmerzen oder Visusstörungen fehlen, und die Temporalarterien klinisch unauffällig erscheinen (5). Mit einer allgemeinen Körperschwäche, Appetitlosigkeit, Gewichtsabnahme und Fieber bestehen oft nur uncharakteristische Symptome einer konsumierenden Erkrankung, die eher eine Neoplasie vermuten lassen. Das Fieber hat kein einheitliches Verlaufsmuster. Zwar überwiegen eher niedrigfebrile Temperaturen, doch können ebenso hohe Fieberschübe über 39°C auftreten.

Auch bei klinisch unauffälligen Temporalarterien kann die Temporalisbiopsie eine Riesenzellarteriitis aufdecken. Daher empfiehlt sich in Zweifelsfällen die beidseitige Biopsie mit Entnahme langer Gefäßsegmente. Nach einer neueren Untersuchung hat sich als nichtinvasives Verfahren die Farb-Duplex-Sonographie bei der Diagnostik der RZA im Bereich der Temporalarterien als sehr sensitiv erwiesen (16). Durch die irreführende Krankheitsbezeichnung „Arteriitis temporalis" (Horton) wird oft nicht bedacht, daß auch jede andere Gefäßregion von der Entzündung betroffen sein kann. So manifestiert sich die Riesenzellarteriitis gelegentlich als zerebraler Insult, Myokardinfarkt, Aortitis oder auch mit den Symptomen einer Claudicatio intermittens (14, 19). Bevorzugte Lokalisation ist jedoch der Aortenbogen mit seinen Ästen.

Führender Laborbefund und zugleich wichtiges Leitsymptom der Riesenzellarteriitis (RZA) ist

Tabelle 8.4 Leit- und Schlüsselsymptome bei der Riesenzellarteriitis/Polymyalgia rheumatica

Klinik
- Symptome einer Systemerkrankung mit Fieber, allgemeiner Schwäche, Appetitlosigkeit, Gewichtsverlust, Depression
- symmetrische Myalgien des Schulter- oder Beckengürtels mit Morgensteifigkeit
- Schläfenkopfschmerzen
- druckdolente, derbe gerötete Temporalarterien mit Pulsabschwächung
- Visusstörungen
- dramatische klinische Besserung durch Glukokortikoide

Labor
- sehr stark beschleunigte BSG (meist über 50 mm/h)
- Anämie bei Hyposiderinämie und erhöhtem Serumferritin
- Vermehrung der α_2-Globuline
- Vermehrung der alkalischen Phosphatase (etwa Hälfte aller Fälle)
- Vermehrung von IgG-Kardiolipin-Antikörpern
- stark erhöhtes Plasmafibrinogen

die in der Regel sehr stark beschleunigte Blutsenkungsreaktion. Es wurden allerdings auch Fälle mit normaler BSG bei histologisch gesicherter Riesenzellarteriitis beschrieben (23). Weitere pathologische Laborbefunde sind eine Anämie bei niedrigem Serumeisen und erhöhtem Serumferritin, eine Vermehrung der α_2-Globuline und weniger häufig eine erhöhte alkalische Phosphatase. Das Plasmafibrinogen ist bei der RZA meist besonders stark erhöht. Zugleich besteht ebenso wie beim Nierenzellkarzinom mit maximaler BSG-Beschleunigung oft eine auffallende Diskrepanz zwischen einem erniedrigten Quick-Wert (Thromboplastinzeit) und normalen oder überhöhten Gerinnungsfaktoren der Prothrombingruppe (II, VII, IX, X). Als diagnostisch wegweisender Befund ist häufig eine Vermehrung von Kardiolipin-Antikörpern der IgG-Klasse nachweisbar (9, 22). Leit- und Schlüsselsymptome zur Erkennung der Riesenzellarteriitis/Polymyalgia rheumatica sind in Tab. 8.4 zusammengefaßt.

Polyarteriitis nodosa (Peri- oder Panarteriitis nodosa)

Diagnostische Probleme können sich bei einer Polyarteriitis nodosa ergeben, die bei älteren

8

Menschen ebenfalls häufig zunächst als Fieber unbekannter Ursache in Erscheinung tritt. Beschwerden und klinische Symptome dieser Multisystemkrankheit sind oft uncharakteristisch und können eine maligne oder infektiöse Erkrankung vortäuschen. Außer Fieber mit subfebrilen bis septischen Temperaturen und allgemeinen Krankheitssymptomen können Myalgien und Arthralgien bestehen. In der Hälfte der Fälle befällt die Vaskulitis das periphere Nervensystem in Form einer Mononeuritis multiplex oder einer symmetrischen sensomotorischen Polyneuropathie. Hier bietet sich als diagnostischer Schlüssel die Möglichkeit an, über eine Nervenbiopsie (vorzugsweise des N. suralis), evtl. in Kombination mit einer Muskelbiopsie, die Diagnose zu sichern. Es gibt keinen pathognomonischen „Labormarker" für eine Polyarteriitis nodosa. Insbesondere besteht keine ANCA-Assoziation. Bei etwa einem Drittel der Patienten läßt sich HBs-Antigen nachweisen. Oft besteht eine ausgeprägte Thrombozytose, seltener eine Eosinophilie. Neben unspezifischen humoralen Entzündungszeichen mit einer Leukozytose findet sich häufig eine Hypergammaglobulinämie. Diagnostisch wegweisend ist bei der Panarteriitis nodosa der angiographische Nachweis von multiplen Aneurysmen in kleinen und in mittelgroßen Arterien der Nieren, Leber oder des Mesenteriums (Tab. 8.**5**).

Von den anderen Vaskulitiden, die im höheren Alter als FUU auftreten können, hat die **Wegener-Granulomatose** die größte Bedeutung. Wegen des bevorzugten Befalls des oberen Respirationstraktes und der Assoziation mit spezifischen Anti-Neutrophilen-Zytoplasma-Antikörpern (hier c-ANCA bzw. PR3-ANCA) wird diese Form der Vaskulitis jedoch heute meist früh diagnostiziert.

An wiederholte **Lungenembolien** als Ursache eines rezidivierenden Fiebers ist besonders bei bettlägerigen älteren Patienten zu denken. Gefährdet sind in erster Linie Kranke mit Lähmungen oder einer Herzinsuffizienz sowie Patienten mit einer thrombophilen Gerinnungsstörung (→ Kap. 4, S. 137). Seltene Ursache eines ungeklärten Fiebers bei älteren Menschen ist die *angioimmunoblastische Lymphadenopathie*, die vorzugsweise in der 6. und 7. Lebensdekade auftritt.

Tabelle 8.**5** Klinische Hinweise auf eine Polyarteriitis nodosa

- Symptome einer Multisystemerkrankung (besonders Nieren, Herz, ZNS)
- häufiger Befall des peripheren Nervensystems (Mononeuritis multiplex, symmetrische sensomotorische Polyneuropathie)
- rheumatische Beschwerden mit Myalgien und Arthralgien
- ausgeprägte humorale Entzündungszeichen mit Leukozytose
- Hypergammaglobulinämie
- ausgeprägte Thrombozytose
- Nachweis von HBs-Antigen (etwa ⅓ der Fälle)
- angiographischer Nachweis von Aneurysmen in kleinen und mittelgroßen Arterien (Nieren, Leber, Mesenterium)

▬ Literatur

1 Aderka, D., M. Hausmann, M. Santo, A. Weinberger, J. Pinkhas: Unexplained episodes of fever: an early manifestation of colorectal carcinoma. Isr.J.Med.Sci. 21 (1985) 421–424
2 Barrier, J., S. Schneebeli, P. Peltier, J.Y. Le Berre, J.Y. Grolleau: Les fièvres prolongées inexpliquées chez les personnes âgées. Concours Med. 104 (1982) 4679–4689
3 Berland, B., R.A. Gleckman: Fever of unknown origin in the elderly. A sequential approach to diagnosis. Postgrad.Med. 92 (1992) 197–210
4 Bosse, A., M. Stratmann, P. Thielking, E. Grundmann: Die Endokarditis – eine übersehene Erkrankung? Münch.Med.Wschr. 132 (1990) 137–140
5 Calamia, K.T., G.G. Hunder: Giant cell arteritis (temporal arteritis) presenting as fever of undetermined origin. Arthritis Rheum. 24 (1981) 1414–1418
6 Cantrell, M., T.T. Yoshikawa: Infective endocarditis in the aging patient. Gerontology 30 (1984) 316–326
7 Cunha, B.A.: Fever of unknown origin in the elderly. Geriatrics 37 (1982) 30–44
8 Downton, J.H., K. Andrews, J.A.H. Puxty: Silent pyrexia in the elderly. Age Ageing 16 (1987) 41–44
9 Espinoza, L.R., L.J. Jara, L.H. Silveira, P. Martínez-Osuna, J.B. Zwolinska, C. Kneer: Anticardiolipin antibodies in polymyalgia rheumatica – giant cell arteritis: association with severe vascular complications. Am.J.Med. 90 (1991) 474–478
10 Esposito, A.L., R.A. Gleckman: Fever of unknown origin in the elderly. J.Am.Geriatr.Soc. 26 (1978) 498–505
11 Gleckman, R.A., A.L. Esposito: Fever of unknown origin in the elderly: diagnosis and treatment. Geriatrics 41 (1986) 45–52

12 Hoen, B., I. Béguinot, C. Rabaud, R. Jaussaud, C. Selton-Suty, T. May, P. Canton: The Duke criteria for diagnosing infective endocarditis are specific: analysis of 100 patients with acute fever or fever of unknown origin. Clin.Infect.Dis. 23 (1996) 298–302

13 Knockaert, D.C., L.J. Vanneste, H.J. Bobbaers: Fever of unknown origin in elderly patients. J.Am.Geriatr.Soc. 41 (1993) 1187–1192

14 Müller-Schwefe, C., G. Hoppe-Seyler: Ungewöhnliche Verlaufsformen der Riesenzellarteriitis. Zschr.Rheumatol. 49 (1990) 95–97

15 Norman, D.C., T.T. Yoshikawa: Fever in the elderly. Infect.Dis.Clin.North Am. 10 (1996) 93–99

16 Schmidt, W.A., H.E. Kraft, K. Vorpahl, L. Völker, E.J. Gromnica-Ihle: Color duplex ultrasonography in the diagnosis of temporal arteritis. New Engl.J.Med. 337 (1997) 1336–1342

17 Smith, K.Y., S.F. Bradley, C.A. Kauffman: Fever of unknown origin in the elderly: lymphoma presenting as vertebral compression fractures. J.Am.Geriatr.Soc. 42 (1994) 88–92

18 Stead, W.W., A.K. Dutt: Tuberculosis in the elderly. Semin.Respir.Infect. 4 (1989) 189–197

19 Strachan, R.W., J. How, P.D. Bewsher: Masked giant-cell arteritis. Lancet 1980/I, 194–196

20 Terpenning, M.S., B.P. Buggy, C.A. Kauffman: Infective endocarditis: clinical features in young and elderly patients. Am.J.Med. 83 (1987) 626–634

21 Watanakunakorn, C., T. Burkert: Infective endocarditis at a large community teaching hospital, 1980–1990. A review of 210 episodes. Medicine 72 (1993) 90–102

22 Winckelmann, G., U. Winckelmann, R. Augustin-Friedrich: Anticardiolipin antibodies in giant cell arteritis and polymyalgia rheumatica. Abstr.XII.Europ.-Congr.Rheumatol., Budapest 1991, p.118

23 Wong, R.L., J.H. Korn: Temporal arteritis without an elevated erythrocyte sedimentation rate. Case report and review of the literature. Am.J.Med. 80 (1986) 959–963

Fall 27

Leitsymptome:
- persistierende subfebrile bis niedrigfebrile Temperaturen,
- allgemeine Krankheitssymptome mit Gewichtsverlust,
- stark beschleunigte Blutsenkungsreaktion.

Krankheitsentwicklung: Bei einem 70jährigen Mann traten 5 Monate vor der jetzigen Untersuchung anhaltende rektale Temperaturerhöhungen bis maximal 38,4°C in Verbindung mit einer Beeinträchtigung des Allgemeinbefindens und insgesamt 12 kg Gewichtsverlust auf. Außerdem litt der Patient unter häufigen Kopfschmerzen im Bereich des Schädeldaches sowie in den letzten Wochen unter uncharakteristischen Oberbauchschmerzen. Schon seit mehreren Jahren hatte der Patient gelegentlich stenokardische Beschwerden. Ein Infarktereignis war anamnestisch nicht abzugrenzen. Auswärtige Voruntersuchungen einschließlich einer Computertomographie des Abdomens und serologischer Tests auf zahlreiche Infektionskrankheiten in einem Tropeninstitut führten nicht zur Diagnose. Eine Kurzzeitbehandlung mit Trimethoprim-Sulfamethoxazol hatte keinen Einfluß auf die Krankheitssymptome. Im Alter von 60 Jahren erfolgte eine Cholezystektomie wegen einer Steingallenblase.

Klinischer Aufnahmebefund: 77,0 kg schwerer und 172 cm großer, blasser Patient in reduziertem Allgemeinzustand. Keine peripheren Lymphknotenschwellungen, keine Hautveränderungen. Rektale Körpertemperatur 37,9°C. Mesosystolisches Strömungs-(Sklerose-)geräusch mit punctum maximum über der Aorta und Fortleitung in die Karotiden. Pulsfrequenz 76/min, Blutdruck 110/70 mm Hg. Strömungsgeräusche über den Beckenarterien beiderseits. Fußpulse beiderseits nur sehr schwach tastbar. Beide Temporalarterien etwas verhärtet, jedoch mit gut tastbaren Pulsationen. Keine Strömungsgeräusche über den Karotiden.

Am 2. Untersuchungstag traten die Symptome eines zerebralen Gefäßinsultes im Versorgungsgebiet der linken A. cerebri media mit einer leichten rechtsseitigen Halbseitensymptomatik und Aphasie auf. Die neurologischen Symptome bildeten sich unter einer entsprechenden Behandlung zur Verbesserung der Mikrozirkulation innerhalb der folgenden 24 Stunden weitgehend zurück.

Labor- und technische Basisuntersuchungen: BSG 92/121 mm n. W.; Hämoglobin 11,7 g/dl, Erythrozyten 4,02 Mio/μl, Leukozyten 6800/μl mit leichter Linksverschiebung im Differentialblutbild (8 % stabkernige Neutrophile, 72 % segmentkernige Neutrophile), Thrombozyten 190000/μl. Von den klinisch-chemischen Unter-

8

suchungsbefunden waren folgende pathologisch: Serumeisen 37 μg/dl, Serumferritin 720 μg/l, α_2-Globuline 0,72 g/dl, γ-Globuline 1,54 g/dl. Normale Befunde wurden erhoben für Leber- und Muskelenzyme, alkalische Phosphatase, Immunelektrophorese, alle durchgeführten serologischen Untersuchungen und die peripheren Schilddrüsenhormone. Ebenfalls normal waren der Urinstatus mit Untersuchung auf Bence-Jones-Protein, der lumbale Liquor und der Hämokkulttest. Tuberkulintest negativ.

Die Röntgenuntersuchung des Thorax ergab einen normalen Herz- und Lungenbefund. Im transthorakalen Echokardiogramm wurden keine endokarditischen Vegetationen nachgewiesen. Es fanden sich eine eingeschränkte Beweglichkeit der Aortenklappe, eine verkleinerte Klappenöffnungsfläche und Kalk in der Aortenklappe. Im EKG bestanden ein AV-Block 1. Grades und die Zeichen eines alten Vorderwandinfarktes ohne aktuelle Ischämiezeichen. Bei der Sonographie des Abdomens fanden sich außer einer fehlenden Gallenblase und einer linksseitigen Nierenzyste keine krankhaften Veränderungen der Bauchorgane. Unauffälliger Befund bei der Rektoskopie.

Differentialdiagnostische Überlegungen: Die bisher vorliegenden Befunde sprachen für eine koronare Herzkrankheit, eine arteriosklerotische Aortenklappenstenose und periphere arterielle Gefäßwandveränderungen im Rahmen einer allgemeinen Gefäßsklerose. Auch die am 2. Untersuchungstag aufgetretene transitorische ischämische Attacke ließ sich in das Gesamtbild einer allgemeinen Arteriosklerose einordnen. Als Ursache der seit 5 Monaten bestehenden aktuellen Krankheitssymptome mit erheblichem Gewichtsverlust, Temperaturerhöhungen und ausgeprägten Veränderungen der Laborbefunde wurden zunächst ein maligner Tumor oder eine maligne Systemerkrankung in Betracht gezogen. In 2. Linie wurde differentialdiagnostisch vor allem im Hinblick auf die sehr stark beschleunigte BSG und das Alter des Patienten eine Riesenzellarteriitis erwogen.

Ergänzungsuntersuchungen: Eine Ösophago-Gastro-Duodenoskopie (chronisch-atrophische Gastritis) und eine Röntgen-Doppelkontrastuntersuchung des Dickdarms (Sigmadivertikulose) ergaben keine Hinweise auf einen Tumor. Die Befunde von Doppler-Untersuchungen der peripheren Arterien entsprachen Stenosen im Verlauf der Femoralarterien beiderseits. Bei einer einseitigen Temporalisbiopsie fand sich eine mäßiggradige Intimafibrose, jedoch kein Anhalt für eine Riesenzellarteriitis.

Verlauf: Noch vor Kenntnis des histologischen Ergebnisses der Temporalisbiopsie wurde mit einer probatorischen Glukokortikoidbehandlung (initial 50 mg Prednison täglich) begonnen. Sie führte zu einem Abfall der BSG. Es traten jedoch keine Normalisierung der Körpertemperatur und keine dramatische Besserung der allgemeinen Krankheitssymptome ein, so daß die Verdachtsdiagnose einer Riesenzellarteriitis nicht aufrechtzuerhalten war. Daraufhin erstmals angelegte Blutkulturen ergaben in allen Proben vergrünende Streptokokken. Unter einer antibiotischen Behandlung kam es innerhalb von wenigen Tagen zur Entfieberung. Der Patient wurde anschließend zur Operation der Aortenklappe verlegt.

Enddiagnosen: Subakute bakterielle Endokarditis der arteriosklerotisch veränderten Aortenklappe mit wahrscheinlich embolischem Gefäßinsult im Versorgungsbereich der linken A. cerebri media. Koronare Herzkrankheit. Periphere arterielle Verschlußkrankheit auf dem Boden einer allgemeinen Gefäßsklerose.

Schlußbetrachtung: Wie dieser Fall zeigt, wurde bei Fehlen einiger klassischer Symptome (insbesondere kein echokardiographischer Nachweis von endokarditischen Klappenvegetationen bei damals noch transthorakaler Technik) die subakute bakterielle Endokarditis erst nach einer wirkungslosen „Ex-juvantibus-Therapie" mit Glukokortikoiden in die differentialdiagnostischen Überlegungen einbezogen. Vor allem wurde wegen der „nur" subfebrilen Temperaturerhöhungen versäumt, bereits zu Beginn der Untersuchungen Blutkulturen anzulegen. Auch war die arteriosklerotisch veränderte Aortenklappe als potentieller Ort einer entzündlichen Klappenveränderung zu wenig beachtet worden. Hinweise auf eine bakterielle Endokarditis gaben hier neben den Temperaturerhöhungen und der sehr stark ausgeprägten BSG-Beschleunigung besonders der flüchtige zerebrale Gefäßinsult.

Fall 28

Leitsymptome:
- über Monate anhaltendes unregelmäßiges Fieber bis 39°C,
- Symptome einer peripheren Neuropathie,
- Arthralgien und Myalgien,
- Digitalarterienverschlüsse,
- ausgeprägte humorale Entzündungszeichen.

Krankheitsentwicklung: Etwa 15 Monate vor der jetzigen Untersuchung traten bei dem 61jährigen Patienten erstmals Schmerzen in den Füßen in Verbindung mit einem allgemeinen Krankheitsgefühl und einem unregelmäßig verlaufenden Fieber mit Spitzen bis zu 39°C auf. Im weiteren Verlauf dehnten sich die Schmerzen auch auf die Waden aus, und es traten zusätzlich Gelenkschmerzen wechselnder Lokalisation auf. Zahlreiche technische Untersuchungen mit verschiedenen bildgebenden Verfahren und Endoskopien ergaben außer einer Cholezystolithiasis keinen relevanten organpathologischen Befund. Bei einem zunehmenden BSG-Anstieg wurde unter der Verdachtsdiagnose einer Polymyalgia rheumatica vom Hausarzt eine Glukokortikoidbehandlung mit initial 30 mg Prednison täglich eingeleitet. Unter dieser Therapie trat eine deutliche Besserung der Krankheitssymptome ein, die sich jedoch schon nach geringer Dosisreduktion wieder verstärkten.

Im Rahmen einer stationären Untersuchung in einem auswärtigen Krankenhaus wurde eine seronegative rheumatoide Arthritis angenommen. Eine Behandlung mit nichtsteroidalen Antirheumatika führte zu einer vorübergehenden Besserung der Beschwerden. Inzwischen hatten sich zunehmende Mißempfindungen mit Taubheitsgefühl an beiden Füßen und Unterschen-

keln und eine Unsicherheit beim Gehen entwikkelt. Eine neurologische Untersuchung ergab den Befund einer Polyneuropathie unklarer Genese.

In den letzten Wochen vor der jetzigen Untersuchung nahmen die Schmerzen und Parästhesien in beiden Beinen zu. Es bestanden Inappetenz, Gewichtsverlust und anhaltendes Fieber. Zusätzlich traten zunächst ein Kältegefühl und später auch Schmerzen im rechten Zeigefinger mit einer nicht abheilenden Wunde an der Fingerkuppe auf. Ähnliche Symptome entwickelten sich dann auch am rechten Mittelfinger. Aus der früheren Anamnese ergaben sich ein Ulcus ventriculi vor etwa 20 Jahren und ein Anteroseptalinfarkt vor 4 Jahren. Seit dem Herzinfarkt war eine leichte Hypertonie bekannt.

Körperlicher Aufnahmebefund: Blasser Patient in deutlich reduziertem Allgemeinzustand. Körpergewicht 79,0 kg, Größe 171 cm. Rektale Körpertemperatur 38,6°C. Rattenbißartige Mikronekrosen an der Kuppe des rechten blassen Zeigefingers; distales Drittel des rechten Mittelfingers ebenfalls blaß und kühl. Alle peripheren Arterienpulse seitengleich gut palpabel, keine arteriellen Strömungsgeräusche. Keine peripheren Lymphknotenschwellungen. Unauffälliger Befund des Abdomens. Bei rektaler Untersuchung leicht vergrößerte und etwas derbe malignomunverdächtige Prostata. Keine entzündlichen Gelenkveränderungen. Unauffälliger Herz- und Lungenbefund. Blutdruck 155/100 mm Hg, Pulsfrequenz 92/min. Bei der neurologischen Untersuchung fanden sich die klinischen Zeichen einer schweren distalen sensomotorischen Polyneuropathie mit einer Schwäche der Fuß- und Zehenheber sowie Dysästhesien und eine Hypästhesie an den Vorfüßen und Fußsohlen beiderseits.

Labor- und technische Basisuntersuchungen: Die Ergebnisse der pathologischen blutchemischen Befunde sind in Tab. 8.**6** dargestellt. Normal bzw. nicht nachweisbar waren Leber- und Muskelenzyme, Immunelektrophorese, Rheumafaktor, antinukleäre Faktoren, ANCA, Kardiolipinantikörper, zirkulierende Immunkomplexe, Kryoglobuline und andere immunologische

8

Tabelle 8.**6** Ergebnisse der pathologischen blutchemischen Befunde

Blutsenkungsreaktion (mm)	82/119
Hämoglobin (g/dl)	13,3
Erythrozyten (Mio/μl)	5,80
Leukozyten (Tsd/μl)	12,5
stabkernige Neutrophile (%)	3
segmentkernige Neutrophile (%)	74
Thrombozyten (Tsd/μl)	545
Eisen (μg/dl)	37
Ferritin (μg/l)	265
Kreatinin (mg/dl)	1,4
α_2-Globuline (g/dl)	1,08

Befunde. Kein Nachweis von Hepatitis-B-Antigen oder -Antikörpern. Sterile Blutkulturen. Im Urinsediment vermehrt Erythrozyten (9197/min im 3-Stunden-Urin) mit Erythrozytenzylindern und granulierten Zylindern. Kein Nachweis von okkultem Blut im Stuhl. Lumbaler Liquorbefund bei einer Zellzahl von 4/3 unauffällig.

Normaler Röntgenbefund der Thoraxorgane. Bei der Sonographie des Abdomens Hinweise auf eine Fettleber und Nachweis von 4 beweglichen Gallenblasenkonkrementen bei normal weiten Gallenwegen. Im Echokardiogramm leichte Vergrößerung des linken Ventrikels und geringe Septumverdickung. Im EKG Zeichen eines alten Vorderwandinfarktes. Unauffälliger Rektoskopiebefund.

Differentialdiagnostische Überlegungen: Wegen der vielfältigen und multilokulären klinischen Symptomatik war bei diesem Patienten am ehesten an eine Systemerkrankung mit Multiorganbefall zu denken. Hierbei wiesen die distalen Durchblutungsstörungen an einzelnen Fingern auf eine Mitbeteiligung von mittleren arteriellen Gefäßen und die Erythrozyturie mit Nachweis von Erythrozytenzylindern auf eine Nierenbeteiligung hin. Zugleich waren periphere Nerven an den Beinen betroffen. Der fehlende Nachweis von Autoantikörpern sprach gegen einen systemischen Lupus erythematodes oder eine andere Erkrankung aus dem rheumatischen Formenkreis. Das bunte klinische Bild zusammen mit den ausgeprägten humoralen Entzündungszeichen führte hier zur Ver-

dachtsdiagnose einer Vaskulitis mit Befall der mittelgroßen Arterien.

Ergänzungsuntersuchungen: In einem akralen Oszillogramm der Finger fanden sich deutliche Zeichen für arterielle Strömungshindernisse in mehreren Fingern. Elektrophysiologische Untersuchungen mit Messung der motorischen und sensiblen Reizleitung ergaben Hinweise auf eine Neuropathie vom axonalen Typ im N. tibialis und N. suralis beiderseits. Am Augenhintergrund fanden sich eine unscharfe Papille rechts bei hypertonisch-arteriosklerotischen Fundusgefäßveränderungen beiderseits.

Zur Sicherung der Verdachtsdiagnose einer Polyarteriitis nodosa wurden Biopsien im Bereich des N. suralis und des M. gastrocnemius durchgeführt. Sie ergaben im Nerven eine schwere Neuropathie vom axonalen Typ und die Zeichen einer herdförmigen fibrinoiden nekrotisierenden Vaskulitis mit perivaskulären und intramuralen entzündlichen Zellinfiltraten. Im Muskel zeigte sich eine neurogene Einzelfaseratrophie, vornehmlich vom Typ II, ohne nachweisbare entzündliche Veränderungen der erfaßten Gefäße.

Enddiagnosen: Polyarteriitis nodosa mit sensomotorischer Polyneuropathie, Digitalarterienverschlüssen und Verdacht auf Nierenbeteiligung.

Nebendiagnosen: Koronare Herzkrankheit mit abgelaufenem Anteroseptalinfarkt; arterielle Hypertonie, wahrscheinlich essentielle Form; asymptomatische Cholezystolithiasis; benigne Prostatahyperplasie.

Verlauf: Unter einer kombinierten Behandlung mit Prednison und Cyclophosphamid besserten sich die allgemeinen Krankheitssymptome und Laborbefunde sowie die Schmerzen und motorischen Störungen in den Beinen. Das Fieber verschwand schlagartig und trat in der Folgezeit nicht mehr auf. 2 Monate nach der Klinikentlassung nahm der Patient seinen Beruf wieder auf. Die letzte Kontrolluntersuchung erfolgte 10 Monate nach Beginn der Behandlung unter Einnahme von 10 mg Prednison und 150 mg Cyclophosphamid täglich. Nach wie vor bestanden Parästhesien in den Beinen und ein Kältegefühl im 2. und 3. Finger rechts. Abgesehen von einer leicht beschleunigten BSG und einer geringgradigen Erythrozyturie waren die Laborbefunde normal.

Schlußbetrachtung: Die Krankengeschichte dieses Patienten spiegelt die bekannten diagnostischen Schwierigkeiten bei der Erkennung einer Polyarteriitis nodosa wieder. Wegen der zunächst sehr uncharakteristischen Krankheitssymptome verging in diesem Fall über ein Jahr vom Auftreten des unregelmäßigen Fiebers bis zur definitiven diagnostischen Abklärung. Hierbei führten die im Vordergrund stehenden Muskel- und Gelenkbeschwerden zu den Verdachtsdiagnosen einer Polymyalgia rheumatica und einer seronegativen rheumatoiden Arthritis, die beide wieder verworfen werden mußten. Die Laborbefunde waren für die Diagnose wenig richtungsweisend. Eine Eosinophilie und eine Hypergammaglobulinämie, die bei der Polyarteriitis nodosa häufiger anzutreffen sind, fehlten bei diesem Patienten. Auffällig war hier jedoch die Thrombozytose. Die Durchblutungsstörungen in der Peripherie einzelner Finger als eindeutiges Merkmal einer zugrundeliegenden Gefäßerkrankung entwickelten sich erst in den letzten Wochen. Auch die charakteristischen Symptome einer sensomotorischen Polyneuropathie traten hier erst relativ spät in Erscheinung. Sie führten über eine Suralisbiopsie schließlich zur histologisch gesicherten Diagnose.

Fall 29

Leitsymptome:
- über Monate anhaltendes unregelmäßiges Fieber bis 39,0 °C,
- allgemeine Krankheitssymptome mit Gewichtsverlust und Anämie,
- sehr stark beschleunigte Blutsenkungsreaktion.

Krankheitsentwicklung: Auftreten der ersten Krankheitssymptome bei einer 60jährigen Patientin etwa 5 Monate vor der jetzigen Untersuchung mit Abgeschlagenheit, allgemeiner Müdigkeit, nächtlichen Schweißausbrüchen, Appetitlosigkeit und unregelmäßigem Fieber. Nach 2 Monaten wegen anhaltenden Fiebers mit rektalen Temperaturschwankungen zwischen 37,9° und 39,0 °C, Gewichtsverlustes und stark beschleunigter Blutsenkungsreaktion Einweisung in ein auswärtiges Krankenhaus. Dort trotz umfangreicher stationärer Diagnostik einschließlich Sonographie und Computertomographie des Abdomens, Echokardiographie, Endoskopien des Magen-Darm-Kanals, endoskopischer retrograder Cholangio-Pankreatikographie, Knochenmarkzytologie sowie verschiedenen Röntgenuntersuchungen und Konsiliaruntersuchungen keine Abklärung des Krankheitsbildes. Mehrere verabreichte Antibiotika hatten keinen Einfluß auf das Fieber. Wegen einer mikrozytären Anämie zuletzt Transfusion von 2 Erythrozytenkonzentraten.

Vorgeschichte: Pneumonie und Pleuritis (mit 22 Jahren), tiefe Beinvenenthrombose (mit 47 Jahren). Bekanntes Glaukom seit 20 Jahren. Operationen: in der Jugend Tonsillektomie und Appendektomie; Cholezystektomie wegen Steingallenblase (mit 53 Jahren).

Klinischer Aufnahmebefund: 178 cm große und 80,0 kg schwere Patientin in etwas reduziertem Allgemeinzustand. Rektale Körpertemperatur 38,6°C. Palpatorisch leicht vergrößerte Schilddrüse ohne tastbare Knoten. Keine peripheren Lymphknotenschwellungen. Unauffälliger klinischer Herz- und Lungenbefund. Normaler Gelenkbefund. Peripherer Gefäßstatus palpatorisch und auskultatorisch unauffällig.

Labor- und technische Basisuntersuchungen: Die pathologischen Laborbefunde sind in Tab. 8.**7** zusammengefaßt. Leukozytenzahl und Differentialblutbild waren normal. Ebenfalls normale Befunde ergaben die Bestimmungen der Schilddrüsenhormone und der Schilddrüsenantikörper, die Immunelektrophorese, alle ergänzenden immunologischen Untersuchungen (einschließlich ANCA) sowie serologische Untersuchungen auf Antikörper gegen verschiedene Infektionskrankheiten und der Urinstatus.

8

Tabelle 8.7 Ergebnisse der pathologischen blutchemischen Befunde

Blutsenkungsreaktion (mm)	125/135
Hämoglobin (g/dl)	11,3
Erythrozyten (Mio/μl)	4,02
Eisen (μg/dl)	39
Ferritin (μg/l)	380
alkalische Phosphatase (U/l)	239
γ-Glutamyl-Transferase (U/l)	51
Albumine (g/dl)	3,02
α_2-Globuline (g/dl)	1,58
IgG-Kardiolipin-Antikörper (U/ml)	45,8
	(normal < 9,0)
Fibrinogen (g/l)	8,5 (normal 1,5 – 4,0)
Thromboplastinzeit als Quick-Wert (%)	53
Prothrombin (%)	140
Faktor VII (%)	138
Faktor X (%)	130

Die mikrobiologischen Untersuchungen einschließlich der Blutkulturen waren negativ.

Normaler Röntgenbefund der Thoraxorgane. Sonographie des Abdomens: Linksseitige Nierenzyste, Hinweise auf eine Fettleber. Unauffälliges Echokardiogramm. Normaler Befund bei der Rektosigmoidoskopie.

Differentialdiagnostische Überlegungen: Die allgemeinen Krankheitssymptome in Verbindung mit der ausgeprägten BSG-Beschleunigung, der mikrozytären Anämie und der Vermehrung der α_2-Globuline ließen auch in Anbetracht des Alters der Patientin zunächst einen malignen Prozeß vermuten. Bei fehlenden Organsymptomen hatten jedoch auch die auswärts durchgeführten endoskopischen und röntgenologischen Untersuchungen keine Hinweise auf einen malignen Tumor oder eine maligne Systemerkrankung ergeben. Eine Infektionskrankheit war nach dem Verlauf und den vorliegenden Laborbefunden weitgehend auszuschließen. Differentialdiagnostisch war daher eher an eine Erkrankung aus der Gruppe der Kollagen- und entzündlichen Gefäßkrankheiten zu denken. Hierbei wiesen die maximal beschleunigte Blutsenkungsreaktion und die deutlich vermehrten IgG-Kardiolipin-Antikörper sowie andere Laborbefunde trotz fehlender Myalgien und eines unauffälligen Palpationsbefundes der Temporalarterien am ehesten auf eine Riesenzellarteriitis hin.

Ergänzungsuntersuchungen: Ergänzend zu den auswärtigen Voruntersuchungen wurden eine Leukozytenszintigraphie (unauffälliger Befund) und eine nuklearmedizinische Schilddrüsendiagnostik (kleine Struma diffusa ohne Anhalt für ein autonomes Adenom) durchgeführt. Eine doppelseitige Temporalisbiopsie ergab auf der linken Seite den Befund einer Riesenzellarteriitis, rechtsseitig eine altersentsprechende Arteriosklerose des Gefäßes ohne Entzündungszeichen.

Enddiagnose: Histologisch gesicherte Riesenzellarteriitis.

Nebenbefunde: Struma diffusa (I) bei euthyreoter Stoffwechsellage; Fettleberzeichen.

Verlauf: Unter einer Behandlung mit initial 50 mg Prednison täglich kam es zu einem sofortigen Temperaturabfall mit rascher Besserung der Allgemeinbeschwerden. Im weiteren Verlauf normalisierten sich auch die pathologischen Laborbefunde (außer γ-GT). Die Glukokortikoidtherapie konnte unter sehr langsamer Dosisreduktion nach 2 Jahren beendet werden. Ein Krankheitsrezidiv trat bisher nicht wieder auf.

Schlußbetrachtung: Hinweise auf das Vorliegen einer Riesenzellarteriitis gaben in diesem Fall
- die allgemeinen Symptome einer konsumierenden Erkrankung bei fehlenden Organsymptomen,
- die maximal beschleunigte Blutsenkungsreaktion und die Vermehrung der IgG-Kardiolipin-Antikörper sowie die unspezifische Vermehrung der alkalischen Phosphatase, das stark erhöhte Plasmafibrinogen und die Diskordanz zwischen erniedrigtem Quick-Wert und erhöhten Gerinnungsfaktoren der Prothrombingruppe,
- das Alter der Patientin.

Symmetrische Myalgien im Bereich des Schulter- und/oder Beckengürtels als richtungsweisendes Leitsymptom einer Polymyalgia rheumatica fehlten bei der Patientin. Die Temporalisbiopsie führte hier trotz unauffälligem Palpationsbefund beider Temporalarterien zur Diagnose, wobei nur die Arterie der einen Seite entzündliche Veränderungen aufwies. Sofern nicht entzündungsverdächtige klinische Veränderungen der Temporalarterien bestehen, empfiehlt sich daher im Zweifelsfall die doppelseitige Biopsie.

8

9 Arzneimittelfieber

von Hanne Hawle

Ein Arzneimittelfieber ist ein Syndrom, bei dem Fieber das dominierende Leitsymptom einer unerwünschten Arzneimittelwirkung ist (9). Kennzeichnend für ein Arzneimittelfieber im engeren Sinne, d. h. für eine medikamentös induzierte Immunreaktion, ist ein Fieber, das im Zusammenhang mit einer medikamentösen Therapie entsteht, nach deren Absetzen wieder sistiert und nach sorgfältiger körperlicher und laboranalytischer Untersuchung auf keine anderen Ursachen zurückzuführen ist.

Die meisten Arzneimittelfieber sind kurzdauernde Fieberepisoden, die diagnostiziert werden, bevor sie die klassischen Kriterien eines Fiebers unbekannter Ursache (FUU) erfüllen. In einer neueren, großen prospektiven Studie waren Medikamente nur bei 3 % der Patienten die Ursache eines ungeklärten Fiebers (5). Über 15 Jahre verlaufende Fieberepisoden, für die bei einem beschriebenen Fall schließlich Kaliumjodidtropfen zur mukolytischen Behandlung bei einer chronisch-obstruktiven Atemwegserkrankung verantwortlich gemacht werden konnten, sind sicher eine Rarität (2).

Auch ein kürzer andauerndes Arzneimittelfieber bleibt zunächst oft unerkannt. Hierfür gibt es verschiedene Gründe. Ein im Krankheitsverlauf auftretendes Fieber führt man in der Regel auf die Krankheit selbst zurück oder deutet es als ein Nichtansprechen auf eine prinzipiell effektive Therapie. Häufig wird auch ein Fieber ohne zusätzliche Hinweise auf ein allergisches Geschehen, wie z. B. eine Urtikaria oder eine Eosinophilie, nicht auf eine medikamentöse Ursache bezogen. Schließlich zieht man die eigenen therapeutischen Entscheidungen als Fieberursache oft nicht in Betracht. Um diesen Problemen prinzipiell zu entgehen, sollten bei Patienten mit einem FUU grundsätzlich alle nicht lebensnotwendigen Medikamente abgesetzt werden.

━━━ Ursächliche Mechanismen

Im allgemeinen sind mit den Begriffen Arzneimittel- oder Medikamentenfieber die durch Pharmaka ausgelösten Hypersensitivitätsreaktionen gemeint (Arzneimittelfieber im engeren Sinne). Ein Arzneimittelfieber im weiteren Sinne kann aber auch durch andere Mechanismen verursacht sein (Tab. 9.1). Diese sind jedoch wesentlich seltener.

Hypersensitivitätsreaktionen

Sie sind die häufigste Ursache eines Arzneimittelfiebers. Im Verlauf dieser Immunreaktion findet eine Sensibilisierung des Organismus gegen das antigen wirkende Medikament bzw. seine Metaboliten oder den galenischen Hilfsstoff statt. Man nimmt an, daß es sich hierbei über-

Tabelle 9.1 Ursächliche Mechanismen eines Arzneimittelfiebers (im weiteren Sinne)

- Hypersensitivitätsreaktionen
- Beeinflussung der Wärmeregulation
  - vermehrte Wärmebildung
  - verminderte Wärmeabgabe
  - direkte Wirkung auf den Hypothalamus
- Freisetzung von pyrogenen Substanzen aus medikamentös geschädigten Zellen (z. B. Herxheimer-Jarisch-Reaktion)
- genetische Determination (z. B. maligne Hyperthermie)
- pyrogene Verunreinigung des Medikamentes
- Nebenwirkung der Medikamentenapplikation (z. B. Phlebitiden, intramuskuläre Abszesse)

wiegend um Immunkomplexreaktionen (Typ III) handelt, bei denen sensibilisierte Lymphozyten endogene pyrogene Zytokine freisetzen. Eine erneute Exposition mit dem Medikament führt auch noch Jahre nach der initialen Sensibilisierung zu einer akzelerierten Reaktion, bei der dann Fieber innerhalb von Stunden auftritt.

Beeinflussung der Wärmeregulation

Bestimmte Medikamente können in die Wärmeregulation eingreifen und über verschiedene Mechanismen zu einer Hyperthermie führen. Eine vermehrte Wärmebildung durch eine Stoffwechselsteigerung ist nach Gabe von Levothyroxin, Monaminoxidasehemmern oder Cimetidin bekannt. Eine verminderte Wärmeabgabe durch Vasokonstriktion oder beeinträchtigtes Schwitzen wird nach Einnahme von Atropin gesehen. Amphetamine wirken direkt auf das Temperaturzentrum im Hypothalamus. Phenothiazide und Butyrophenone sind Beispiele für Medikamente mit sowohl zentralen als auch peripheren (anticholinergischen) Wirkungen auf die Thermoregulation. Additive Effekte können entstehen, wenn Phenothiazide zur Verringerung extrapyramidaler Nebenwirkungen zusammen mit Anticholinergika verordnet werden (9).

Freisetzung von pyrogenen Substanzen aus medikamentös geschädigten Zellen

Ein Fieber infolge eines medikamentös induzierten Zelluntergangs, durch den pyrogene Substanzen freigesetzt werden und in die Zirkulation gelangen, ist selten (6). Ein typisches Beispiel hierfür ist die „klassische" Herxheimer-Jarisch-Reaktion, die einige Stunden auf die Behandlung einer Spirochätenerkrankung mit Penicillin (oder anderen Medikamenten) folgt. Ein Fieber im Zusammenhang mit einer zytostatischen Therapie kann über diesen Mechanismus entstehen.

Genetische Determination

In Einzelfällen kann eine genetisch bedingte Störung die Ursache einer arzneimittelinduzierten

Hyperthermie sein. Eines der dramatischsten Beispiele ist die maligne Hyperthermie als Narkosekomplikation. Sie wird am häufigsten durch Halothan oder Succinylcholin verursacht.

Pyrogene Verunreinigung des Medikamentes

Pyrogene Verunreinigungen können gelegentlich bei der Medikamentenherstellung entstehen (z. B. bei der Streptokinase). Ein Fieber tritt unter diesen Umständen während oder kurz nach der Behandlung auf. Sehr selten ist ein Fieber infolge einer exogenen Kontamination, z. B. durch kontaminierte Infusionslösungen. In diesen Fällen ist das Fieber durch die konsekutive Bakteriämie verursacht.

Nebenwirkungen der Medikamentenapplikation

Injektionsbedingte Entzündungen wie Phlebitiden oder sterile intramuskuläre Abszesse werden durch lokal stark irritierende Medikamente verursacht und können für ein hohes und ggf. prolongiertes Fieber verantwortlich sein. Cephalosporine und Vancomycin sind für „chemische" Phlebitiden mit Fieber bekannt. Nach wiederholten, an derselben Stelle ausgeführten intramuskulären Injektionen von Analgetika (z. B. Pentazozin) sind sterile Abszesse ohne die entsprechenden klinischen Zeichen als Ursache anhaltender Fieberschübe beschrieben (12).

Auslösende Medikamente

Man muß davon ausgehen, daß grundsätzlich jedes Medikament ein Medikamentenfieber auslösen kann. Diese Erfahrung sollte besonders bei Anwendung neuerer Medikamente berücksichtigt werden.

Bekanntermaßen gibt es Medikamente, die häufiger zu einem Arzneimittelfieber führen, und unter diesen wiederum einige, die bevorzugt nur mit Fieber verlaufen. Eine entsprechende Liste gibt Tab. 9.**2**. Als Substanzklasse sind Antibiotika für die größte Anzahl von Fieberfällen durch Arzneimittel verantwortlich (3, 10, 13). In einer 1987 veröffentlichten großen

9

Tabelle 9.**2** Medikamente, die erfahrungsgemäß häufig Fieberreaktionen auslösen können (nach 3, 8, 10, 13)

Allopurinol	Bleomycin
Amphetamine	Carbamazepin
Antibiotika	Chinidin
• Amphotericin B	Cimetidin
• **Cephalosporine**	Clofibrat
• **Isoniazid**	Hydralazin
• Nitrefurantoin	Ibuprofen
• Para-Aminosalicylsäure	**Jodid**
• **Penicilline**	**Methyldopa**
• Rifampicin	Nifedipin
• Streptomycin	Phenobarbital
• Sulfonamide	**Phenytoin**
• Vancomycin	Procainamid
Antihistaminika	**Propylthiouracil**
Atropin	Thioridazin
Azathioprin	

Die **fettgedruckten** Medikamente induzieren besonders häufig ein monosymptomatisches Fieber.

Studie erwiesen sich α-Methyldopa und Chinidin als die am häufigsten verantwortlichen Einzelsubstanzen (10). Bei anderen Medikamenten wie Digitalis, Insulin, Chloramphenicol und Aminoglykosiden sind Fieberreaktionen trotz breiter Anwendung praktisch nicht zu beobachten.

Nicht auf einer Immunreaktion beruht ein Fieber, das häufig durch Bleomycin und Amphotericin B ausgelöst wird. Diese Substanzen stimulieren offensichtlich selbst die Bildung und Freisetzung von pyrogenen Zytokinen.

Klinische Symptome

Obwohl einem Arzneimittelfieber in den meisten Fällen Immunreaktionen zugrundeliegen, sind nach neueren Erkenntnissen klassische Symptome einer allergischen Reaktion im allgemeinen hier keine Leitsymptome. Mackowiak u. LeMaistre (10) untersuchten in einer retrospektiven Studie 148 Arzneimittelfieberepisoden von 142 Patienten und fanden eine Eosinophilie nur in 22 % und Exantheme nur in 18 %, wovon weniger als die Hälfte mit Juckreiz einhergingen. Auch andere Begleitsymptome wie eine relative Bradykardie, Kopfschmerzen und Myalgien kamen seltener vor als bisher angenom-

men worden war. Die wichtigsten Ergebnisse dieser Studie sind in Tab. 9.3 aufgeführt. *Ein Arzneimittelfieber ist somit eine bedeutsame Differentialdiagnose bei einem monosymptomatischen Fieber unbekannter Ursache ohne Begleitsymptome.*

Je nach individueller Reaktionsbereitschaft und auslösender Substanz können bei einem Arzneimittelfieber jedoch auch organbezogene Symptome wie Lymphadenopathien, Polyarthritiden und Polyneuropathien oder Symptomkonstellationen wie bei der Serumkrankheit, dem systemischen Lupus erythematodes oder der Polyarteriitis nodosa auftreten. Die Organbeteiligung kann sich vor, nach oder gleichzeitig mit dem Fieber entwickeln. In der Regel ist sie dann das dominierende Leitsymptom. Demzufolge werden diese Fälle unter Diagnosen wie Phenytoin-induzierte Pseudolymphome, Ampicillin-induzierte Nephritis, Trimethoprim-induzierte aseptische Meningitis (4) oder medikamenteninduzierte granulomatöse Hepatitis (7) geführt.

Weder ein bestimmter Fiebertyp oder Fieberverlauf, noch die Höhe der Temperaturen, die zwischen 38° und 43°C schwanken können, sind für ein Arzneimittelfieber charakteristisch (1, 8, 10). Häufig beobachtet man jedoch intermittierende Fieberschübe mit Schüttelfrösten, wobei erstere allerdings auch durch Antipyreti-

Tabelle 9.**3** Häufigkeit klinischer Manifestationen (%) bei 148 Arzneimittelfieberepisoden (nach Mackowiak u. LeMaistre 1987)

Klinische Manifestationen	in Prozent
Schüttelfrost	53
Myalgien	25
Exanthem	18
Hypotonie	18
Kopfschmerzen	16
relative Bradykardie	11
Leukozytose ($\geq$ 10.000/μl)	22
Eosinophilie ($\geq$ 300/μl)	22
organbezogene Befunde	40
• gastrointestinale	22
• hämatologische	9
• urogenitale	5
• andere	12

kagaben und externe Kühlmaßnahmen hervorgerufen sein können. Ein solcher Fieberverlauf führt in vielen Fällen zur Verdachtsdiagnose einer bakteriellen Infektion und damit zu umfangreichen diagnostischen Maßnahmen und evtl. empirischen antibiotischen Behandlungen.

Von vielen Autoren wird die Beobachtung, daß es Patienten mit einem Arzneimittelfieber trotz Temperaturen bis 40 °C oft relativ gut geht, als ein wichtiger diagnostischer Hinweis gewertet. Dieses Phänomen gilt offenbar nicht für Patienten mit einem Methyldopa-induzierten Fieber, die häufig einen schwerkranken Eindruck machen (6).

Die Latenzzeit zwischen Beginn der medikamentösen Therapie und Einsetzen des Fiebers kann sehr unterschiedlich sein. Sie variiert vor allem zwischen den einzelnen Wirkstoffgruppen, aber auch innerhalb einer Arzneimittelklasse oder sogar bei ein und demselben Medikament. So kann ein Medikamentenfieber auf Chinidin bereits 3 Tage oder erst 1 Jahr nach Therapiebeginn auftreten (6). Das „klassische" Zeitintervall von 7–10 Tagen zeigte sich in der Studie von Mackowiak u. LeMaistre (10) vorwiegend bei einem durch Antibiotika hervorgerufenen Arzneimittelfieber. Für Zytostatika wurde ein kürzeres Intervall (im Mittel 6 Tage) und für Kardiaka ein wesentlich längeres (im Mittel 44,7 Tage) gefunden. Bei einer sehr langen Latenzzeit besteht immer die Gefahr, daß ein Zusammenhang zwischen Arzneimittelanwendung und Fieber gar nicht erst erwogen wird.

Eine Latenzzeit von nur wenigen Stunden zwischen Medikamentenapplikation und Fieberreaktion weist in aller Regel auf eine frühere Sensibilisierung hin, sofern eine pyrogene Verunreinigung des Arzneimittels oder eine Nebenwirkung durch die Medikamentenverabreichung auszuschließen sind. Eine diagnostische Klärung ist in diesen Fällen oft schwierig, da den Patienten alle früher verabreichten Medikamente oft nicht bekannt sind. Auch kann eine kaschierte Einnahme des Allergens durch die Nahrung erfolgt sein oder evtl. eine Kreuzreaktion zwischen der auslösenden Substanz und einem früher gegebenen Medikament bestehen.

Pathognomonische Laborbefunde für ein Arzneimittelfieber fehlen. Häufig ist die Blutsenkungsreaktion beschleunigt. Zytopenien oder pathologische Leberenzyme können diagnostisch hilfreich sein, sind aber unspezifisch. In erster Linie dienen die Laboruntersuchungen dem Ausschluß infektiöser und entzündlicher Prozesse.

Angaben über Risikofaktoren für ein Arzneimittelfieber sind widersprüchlich. Von einigen Autoren wurden diesbezüglich ein systemischer Lupus erythematodes, schwere Infektionen, atopische Erkrankungen sowie ein fortgeschrittenes Alter aufgeführt (1, 6, 8).

Diagnostische Aspekte

Ein Arzneimittelfieber ist letztlich eine Ausschlußdiagnose. Entscheidend ist es, prinzipiell bei jedem medikamentös behandelten Patienten mit einem unklaren Fieber an diese Möglichkeit zu denken. Dieser Grundsatz wird jedoch besonders bei bereits bekannten fieberhaften Grunderkrankungen (z. B. einer Tuberkulose) leicht vernachlässigt. Um kostenintensive und den Patienten möglicherweise gefährdende Untersuchungen und Therapien zu vermeiden, ist ein Arzneimittelfieber differentialdiagnostisch immer frühzeitig in Betracht zu ziehen. Eine im Hinblick auf ein Arzneimittelfieber (nochmals) durchgeführte systematische Medikamentenanamnese bringt dann oft den diagnostisch entscheidenden Hinweis, daß der Patient bis zur Einnahme eines Medikamentes fieberfrei war und erst unter der medikamentösen Therapie das Fieber entwickelte.

Um das für die Fieberreaktion verantwortliche Medikament herauszufinden, muß für jedes Medikament der Behandlungsbeginn eruiert werden. Nach rezeptfreien Medikamenten, den verschiedenen Darreichungsformen, einschließlich Suppositorien und intramuskulärer Injektion, und nach Bedarfsmedikamenten wie Schlafmittel und Laxantien sollte ausdrück-

9

lich gefragt werden. Bei stationären Patienten ist an eine mögliche Diskrepanz zwischen den im Krankenblatt aufgeführten und den tatsächlich verabreichten Medikamenten zu denken. Dahingehend sind besonders die Bedarfsmedikationen zu überprüfen.

Werden Medikamente eingenommen, die erfahrungsgemäß besonders häufig ein Arzneimittelfieber auslösen können (Tab. 9.**2**), wird man bei einem FUU von dieser Verdachtsdiagnose bis zum Beweis des Gegenteils ausgehen, sofern ein zeitlicher Zusammenhang zwischen dem Beginn der medikamentösen Therapie und dem Auftreten des Fiebers belegbar ist. Ein unerwarteter Fieberanstieg nach Beginn einer neuen medikamentösen Therapie bei Besserung der primären Krankheitssymptome kann ein wichtiger diagnostischer Hinweis sein. Bei stationären Patienten, die Infusionen erhalten und ohne ein erhöhtes Risiko eine Sepsis entwickeln, sind pyrogene Verunreinigungen der Infusionen als seltene Ursache immer in die differentialdiagnostischen Überlegungen mit einzubeziehen. Bei fiebernden immunsupprimierten Patienten mit Lipidinfusionen ist der Pilz Malassezia furfur, der lipidangereicherte Blutkulturen zum Wachstum benötigt, als ungewöhnlicher ursächlicher Erreger beschrieben (11).

Die entscheidende diagnostische und zugleich therapeutische Maßnahme besteht im Absetzen aller potentiell in Frage kommenden Medikamente. Eine eindeutige diagnostische Aussage im Hinblick auf die auslösende Substanz verlangt bei einer Behandlung mit mehreren Medikamenten einen abgestuften Auslaßversuch. Wenn es die Situation des Patienten erlaubt, wird das am ehesten verdächtigte oder das erfahrungsgemäß am häufigsten in Frage kommende Medikament zuerst abgesetzt und jeweils mindestens 3 Tage gewartet, ob der Patient entfiebert.

Die prompte Entfieberung, typischerweise innerhalb von 48 (bis 72) Stunden, bestätigt die Verdachtsdiagnose. Protrahierte Verläufe können vorkommen, wenn Medikamente mit langer Halbwertszeit oder Depotinjektionen (z. B.

mit Benzathin-Penicillin G) für die Fieberreaktion verantwortlich waren. Metabolisierungs- und Eliminationsstörungen sind hier ebenfalls zu berücksichtigen.

Die Frage eines Reexpositionsversuches mit dem auslösenden Medikament zur endgültigen diagnostischen Sicherung eines Arzneimittelfiebers muß im Einzelfall kritisch abgewogen werden. Sofern keine schwere Grunderkrankung vorliegt, oder die initialen Reaktionen auf das Medikament nicht sehr ausgeprägt waren, scheinen Reexpositionsversuche nur mit einem relativ geringen Risiko für den Patienten behaftet zu sein (9).

Literatur

1 Cluff, L.E., J.E. Johnson III: Drug fever. Progr.Allergy 8 (1964) 149–194

2 Craig Kurtz, S., R.C. Aber: Potassium Iodine as a cause of prolonged fever. Arch.Intern.Med. 142 (1982) 1543–1544

3 Gelfand, J.A., M. Wolff: Fever of unknown origin. In Mandell, G.L., J.E. Bennett, R. Dolin: Principles and Practice of Infectious Diseases, 4th ed., Vol I, Churchill Livingstone, New York 1995 (pp. 536–549)

4 Haas, E.J., G. Rapids: Trimethoprim-Sulfamethoxazole: another cause of recurrent meningitis. J.Am.Med.Ass. 252 (1984) 346

5 Knockaert, D.C., L.J. Vanneste, S.B. Vanneste, H.J. Bobbaers: Fever of unknown origin in the 1980s. An update of the diagnostic spectrum. Arch.Intern.Med. 152 (1992) 51–55

6 Kumar, K.L., J.B. Reuler: Drug fever. West.J.Med. 144 (1986) 753–755

7 Lee, W.M.: Drug-induced hepatotoxicity. N.Engl. J.Med. 333 (1995) 1118–1127

8 Lipsky, B.A., J.V. Hirschman: Drug fever. J.Am.Med. Ass. 245 (1981) 851–854

9 Mackowiak, P.A.: Drug-induced fever. In Mackowiak, P.A.: Fever: Basic Mechanisms and Management, 2nd ed., Lippincott-Raven Publishers, Philadelphia 1997 (pp. 421–430)

10 Mackowiak, P.A., C.F. LeMaistre: Drug fever: A critical appraisal of conventional concepts. Ann.Intern.Med. 106 (1987) 728–733

11 Middleton, C., R.M. Lowenthal: Malassezia furfur fungemia as a treatable cause of obscure fever in a leukemia patient receiving parenteral nutrition. Aust. NZ.J.Med. 18 (1987) 603–604

12 Semel, J.D.: Fever associated with repeated intramuscular injections of analgetics. Rev.Infect.Dis. 8 (1986) 68–72

13 Young, E.J., V. Fainstein, D.M. Musher: Drug-induced fever: cases in the evaluation of unexplained fever in a general hospital population. Rev.Infect.Dis. 4 (1982) 69–77

Fall 30

Leitsymptome:
- über Monate anhaltendes unregelmäßiges Fieber bis 40 °C,
- bekannter systemischer Lupus erythematodes.

Krankheitsentwicklung: Bei einem 50jährigen Patienten wurde 6 Jahre vor der jetzigen Untersuchung in einer Rheumaklinik bei rezidivierenden Schüben einer Polyarthritis und Nachweis von Doppelstrang-DNS-Antikörpern die Diagnose eines systemischen Lupus erythematodes gestellt. Seit dieser Zeit erfolgte eine Basistherapie mit Prednisolon in wechselnder, 15 mg/die nie unterschreitender Dosierung.

10 Monate vor der jetzigen Untersuchung wurde der Patient wegen einer histologisch diagnostizierten, mikrobiologisch nicht bestätigten Halslymphknotentuberkulose in ein anderes Krankenhaus eingewiesen, wo eine tuberkulostatische Therapie mit Isoniazid, Rifampicin und Pyrazinamid eingeleitet wurde. Während des stationären Aufenthaltes traten erstmals Fieberschübe bis 40 °C mit Schüttelfrost auf, die bei einer BSG von 120 mm/1.Std. und stark vermehrten ds-DNS-AK (93 %) auf das Grundleiden (SLE) zurückgeführt wurden. Eine immunsuppressive Therapie mit initial 100 mg Azathioprin und 25 mg Methylprednisolon blieb ohne wesentliche Wirkung auf die Fieberschübe. Unter der Verdachtsdiagnose einer bakteriellen Endokarditis, die mikrobiologisch unbestätigt blieb, erfolgten verschiedene Antibiotikabehandlungen, worunter fieberfreie Intervalle von einigen Tagen auftraten. Zuletzt konnten die Fieberschübe durch Diclofenac (200 mg/die) weitgehend unterdrückt werden. Bei wiederholten Auslaßversuchen war jedoch jedesmal wieder Fieber bis 39,8°C aufgetreten. Bei der Aufnahme in unserer Klinik stand der Patient noch unter einer Behandlung mit Methylprednisolon, Isoniazid, Rifampicin und Pyrazinamid.

Körperlicher Aufnahmebefund: 180 cm großer und 68 kg schwerer, vorgealterter Patient.

Rektale Körpertemperatur 39,8°C, Puls 100/min, Allgemeinbefinden kaum beeinträchtigt. Blutdruck 120/80 mm Hg. Einzelne Teleangiektasien. Reizlose Narbe über dem rechten M. sternocleidomastoideus. Bohnengroßer, palpatorisch unverdächtiger Lymphknoten links axillär. Spaltung des 1. Herztons, 2/6-Systolikum mit p. m. über der Aorta. Lautes Sklerosegeräusch über beiden Karotiden. Leber 15 cm in der Medioklavikularlinie. An den peripheren Gelenken keine entzündlichen Schwellungen.

Labor- und technische Basisuntersuchungen: Die pathologischen Laborbefunde sind in Tab. 9.4 zusammengefaßt. Normal waren Erythrozytenzahl und Hämoglobin (untere Norm), Leukozytenzahl, Differentialblutbild, Thrombozyten, Muskelenzyme, harnpflichtige Substanzen, Eisen, Angiotensin-Converting-Enzym (ACE) und Immunelektrophorese. Serologische Untersuchungen auf Antikörper gegen Zytomegalie- und Epstein-Barr-Viren, Toxoplasma und Brucella ergaben unauffällige Befunde. Urinstatus normal. Kein Nachweis von Bence-Jones-Protein. Mehrere Blut- und Urinkulturen einschließlich einer kulturellen Mykobakterienuntersuchung im Urin waren negativ.

Tabelle 9.**4** Ergebnisse der pathologischen Laborbefunde

Blutsenkungsreaktion (mm)	104/126
Glutamat-Oxalacetat-Transaminase (U/l)	34
Albumine (g/dl)	3,83
α2-Globuline (g/dl)	1,31
γ-Globuline (g/dl)	1,94
antinukl. Faktoren	1:40
ds-DNS-Ak (RIA)	42 %
Komplement C3 (mg/dl)	158
Komplement C4 (mg/dl)	72

Die Röntgenaufnahmen des Thorax waren bis auf ein grenzwertig großes Herz normal. Bei der abdominalen Sonographie fanden sich eine Hepatomegalie und eine grenzwertig große Milz (ermitteltes Schätzgewicht 210 g). Im EKG bestanden ein AV-Block I. Grades, linksventrikuläre Repolarisationsstörungen und vereinzelte polytope ventrikuläre Extrasystolen. Im transösophagealen Echokardiogramm waren keine endokarditischen Vegetationen nachweisbar.

9

Differentialdiagnostische Überlegungen: Der bisherige Verlauf, besonders das persistierende hohe Fieber unter einer fortlaufenden immunsuppressiven Behandlung bei zwischenzeitlich rückläufigen ds-DNS-AK, sprach gegen einen kausalen Zusammenhang des Fiebers mit dem systemischen Lupus erythematodes als Grundleiden. Alle zwischenzeitlich durchgeführten Untersuchungen hatten keine sicheren Hinweise auf einen malignen Prozeß oder eine infektiöse Krankheitsursache ergeben. Differentialdiagnostisch war eine sekundäre Amyloidose mit einzubeziehen. Wegen der langjährigen Steroidbehandlung wurden auch eine Pilzinfektion und eine Osteomyelitis erwogen.

Das relative Wohlbefinden des Patienten trotz der hohen Fieberschübe sprach eher gegen eine schwerwiegende konsumierende Erkrankung. Auffällig war die Beobachtung, daß das Fieber erst während des auswärtigen stationären Aufenthaltes aufgetreten war.

Ergänzungsuntersuchungen: Im Knochenszintigramm ergaben sich keine Hinweise auf eine Osteomyelitis. Im Rektumbiopsat fanden sich keine Amyloidablagerungen. Bei einer Knochenmarkbiopsie waren histologisch und kulturell keine Mykobakterien, Candida- und Aspergillus spezies nachweisbar. Kein serologischer Nachweis von Antikörpern gegen Candida und Aspergillus. CT-Untersuchungen des Thorax und des Abdomens ergaben keine neuen diagnostischen Gesichtspunkte.

Aus den angeforderten Fieberkurven der auswärtigen stationären Krankenblätter war ersichtlich, daß der erste Fieberanstieg bis 40 °C 6 Tage nach Beginn der tuberkulostatischen

Therapie auftrat, und anschließend ein intermittierender Fieberverlauf bei häufiger Gabe von Paracetamol und Metamizol und Anwendung von Wadenwickeln bestand.

Verlauf: Die Tuberkulostatika wurden abgesetzt. Daraufhin entfieberte der Patient innerhalb von 48 Stunden. In Anbetracht der schweren Grunderkrankung wurde auf einen Reexpositionsversuch verzichtet. Ein Jahr später war dem Arztbrief einer orthopädischen Universitätsklinik zu entnehmen, daß seit der Entlassung aus unserer Klinik keine Fieberschübe mehr aufgetreten waren. Die Blutsenkungsreaktion war kontinuierlich rückläufig gewesen und betrug aktuell 25/37 mm unter 8 mg Methylprednisolon.

Enddiagnosen: Arzneimittelfieber; systemischer Lupus erythematodes.

Schlußbetrachtung: Dieser Fall zeigt die bekannten diagnostischen Probleme, ein Arzneimittelfieber in einer klinisch sehr komplexen Situation zu erkennen, wenn andere, auf die allergische Reaktion hinweisende Symptome fehlen. Auch wir haben hier erst relativ spät an diese Möglichkeit als Fieberursache gedacht. Der zeitliche Zusammenhang zwischen Beginn der tuberkulostatischen Therapie und dem Auftreten des Fiebers war weder aus dem auswärtigen Arztbrief ersichtlich, noch dem Patienten genau erinnerlich. Letztlich entscheidend für die Diagnosestellung waren die Temperaturverlaufskurven in den angeforderten auswärtigen Krankenunterlagen und der Auslaßversuch der Tuberkulostatika, die erfahrungsgemäß häufig ein Arzneimittelfieber auslösen können. ■

10 Artifizielles Fieber

von Günther Winckelmann

Erhebliche diagnostische Probleme können sich bei der Aufdeckung von artifiziellen Störungen als Ursache eines ungeklärten Fiebers ergeben. Das gilt besonders für die Erkennung eines durch heimliche Selbstbeschädigung erzeugten Fiebers. Ein nur vorgetäuschtes Fieber durch Thermometermanipulation oder Fälschung der Krankenunterlagen ist dagegen aufgrund verschiedener diagnostischer Kriterien sehr viel leichter zu durchschauen.

Eine artifizielle Fieberursache kommt häufiger vor als allgemein angenommen wird. Meist wird Fieber als verläßliches Symptom einer organischen Krankheit angesehen. Eine artifizielle Störung als Fieberursache wird daher in vielen Fällen erst sehr spät oder gar nicht in Betracht gezogen. Häufig läßt sich die Diagnose auch bei bestehendem Verdacht nicht sichern. Aus diesen Gründen ist die Dunkelziffer derartiger Fälle vermutlich sehr hoch, und die relativ kleine Zahl der publizierten Fälle ist für die tatsächliche Häufigkeit dieser Störung nicht repräsentativ.

Rumans u. Vosti (10) fanden in einer retrospektiven Studie mit Auswertung der Krankenunterlagen von 506 Patienten mit der Entlassungsdiagnose „Fieber" oder „Fieber ungeklärter Ursache" in 11 Fällen (2,2 %) ein artifizielles Fieber. In einer anderen großen retrospektiven Untersuchung von Aduan u. Mitarb. (1) wurde bei 32 von insgesamt 343 Patienten (9 %) mit einem anhaltenden Fieber unbekannter Ursache (FUU) ein vorgetäuschtes oder selbstinduziertes Fieber diagnostiziert. Bei der überwiegenden Mehrzahl dieser Fälle bestand das Fieber schon über ein Jahr (im Mittel 2,3 Jahre). 25 dieser Patienten waren Frauen. Das Durchschnittsalter betrug 23 Jahre.

Nicht selten sind andere artifizielle Störungen mit dem Fieber assoziiert. Als Beispiele seien hier aufgeführt: die Erzeugung von Anämien durch heimliche Aderlässe oder Einnahme von Antikoagulanzien; die Auslösung von urogenitalen Blutungen durch mechanische Manipulationen an Vagina, Portio oder Urethra; die Vortäuschung von Hämorrhagien durch Einbringen von Eigen- oder Tierblut in Blase, Vagina oder Enddarm; artifizielle Hautverletzungen und Wundverunreinigungen; die Erzeugung einer Hyperthyreose durch die Einnahme von Schilddrüsenhormonen, einer Hypoglykämie durch Insulin oder orale Antidiabetika, von Elektrolytstörungen durch Diuretika oder von Durchfällen durch Laxanzien.

Allgemeine Merkmale der Patienten

Überwiegend sind es junge Frauen, die ein Fieber vortäuschen oder durch heimliche Selbstbeschädigung induzieren. Da die Patienten häufig dem medizinischen Hilfspersonal angehören, verfügen sie über ausreichende medizinische Kenntnisse, um die Ärzte durch trickreiche Manipulationen immer wieder zu täuschen. Nach einer Literaturübersicht von Murray (7) waren 79 % von 111 Patienten mit einem artifiziellen Fieber Frauen. Das mittlere Lebensalter betrug 25 Jahre. Die überwiegende Mehrzahl der in dieser Sammelstatistik erfaßten Patienten gehörte medizinischen Berufsgruppen (außer Ärzten) an. Zur Anamnese geben die Patienten meist an, daß ihr Fieber schon seit vielen Monaten oder Jahren besteht bzw. episodenhaft immer wieder auftritt. Charakteristisch ist ein Krankheitsverlauf mit wiederholten Klinikaufenthalten, wobei die Betroffenen die betreuen-

Tabelle 10.**1** Merkmale von Patienten mit artifiziellem Fieber

- überwiegend junge Frauen
- häufig medizinisches Hilfspersonal (Krankenschwestern u. -schülerinnen, technische Assistentinnen, Arzthelferinnen)
- lange Fieberanamnese mit meist episodisch auftretendem Fieber
- häufige und lange Krankenhausaufenthalte mit unsicheren Entlassungsdiagnosen
- auffällige Bereitschaft zu invasiven Eingriffen

den Ärzte indirekt immer wieder zu neuen diagnostischen oder „therapeutischen" Eingriffen verleiten. Bereitwillig unterziehen sich die meist sehr kooperativen Patienten auch allen schmerzhaften oder belästigenden invasiven Interventionen. Das Ergebnis der Untersuchungen scheint sie jedoch nicht zu interessieren. Nicht selten gelangen die Patienten zunächst mit anderen körperlichen Beschwerden und Symptomen zur Klinikaufnahme, und das Fieber tritt erst im weiteren Verlauf des Krankenhausaufenthaltes auf. Diesen suchen die psychisch gestörten Patienten mit allen Mitteln immer wieder zu verlängern, solange ihre Täuschung nicht erkannt ist. Die wichtigsten Kennzeichen, die an ein artifizielles Fieber denken lassen sollten, sind in Tab. 10.**1** zusammengefaßt.

Die artifiziellen Störungen umfassen ein weites Spektrum, das von der Simulation bis hin zu schweren selbstzerstörerischen Manipulationen mit nicht selten lebensbedrohlichen Folgen reicht. Entsprechend unterschiedlich ist auch die im Einzelfall zugrundeliegende psychopathologische Störung. Während es sich bei den leichten Formen mit Vortäuschung eines Fiebers im allgemeinen auch um eine leichte neurotische Störung handelt, besteht bei den schweren Formen des durch Selbstmanipulation induzierten Fiebers und besonders beim sog. Münchhausen-Syndrom eine schwere Persönlichkeitsstörung vom Borderline- oder dissoziierten Typ. Vor dem Hintergrund von Trennungs- und Verlusterlebnissen sowie körperlichen, seelischen und sexuellen Mißhandlungen in der Kindheit haben sich bei diesen Patienten meist Ich-strukturelle Störungen und damit ver-

bundene schwere Beziehungsstörungen entwickelt (4).

Vorgetäuschtes Fieber

Die Vortäuschung eines Fiebers durch Thermometermanipulation ist die verbreitetste Form eines artifiziellen Fiebers. Nach der Literaturübersicht von Murray (7) bestand sie in 61 % der 111 Fälle.

Neben dem einfachen Heraufschlagen des Thermometers wurden verschiedene andere Manipulationen beobachtet, durch die eine erhöhte Körpertemperatur vorgetäuscht werden kann. Hierzu zählen der heimliche Austausch des Thermometers gegen ein anderes mit einer Fieberanzeige, das Eintauchen des Thermometers in ein mit warmer Flüssigkeit gefülltes Gefäß, das unter der Bettdecke versteckt gehalten wird, oder Mundspülungen mit heißer Flüssigkeit unmittelbar vor der oralen Temperaturmessung. Es wurden Einzelfälle beschrieben, bei denen die Patienten durch rasch aufeinanderfolgende Kontraktionen der analen Sphinktermuskulatur eine Erhöhung der rektal gemessenen Temperatur erzielen konnten. Bei einer anderen Form der Fiebersimulation werden Krankenunterlagen (Fieberkurve, Krankenblatt) von den Patienten gefälscht.

Hinweise auf ein vorgetäuschtes Fieber ergeben sich durch verschiedene Beobachtungen (Tab. 10.**2**). Besteht erst einmal der Verdacht auf eine Fiebersimulation, so ist die Diagnose in der Regel rasch zu sichern. Eine geeignete Me-

Tabelle 10.**2** Diagnostische Hinweise auf ein vorgetäuschtes Fieber

- guter körperlicher Allgemeinzustand, normaler klinischer Befund
- kein Gewichtsverlust
- fehlender zirkadianer Temperaturrhythmus
- ungewöhnlich hohe Temperaturen (über 41 °C)
- fehlende Tachykardie bei hohen Temperaturen
- kühle Haut bei angeblichem Fieber
- Mißverhältnis zwischen hoher Körpertemperatur und normaler Urintemperatur
- rascher Fieberabfall ohne Schwitzen

thode ist die gleichzeitige Messung der oralen und rektalen Körpertemperaturen in Anwesenheit des Pflegepersonals. Auch die Temperaturmessung eines frisch gelassenen Urins kann Aufschluß über ein vorgetäuschtes Fieber geben. Zugleich sollte auf ein Mißverhältnis zwischen Körpertemperatur und Pulsfrequenz sowie auf die Hauttemperatur geachtet werden. Grundsätzlich empfiehlt sich die Verwendung von elektronischen Thermometern (Digitalthermometern), die sich heute auch allgemein durchgesetzt haben. Die Erkennung eines vorgetäuschten Fiebers kann sehr erschwert werden, wenn neben der artifiziellen Störung eine reale organische Erkrankung besteht.

Tabelle 10.**3** Angewandte Methoden zur artifiziellen Fiebererzeugung

- intravenöse Injektionen von Bakterienkulturen, Toxinen, Speichel, Milch u. a.
- subkutane Inokulation von Faeces, Speichel, Milch, infizierten Lösungen u. a.
- Erzeugung von Hautartefakten und Superinfektionen durch Verunreinigung mit kontaminiertem Material
- Einbringung von Mikroorganismen oder infiziertem Fremdkörpermaterial durch die Urethra in die Harnblase
- Injektion von Mikroorganismen oder Fremdsubstanzen in die Gelenke
- Induktion einer Thyreotoxikose durch Einnahme von Schilddrüsenhormonen,
- Einnahme von Medikamenten bei bekannter Überempfindlichkeit

Selbstinduziertes Fieber

Eine schwerwiegende Form der artifiziellen Störung ist die Erzeugung eines Fiebers durch selbstbeschädigende Maßnahmen. Sie ist Ausdruck einer schweren Persönlichkeitsstörung. Hier induziert der Patient durch oft ausgeklügelte Methoden eine lokale oder systemische Entzündung mit Fieberreaktionen, oder er verursacht das Fieber durch die Einnahme von pyrogen wirkenden Substanzen.

Den Möglichkeiten der Selbstbeschädigung sind nach den traurigen Erfahrungen auf diesem Gebiet offensichtlich keine Grenzen gesetzt. Beobachtet wurden intravenöse Injektionen beispielsweise von Bakterienkulturen, Toxinen, Milch, Joghurt oder Speichel oder eine subkutane Inokulation von Faeces, infizierten Lösungen oder Fremdmaterial mit Erzeugung von Abszessen. Operationswunden oder artifizielle Hautveränderungen werden mit Faeces oder anderem kontaminierten Material infiziert. Weiterhin wurden Fälle bekannt, bei denen die Patienten intraartikuläre Injektionen mit infizierten Lösungen vorgenommen oder Mikroorganismen oder Fremdkörpermaterial vorzugsweise in die Harnblase eingebracht hatten (Tab. 10.**3**). In anderen Fällen wurde Fieber durch Einnahme von Schilddrüsenhormonen mit Induktion einer Thyreotoxikose oder durch Ingestion von Arzneimitteln bei bekannter Überempfindlichkeit der Patienten erzeugt. Hierbei

kommen als Medikamente, die auch ohne andere Anzeichen einer Hypersensitivität Fieber auslösen können, u. a. Penicilline, Sulfonamide, Diphenylhydantoin, Chinidin, Atropin und Barbiturate, in Betracht (Übers. 1, 5).

Die in dieser Weise autoaggressiv agierenden Patienten gehören fast ausnahmslos dem medizinischen Hilfspersonal an, das über die erforderlichen medizinischen Kenntnisse und Injektionserfahrungen verfügt und auch Zugang zu entsprechendem Material (z. B. Bakterienkulturen aus mikrobiologischen Laboratorien) hat. Das selbstzerstörerische Verhalten der Patienten kann zu lebensbedrohlichen Infektionen führen. Die große Gefährdung, der sich die Kranken scheinbar bedenkenlos durch ihre Manipulationen aussetzen, darf in keinem Fall unterschätzt werden. Diese kritische Situation rechtfertigt nach vorherrschender Meinung auch eine Durchsuchung des Patientenzimmers einschließlich der persönlichen Habe des Patienten.

Münchhausen-Syndrom

Dieses nach dem Baron Karl Friedrich Hieronymus von Münchhausen benannte Syndrom ist eine Sonderform der artifiziellen Störungen. Die Bezeichnung wurde 1951 von dem britischen Chirurgen Asher (2) eingeführt. Sie kennzeichnet Patienten mit schweren Beziehungs-

10

störungen, die neben vorgetäuschten und selbstinduzierten Krankheitssymptomen durch ihre dramatische Beschwerdeschilderung und Konfabulationen mit Vermischung von Fiktion und Wahrheit („Pseudologia phantastica") sowie durch ihr vagabundierendes Herumreisen von Klinik zu Klinik auffallen und aufgrund dieser Merkmale an den „Lügenbaron" erinnern. Männer sind hier doppelt so häufig betroffen wie Frauen (Übers. 11).

Patienten mit einem Münchhausen-Syndrom werden oft unter dramatisch inszenierten Umständen als Notfall in den Kliniken aufgenommen. Dort zeigen sie eine besonders auffällige Bereitschaft, sich auch risikobelasteten und schmerzhaften Eingriffen mit großem Gleichmut zu unterziehen. Wie die Beispiele aus der Literatur zeigen, führen die artifiziellen Krankheitssymptome bei vielen dieser Kranken zu oft wiederholten explorativen Laparotomien und auch zu Organentfernungen (1, 8, 10). Das zwanghafte Herumreisen der Patienten mit einem Münchhausen-Syndrom ist Ausdruck einer schweren Beziehungsstörung.

Bei Kindern kann man gelegentlich artifizielle Störungen beobachten, die von den Eltern (meist von der Mutter) vorgenommen werden. Diese Form wurde von Meadow (6) als **„Munchausen syndrome by proxy"** bezeichnet. Hier soll durch die vorgetäuschten oder künstlich erzeugten Krankheitssymptome eine Krankenhausbehandlung bis hin zu operativen Interventionen der Kinder erreicht werden. Bei diesem Münchhausen-Syndrom „in Vertretung" bestehen ebenfalls schwere Persönlichkeitstörungen bei dem agierenden Elternteil (Übers. 9).

Diagnostik und Umgang mit den Patienten

Die Diagnose eines artifiziellen Fiebers wird in vielen Fällen überhaupt nicht und in anderen meist sehr spät gestellt. Hierfür gibt es mehrere Gründe: Zum einen wird an eine artifizielle Störung zu selten gedacht. Zum anderen gelingt es den Patienten immer wieder, durch die über-

zeugende Darstellung ihrer Krankheitssymptome und aufgrund ihres Erfindungsreichtums bei der Entwicklung raffinierter selbstschädigender Manipulationen Ärzte und Pflegepersonal zu täuschen. Ein weiterer Grund ist eine spezifische pathologische Interaktion mit Entwicklung eines Beziehungskonfliktes zwischen Arzt und Patient als wesentliches Charakteristikum der artifiziellen Erkrankung (3). Grundsätzlich widerstrebt es dem betreuenden Arzt, einen ihm anvertrauten Patienten zu mißtrauen und ihm nicht zu glauben. Es besteht eine große Angst, dem Patienten mit dem Verdacht der Täuschung möglicherweise Unrecht zu tun. Schließlich kann sich der Arzt nach zahlreichen und oft auch vorschnellen invasiven Eingriffen, zu denen er charakteristischerweise indirekt von dem Patienten verleitet wurde, nur schwer eingestehen, daß diese letztlich unnötig waren. Die Situation wird noch dadurch erschwert, daß es sich hier vielfach um besonders sympathische und kooperative Kranke handelt, die sich auf verschiedene Weise bei Ärzten und Pflegepersonal beliebt machen und ihr Schutz- und Hilfsbedürfnis zum Ausdruck bringen. Nicht selten entstehen hierdurch auch Meinungsdifferenzen unter den zuständigen Ärzten hinsichtlich der Bewertung der Krankheitssymptome, was die Unsicherheit der ärztlichen Betreuer in ihrem Verhalten gegenüber den Patienten noch verstärkt.

In Tab. 10.4 sind diagnostische Hinweise auf ein selbstinduziertes Fieber zusammengestellt. Ein wichtiger diagnostischer Wegweiser ist zunächst die Anamnese des Patienten. Häufige Krankenhausaufenthalte mit zweifelhaften Entlassungsdiagnosen, wiederholte operative Ein-

Tabelle 10.**4** Diagnostische Hinweise auf ein selbstinduziertes Fieber

- rezidivierende Hautabszesse ungeklärter Ursache
- Wundheilungsstörungen mit Sekundärinfektionen
- kultureller Nachweis seltener und wechselnder Erreger (häufig der Stuhl- und Mundflora)
- polymikrobielle Bakteriämien
- Bakteriämien ohne nachweisbaren Krankheitsherd
- unerkannt gebliebene Fieberursache trotz wiederholter eingehender Untersuchungen

griffe, ungezählte antibiotische Vorbehandlungen, rezidivierende Hautinfektionen oder ungeklärte Wundheilungsstörungen sollten vor allem bei Angehörigen des medizinischen Hilfspersonals immer auch an eine artifizielle Störung denken lassen. Bei einem entsprechenden Verdacht ist ein enger Kontakt zum Hausarzt und zu anderen vorbehandelnden Ärzten herzustellen. Oft fallen Widersprüche bei den anamnestischen Angaben der Patienten auf. Weitere Hinweise können sich durch die Ergebnisse der mikrobiologischen Untersuchungen ergeben. So findet man bei einem Artefaktfieber eher seltene und wechselnde Erreger, darunter häufig fäkale Mikroorganismen und Keime der Mundflora. Auch sollte der Nachweis mehrerer Bakterien in Blutkulturen den Verdacht auf eine artifizielle Manipulation lenken. „Echte" polymikrobielle Bakteriämien sind sehr selten und finden sich allenfalls bei immunsupprimierten Patienten. Als Ultima ratio bleibt dann nur die gezielte Durchsuchung des Krankenzimmers nach Injektionsspritzen, Instrumenten und Inokulationsmaterial in Abwesenheit des unvorbereiteten Patienten.

Nicht selten bleibt es bei der Verdachtsdiagnose eines artifiziellen Fiebers. Eine Konfrontation des Patienten mit dem Verdacht auf eine artifizielle Störung sollte möglichst vermieden werden, zumal diese selbst bei vorliegenden Beweisen meist nicht zu einem „Geständnis" führt. Vielmehr sollte man dem Patienten indirekt andeuten, daß man ihn durchschaut hat und ihm zugleich wiederholt die Gelegenheit geben, selbst zur Aufklärung der Natur der Erkrankung beizutragen und spontan über die Hintergrundproblematik seiner autoaggressiven Handlungen zu sprechen. Unverzichtbar bei dem Verdacht auf eine artifizielle Störung ist die Hinzuziehung eines Psychoanalytikers oder Psychologen. Wichtig ist es auch, alle ärztlichen Betreuer und das Pflegepersonal über die Verdachtsdiagnose zu informieren, um eine einheitliche Haltung gegenüber dem Patienten einnehmen zu können.

Ist eine Konfrontation unvermeidbar geworden, so sollte sie in Form einer verständnisvollen, aber realitätsbezogenen Aussprache und immer verbunden mit einem psychotherapeutischen Hilfsangebot geführt werden. Mit Takt und großem Einfühlungsvermögen muß unter allen Umständen vermieden werden, den Patienten schonungslos als Betrüger bloßzustellen und zu erniedrigen. Dennoch reagiert der Kranke bei einer Demaskierung häufig mit Wut und Aggression und verlangt seine sofortige Entlassung aus der Klinik. In dieser Situation muß auch eine suizidale Gefährdung des Patienten bedacht werden.

Die Aussichten auf eine dauerhafte Heilung durch eine Psychotherapie sind bei den schweren Formen der artifiziellen Störungen, besonders beim Münchhausen-Syndrom, leider sehr gering. Die Mehrzahl dieser Patienten lehnt eine psychotherapeutische Hilfe von vornherein ab. Gelingt es, den Patienten zu einer analytisch orientierten Psychotherapie zu gewinnen, so wird die Behandlung meist vorzeitig wieder abgebrochen.

▬ **Literatur**

1 Aduan, R.P., A.S. Fauci, D.C. Dale, J.H. Herzberg, S.M. Wolff: Factitious fever and self-induced infection. A report of 32 cases and review of the literature. Ann. Intern.Med. 90 (1979) 230 – 242

2 Asher, R.: Munchausen's syndrome. Lancet 1951/I, 339 – 341

3 Eckhardt, A.: Die Dynamik der Arzt-Patient-Beziehung bei der chronischen vorgetäuschten Störung (heimliche Artefakterkrankung). Psychother.Psychosom.Med.Psychol. 38 (1988) 352 – 358

4 Eckhardt, A.: Artifizielle Krankheiten (selbstmanipulierte Krankheiten) – Eine Übersicht. Nervenarzt 63 (1992) 409 – 415

5 Lüscher, T., R. Lüthy, P. Langloh, R.A. Streuli, W. Siegenthaler: Artifizielle Infektionskrankheiten. Vorgetäuschte Fieber und selbstinduzierte Infektionen. Schweiz. Rundschau Med. (Praxis) 73 (1984) 1229 – 1234

6 Meadow, R.: Munchausen syndrome by proxy. The hinterland of child abuse. Lancet 1977/II, 343 – 345

7 Murray, H.W.: Factitious or fraudulent fever. In Murray, H.W.: FUO: Fever of Undetermined Origin, Futura Publishing Company, Mount Kisco, New York 1983 (pp.87 – 107)

8 Potin, M., C. Regamey, M.P. Glauser: Fièvres factices comme cause de fièvres prolongées. A propos de 5 observations. Schweiz.Med.Wschr. 113 (1983) 1534 – 1539

9 Rosenberg, D.A.: Web of deceit. A literature review of Munchausen syndrome by proxy. Child Abuse Negl. 11 (1987) 547 – 563

10

10 Rumans, L.W., K.L. Vosti: Factitious and fraudulent fever. Am.J.Med. 65 (1978) 745–755
11 Zahner, J., W. Schneider: Das Münchhausen Syndrom. Dtsch.Med.Wschr. 119 (1994) 192–195

Fall 31

Leitsymptome:
- rezidivierende Abszeßbildungen ungeklärter Ursache,
- Bauchschmerzen,
- rezidivierende Fieberschübe bis 40 °C.

Krankheitsentwicklung: Eine 18jährige Patientin litt seit einer Appendektomie im Alter von 16 Jahren unter Schmerzen im rechten Unterbauch, die nach 1 Jahr zu einer operativen Narbenrevision führten. Nach einem anschließenden mehrmonatigen beschwerdefreien Intervall entwickelten sich mit Beginn einer Ausbildung als Schwesternschülerin erneute Schmerzen im Bauchraum. Zugleich trat ein erster Fieberschub mit Temperaturen bis 40 °C und Nachweis von E. coli in der Blutkultur auf. Im weiteren Verlauf entstanden zunächst ein Bauchdeckenabszeß, der gespalten werden mußte, und einige Tage später ein Spritzenabszeß in der Glutealregion nach einer Tetanolinjektion. In der Folgezeit wurde die Patientin wegen immer wieder auftretender Bauchdeckenabszesse mit Wundheilungsstörungen wiederholt stationär behandelt. In dieser Zeit kam es auch zu rezidivierenden Fieberschüben bis über 39 °C, und es erfolgten mehrmalige antibiotische Behandlungen.

4 Monate vor der jetzigen Untersuchung wurde eine erneute Laparotomie durchgeführt und hierbei eine Fistel entfernt, die vom Zökum bis in das subkutane Fettgewebe reichte. Nach einem kurzen, beschwerdefreien Intervall traten wieder Schmerzen im ganzen Bauchraum zunächst mit den Symptomen eines Ileus und anschließend mit mehrtägigen Durchfällen auf. Die Patientin wurde danach erneut in einem auswärtigen Krankenhaus behandelt und anschließend zur weiteren diagnostischen Abklärung, besonders der rezidivierenden Abszeßbildungen und der Fieberschübe, an unsere Klinik überwiesen.

Bei der Aufnahme klagte die Patientin noch über Schmerzen im rechten Unterbauch, eine allgemeine Leistungsschwäche und Appetitlosigkeit. Sie hatte im zurückliegenden Jahr 7 kg an Gewicht verloren. Die Körpertemperaturen schwankten in den letzten Tagen nach Angaben der Patientin zwischen 37° und 38 °C.

Klinischer Aufnahmebefund: Blasse Patientin in etwas reduziertem Allgemeinzustand. Körpergewicht 51,3 kg, Größe 167 cm. Rektale Körpertemperatur 37,8 °C. Keine peripheren Lymphknotenschwellungen. Mehrere reizlose Operations- und Abszeßnarben mit leichter Keloidbildung im Bereich der Bauchdecken. Keine entzündlichen Hautveränderungen. Druckschmerzhafte Induration bzw. raumfordernde Resistenz im rechten Unterbauch in der Zökumregion. Druckdolenz auch im linken Unterbauch im Verlauf des Sigmoid. Unauffälliger rektaler Tastbefund. Normaler Herz- und Lungenbefund. Gynäkologischer Befund unauffällig.

Labor- und technische Basisuntersuchungen: BSG 51/90 mm; Hämoglobin 11,6 g/dl, Erythrozyten 4,18 Mio/μl, Leukozyten 5600/μl mit leichter Eosinophilie (8 %). Von den blutchemischen und serologischen Untersuchungsbefunden waren nur das verminderte Serumeisen (37 μg/dl) bei normalem Serumferritin (118 μg/l) und die leicht verminderten Immunglobuline M (50 mg/dl) pathologisch. Übriger Immunstatus (IgG-Subklassen, Lymphozytentypisierung) normal. HIV-Antikörper nicht nachweisbar. Blutkulturen steril. Urinstatus normal. Kein Nachweis von okkultem Blut im Stuhl. Tuberkulintest negativ.

Normaler Röntgenbefund der Thoraxorgane. Normales transthorakales Echokardiogramm. Sonographie des Abdomens: handtellergroßer, bis 3 cm dicker inhomogener Bezirk mit echoreichen und echoarmen Anteilen im rechten Unterbauch; normal große Milz, kein Nachweis von Lymphomen.

Differentialdiagnostische Überlegungen: Bei anhaltenden lokalen Schmerzen und deutlich beschleunigter BSG ließ der sonographische Befund an einen entzündlichen Prozeß im rechten Unterbauch denken. Hierbei wurden differentialdiagnostisch in erster Linie eine infektiöse oder nichtinfektiöse entzündliche Darmkrankheit (chronische Verlaufsform einer Yersiniose? Morbus Crohn?) oder eine erneute Abszeßbildung durch unbekannte Erreger in Betracht gezogen. Weniger war eine abdominale Tuberkulose anzunehmen. Wegen der bizarren Anamnese mit den seit über einem Jahr immer wieder auftretenden Hautabszessen ohne Nachweis eines Grundleidens wurde auch die Möglichkeit einer Artefaktkrankheit erwogen.

Ergänzungsuntersuchungen: Yersinien-Agglutinationstest negativ. Eine Koloskopie mit terminaler Ileoskopie ergab keine krankhaften Veränderungen. Eine Amyloidose der Rektumschleimhaut wurde durch Biopsie ausgeschlossen. Bei einer Gallium-Szintigraphie zeigte sich eine geringgradige Aktivitätsanreicherung von fraglicher Signifikanz im rechten Unterbauch in der Zökumregion. Das bei einer sonographisch kontrollierten Feinnadelpunktion des beschriebenen Bezirkes im rechten Unterbauch gewonnene spärliche Material war nach dem zytologischen Befund am ehesten mit einer granulomatösen Entzündung vereinbar. Bei der mikrobiologischen Untersuchung des Punktats wurden keine Bakterien nachgewiesen.

Zur weiteren Abklärung wurde eine erneute explorative Laparotomie mit Zökopexie durchgeführt. Es fanden sich plattenförmige Verwachsungen zwischen Peritoneum, Netz und Colon ascendens mit Anheftung an der vorderen Bauchwand. In dem resezierten Netzanteil zeigten sich bei der histologischen Untersuchung unspezifische eitrige, teilweise nekrotisierende und granulierende entzündliche Veränderungen sowie eine herdförmige Fremdkörperreaktion in der Nachbarschaft doppelbrechenden Fremdkörpermaterials.

Verlauf: Die Hinzuziehung eines Psychotherapeuten lehnte die sehr differenzierte Patientin zunächst strikt ab. In wiederholten Gesprächen mit dem betreuenden Internisten war es ihr zwar möglich, zumindest andeutungsweise über ihre konflikthafte Entwicklung zu sprechen, doch wies sie einen möglichen Zusammenhang mit ihren jetzigen organischen Krankheitssymptomen nachdrücklich zurück. Einige Tage nach der Klinikentlassung erklärte die Patientin in einem Brief doch ihre Bereitschaft zu einem psychosomatischen Erstinterview mit den Worten „vielleicht kann mir ein Psychoanalytiker doch ein bißchen helfen, mit meinen Problemen fertig zu werden, weil alleine schaffe ich das nicht". Bei dem Gespräch mit dem Analytiker wurde deutlich, daß bei der Patientin eine schwere Traumatisierung durch Objektverluste vorlag, die zu einer krankhaften Beziehungsstörung im Rahmen einer Reifungs- und Loslösungskrise geführt hatte. Der Patientin wurde eine ambulante psychoanalytische Behandlung vorgeschlagen, die sie jedoch nicht begann.

Im selben Jahr wurde die Patientin zunächst in einem auswärtigen Krankenhaus wegen einer Thyreotoxikose nach Einnahme von Schilddrüsenhormonen behandelt. Später erfolgte eine weitere stationäre Aufnahme in einer anderen Klinik wegen ausgedehnter Weichteilblutungen bei einem Quick-Wert von 10 % und einer partiellen Thromboplastinzeit von 110 Sek. mit Nachweis von Phenprocoumon im Serum. Es kam erneut zu einem Gespräch der motiviert erscheinenden Patientin mit einer Psychoanalytikerin, die eine Persönlichkeitsstörung vom Borderline-Typ diagnostizierte. Eine anschließend begonnene Psychotherapie wurde von der Patientin schon nach kurzer Zeit abgebrochen. Über das weitere Schicksal dieser bedauernswerten Patientin haben wir keine Information mehr erhalten.

Enddiagnose: Artifizielle Störung mit selbstinduziertem Fieber bei schwerer Persönlichkeitsstörung.

Schlußbetrachtung: Der beschriebene Fall ist ein Musterbeispiel für eine Artefaktkrankheit bei einer schweren Persönlichkeitsstörung. Die immer wieder auftretenden Hautabszesse und Wundheilungsstörungen in Verbindung mit den rezidivierenden Fieberschüben bei einer jungen Angehörigen des medizinischen Hilfspersonals mußten den dringenden Verdacht auf eine artifizielle Störung leiten. Bemerkenswert sind die hier angewandten, verschiedenartigen autoaggressiven Selbstmanipulationen, die die Patientin hochgradig gefährdeten. Deutlich wurde hier auch ein Ambivalenzkonflikt, der einerseits für eine psychotherapeutische Hilfe motiviert erscheinenden, andererseits aber in ihrem selbstzerstörerischen Agieren verhafteten Patientin.

Fall 32

Leitsymptom:
- über 5 Jahre rezidivierendes monosymptomatisches Fieber bis 40 °C.

Krankheitsentwicklung: Eine 19jährige Studentin litt seit 5 Jahren unter rezidivierenden Fieberschüben, die durchschnittlich 2–3mal jährlich auftraten und jeweils 3–5 Wochen anhielten. Nach Schilderung der Patientin stiegen die Körpertemperaturen hierbei immer akut aus völligem Wohlbefinden bis auf maximal 40 °C an und fielen nach 1–2 Tagen auf Werte zwischen 38° und 39° ab. Die Patientin wurde wegen des rezidivierenden Fiebers in den vergangenen Jahren von zahlreichen Fachärzten wiederholt ambulant und stationär untersucht. Dabei konnte trotz umfangreicher serologischer und technischer Untersuchungen (einschließlich mehrmaliger Computertomographien, Szintigraphien, Knochenmark- und Liquoruntersuchungen) keine Fieberursache aufgedeckt werden. Neben zahlreichen negativen Blutkulturen wurde einmal koagulasenegativer Staphylococcus epidermidis nachgewiesen. Bei einer neurologisch-psychiatrischen Untersuchung wurde die Patientin als „psychisch unauffällig" beurteilt.

In den letzten 8 Monaten vor der stationären Untersuchung in unserer Klinik war die Patientin nach ihren Angaben bis auf wenige Tage nie mehr fieberfrei. Seit 3 Wochen bestünden Tag und Nacht ständig Temperaturen über 39°. Verschiedene Antibiotika und fiebersenkende Medikamente hätten keinen Einfluß auf die Temperaturen gehabt. Abgesehen von gelegentlichen Kopfschmerzen fühle sie sich dennoch nicht krank. Sie sei durch das Fieber auch nicht beunruhigt und glaube selbst nicht an eine schwerwiegende organische Erkrankung. Nur die Eltern und der Hausarzt hätten auf eine erneute klinische Untersuchung gedrängt.

Die Patientin hatte als Kind eine Tonsillektomie und Appendektomie, jedoch keine ernsthaften Erkrankungen durchgemacht.

Klinischer Aufnahmebefund: Körperlich gesund wirkende Patientin. Körpergewicht 60,0 kg, Größe 162 cm. Rektale Körpertemperatur bei der Aufnahme 39,5°C, Pulsfrequenz 78/min. Haselnußgroßer, etwas derber Lymphknoten, links submandibulär, sonst keine Lymphknotenschwellungen. Normaler Herz- und Lungenbefund. Blutdruck 105/70 mm Hg. Übriger körperlicher Befund einschließlich gynäkologischem Untersuchungsbefund unauffällig.

Labor- und technische Basisuntersuchungen: BSG 4/12 mm, C-reaktives Protein unter 0,5 mg/dl; Erythrozyten 4,81 Mio/μl, Hämoglobin 13,9 g/dl, Leukozyten 8200/μl, Differentialblutbild unauffällig. Alle klinisch-chemischen und serologischen Befunde waren normal, Blut- und Urinkulturen steril.

Normaler Röntgenbefund der Thoraxorgane. Sonographie des Abdomens und Echokardiographie unauffällig.

Differentialdiagnostische Überlegungen: Aufgrund der seit mehreren Jahren rezidivierend auftretenden Fieberschübe war besonders bei dem jugendlichen Alter der Patientin an ein systemisches Still-Syndrom zu denken. Nicht vereinbar mit dieser Diagnose waren aber die auch bei den Voruntersuchungen trotz Fieber niemals nachgewiesenen humoralen Entzündungszeichen sowie das Fehlen von Gelenksymptomen und eines rezidivierenden flüchtigen Exanthems. Ebenso fehlten Zeichen einer Milz-, Leber- und/oder Lymphknotenbeteiligung. Die Diskrepanz zwischen unbeeinträchtigtem Allgemeinbefinden und normalen klinischen Befunden einerseits und dem zunächst weiterhin als Kontinua bestehenden Fieber andererseits ließen auch andere organische Erkrankungen als Fieberursache kaum vorstellbar erscheinen. Es mußten vielmehr Zweifel an der Echtheit der von der Patientin gemessenen Körpertemperaturen entstehen, zumal sehr bald ein Mißverhältnis zwischen Temperatur und Pulsfrequenz aufgefallen war.

Verlauf: Als Ergänzungsuntersuchung wurde eine Feinnadelbiopsie des vergrößerten Halslymphknotens durchgeführt, wobei sich zytologisch das Bild einer uncharakteristischen lymphatischen Hyperplasie ohne Anhalt für eine spezifische Entzündung oder einen malignen Prozeß ergab. Die zu verschiedenen Tageszeiten von der Patientin gemessenen rektalen Temperaturen lagen an den ersten Tagen der stationären Beobachtung ohne erkennbaren zirkadianen Tagesrhythmus konstant zwischen 39,0° und 39,5°. Hierbei wurde eine Pulsfrequenz von 80 pro Minute nicht überschritten, und die Haut der Patientin fühlte sich nicht überwärmt an. Ein Versuch, die Temperatur durch Azetylsalizylsäure zu senken, gelang nicht. Bei einer simultanen Messung der oralen und rektalen Temperaturen in Anwesenheit einer Schwester betrugen diese 36,8° bzw. 37,2°, nachdem die Patientin erst 1 Stunde zuvor erneut eine Thermometeranzeige von 39,2° vorgewiesen hatte. An den darauffolgenden Tagen blieben die von der Patientin wieder unbeaufsichtigt gemessenen rektalen Körpertemperaturen im Normbereich.

Auf die Diskrepanz zwischen den von ihr gemessenen und den kontrollierten Temperaturen angesprochen, wies die Patientin die Möglichkeit einer Thermometermanipulation energisch zurück und erklärte den Unterschied mit einem spontanen Fieberabfall. Das Angebot eines Gespräches mit einem Psychotherapeuten der Klinik lehnte sie ebenso ab wie jedes weitere Gespräch mit dem sie betreuenden Arzt über die möglichen Hintergründe ihrer Krankheit und Ansätze zu ihrer Behandlung. Statt dessen verlangte sie, sofort aus der Klinik entlassen zu werden. Nach einer späteren Auskunft des Hausarztes ist das „Fieber" im weiteren Verlauf nicht mehr aufgetreten.

Enddiagnose: Vorgetäuschtes Fieber.

Schlußbetrachtung: Obwohl die Methode der Thermometermanipulation (zur Zeit der damaligen Untersuchung wurden noch Quecksilberthermometer verwendet) unaufgeklärt blieb, konnte die Vortäuschung eines Fiebers in dem geschilderten Fall durch die Kontrollmessungen eindeutig nachgewiesen werden. Neben der bizarren Fieberanamnese mit einer zuletzt über viele Monate angeblich bestehenden Kontinua mit Temperaturen über 39° bei normalen klinischen Befunden wiesen das Mißverhältnis zwischen den vorgegebenen Körpertemperaturen und der Pulsfrequenz sowie die mangelnden Beeinflußbarkeit der Temperatur durch Azetylsalizylsäure auf das artifizielle Fieber hin. Der jugendlichen Patientin hätten zumindest zahlreiche belastende Untersuchungen bei früherer Beachtung der genannten Widersprüchlichkeiten erspart bleiben können. ▄▄▄▄▄▄▄

Sachverzeichnis

Haupthinweise sind durch **halbfette** Zahlen gekennzeichnet
T = Tabelle   F = Fallbericht